鼠径部ヘルニアの手術

監修
冲永 功太

編集
松本 純夫　柵瀬 信太郎　早川 哲史

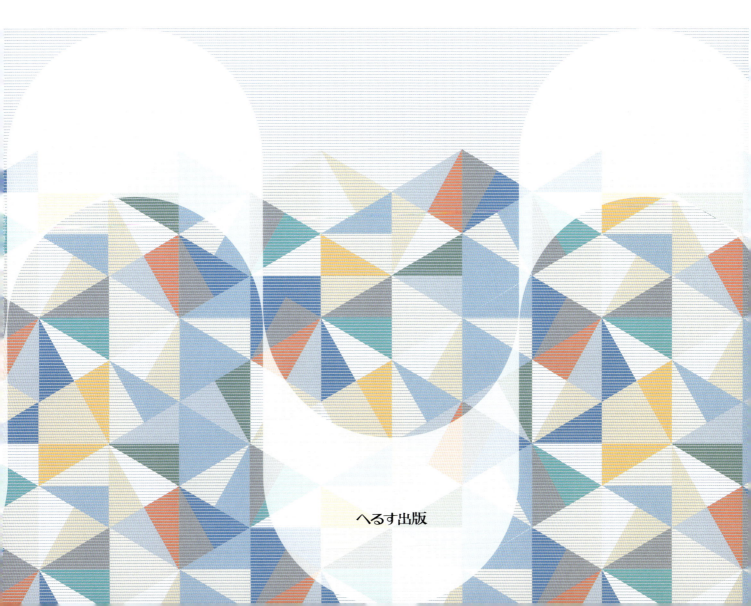

へるす出版

序　文

　鼠径部のヘルニアは，鼠径ヘルニアと大腿ヘルニアを含めた表現であるが，鼠径部ヘルニアの手術は外科手術のなかで頻度の高い手術の一つである。わが国においては，内視鏡外科手術の普及に伴って，多方面の外科手術の術式にも相当な影響が出ている。これまで鼠径部ヘルニアには，伝統的な鼠径部の皮膚切開による多数の術式が施行されてきたが，内視鏡外科手術の導入に伴って術式の選択がさらに広がったことになる。

　手術を実際施行するにあたってはほかの外科手術と同様に解剖的知識がもっとも基本となるので，解剖的基礎部分を従来からの鼠径部切開法における場合と，腹腔鏡下手術を施行する際に必要な重要な局所解剖とを分けて解説していただいた。また，このような状況で鼠径部ヘルニア術式の変遷があり，歴史的な部分についても解説を加えた。なお，鼠径部切開法でも一部の症例では手術自体が必ずしも容易ではない症例もあり，相応の工夫を要する例もあるが，腹腔鏡下手術ではさらに難症例があると思われ，そのような場合の対処法については別項として述べていただいた。従来からの鼠径部切開法においてもさまざまな術式があるが，腹腔鏡下手術にも TAPP 法，TEP 法それぞれにもいくつかの術式があり，選択の余地がいっそう広がったことになる。手術を受ける患者さん側にとっては，整容面の面からは有利な方法が出現したことになるが，実際の手技を実施する際には術者側の工夫を要する点も出てきたことになる。なお，嵌頓ヘルニアに対する対処の方法，術後の合併症に対する対策についても別の章において述べた。

　術式について患者さんに説明することは必要であるが，詳細を理解していただくことは必ずしも容易ではなく，必ずしも必須ではないかもしれない。しかし，これらの点を十分患者さん側に説明し，納得していただく必要は当然あると思われる。このような場合に，本書を有効に活用していただけるものと思っている。本書は現段階では鼠径部ヘルニア手術の決定版と言えるものとして自負したく，再発や合併症のないヘルニア手術の実現を願い，ご多忙中にご執筆いただいた諸先生にあらためて感謝の意を表します。また，本書の実際の出版にあたっては，岡田雅子様をはじめとするへるす出版編集部の尽力にも深く感謝いたします。

2018 年 11 月

冲永　功太

執筆者一覧 （掲載順）

早川　哲史	刈谷豊田総合病院腹腔鏡ヘルニアセンター
諏訪　勝仁	東京慈恵会医科大学附属第三病院外科
川原田　陽	国家公務員共済組合連合会斗南病院外科
佐藤　大介	国家公務員共済組合連合会斗南病院外科
藤宮　峯子	札幌医科大学解剖学第 2 講座
奥芝　俊一	国家公務員共済組合連合会斗南病院外科
和田　英俊	市立島田市民病院外科
柵瀨信太郎	聖路加国際病院外科，江東リハビリテーション病院
松本　純夫	独立行政法人国立病院機構 東京医療センター
齊藤　健太	名古屋市立大学大学院医学研究科消化器外科
瀧口　修司	名古屋市立大学大学院医学研究科消化器外科
植野　　望	淀川キリスト教病院外科・がん診療センター
原田真之資	刈谷豊田総合病院消化器・一般外科
北山　陽介	刈谷豊田総合病院消化器・一般外科
野々山敬介	刈谷豊田総合病院消化器・一般外科
田中　守嗣	刈谷豊田総合病院消化器・一般外科
江口　　徹	原三信病院外科
和田　寛也	福岡逓信病院外科
荻野　信夫	大阪府済生会富田林病院外科
金平　　文	メディカルトピア草加病院外科・ヘルニアセンター
金平　永二	メディカルトピア草加病院外科・ヘルニアセンター
高橋　昂大	メディカルトピア草加病院外科・ヘルニアセンター
谷田　　孝	メディカルトピア草加病院外科・ヘルニアセンター
朝蔭　直樹	津田沼中央総合病院外科
和田　則仁	慶應義塾大学医学部一般・消化器外科
古川　俊治	慶應義塾大学医学部一般・消化器外科
北川　雄光	慶應義塾大学医学部一般・消化器外科
稲葉　　毅	東都文京病院外科
島田　長人	東邦大学医療センター大森病院総合診療・急病センター
吉田　和彦	東京慈恵会医科大学葛飾医療センター外科

渡部　和巨	東京西徳洲会病院
蜂須賀丈博	市立四日市病院外科
嶋田　　元	聖路加国際病院ヘルニアセンター
宮崎　恭介	みやざき外科・ヘルニアクリニック
上村　佳央	多根総合病院 DS センター
三澤　健之	東京慈恵会医科大学附属柏病院外科
今津　浩喜	いまず外科
川崎　篤史	神楽坂 D.S.マイクリニック
堀　　孝吏	寺田病院外科
長浜　雄志	国家公務員共済組合連合会九段坂病院外科
中川　基人	平塚市民病院外科
長江　逸郎	東京医科大学消化器・小児外科学分野
諸冨　嘉樹	公益財団法人田附興風会医学研究所北野病院小児外科
早川　俊輔	名古屋市立西部医療センター消化器外科
小田　　斉	おだクリニック日帰り手術外科
沖野　秀宣	おだクリニック日帰り手術外科
蛭川　浩史	立川メディカルセンター立川綜合病院外科

鼠径部ヘルニアの手術
contents

Ⅰ章　鼠径部ヘルニアの局所解剖

日本ヘルニア学会　鼠径部ヘルニア分類 〔早川哲史〕 2
鼠径部切開法からみた解剖 〔諏訪勝仁〕 6
腹腔鏡からみた解剖（TAPP 法・TEP 法） 〔川原田陽，佐藤大介，藤宮峯子，奥芝俊一〕 39
鼠径部ヘルニアの解剖用語 〔和田英俊〕 54

Ⅱ章　わが国における鼠径部ヘルニア手術の変遷

鼠径部切開法の歴史 〔柵瀬信太郎〕 74
腹腔鏡下手術の歴史；術式開発の黎明期 〔松本純夫〕 94

Ⅲ章　手術手技

1　腹腔鏡下手術
● TAPP 法
標準術式 〔齊藤健太，瀧口修司〕 102
内側アプローチ（サンドイッチ法を含む） 〔植野望〕 112
難症例 〔早川哲史，原田真之資，早川俊輔，北山陽介，野々山敬介，田中守嗣〕 124

● TEP 法
標準術式（女性の場合も含む） 〔江口徹〕 140
標準術式（バルーン法） 〔和田寛也〕 149
難症例 〔荻野信夫〕 157
needlescopic TAPP 〔金平文，金平永二，高橋昂大，谷田孝〕 167
単孔式（TAPP 法は除く） 〔朝隈直樹〕 174

2　鼠径部切開法
● 組織修復法
Marcy 法 〔和田則仁，古川俊治，北川雄光〕 188

Bassini 法と iliopubic tract 法 〔稲葉毅〕............ 196

McVay 法 〔島田長人〕............ 203

Shouldice 法 〔吉田和彦〕............ 215

● メッシュ法

Lichtenstein 法 〔渡部和巨〕............ 223

Plug 法 〔蜂須賀丈博〕............ 231

Bilayer 法 〔嶋田元〕............ 239

TIPP 法 〔宮崎恭介〕............ 250

Kugel 法 〔上村佳央〕............ 261

ONSTEP 法 〔三澤健之〕............ 270

● 再発例に対する手術 〔今津浩喜〕............ 280

● 大腿ヘルニアに対する手術法 〔川崎篤史〕............ 287

3 女性のヘルニア手術の留意点
〔堀孝吏〕............ 295

4 嵌頓ヘルニア手術の留意点

鼠径部切開法 〔長浜雄志〕............ 304

腹腔鏡下手術 〔中川基人〕............ 313

5 小児ヘルニア手術

Potts 法 〔長江逸郎〕............ 319

LPEC 法 〔諸冨嘉樹〕............ 326

IV章　術後偶発症の予防と対処法

漿液腫・血腫 〔早川俊輔〕............ 334

出血 〔小田斉，沖野秀宣〕............ 342

疼痛；慢性術後鼠径部痛 〔蛭川浩史〕............ 349

I章

鼠径部ヘルニアの局所解剖

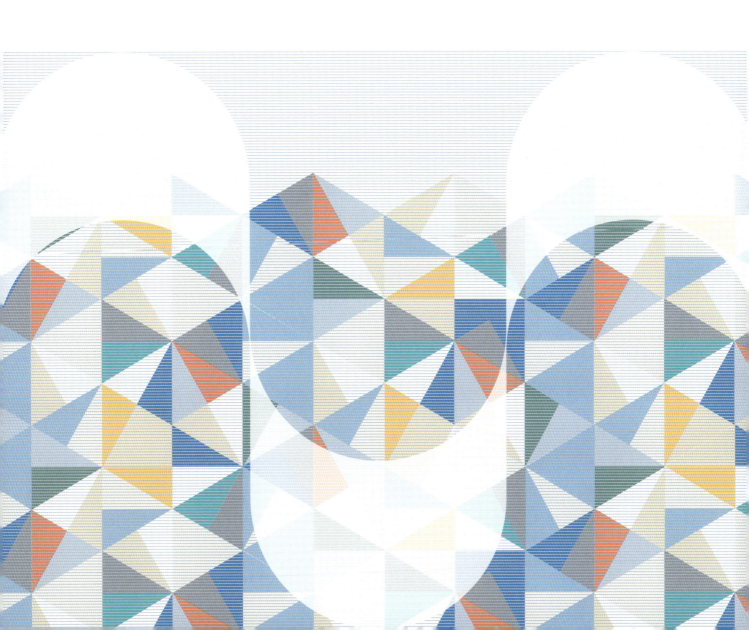

日本ヘルニア学会 鼠径部ヘルニア分類

≫POINT

- ◆鼠径部ヘルニアの適正分類は発生原因の究明や治療法，再発などの手術後の評価に利用される。
- ◆鼠径部ヘルニア分類は日本と欧米とでは若干異なっている。
- ◆本邦では日本ヘルニア学会の『鼠径部ヘルニア診療ガイドライン』に記載されている鼠径部ヘルニア分類を完全に理解して採用してほしい。
- ◆少なくとも，欧米で使用されている欧州ヘルニア学会（European Hernia Society：EHS）のヘルニア分類は理解しておくべきである。

はじめに

鼠径部ヘルニアは外鼠径ヘルニア，内鼠径ヘルニア，大腿ヘルニアに大きく分類され，一般的に広く用いられている。日本ヘルニア学会（Japan Hernia Society：JHS）の用語では，外鼠径ヘルニア，内鼠径ヘルニアを鼠径ヘルニアと定義し，大腿ヘルニアを含めたすべてのヘルニアを称して鼠径部ヘルニアとしている。この解剖学的脆弱部の3分類だけでは多様性のあるヘルニアの病態を把握することが不十分であるとして，1950年以後にさまざまな分類が提唱されてきた歴史がある。鼠径部ヘルニアを適正に分類することで発生原因の究明や治療法が検討され，再発などの手術後評価にも利用されるようになっている。比較的有名なGilbertの分類[1]，Nyhus

の分類[2]，Stoppaの分類[3]などがあるが，提唱された時期の歴史的背景によりそれぞれに特色がある。

過去の多数の分類の理解はヘルニアの歴史において非常に大切ではあるが，完全に理解して記憶することは難しい。本項では，欧州ヘルニア学会（European Hernia Society：EHS）のヘルニア分類と日本ヘルニア学会『鼠径部ヘルニア診療ガイドライン』に記載されている鼠径部ヘルニア分類について述べる。日本ヘルニア学会としてはJHS分類を本邦では採用し，今後National Clinical Datebase（NCD）に利用していく方向で検討している。

I EHS の分類 （表 I -1）[4]

それ以前に利用されていた鼠径部ヘルニアの分類

表 I -1 EHS Groin Hernia Classification

EHS Groin Hernia Classification		P	R		
	0	1	2	3	X
L					
M					
F					

P＝Primary hernia （初発ヘルニア）
R＝Recurrent hernia （再発ヘルニア）

L＝Lateral/indirect hernia （外鼠径ヘルニア）
M＝Medial/direct hernia （内鼠径ヘルニア）
F＝Femoral hernia （大腿ヘルニア）

0＝no hernia detectable
1＝＜1.5 cm （one finger）
2＝1.5～3.0 cm （two fingers）
3＝＞3.0 cm （more than two fingers）
X＝not investigated

〔Miserez, M., Alexandre, J. H., Campanelli, G., et al.：The European Hernia Society groin hernia classification：Simple and easy to remember. Hernia, 11：113～116, 2007. より引用・筆者訳〕

日本ヘルニア学会 鼠径部ヘルニア分類

表 I -2　鼠径部ヘルニアの分類（日本ヘルニア学会 2009 年改訂版）

目　的	術式選択の基準や術後成績の客観的な比較に用いる	記載事項	1. 直接（内鼠径）ヘルニア（膀胱上型，限局型）ではヘルニア門の径を記載する 2. ヘルニア嚢が鼠径管内か，鼠径管外か，陰嚢まで達するかを記載する 3. 再発ヘルニアでは Rec と付記し，可能なかぎり前回術式を記載する
原　則	1. 術中所見によって，ヘルニア門の位置と大きさに基づいて分類する 2. 複雑でなく，一般外科医が使える 3. 鼠径部アプローチと腹腔鏡下アプローチのいずれにも適用できる 4. その他の詳細な事項は別に追加して記載する		

〔日本ヘルニア学会ガイドライン委員会編：鼠径部ヘルニア診療ガイドライン 2015，金原出版，東京，2015，p.26〜28．より引用〕

表 I -3　分　類

I型，間接（外）鼠径ヘルニア

I -1．間接（外）鼠径ヘルニア（軽度）
ヘルニア門の径は 1 cm（1 横指）未満とする。ただし，1 横指未満とは原則として第 5 指先端部の挿入不可能な程度とする

I -2．間接（外）鼠径ヘルニア（中等度）
ヘルニア門の径は 1 cm 以上，3 cm（2 横指）未満とする。ただし，2 横指未満とは原則として第 2 指と第 3 指が挿入不可能な程度とする

I -3．間接（外）鼠径ヘルニア（高度）
内鼠径輪は 3 cm（2 横指）以上である

II型，直接（内）鼠径ヘルニア

II -1．直接（内）鼠径ヘルニア（膀胱上）
ヘルニア門の径は 3 cm（2 横指）未満であり，ヘルニア門の中心は，鼠径管後壁を二分して内側に近いもの

II -2．直接（内）鼠径ヘルニア（限局型）
ヘルニア門の径は 3 cm（2 横指）未満であり，ヘルニア門の中心は，鼠径管後壁を二分して外側に近いもの

II -3．直接（内）鼠径ヘルニア（びまん型）
ヘルニア門の径は 3 cm（2 横指）以上のもの

III型，大腿ヘルニア

IV型，併存型

間接（外）鼠径ヘルニア，直接（内）鼠径ヘルニア，あるいは大腿ヘルニアが併存したもの（各型を記載）

V型，特殊型

上記の分類に属さない型

再発ヘルニアは初発ヘルニアの分類案にしたがって記載
注
・原則としてヘルニア門の大きさは，横筋筋膜のレベルで，腹膜前腔の剝離後に測定するものとする
・腹腔鏡下手術では，原則として最大径を測るものとする
・臍ひだとの位置関係は問わない
・鼠径管後壁とは，腹直筋（鞘）外側縁から下腹壁動静脈内側縁までとし，腹直筋（鞘）外側縁の外側に Henle 靭帯や鼠径鎌の存在する症例では，その部分も含むものとする
　　　　〔日本ヘルニア学会ガイドライン委員会編：鼠径部ヘルニア診療ガイドライン 2015，金原出版，東京，2015，p.26〜28．より引用〕

が 2004 年の EHS 会議で再評価された。以前にもさまざまな分類が報告されてきたが，分類はできるかぎり単純であること，一般外科医でも理解できるように簡単であることなどが検討された。非常に簡便な分類であり，示指（第 2 指）を基準に分類している。示指（第 2 指）の先端が 1.5〜2 cm であることから，ヘルニア門の大きさで 1（1 横指以下，1.5 cm 以下），2（1〜2 横指，1.5〜3.0 cm），3（2 横指以上，3.0 cm 以上）と 3 種類に分類している。外鼠径，内鼠径，大腿ヘルニアのすべてをこの分類でま

とめている。EHS ガイドライン[5]，"International guidelines for groin hernia management"[6]でも EHS の分類を推奨しており，EHS の分類は欧州ではもっとも使用されていることから，臨床医はこの分類を必ず理解しておく必要がある。

II JHS の分類（表 I -2, 3, 図 I -1）

日本ヘルニア学会では術中所見からヘルニア門の

I章 鼠径部ヘルニアの局所解剖

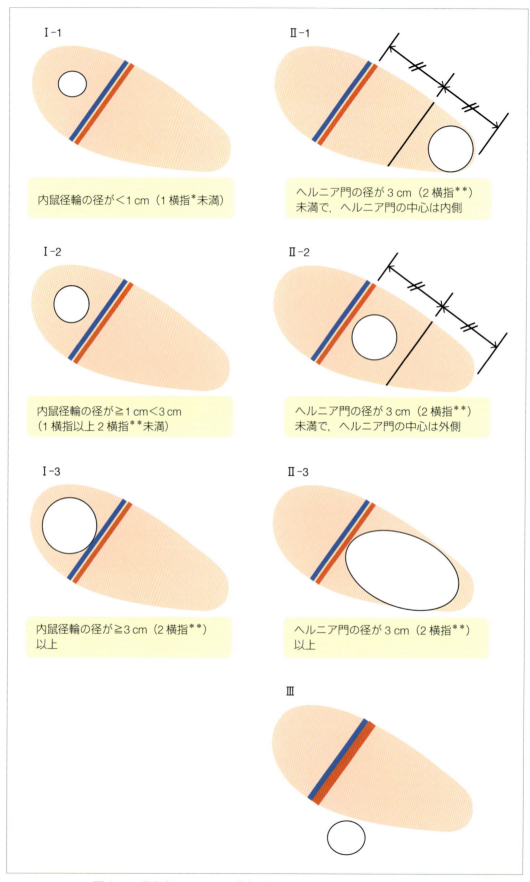

図I-1 鼠径部ヘルニアの分類（2009年版）：日本ヘルニア学会
〔日本ヘルニア学会ホームページ：http://jhs.mas-sys.com/classification.html より引用〕

大きさを計測し，鼠径部切開法と腹腔鏡下手術の両方に使用できる分類を検討してきた。2009年の第7回日本ヘルニア学会学術集会のコンセンサスミーティングを経て，日本ヘルニア学会の鼠径部ヘルニア分類として承認された。

JHSのヘルニア分類は，術中所見でヘルニア門を計測することで，鼠径部切開法と腹腔鏡下手術の双方の分類を統一し，術式選択の基準や術後成績の客観的な比較に用いることを目的としている。複雑ではなく，一般外科医が使用できて簡便であることを原則とし，複雑な事項は別に追加して記載することとなった。記載事項としてヘルニア嚢が鼠径管内か，鼠径管外か，陰嚢まで達するかを記載する。再発ヘルニアではRecと記載し，可能なかぎり前回術式を記載することになった。

JHS分類では原則としてヘルニア門の大きさは，横筋筋膜レベルで計測し，腹膜前腔の剥離が終了した段階で計測することになっている。腹腔鏡下手術では最大径を計測することとし，ヘルニア門と内側臍ヒダの位置関係とは関連がなく計測する。鼠径管後壁とは，腹直筋（鞘）外側縁から下腹壁動静脈内側縁までとし，腹直筋（鞘）外側にHenle靱帯や鼠径鎌の存在する症例では，その部分も含んで計測することになっている。

外鼠径ヘルニアはⅠ型と記載し，ヘルニア門の大きさが小指（第5指）の挿入が不可能な1 cm未満のものをⅠ-1型とした。1 cm以上で3 cm未満（2横指程度）の大きさをⅠ-2型，3 cm以上（2横指以上）の大きさをⅠ-3型と定義した。前述したEHSの分類とは，このⅠ-1型の定義が異なっていることに注意が必要となる。JHS分類のⅠ-1型は，非常に特殊な1 cm以下のヘルニア門を有する症例を分類する目的で定められている。

内鼠径ヘルニアはⅡ型と記載し，ヘルニア門の大きさは3 cm未満（2横指以下）であり，ヘルニア門の中心は鼠径管後壁を二分して内側に近いものをⅡ-1型とし，外側に近いものをⅡ-2型としている。この分類では，ヘルニア門の大きさではなく形態的なヘルニア門の位置にて内側タイプと外側タイプを分類している。後壁が全体に弱くなりながらヘルニア門が3 cm（2横指）以上の大きさのものはⅡ-3

型となる。Ⅱ-1型，Ⅱ-2型は後壁の横筋筋膜の強度はある程度維持されており，内側か外側に限局性のヘルニア門が存在する症例であり，後壁全体が緩んでいる症例はⅡ-3型となる。

大腿ヘルニアは大きさに関係なくⅢ型と分類し，多発ヘルニアタイプの併存型をⅣ型として別に分類し，すべての分類に属さないものをⅤ型に分類している。

おわりに

鼠径部ヘルニア分類は，治療法や材料の変遷，再発や手術成績などの長い歴史的エビデンスに従ってまだまだ変化していく可能性はあると思われる。現在使用されている分類を理解してすべての施設が現時点でのJHS分類を使用することにより，データに基づいた科学的根拠を今後発信することはきわめて重要である。"International guidelines for groin hernia management"が推奨しているEHS分類でもまだまだ推奨度はweakとなっている。今後も歴史的背景に従い，世界的な分類も見据えてJHS学会の分類も検討していく必要があるかもしれない。

文 献

1）Gilbert, A. I.：An anatomic and functional classification for the diagnosis and treatment of inguinal hernia. Am. J. Surg., 157：331～333, 1993.
2）Nyhus, L. M.：Individualization of hernia repair：A new era. Surgery, 114：1～2, 1993.
3）Stoppa, R.：Classification of hernias. In Hernias and Surgery of the Abdominal Wall. Chevrel, J. P., ed., Springer, 1998, p.175～178.
4）Miserez, M., Alexandre, J. H., Campanelli, G., et al.：The European Hernia Society groin hernia classification：Simple and easy to remember. Hernia, 11：113～116, 2007.
5）Simons, M. P., Aufenacker, T., Bay-Nielsen, M., et al.：European Hernia Society guidelines on the treatment of inguinal hernia in adult patients. Hernia, 13：343～403, 2009.
6）HerniaSurge Group：International guidelines for groin hernia management. Hernia, 22：1～165, 2018.
7）日本ヘルニア学会ガイドライン委員会編：鼠径部ヘルニア診療ガイドライン2015, 金原出版, 東京, 2015, p.26～28.

〔早川哲史〕

鼠径部切開法からみた解剖

❯❯POINT
- 鼠径部ヘルニア手術では狭小範囲に多くの構造物が現れる。これらの構造物を正しく認識し，適切に処理することによって，初めて鼠径部ヘルニア修復術は完遂される。
- 鼠径部は一般的に横筋筋膜を境に"表"と"裏"に分かれる。表からの手術を行う場合でも，表裏両面からの解剖を知るべきである。

はじめに

鼠径部の解剖はとかく"難しい"といわれがちである。腹腔鏡の進歩はこれまで信じられてきた前方からの解剖知識に疑問符を打ち，鼠径部の解剖はさらに混迷の色を増した。これは鼠径部深層の構造が浅層よりも複雑であり，歴史的に別個に議論されてきたことと，膜構造の名称 terminology に統一がなかったためである。本項では，鼠径部切開法に必要な解剖知識と，現時点での呼称，見解について述べる。鼠径管開放下にメッシュ修復術を行うための重要なポイントについては＿＿を引いている。

I 皮 膚

上前腸骨棘（anterior superior iliac spine；ASIS）と恥骨結節（pubic tubercle；PT）がもっとも認識しやすいランドマークである。ASIS の内側縁，PT の外側縁を示指と中指で触知マーキングし，両者の頂点を結んだ線が鼠径靱帯にほぼ平行となる（図Ⅰ-2）。内鼠径輪は ASIS と PT の中間で，鼠径靱帯の約 1 cm，腹大腿境界皺の約 2.5 cm 頭側に位置する。
皮膚切開は術式によって異なるが（各術式の項を参照），筆者は内鼠径輪からの操作がポイントとなる direct Kugel 法（TIPP）では A 線，恥骨結節の露出が重要な Lichtenstein 法では B 線の皮膚切開を置いている（図Ⅰ-2）。創傷治癒や整容性の点から Langer の皮膚割線に沿った切開が望ましいとされている。

II 皮下組織

1. 脂肪組織

下腹腹壁脂肪の大部分を占める。肥満者では脂肪小葉は大きい傾向があり，薄い疎性結合組織によって数層に分かれることがある。以下に述べる浅腹筋膜以下の深脂肪層ではその小葉は小さく，痩身な人では欠落していることもある。

2. 浅腹（在）筋膜（superficial fascia）（図Ⅰ-3）[1]

皮下筋膜である。臍より頭側では薄く，尾側では弾性線維が多くなり肥厚する。板状脂肪層の Camper 筋膜（panniculus adiposus），線維層の Scarpa 筋膜の 2 層より構成される。

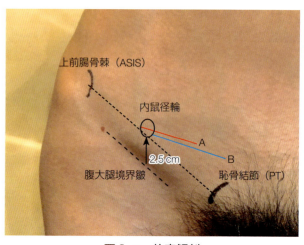

図Ⅰ-2 体表解剖
A：direct Kugel 法のための皮膚切開
B：Lichtenstein 法のための皮膚切開

鼠径部切開法からみた解剖

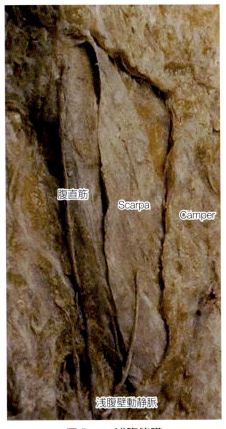

図 I-3 浅腹筋膜
Camper 筋膜は，膜というより厚みのある脂肪層である。Camper 筋膜と Scarpa 筋膜の間を浅腹壁動静脈が走行する
〔Abu-Hijleh, M. F., Roshier, A. L., Al-Shboul, Q., et al.: The membranous layer of superficial fascia: Evidence for its widespread distribution in the body. Surg. Radiol. Anat., 28: 606～619, 2006. より転載〕

1）Camper 筋膜

鼠径靱帯を越え大腿のこれに相当する類似の層（大腿内側面の皮下筋膜の浅層）に連続する。陰嚢では肉様膜（Dartos fascia）に移行する。

2）Scarpa 筋膜

鼠径部では白色の厚い膜として認識され，時に外腹斜筋腱膜と誤認されることもあるが，膠原線維の縞状走行を欠き，把持して動かすと皮膚もこれに応じ動くことから鑑別できる。Scarpa 筋膜は尾側に向かい肥厚し，鼠径靱帯を乗り越え大腿筋膜に，正中線では白線に，外側では腸骨稜および大腿筋膜に癒合する。外陰部，会陰部ではこの部位の浅会陰筋膜（Colles 筋膜）に連続する。外鼠径輪近傍では精索の外側で恥骨に強く付着する。

3. 血　管

皮下脂肪組織内（Camper 筋膜と Scarpa 筋膜の間）を 2 系統の血管（浅腹壁・浅腸骨回旋）が走行する（図 I-3）。痩身な人では皮膚から透見できる（図 I-4a）。鼠径部ヘルニア手術における出血性合併症の約 6 割は外腹斜筋腱膜上に存在するこれらの血管（図 I-4b）によるものであり[2]，結紮ないし確実な凝固による止血操作が必須である。

1）動　脈

鼠径靱帯の約 2.5 cm 足側で大腿動脈から発生し，

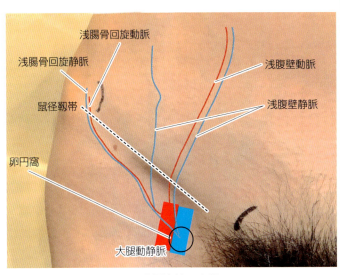

a：皮下血管の走行

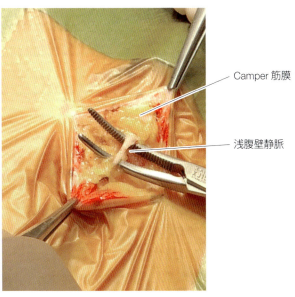

b：Camper 筋膜内を走行する皮下血管

図 I-4　皮下血管

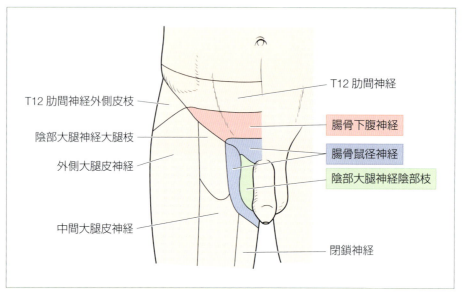

図Ⅰ-5　鼠径部周囲の知覚支配
〔Cunningham, J.: The physiology and anatomy of chronic pain after inguinal herniorrhaphy. *In* Hernia. Fitzgibbons, R. J., Greenburg, A. G., eds., 5th ed., J.B. Lippincott, Philadelphia, 2002, p. 297～306. より転載・改変〕

浅腹壁動脈は臍に向かって走行する。浅腸骨回旋動静脈は起始から1.5 cm以内で浅枝と深枝に分岐する。この浅枝は鼠径靱帯に平行に上前腸骨棘に向かって走行する。浅腹壁動脈と共通管をもつ場合がある。

2）静脈

浅腹壁静脈，浅腸骨回旋静脈は各々の動脈と伴走し，卵円窩で大伏在静脈もしくは大腿静脈に流入する。

4．神経

前腹壁の知覚は第7～12肋間神経および第1，2腰神経前枝によって支配される。

臍から恥骨にかけてと外性器の知覚は第10～12腰神経前枝および第1腰神経によって支配される。第1腰神経最終枝は腸骨鼠径神経，腸骨下腹神経を，第1，2腰神経は陰部大腿神経をなす。

1）鼠径部の知覚神経支配領域（図Ⅰ-5）

腸骨鼠径神経は近位大腿内側から鼠径靱帯，また男性では陰茎根部，陰嚢上前部，女性では恥丘および大陰唇の知覚を支配する。腸骨下腹神経は恥骨上部皮膚の知覚を支配する。陰部大腿神経陰部枝は陰嚢の前外側の大部分の知覚を支配する[3]。

Ⅲ 筋 層

鼠径部の筋層の位置関係を理解するには，前腹側壁を構成する外腹斜筋，内腹斜筋，腹横筋とこれらの腱膜，またこれらによって構成される腹直筋鞘の構造を理解する必要がある。<u>原則的に各筋肉には表裏を覆う筋外膜（investing fascia）が存在し，これは腱膜部位でも同様であり，1枚の腱膜には表裏の筋外膜が存在する。</u>

1．外腹斜筋

前外側腹壁を構成する筋肉（外腹斜筋，内腹斜筋，腹横筋）のなかでもっとも大きく，もっとも表層にある。第5～12肋骨外面に始まり白線，恥骨結節，恥骨稜の前1/2に停止する。外腹斜筋によって形成される構造物を以下に列記する。

1）無名筋膜〔innominate fascia（Gallaudet筋膜）〕

外腹斜筋腱膜を覆う筋外膜である。尾側では肥厚し鼠径靱帯を覆い，ASISとPTに結合する。外鼠径輪近傍では外腹斜筋筋外膜後葉と癒合し管状に精索を包む外精筋膜になる。無名筋膜の最尾側には外腹斜筋腱膜の線維と交差するように外鼠径輪の内脚

鼠径部切開法からみた解剖

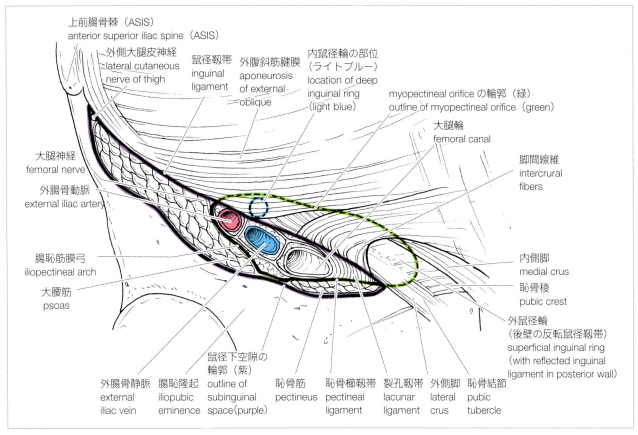

図 I-6 外鼠径輪および周囲構造物（右側）
〔Moore, K. L., Dalley, II A. F.: Clinically Oriented Anatomy. 8th ed., LWW, 2017. より転載・改変〕

（medial crus）と外脚（lateral crus）をブリッジする脚間線維（intercrural fiber）が存在する（**図I-6**）。両脚の開離を予防し，鼠径ヘルニアの発生抑制に寄与していると考えられている。

2）外腹斜筋腱膜（aponeurosis of external oblique）

前側腹壁を構成するもっとも浅層の筋肉である外腹斜筋は，前肋骨弓中点とASISを結ぶ曲線（**図I-7**）より外側では腱膜になっており，内側では内腹斜筋および腹横筋の腱膜とともに腹直筋前鞘を構成する。尾側では三角形の間隙（外鼠径輪）を形成し精索を通す。

3）外鼠径輪（external inguinal ring）（図I-6, 8）

男性の精索，女性の子宮円索が鼠径管から離れるための出口であり，外腹斜筋腱膜が恥骨結節の上外側で扇形あるいは平行に裂けたものである（図I-8a）。女性では外鼠径輪は外腹斜筋腱膜によってほぼ完全に閉鎖されている（図I-8b）。また，女性では腹直筋鞘として内腹斜筋および腹横筋が男性より

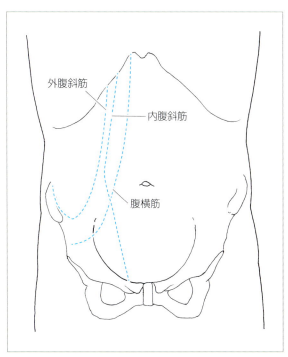

図 I-7 側腹部筋の腱移行部位
点線より内側では腱膜となっている
〔Condon, R. E.: The anatomy of the inguinal region and its relation to groin hernia. In Hernia. Nyhus, L. M., Condon, R. E., eds., 4th ed., J.B. Lippincott, Philadelphia, 1995, p. 16〜72. より転載・改変〕

9

Ⅰ章　鼠径部ヘルニアの局所解剖

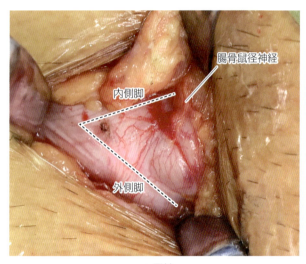
a：男性

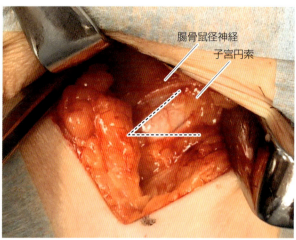
b：女性

図Ⅰ-8　外鼠径輪（右側）
点線部分が外鼠径輪。女性で狭い。女性では腸骨鼠径神経が内脚を貫いている

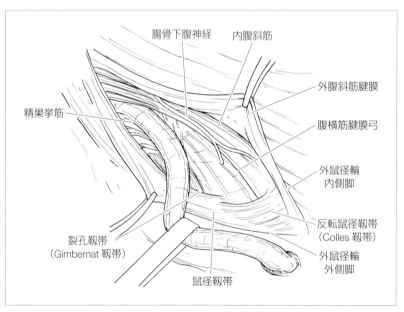

図Ⅰ-9　前方からの鼠径管内観察（右側）
〔Condon, R. E.：The anatomy of the inguinal region and its relation to groin hernia. *In* Hernia. Nyhus, L. M., Condon, R. E., eds., 4th ed., J.B. Lippincott, Philadelphia, 1995, p. 16～72. より修正し転載〕

も遠位で挿入しており，Cooper靱帯への腱膜移行が太い。この結果，Hesselbach三角は狭く腹横筋，横筋筋膜がよく発達しているため内鼠径ヘルニア発生が少ないと考えられている[5]。外鼠径輪では腸骨鼠径神経が精索の腹側に付着して走行することが多く，外腹斜筋腱膜の開放は脚間線維への小切開から腱膜線維に沿って頭尾側に延長する。外鼠径輪からの切開は腸骨鼠径神経を損傷するおそれがあり推奨されない。女性では腸骨鼠径神経は外鼠径輪を通らないことが多く（図Ⅰ-8b），いずれにしても鼠径管の開放には注意を要する。

　4）鼠径靱帯〔inguinal ligament（Poupart靱帯）〕
　外腹斜筋腱膜が最尾側で肥厚した帯で，鼠径部と大腿の境界である。この靱帯の内側縁は主に恥骨結節に付着するが，深部線維の一部は後方で恥骨結節外側にある恥骨上枝につき，アーチ状の裂孔靱帯〔lacunar ligament（Gimbernat靱帯）〕を形成し鼠径下空隙内側の境界になる（図Ⅰ-6, 9, 10）。これらの

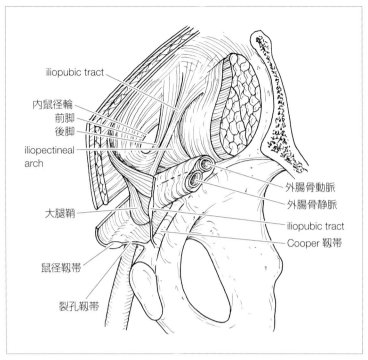

図 I-10 後方からの鼠径部観察（右側）
〔Condon, R. E.: The anatomy of the inguinal region and its relation to groin hernia. *In* Hernia. Nyhus, L. M., Condon, R. E., eds., 4th ed., J.B. Lippincott, Philadelphia, 1995, p. 16〜72. より修正し転載〕

線維のもっとも外側は恥骨櫛靱帯〔pectineal ligament（Cooper靱帯）〕として恥骨櫛に沿って走行する（図I-10）。

上方の線維は恥骨結節上を通り白線を横切り，対側の外腹斜筋腱膜下部線維と混じ，反転鼠径靱帯〔reflected inguinal ligament（Colles靱帯）〕を形成する（図I-6, 9）。

2. 内腹斜筋

外側腹壁筋腱膜複合体の中間筋である。腸骨稜に沿った腸骨筋膜および鼠径靱帯に癒合する腸骨筋膜束から起始し下部3〜4肋骨に停止する。鼠径靱帯そのものには癒合しない。鼠径部では精索あるいは子宮円索頭側で弧を描き，一部の筋束は腹横筋の一部とともに精巣挙筋を形成する。

3. 腹横筋（図I-9, 11, 12）

腸骨稜に沿った腸骨筋膜および鼠径靱帯に始まり下部6肋骨および肋軟骨に停止する。図I-6に示すように肋骨から尾側に向かい弧状に腱膜部分が広がる。内側腱膜線維は尾側で肥厚し鼠径鎌（Falx inguinalis）を形成し，恥骨櫛および恥骨稜に付着するが，Condon[6]の解剖所見では恥骨結節に直接付着する頻度は11％と低く，75％は恥骨結節から0.5〜1cm頭側の腹直筋鞘外縁に付着する（図I-12）。また，かつては鼠径鎌が内腹斜筋腱膜と結合腱（conjoined tendon）をなすと考えられていたが，Condonの報告では3％，Hollinshead[7]の報告では5％とその存在頻度は低く，McVay[8]に至っては解剖上のアーティファクトとしており，実用的な解剖用語ではないとされる。Skandalakisら[9]は恥骨上の狭い領域にはさまざまな構造物が近接し存在することから，この部位を"conjoined area"と呼んだ（図I-13）。

〔横筋筋膜〕

腹横筋背側外膜であり，筋背側面と腹膜前脂肪層の間にみられる薄い結合組織である。異論はあるものの，腹部全域を覆うendoabdominal fasciaと呼ばれることが多い。鼠径部では横筋筋膜は厚く密となっている。横筋筋膜が形成する構造物を以下にあげる。

1）内鼠径輪

精索の下縁で横筋筋膜は肥厚し精索を通すリング

Ⅰ章　鼠径部ヘルニアの局所解剖

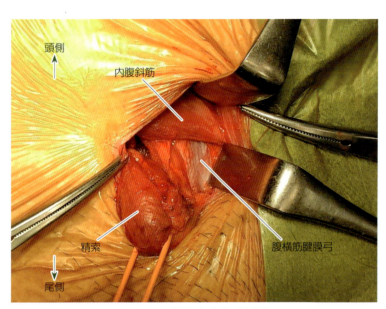

図Ⅰ-11　腹横筋腱膜（右側）
内腹斜筋に筋鉤をかけ，内側に牽引している

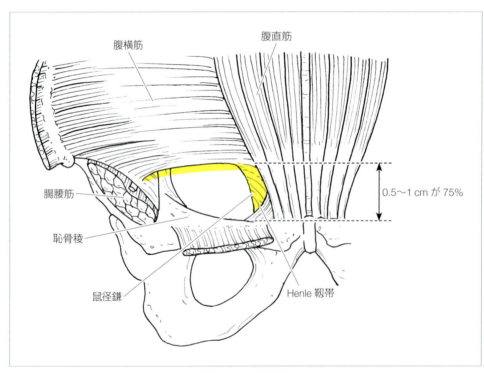

図Ⅰ-12　鼠径鎌

〔Condon, R. E.: The anatomy of the inguinal region and its relation to groin hernia. *In* Hernia. Nyhus, L. M., Condon, R. E., eds., 4th ed., J.B. Lippincott, Philadelphia, 1995, p. 16〜72. より転載・改変〕

を形成する。内側は腹横筋腱膜弓に外側は iliopubic tract（図Ⅰ-10）に連続する。<u>外鼠径ヘルニアの発生部位である</u>。内精筋膜として精索，もし存在すれば外鼠径ヘルニア囊を包み鼠径管内に伸びるため，明確な輪としての認識はできない。

- 第2の内鼠径輪

1936年にHenry[10]は内鼠径輪の深部に本来のhernia neckがあり，この部位での高位結紮が再発防止に寄与すると報告した。このhernia neckをtrue neckと呼び，内鼠径輪レベルのヘルニア囊は

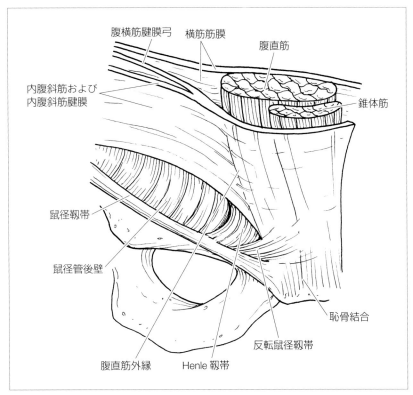

図Ⅰ-13 conjoined area
〔Skandalakis, J. E., Colborn, G. L., Androulakis, J. A., et al.: Embryologic and anatomic basis of inguinal herniorrhaphy. Surg. Clin. North Am., 73：799～836, 1993. より転載・改変〕

false neckと呼んだ（**図Ⅰ-14**）。true neckが存在する部位は第2の内鼠径輪（secondary internal inguinal ring）と呼ばれ，後にどの筋膜レベルにあるのかが議論となった。これについては"腹膜前腔"で後述する。

2）窩間靱帯〔interfoveolar ligament（Hesselbach靱帯）〕

内鼠径輪内側での横筋筋膜の蜘蛛の巣様肥厚部位である（**図Ⅰ-15a，b矢印**）。下腹壁動静脈のほぼ腹側に位置する。

3）iliopubic tract（図10，16，17）

横筋筋膜下縁の腱束であり，腸骨稜内側の外上方から内側に伸び恥骨に付着する。線維の一部は背側にカーブしCooper靱帯に癒合する。この過程で大腿鞘前面を形成する。しばしば鼠径靱帯と混同されやすく，筋層を光に透かすことによって認識できることがある[11]。Condon[12]の解剖の報告では98%に存在するとされている。

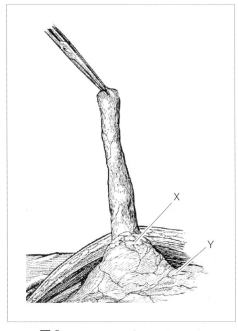

図Ⅰ-14 Henryのhernia neck
X：false neck，Y：true neck

〔Henry, A. K.: Operation for femoral hernia by a midline extraperitoneal approach：With a preliminary note on the use of this route for reducible inguinal hernia. Lancet, 1：531～533, 1936. より転載〕

I章　鼠径部ヘルニアの局所解剖

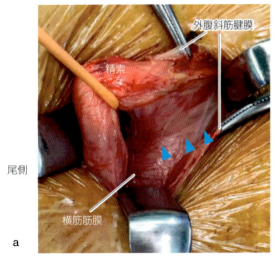

a：窩間靱帯（右側を左側から観察）
横筋筋膜が蜘蛛の巣状に肥厚している部位
下腹壁動静脈の腹側に位置する

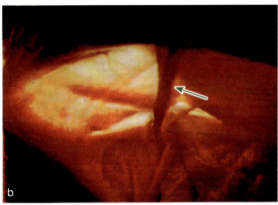

b：腹腔内からの右側鼠径部観察（腹腔内を暗くし鼠径管側から光を当て観察している）。窩間靱帯は下腹壁動静脈腹側横筋筋膜の肥厚部位である（矢印）

〔Condon, R. E.: The anatomy of the inguinal region and its relation to groin hernia. *In* Hernia. Nyhus, L. M., Condon, R. E., eds., 4th ed., J.B. Lippincott, Philadelphia, 1995, p. 16〜72. より転載・改変〕

図 I-15

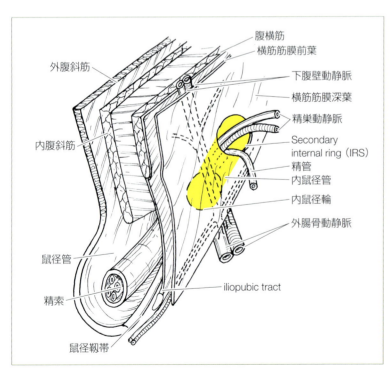

図 I-16　右側鼠径部断面図
黄色い部分は内鼠径管と呼ばれ，internal ring と secondary internal ring の間の精管，精巣動静脈の通り道である

〔Condon, R. E.: The anatomy of the inguinal region and its relation to groin hernia. *In* Hernia. Nyhus, L. M., Condon, R. E., eds., 4th ed., J.B. Lippincott, Philadelphia, 1995, p. 16〜72. より転載・改変〕

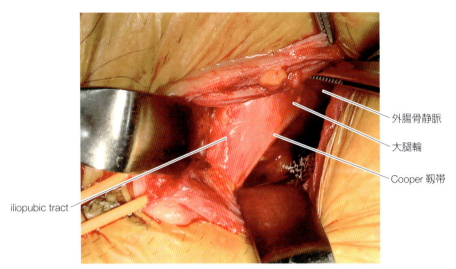

図Ⅰ-17 腹膜前修復法（右側）による内鼠径輪からの腹膜前腔観察

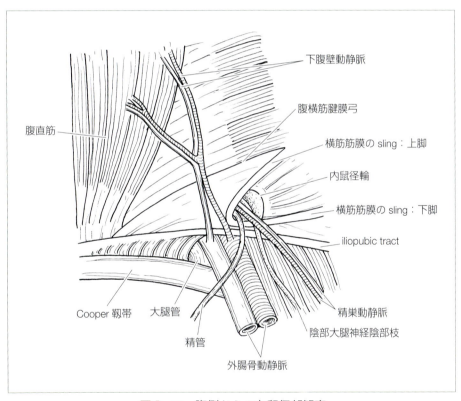

図Ⅰ-18 腹側からの右鼠径部観察

〔Condon, R. E.: The anatomy of the inguinal region and its relation to groin hernia. In Hernia. Nyhus, L. M., Condon, R. E., eds., 4th ed., J.B. Lippincott, Philadelphia, 1995, p. 16～72. より転載・改変〕

4）Cooper靱帯（図Ⅰ-10，15，17）

1804年にCooper[13]によって記述された鼠径ヘルニア修復術におけるもっとも有用な構造物の1つである。靱帯と名づけられているが実際には靱帯ではなく，肥厚した線維性骨膜にiliopubic tractと鼠径靱帯の一部の線維が背側に伸び，癒合したものである。

5）横筋筋膜のsling（図Ⅰ-15，18）

腹膜前腔からの観察では，内鼠径輪部は横筋筋膜が肥厚し外上方に開いたU字型の索状物となっており，これを横筋筋膜のslingと呼ぶ。精索は斜めにここを貫通する．

I章 鼠径部ヘルニアの局所解剖

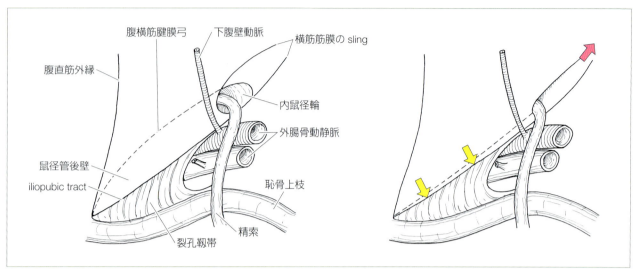

a：安静時

b：腹圧上昇時（咳嗽など）
内腹斜筋と腹横筋が収縮すると，これらの筋肉
が鼠径管後壁を部分的に覆う（黄色矢印）
腹横筋が収縮すると内鼠径輪が頭外側に吊り上
げられ狭小化する（ピンク矢印）

図I-19 shutter mechanism

〔Condon, R. E.：The anatomy of the inguinal region and its relation to groin hernia. In Hernia. Nyhus, L. M., Condon, R. E., eds., 4th ed., J.B. Lippincott, Philadelphia, 1995, p.16～72. より転載・改変〕

- Keith[14]の shutter mechanism（図I-19）

  咳嗽時など腹圧がかかると（Valsalva maneuver），腹横筋が収縮し横筋筋膜に伝達され，sling が外上方に引き上げられる。この動きにより精索の斜走性が増し，同時に sling の上脚と下脚が接近して内鼠径輪を閉鎖する。これら一連の動きが鼠径ヘルニアを予防しているといわれているが，科学的な証明はない[6]。

6）大腿鞘（femoral sheath）（図I-6，10，20）

横筋筋膜が管状に足方向に伸びたもので，前方，内側は iliopubic tract からの，後方，外側は横筋筋膜腸腰部からの延長である。後方内側は恥骨筋膜と腸恥弓からなる。大腿鞘は隔壁によって外側の動脈コンポーネント，中間の静脈コンポーネントと内側の大腿輪に分かれている。大腿鞘の前後壁は大腿血管の外膜に移行する。

7）大腿管（femoral canal）（図I-6，17，20）

大腿ヘルニアの発生部位である。大腿鞘最内側部位で，1.25～2 cm の円錐状を呈し，リンパ節（Cloquet's node）などの疎な結合組織を内包している。その先端は大伏在静脈が通る卵円窩であるため，大腿ヘルニアが卵円窩上皮膚（図I-4a）の膨隆としてとらえられることがある。外側を大腿静脈および周囲結合組織，背側を Cooper 靱帯，腹側を iliopubic tract，内側を横筋筋膜，腹横筋からの腱膜移行および裂孔靱帯によって囲まれる。通常，大腿管入口部の大腿輪の大きさは横径8～27 mm，前後径9～19 mm であるが，鼠径部ヘルニア患者の70％では横径10～14 mm，前後径12～16 mm である[15]。大腿ヘルニア嵌頓の閉塞部位については，入口部や1.5 cm 尾側など議論がある[16]。

4．腹直筋

恥骨に始まり剣状突起および周囲肋軟骨に付着する。前鞘（anterior rectus sheath；ARS）および後鞘（posterior rectus sheath；PRS）によって筋層は包まれるが，臍頭側と尾側では構成がまったく異なる（図I-21）。臍頭側では外腹斜筋腱膜と内腹斜筋腱膜前葉が ARS を，内腹斜筋腱膜後葉と腹横筋腱膜が PRS を構成するのに対し，臍尾側では外内腹斜筋および腹横筋のすべての腱膜は ARS を構成し，腹直

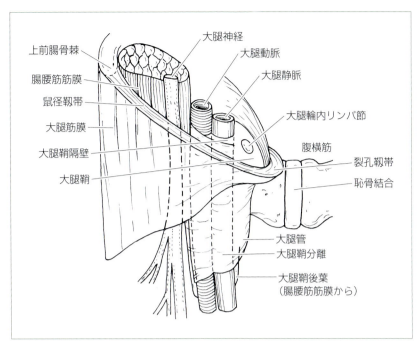

図Ⅰ-20 大腿輪，大腿鞘（右側）の構造
〔Skandalakis, J. E., Colborn, G. L., Androulakis, J. A., et al.: Embryologic and anatomic basis of inguinal herniorrhaphy. Surg. Clin. North Am., 73：799〜836, 1993. より転載・改変〕

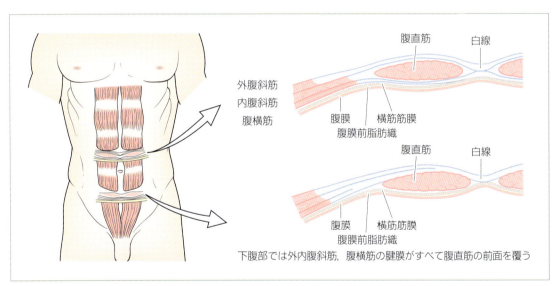

図Ⅰ-21 腹直筋の高さによる筋鞘構造の違い
〔Moore, K. L., Dalley, II A. F.: Clinically Oriented Anatomy. 8th ed., LWW, 2017. より転載〕

筋背面は腹横筋の筋外膜である横筋筋膜によって構成される。

1）弓状線〔arcuate line（of Douglas）〕

腹横筋腱膜が腹直筋を包まず ARS のみを構成する高さでは，腹横筋後葉が弓状になり，弓状線と呼ばれる。弓状線尾側では腹直筋背面は腹横筋筋外膜である横筋筋膜と腹膜前組織，腹膜で覆われる。かつては弓状線以下では腱筋膜組織は存在せず，腹直筋は腹膜のみに被覆された状態で腹腔内に露出していると考えられていたが，McVay と Anson[17]は自らの解剖の所見から，弓状線以下でも腹直筋背面は横筋筋膜とは異なる固有の薄い筋膜が存在し，腹膜前結合織に広がると報告し，以後一般的な解剖知識として定着している。McVay と Anson の報告では弓状線の位置および形状は一様ではなく，恥骨結合から臍に向かい 5〜11 cm の間に 85％が存在するが，欠

如するものも2％に存在する（図I-22）。本邦でも北條[18]が同様の解剖報告をしており，弓状線は恥骨結合から7～12 cmの間に88％が認められるが，McVayとAnsonの報告よりも全体的に高い傾向にあった。また，弓状線は2本観察されることがあり，その頻度は8％でMcVayとAnsonの47％より著しく低いとしている。北條はこれを重複弓状線と呼んでいるが，この場合，上弓状線より頭側の後鞘は内腹斜筋と腹横筋の癒合腱が，上弓状線と下弓状線の間は腹横筋腱膜が構成している。

2）attenuated rectus posterior sheath

Arregui[19]の腹腔鏡下観察によれば，弓状線尾側でも腹膜越しに横走線維を有する筋膜が恥骨方向に連続しており，横走線維は尾側に近づくにつれて減衰しているため，"attenuated rectus posterior sheath (attenuated PRS)"と呼んだ（図I-23）。attenuated PRSの腹膜前腔における局在については後述する。

3）Henle靱帯（図I-12，13）

腹直筋は腱組織として恥骨に付着する。Condon[6]の解剖所見では，腹直筋腱の薄い筋外膜が外側に伸び恥骨上枝に付着する例は46％に存在し，Henle靱帯と呼ばれる。この靱帯は密度を変え側方に広がり，典型的なものでは横筋筋膜や腹横筋腱膜と癒合し恥骨上枝に付着する。またCooper靱帯まで伸びることもある。

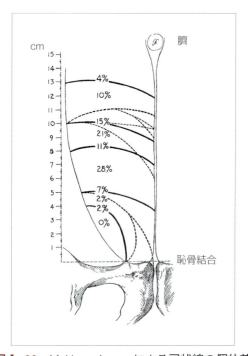

図I-22 McVay，Ansonによる弓状線の個体差
〔McVay, C. B., Anson, B. J.：Composition of the rectus sheath. Anat. Rec., 77：213～225, 1940. より転載〕

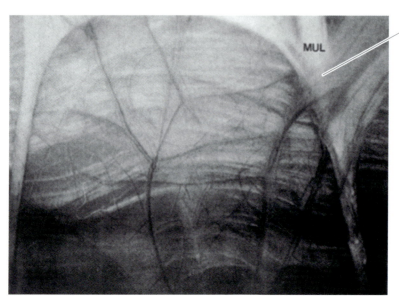

図I-23 Arreguiのattenuated posterior rectus sheath
腹腔鏡観察では腹直筋背面は弓状線尾側でも横走線維を有する筋膜に覆われている。横走線維は尾側に向かうにつれ減衰（attenuation）している
〔Arregui, M. E.：Surgical anatomy of the preperitoneal fasciae and posterior transversalis fasciae in the inguinal region. Hernia, 1：101～110, 1997. より転載〕

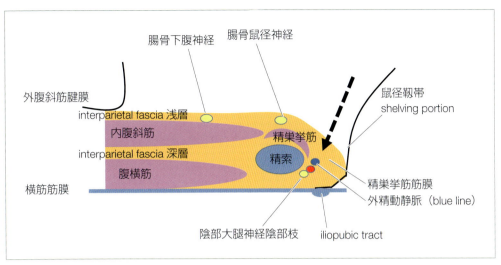

図Ⅰ-24　interparietal fascia

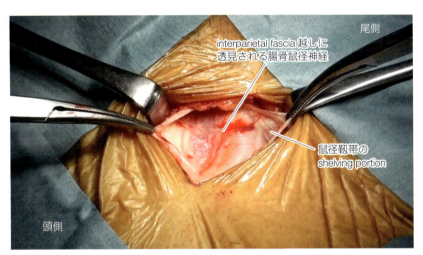

図Ⅰ-25　鼠径管開放時に観察される筋外膜と腸骨鼠径神経（右側）

Ⅳ 鼠径管

発生の過程で精巣下降に伴って形成される内鼠径輪から外鼠径輪までの約4（3〜5）cmの通路である（図Ⅰ-16, 24）。鼠径管開放によって現れる構造物について解説する。

1. interparietal fascia（図Ⅰ-24, 25）

先に述べたように外腹斜筋と内腹斜筋，内腹斜筋と腹横筋の間にはそれぞれの筋体を覆う筋外膜（investing fascia）からなるinterparietal fasciaが存在する。鼠径管を開放し，外腹斜筋腱膜背面に付着する薄い膜は外腹斜筋腱膜内側筋外膜であり，これと内腹斜筋外側筋外膜がinterparietal fascia浅層を形成し腸骨鼠径神経，腸骨下腹神経を保護（neural bed）している（図Ⅰ-24）。neural bedからの神経剝離，神経のメッシュへの直接接触は慢性疼痛の原因と考えられその温存が重要である[20）〜22）]。内腹斜筋内側筋外膜と腹横筋外側筋外膜はinterparietal fascia深層を形成する。浅層深層は外側で癒合し精巣挙筋筋膜（cremastric fascia）を形成し，精索を包み鼠径靱帯に付着する。

2. 神経

鼠径管内には3本の知覚神経（腸骨鼠径神経，腸骨下腹神経，陰部大腿神経陰部枝）が走行する（図Ⅰ-26）。Wijsmullerら[23)]による詳細な解剖所見を主

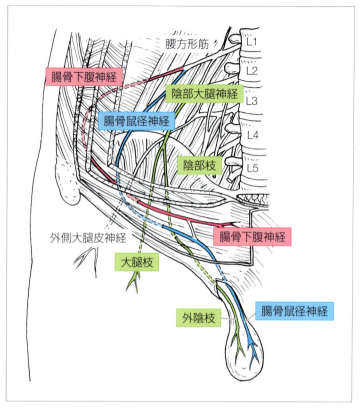

図Ⅰ-26　鼠径部（右側）の3神経の走行
〔Amid, P. K., Chen, D. C.: Surgical treatment of chronic groin and testicular pain after laparoscopic and open preperitoneal inguinal hernia repair. Am. Coll. Surg., 213：531～536, 2011. より転載・改変〕

に参考とし，恥骨結節から外側に5cmのいわゆるLichtenstein切開でみられる神経の走行について以下に述べる．

1）腸骨鼠径神経（ilioinguinal nerve；IIN）

第12胸神経，第1腰神経からなり腹横筋前面を走行し，57%はLichtenstein切開の外側で内腹斜筋を貫き，43%は内鼠径輪のすぐ外側で内腹斜筋を貫き鼠径管内に現れる．鼠径管内での観察率は8割程度である[24]．その後精索の背側あるいはこれに沿って走行し外鼠径輪から皮下に出る（図Ⅰ-27）．

2）腸骨下腹神経（iliohypogastric nerve；IHN）

IIN同様第12胸神経，第1腰神経からなり腹横筋前面を走行し，89%が内鼠径輪の平均2.4（1.5～4.4）cm頭側で内腹斜筋を貫いて鼠径管内に現れ走行し，外腹斜筋腱膜を貫いて皮下に到達する（図Ⅰ-27）．11%は筋層内を走行し，精索の途中あるいは頭側で内腹斜筋を貫いて分岐し水平に走行するものと腹側に走行し外鼠径輪の頭側平均3.8（2.5～5.5）cmで外腹斜筋腱膜を貫く．83%は分岐せず1本で，17%は2～3本に分岐し別々に外腹斜筋腱膜を貫く．IINとIHNは21.8%で共通幹をなす．

3）陰部大腿神経陰部枝（genital branch of the genitofemoral nerve（GFN-GB））

第1，2腰神経からなる．ほとんど（94%）が内鼠径輪の外尾側から現れ，内精筋膜に包まれたまま外精動静脈と伴走する．外精静脈は精巣挙筋筋膜越しに明確に青く認識できるため（図Ⅰ-24 矢印点線，26，28a），Amid[25]によって"blue line"と呼ばれ，これを温存することでGFN-GBを同時に温存できる．精巣挙筋筋膜は鼠径靭帯のshelving portionに比較的強く付着しているため，これを剥離するとblue lineを直視でき（図Ⅰ-28b），精索と横筋筋膜（鼠径管後壁）との間のスペースを確保できる．AmidはGFN-GBは外精動静脈とneurovascular bundleを構成し，精索とは索状に分離できると述べているが（Amidはこれを"lesser cord"と呼んでいる），Wijsmullerら[23]は22%にすぎないと述べている．外鼠径輪部で94%が明確に認識できるが，精索との位置関係

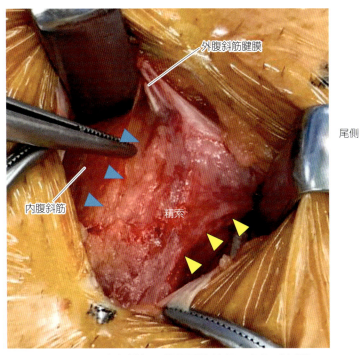

図Ⅰ-27 腸骨鼠径神経と腸骨下腹神経の走行（右側）
△：腸骨鼠径神経，▲：腸骨下腹神経

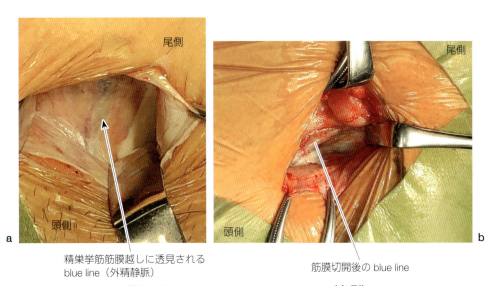

図Ⅰ-28 investing fascia と blue line（右側）

は44％が背尾側，28％が内側，22％が外側である．

3. 精索（表Ⅰ-4）

精巣に出入りする表内の構造物を含み，陰囊内で精巣を吊り上げている．左の方が若干右より長い．

精索は腹膜下（前）筋膜（後述），内精筋膜，精巣挙筋筋膜，外精筋膜によって包まれており，内腹斜筋と一部腹横筋からなる精巣挙筋（cremasteric muscle）によって覆われている．精巣挙筋は恥骨上で精索を取り巻き恥骨に固定しており，この部は pubic fascicle（図Ⅰ-29）と呼ばれ，onlay mesh の展開時に切離すべき重要な構造物である．この部位には，時に腹膜前腔の静脈が鼠径管後壁を貫いて恥骨方向に走行することがあり（図Ⅰ-30），注意が必要である．

精巣への血流供給は大動脈以外からも複数系統あり（図Ⅰ-31），精索内動脈の損傷で精巣が虚血に陥ることは少ない．むしろ，虚血性精巣炎の原因と

Ⅰ章 鼠径部ヘルニアの局所解剖

表Ⅰ-4 精索を構成する構造物

精管 vas deferens	筋性の管で約45 cm。精子を精巣上体から射精管まで輸送する。内鼠径輪レベルで下腹壁動脈の外側を通るようにカーブし，外腸骨動脈の約2.5 cm前面を上行する
精巣動脈 testicular artery	腹部大動脈から直接分岐し，精巣と精巣上体に分布する
精管動脈 artery to the vas deferens	上膀胱動脈の枝であり精巣動脈と吻合し精巣および精巣上体を栄養する
精巣挙筋動脈 cremasteric artery	下腹壁動脈の枝であり，精巣挙筋と精索を覆う構造物を栄養する。精巣動脈と吻合を形成する
蔓状静脈叢（精巣静脈） pampiniform plexus（testicular veins）	12本ほどの静脈から形成されるネットワークで，乗降してまとまり左右の精巣静脈になる。鼠径管内では3～4本になり内鼠径輪から腹部へ走行する
自律神経	交感神経は第10，11胸髄からなり腎大動脈自律神経叢を経て精管動脈，精巣，精巣上体に分布する。精管には副交感神経も分布する
陰部大腿神経陰部枝	精巣挙筋に分布する
リンパ管	通常4～8本である。精巣と付属構造物からリンパ液を灌流し，腰リンパ節に運ぶ
腹膜鞘状突起遺残 （もしあれば，外鼠径ヘルニア嚢）	腹膜と精巣鞘膜との間に伸び，精索の前部に存在する線維性の紐として認められることがある

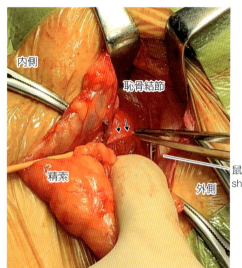

図Ⅰ-29 pubic fascicle（右側）

しては鼠径輪をきつく締めることによる静脈うっ血が多い[26]。

Ⅴ 腹膜前腔

1. 膜構造

横筋筋膜と腹膜の間は"広い意味で腹膜前腔"と呼ばれる。近年，腹膜前腔に何枚の"膜"が存在し，どのように分布しているのかについて議論されるようになったが，"膜"の部位における"厚み"や"走行"の違い，あるいは層剝離の段階で人為的に作られた"膜"である可能性もあるため，認識の違いを招き統一した見解がないのが実状である。現在，腹膜前腔の膜は1枚なのか2枚なのか，意見は分かれる。ここでは歴史的に重要な腹膜前腔の膜構造に関する報告（説），およびその中に記述される鼠径輪，また臓器との位置関係について触れる。

1）横筋筋膜2葉説（腹膜前腔の膜1枚説）

表Ⅰ-5に示すように，1804年にCooperが横筋筋膜についての記述を行い，1807年に横筋筋膜は2葉であり，先に報告したものを outer portion，腹膜との間のもう1枚については inner portion と命名した（図Ⅰ-32）[27]。しかし，これらは1992年にRead[28]がこの膜の存在を再確認し，"Cooper's posterior lamina of transversalis fascia"と命名するまで長年注視されることはなく，横筋筋膜は1枚であると考えられていた。1945年にLytle[29]はCooperと同様な横筋筋膜2葉説を唱え（図Ⅰ-33），浅層の transversalis fascia, muscular layer が middle ring（現在の internal ring）を，深層の transversalis fascia, deep layer が internal ring（現在の secondary internal inguinal ring）を形成していると述べた。Mirilas, Skandalakis ら[30]は横筋筋膜と腹膜の間には横筋筋膜のような筋外膜は存在しないと

鼠径部切開法からみた解剖

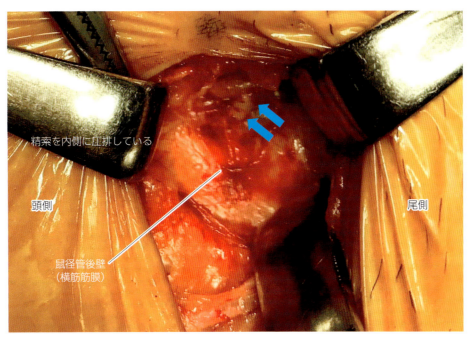

図Ⅰ-30　鼠径管後壁（右）を貫いて恥骨方向に向かう血管（矢印）

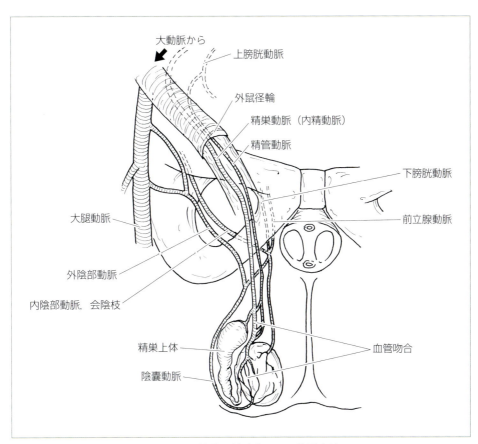

図Ⅰ-31　精巣（右側）への動脈血流
腹部大動脈，外腸骨動脈，内腸骨動脈から供給を受けている
〔Condon, R. E., Nyhus, L. M.: Complications of groin hernia. In Hernia. Nyhus, L. M., Condon, R. E., eds., 4th ed., J.B. Lippincott, Philadelphia, 1995, p. 269〜282. より転載・改変〕

23

表Ⅰ-5　腹膜前腔の膜1枚論（横筋筋膜2葉論）

報告者 （年）	膜の名称	腹膜前腔の膜によって構成される鼠径輪の名称
Cooper[27] (1807) （図31）	Transversalis fascia, inner portion	Ring
Lytle[29] (1945) （図32）	Transversalis fascia, deep layer	Secondary internal ring
Mirilas, Skandalakis[30] (2008)	Membranous layer of the extraperitoneal fascia	Secondary internal inguinal ring

強調しながらも，腹膜との間に fatty layer を挟む膜が存在するとし，membranous layer of the extraperitoneal fascia と呼んだ．

2) secondary internal inguinal ring (IRS)（図Ⅰ-16, 33, 34）

先に述べたように Henry[10] は横筋筋膜（内鼠径輪）レベルでの外鼠径ヘルニア嚢の結紮ではヘルニア嚢断端が漏斗形に残存し再発をもたらすことと，再発を防止するための高位結紮部位はより深部に存在し，この部位がヘルニア嚢の"true neck"であると報告した（図Ⅰ-14）．Fowler[31] は小児に対する腹膜前修復法の経験から，腹膜前腔には腹膜に近い疎で脆い areolar layer と横筋筋膜（Fowler は transversalis fascia proper と記載している）よりのしっかりした

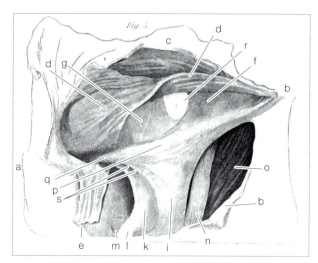

図Ⅰ-32　Cooper の横筋筋膜前葉，後葉

a：pubis, **b**：ilium, **c**：abdominal muscle, **d**：transversalis muscle and tendon, **e**：tendon of the external oblique muscle cut through and turned down, **f**：outer portion of transversalis fascia, **g**：inner portion of transversalis fascia, **h**：fascia lata turned back, **i**：crural sheath covering femoral artery（femoral sheath）, **k**：crural sheath covering femoral vein（femoral sheath）, **l**：saphena major vein, **m**：some part of the semilunar edge of the fascia lata, **n**：anterior crural nerve, **o**：iliacus internus muscle, **p**：seat of the crural arch of which the sheath adheres, **q**：portion of the crural sheath passing behind the third insertion of the external oblique muscle, **r**：opening of the fascia transversalis for the passage of the spermatic cord, **s**：two lines, that include the spot at which the crural hernia descends and that is situated at the inner and upper part of the crural sheath

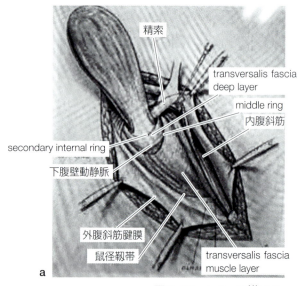
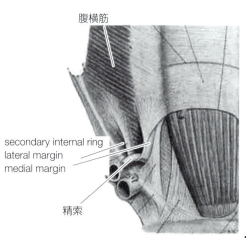

図Ⅰ-33　Lytle の描いた secondary internal ring

〔Lytle, W. J.：The internal inguinal ring. Br. J. Surg., 128：441〜446, 1945. より転載・改変〕

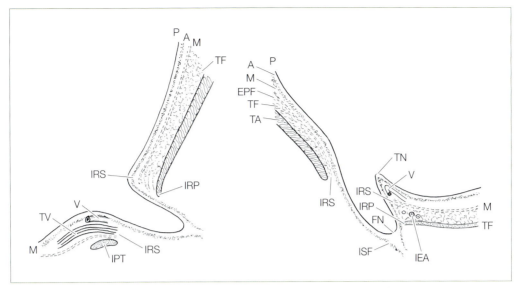

図I-34 Fowlerの描いた secondary internal ring
A：preperitoneal fascia, areolar layer, EPF：extraperitoneal fat, FN：false neck of sac, IEA：inferior epigastric artery, IPT：iliopubic tract, IRP：internal ring proper, IRS：secondary internal ring, ISF：internal spermatic fascia, M：preperitoneal fascia, membranous layer, P：peritoneum, TA：transversalis fascia, TN：true neck of sac, TV：testicular vessels, V：vas deferens
〔Fowler, R.: The applied surgical anatomy of the peritoneal fascia of the groin and the "secondary" internal inguinal ring. A.N.Z. Surg., 45：8～14, 1975. より転載・改変〕

membranous layerの2枚の膜が存在すると報告した（図I-32）。Fowlerはこのmembranous layerはsecondary internal inguinal ring（IRS）を構成し，高位結紮はこのレベルですべきとした。IRSはLytle[29]のinternal ringに相当する。Condon[6]の解釈はRead[28]同様であり，Fowlerのsecondary ringは横筋筋膜深葉に存在する（図I-16）。また，IRSと内鼠径輪の間の内鼠径管と呼ばれた。IRSは上前腸骨棘と恥骨結節の中間点に位置し，U字型で長径12～20 mm，横径6～10 mmであり，小児では内鼠径輪の5～10 mm深部に存在すると報告されている。

内鼠径輪とIRSの間は内鼠径管と呼ばれる（図I-16）。

3）腹膜前腔の膜2枚説（表I-6）

1935年にDavies[32]は腹膜および腹膜外組織は筋組織をはさみ皮膚と浅在筋膜と対称的に配列していると報告した。本邦においては1980年に佐藤[33]によって同様な報告がなされた。すなわち，皮膚に対し腹膜，2枚の浅在筋膜に対し2枚の腹膜下（前）筋膜が配列しているという構造である（図I-35）。

実際の2枚の腹膜下（前）筋膜と臓器の位置関係については，1946年にTobinら[34]が腎を包む2葉の膜は精巣動静脈や尿管，途中から精管を包みそのまま鼠径部まで連続すると報告した。

Diarra, Stoppaのspermatic sheath（図I-36）

1997年にDiarra, Stoppaら[35)36)]は腎周囲筋膜を"urogenital fascia（UGF）"と呼び骨盤内に伸びるとした。2葉のUGFは前腹壁の背側では，臍を中心と頂点として両側の内側臍ヒダを包む三角形を形成し，側方では精管，精巣動静脈を包む三角形の鞘を形成し内鼠径輪から鼠径管内に入る（図I-36a）。前者は"umbilico-prevesical fascia"，後者は"retroparietal spermatic sheath"と呼ばれた。彼らは女性においてのspermatic sheathを"genital sheath"と呼び，子宮円索を包むが非常に薄く，卵巣動静脈と交差部位より遠位では子宮円索はむき出しの状態になると述べている。Stoppaは鼠径ヘルニア手術においてspermatic sheathを温存することは精管の微小循環の温存や後の外腸骨血管手術，腎，膵の異所性移植，リンパ節郭清に重要であると述べている。このため腹膜前修

I章 鼠径部ヘルニアの局所解剖

表 I-6 腹膜前腔の膜2枚論

報告者（年）	腹膜前腔の膜 浅層	腹膜前腔の膜 深層	膜の臓器との関係
Tobin (1946)[34]	The ventral lamina of the intermediate stratum	The dorsal lamina of the intermediate stratum	ventral lamina-dorsal lamina：副腎，腎，尿管，精巣動静脈（内精筋膜）膀胱，精囊
Fowler (1975)[31]	Preperitoneal fascia, membranous layer (secondary internal ring)	Preperitoneal fascia, areolar layer	―
佐藤達夫 (1980)[33]	腹膜下筋膜浅葉	腹膜下筋膜深葉	浅葉深葉間：大血管，腎臓，尿管，精管，精巣動静脈，膀胱
Diarra, Stoppa[35)36)] (1997)	Urogenital fascia	腎レベル：Urogenital fascia (UGF) 尾側前方：Umbilico-pre-vesical fascia (UPF) 尾側外側：Spermatic sheath	2枚のUGF間：腎，精管，精巣動静脈，内側臍ヒダ 腹膜―UPF：膀胱
Arregui (1997)[19]	Posterior lamina of transversalis fascia Attenuated posterior rectus sheath	Umbilical prevasicular fascia	腹膜―UPF：膀胱，正中臍ヒダ，内側臍ヒダ
柵瀨信太郎 (2000)[37]	腹膜前筋膜浅葉	腹膜前筋膜深葉	浅葉―深葉：大血管，腎臓，尿管，精管，精巣動静脈 深葉―腹膜：膀胱

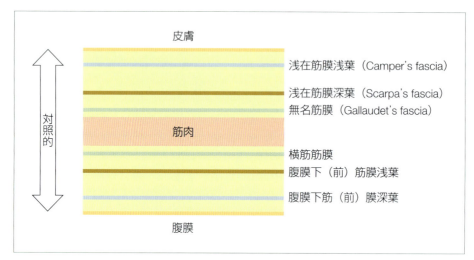

図 I-35 佐藤の描いた腹壁の層構造

〔佐藤達夫：体壁における筋膜の層構成の基本設計．医学のあゆみ，114：168〜175，1980．より転載〕

復法では外鼠径ヘルニア囊―腹膜から spermatic sheath を十分に剝離する必要があり，この操作を"parietalization of the cord components"と呼ぶ（図 I-36b, c）。

腹膜前修復法では，内鼠径ヘルニアであっても parietalization が必要である．このためには腹膜鞘状突起の spermatic sheath からの剝離が必要である（図 I-36b）．

Arregui の conical sheath

Arregui[19] は腹腔鏡下修復術（TAPP，TEP，主に TEP）の観察において，内鼠径輪周囲の腹膜の浅層には薄いが明確に認識できる膜が存在し，外鼠径へ

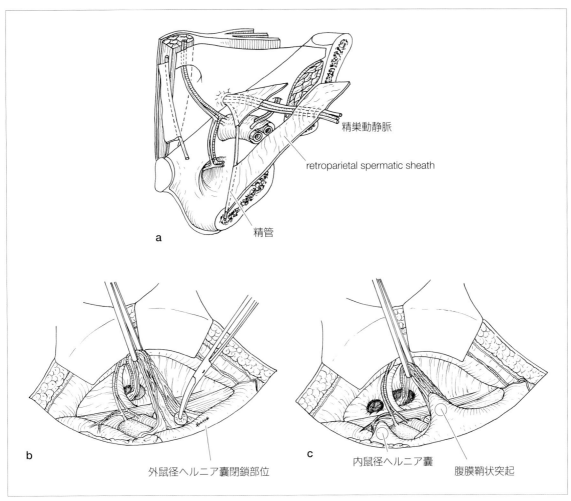

図Ⅰ-36 Diarra, Stoppa の retroparietal spermatic sheath（右側）
a：精管, 精巣動静脈を包み内鼠径輪に入る。内側は精管で折り返すが, 外側は精巣動静脈外側で終わる場合や中腋窩線に癒合する場合などバリエーションがある
b：外鼠径ヘルニア嚢の parietalization
c：内鼠径ヘルニア嚢剥離と腹膜鞘状突起の parietalization
〔a：Diarra, B., Stoppa, R., Verhaeghe, P., et al.：About prolongations of the urogenital fascia into the pelvis：An anatomic study and general remarks on the interparietal-peritoneal fasciae. Hernia, 1：191～196, 1997. /b, c：Stoppa, R., Diarra, B., Mertl, P.：The retroparietal spermatic sheath-an anatomical structure of surgical interest. Hernia, 1：55～59, 1997. より転載・改変〕

ルニア嚢を含む cord components を円錐状に包み（conical sheath, 図Ⅰ-37）鼠径管内に入ると報告した。Arregui はこの層を内側に剥離すると umbilical prevesicular fascia（UPF）に連続するとし, さらに UPF の浅層には脂肪層を挟んで厚みのある, 頻繁に横走する線維を含む膜が存在すると報告した（図Ⅰ-23, 38）。この横走線維は頭側にいくほど明確に観察され, 尾側では減衰していくため, Arregui はこの膜を"attenuated posterior rectus sheath（attenuated PRS）"と呼び, Read が提唱した"Cooper's posterior lamina of transversalis fascia"に相当すると述べた。

Arregui は UPF と attenuated PRS の間が腹膜前腔であるとしており, 現在では"狭義の腹膜前腔"として解釈されている。

このように, 腹膜前腔の膜2枚説が存在するが, その名称や膜の包む臓器などが微妙に異なり（表Ⅰ-6）, 混乱を招きやすい。

現時点における本邦での腹膜前腔の膜構造理解には, 柵瀬[37)38)]の考えと川原田[39)]の腹腔鏡観察が非常に有用である。

4）柵瀬の腹膜前腔の膜構造

柵瀬は佐藤[33)]の考えに賛同しており, これまでの

I章　鼠径部ヘルニアの局所解剖

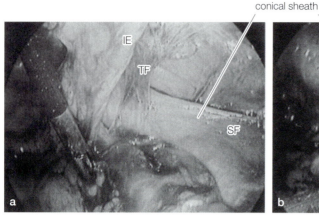
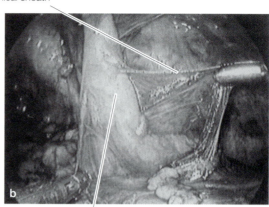

図 I-37　Arregui の conical sheath
b では conical sheath を開放し，外鼠径ヘルニア嚢と cord components を観察している
　IE：下腹壁動静脈，TF：横筋筋膜
〔Arregui, M. E.: Surgical anatomy of the preperitoneal fasciae and posterior transversalis fasciae in the inguinal region. Hernia, 1：101～110, 1997. より転載・改変〕

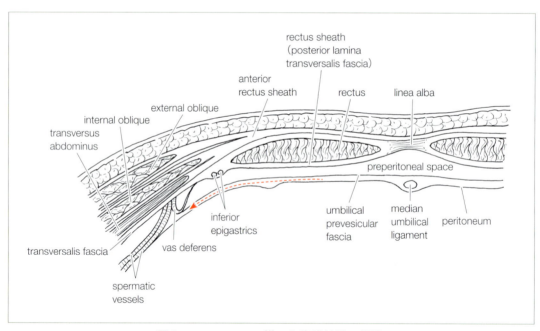

図 I-38　Arregui の描いた腹膜前腔の構造
posterior lamina of transversalis fascia (attenuated PRS) と umbilical prevesicular fascia の間を"腹膜前腔"と呼んでいる
　膀胱の層で外側に剝離（◄----）を進めると，spermatic sheath 前面に到達する
〔Arregui, M. E.: Surgical anatomy of the preperitoneal fasciae and posterior transversalis fasciae in the inguinal region. Hernia, 1：101～110, 1997. より転載・改変〕

報告に自らの所見を合わせ腹膜前腔の層構造を以下のように説明した。
（1）佐藤の説のように腹壁の膜は，筋層を中心に対照的な配列をなしている。
（2）腹膜前腔には 2 葉の筋膜が存在し前方到達法の立場から，浅層を腹膜前筋膜浅葉（以後，浅葉），深層を腹膜前筋膜深葉（以後，深葉）と呼ぶ。理論的には腹膜前筋膜は横筋筋膜同様腹部全体を覆う。
（3）下腹壁動静脈は外腸骨動静脈から分岐す

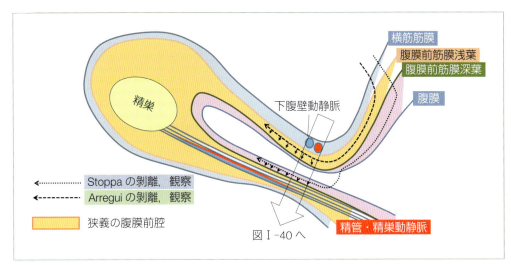

図Ⅰ-39 鼠径部の層構造（矢状断）

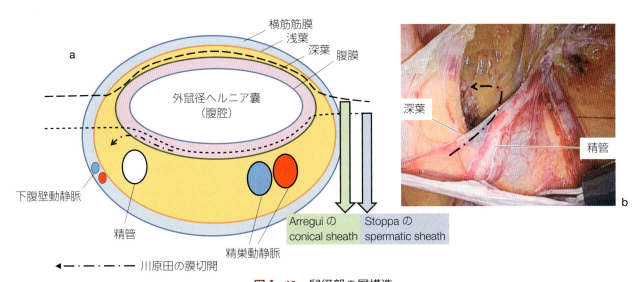

図Ⅰ-40 鼠径部の層構造
a：水平断，右側を頭側から観察，b：Stoppa の spermatic sheath の層から浅葉深葉間へ到達した写真
〔川原田陽，山本和幸，佐藤大介，他：腹腔鏡手術を行ううえで重要な解剖知識．臨床外科，71：1185～1193, 2016. より転載〕

ぐに浅葉を貫き，浅葉と横筋筋膜との間の層を頭内側に走行する．

解　説：これまでの報告からも大血管は腎臓同様，浅葉深葉に挟まれた脂肪織豊かな腹膜前腔（浅葉深葉間を狭義の腹膜前腔と呼ぶ）に存在する．

（4）発生学的に精巣は腎同様中胚葉から発生し同じ腹壁層から下降する．したがって，2葉の腹膜前筋膜に包まれた状態で陰嚢に達し，精巣，精巣動静脈，精管と腹膜前筋膜の関係は**図Ⅰ-39, 40**のようになる．

解　説：この考えによって，Stoppa，Arregui の観察したそれぞれの"spermatic sheath"，"conical sheath"を説明できる（図Ⅰ-37, 39, 40）．すなわち，Stoppa は腹膜前到達法によってヘルニア囊（腹膜）を処理，parietalization 後に深葉に覆われた cord components を観察した（図Ⅰ-36b, 39, 40）．一方，Arregui は TEP のアプローチで腹膜前腔に到達し，深葉に包まれたヘルニア囊およびその背側構造を観察したのである（図Ⅰ-37b, 39, 40）．

川原田は TEP，TAPP および Thiel 法固定 cadaver を

I章　鼠径部ヘルニアの局所解剖

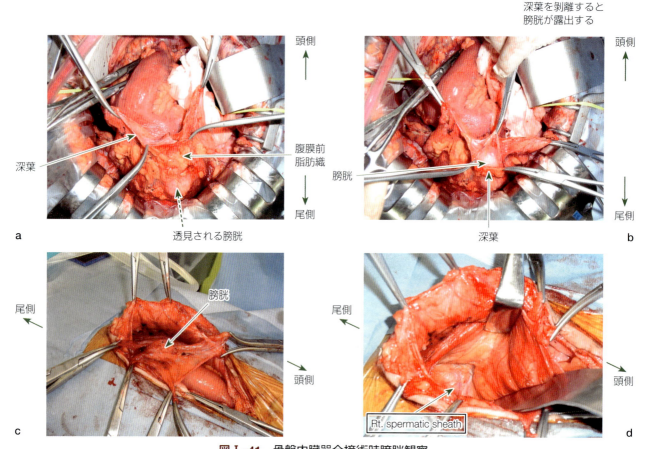

図I-41　骨盤内臓器全摘術時膀胱観察
膀胱がどの層に存在するかが理解できる

用いた腹腔鏡観察において，TAPPで腹膜とspermatic sheathを剝離した層からそのまま内側に移行することは不可能で，精管内側に存在する膜様組織を切開して脂肪層に入り（図I-40b点線），メッシュ留置空間を作成できると述べている。これは，腹膜（ヘルニア囊）とspermatic sheathの剝離から内側に進むためには深葉を切開しなければならないことを意味している。Stoppaのシェーマでは腹膜前到達法からヘルニア囊が処理されているため，すでにこの操作が終了していることになる（図I-36b，39，40）。

（5）腹膜前筋膜浅葉はCooper's posterior lamina of transversalis fascia（attenuated PRS）と同じもの，あるいは連続した膜である。

解　説：川原田はTEPにおいて腹直筋と後鞘間の剝離を尾側に進めると弓状線以下も横走する筋膜線維を有する筋膜が観察され，Arreguiのattenuated PRSに相当すると述べている。またこの横走線維は恥骨に近づくにつれ減衰し内鼠径輪頭側レベルで視認できなくなるが，この筋膜自体は恥骨上縁まで連続すると述べている。また，この筋膜を切開すると先に述べたメッシュ留置の脂肪層に入るとしており，この筋膜は浅葉に相当すると考えられる（「腹腔鏡からみた解剖（TEP・TAPP）」の項参照）。

（6）膀胱は2葉の腹膜前筋膜には包まれず，深葉と腹膜間に存在する。

解　説：発生学的に膀胱も腎尿管と同層に存在するとの意見[30]もあるが，Stoppa，Arreguiの観察から膀胱は深葉と腹膜の間に包まれる。柵瀬は，膀胱は膀胱三角を除き内胚葉由来であるため腎との層の違いは妥当としている。

筆者も自らの観察から同意見である。骨盤内臓器全摘術時，脂肪の豊富な腹膜前腔の剝離では膀胱は透見されるものの露出しない（**図I-41a**）。これをあえて膀胱が露出するように剝離すると（**図I-41b，c**），膀胱は細かい血管に囲まれ筋層が露出しやすい（図I-41c）。しかし，丹念に剝離を外側に

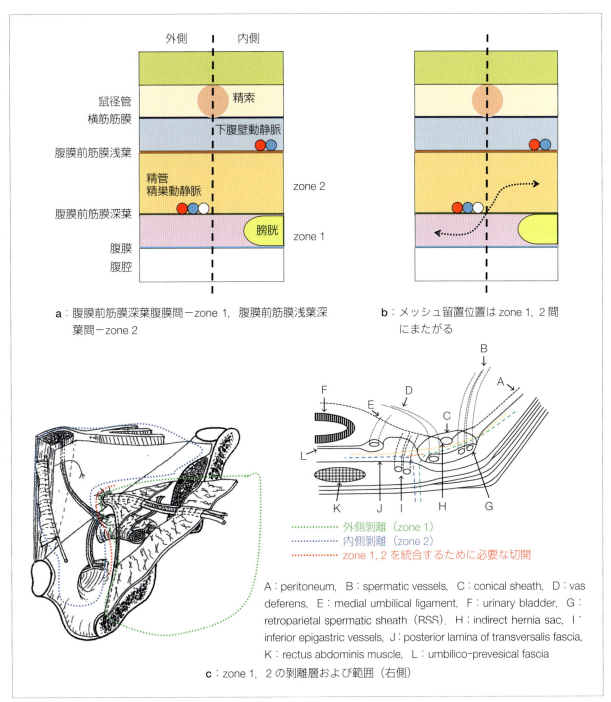

図Ⅰ-42 筆者の描いた鼠径部の層構造

進めると spermatic sheath の前面に到達する（**図Ⅰ-41d**）。これは Arregui の所見と同様であり，深葉は umbical prevesicular fascia と同じものであり，この膜と腹膜の間に膀胱が包まれていることがわかる。

5）メッシュ留置のための**腹膜前腔剥離**（**図Ⅰ-42, 43**）

筆者[40)41)]は腹壁の層構造を図Ⅰ-42に描き，教育的な観点から，外鼠径ヘルニア嚢（腹膜）と深葉（spermatic sheath）間の層を zone 1，深葉浅葉間（狭義の腹膜前腔）を zone 2 と呼んでいる（図Ⅰ-42a）。

腹膜前腔の膜構造の安全な剥離と臓器温存のためには spermatic sheath の腹側面と腹膜の間の層から深葉を切開し狭義の腹膜前腔（浅葉深葉間）の2層をまたいでメッシュ留置空間を作成すべきである（図Ⅰ-42b, c）。

実際の術中写真と図Ⅰ-40の断面図を用い，どの

Ⅰ章　鼠径部ヘルニアの局所解剖

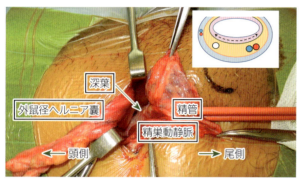
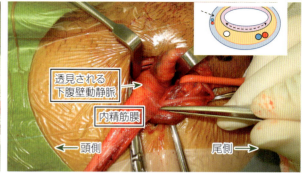
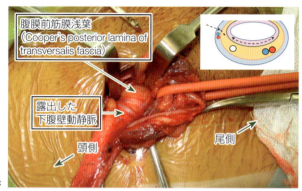
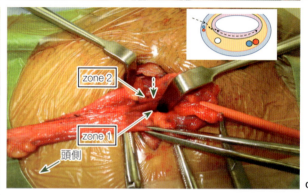
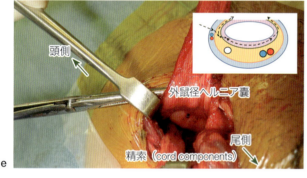

図Ⅰ-43　腹膜前修復法メッシュ留置のための剝離（図Ⅰ-39の断面図を用いている）
断面図では鼠径管開放後，すでにヘルニア嚢腹側面が剝離されている

膜を切開し，どの層に入るかを解説する。鼠径部切開法（前方到達法）の視野からは，まず外鼠径ヘルニア嚢から十分に精管，精巣動静脈をspermatic sheathに包まれた層（zone 1）で剝離し（図Ⅰ-43a），続いて内精筋膜（横筋筋膜）越しに透見される下腹壁動静脈を認識し（図Ⅰ-43b），これを血管の外側で切開し，さらに血管の背側に現れる浅葉を切開しzone 2に到達する（図Ⅰ-43c）。zone 1, 2には前述のように深葉がconical sheathとして存在するため，これを鋭的に切開する（図Ⅰ-43d点線）。さらに外鼠径ヘルニア嚢（腹膜）と精索（cord components）を鈍的に剝離することにより十分なparietalizationが完了する（図Ⅰ-36b, 43e）。

なお，この操作は腹膜前修復法に限ったものではない。Amid[42]は術後慢性疼痛予防のために外鼠径ヘルニア嚢は結紮処理すべきでなく，IRSを切開し深部まで剝離を十分に行い（高位剝離：high dissection），内翻（inversion）すべきと述べている。上述のように，IRSのレベルでは同一層で全周剝離することは不可能であるため，spermatic sheath部ではzone 1を，それ以外はzone 2を剝離する。すなわち，Lichtenstein法などのonlay法においてもzone 1, 2を意識した剝離は必要である。

6）重要な腹膜前腔の名称

（1）Bogros腔：側方—iliac fascia，前方—横筋筋膜，内側—壁側腹膜，で囲まれた三角部位

Bogrosは"鼠径部切開を深部に進めると，腹膜を開けずに下腹壁動静脈と外腸骨動静脈を結紮できるスペースに到達できる"とした。これまでにBogros腔についてはさまざまな議論がなされてきたが，Bogrosが示した空間は上記のいたってシンプルなものである。柵瀨[38]はフランスの解剖学者Rouviereの

解説を元に Bogros 腔を図Ⅰ-44のように描いている。Diarra, Stoppa[35]は UGF によって Bogros 腔は2つに分割され，深層は腹膜と spermatic sheath 間で脂肪織が多く厚みがあり重要な血管はなく，浅層はspermatic sheath と横筋筋膜間で脂肪織は少なく，腸骨血管分枝，神経が走行すると述べている。

（2）Retzius 腔：前方 — 恥骨結合，側方 — 恥骨，内閉鎖筋筋膜，肛門挙筋上筋膜，外側恥骨前立腺靱帯，内側 — 膀胱上面と外側骨盤壁にかかる腹膜，後方 — 下腹動静茎（膀胱後側境界に達する），下方 — 恥骨前立腺または恥骨膀胱靱帯；肛門挙筋前筋膜の膀胱への反転部位で囲まれた部位

Retzius[43]は"下腹部正中で弓状線以下には膀胱が尿貯留時に膨らむための腹膜前腔があり，横筋筋膜に裏打ちされ，内部に疎性結合組織を含む"とした。Retzius 腔についても Bogros 腔同様，さまざまな議論[19)30)35]がなされてきたが，一定ではない。Diarra ら[35]の横筋筋膜と膀胱の間であるとし，Arregui[19]は attenuated PRS と UPF の間（浅葉と深葉の間）が本来（狭義）の腹膜前腔とし，恥骨背側のRetzius 腔に連続すると述べた。Read[44]は横筋筋膜後葉と pre-umbilicovesical fascia の間が Retzuis 腔であるとしている（図Ⅰ-45）。

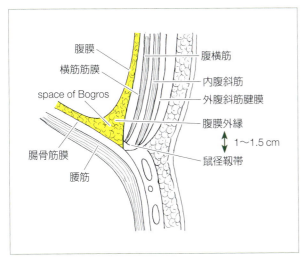

図Ⅰ-44 Bogros 腔
Rouvièrè, H.: Anatomie humaine: Descriptive, Topographique et Fonctionelle. Masson edit, Paris, 1912. から柵瀬が描いた図
黄色い部分が Bogros 腔
〔柵瀬信太郎：鼠径部の局所解剖．手術，69：491〜523，2015．より転載・改変〕

2．血　管

1）下腹壁動静脈（図Ⅰ-15，16，18，33，34，38，39，40，42，43，49，50）

外腸骨動静脈から分岐しすぐに浅葉（Cooper's posterior lamina of transversalis fascia）を貫き上行し，のレベルで横筋筋膜を貫き腹直筋内に入る。鼠径へ

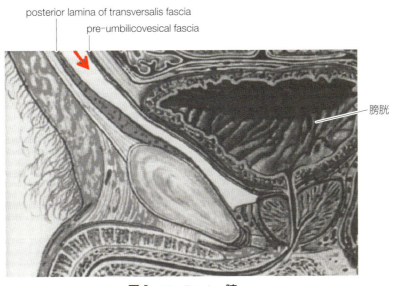

図Ⅰ-45 Retzius 腔
〔Read, R. C.: Anatomy of abdominal herniation: The preperitoneal spaces. In Mastery of Surgery. Nyhus, L. M., Baker, R. J., Fischer, J. E., ed., Little Brown, Boston, 1997, p. 1795〜1806. より転載〕

I章 鼠径部ヘルニアの局所解剖

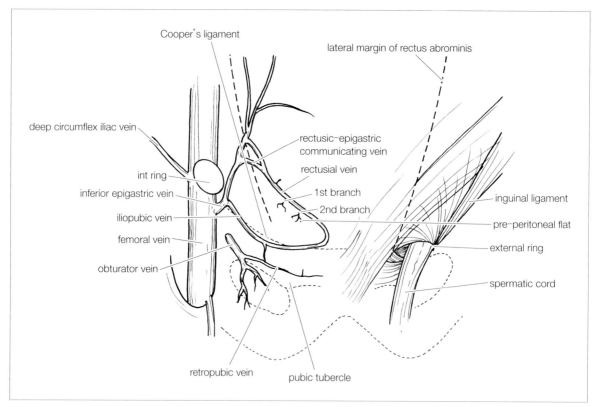

図I-46 Bendavidの描いたBogros腔のvenous circulation
〔Bendavid, R.: The space of Bogros and the deep inguinal venous circulations. Surg. Gynecol. Obstet., 174：355, 1992. より転載・改変〕

ルニア手術においてもっとも重要なランドマークといっても過言ではない．内外鼠径ヘルニアの見分けるポイントである．

2）Bogros腔のvenous circulation（図I-46）

Bendavid[45]はBogros腔はRetzius腔を外側に進んだスペースであり，内鼠径輪から横筋筋膜を恥骨結節方向に切開すると現れる層であると報告した．また，このスペースには下腹壁静脈からなる静脈環（venous circle）が存在するとしたが，前述のとおり下腹壁静脈は横筋筋膜と浅葉の間に存在するため，Bogros腔としても浅層にあたる．このvenous circleが鼠径管後壁を貫き鼠径管内に現れることがあるため，精索背面の剥離には注意を要す（図I-30）．

3）死冠（corona mortis）（図I-47）

外腸骨動静脈（下腹壁動静脈）と閉鎖動静脈を王冠状に結ぶ血管は，ひとたび出血すると止血に難渋し死をもたらすこともあったため死冠（corona mortis）と呼ばれた[49][50]．一般的に2mm以上の径を有する動脈に対して用いられたが，現在では静脈も含められて呼ばれることが多く，動脈系，静脈系，異所

性閉鎖動脈に分類されている[45]．恥骨上枝と交叉し，恥骨結合から40～96mmの間に存在する[50]．かつては破格と考えられていたが，動脈は8～65％，静脈は17～60％と高率に存在することが確認されており[46]～[52]，腹膜前修復法においてとくに注意を払わなければならない．

VI 鼠径部ヘルニア発生部位として重要な解剖用語

1. myopectineal orifice（MPO）

1956年Fruchaud[53]によって提唱された腹部から大腿への漏斗部（abdominocrural fascia funnel）である．腹部前下方網嚢部と大腿輪で構成されるこの広い筋筋膜層は，腸骨大腿血管や精索も通るためヘルニアの好発部位であるとされた．現在では外側—腸腰筋，下方—Cooper靱帯，内側—腹直筋外縁，上方—内腹斜筋で囲まれる膠原性で筋組織を欠いた脆弱部位と定義される（図I-48）．cadaverでの測

鼠径部切開法からみた解剖

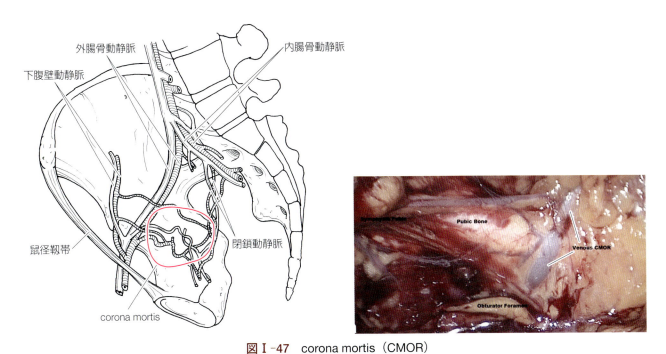

図Ⅰ-47 corona mortis（CMOR）
〔Berberoglu, M., Uz, A., Ozmen, M. M., et al.: Corona mortis: An anatomic study in seven cadavers and an endoscopic study in 28 patients. Surg. Endosc., 15: 72～75, 2001. より転載・改変〕

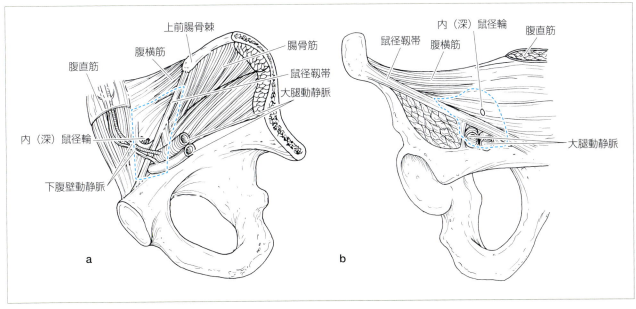

図Ⅰ-48 myopectineal orifice
〔Wolloscheck, T., Konerding, M. A.: Dimensions of the myopectineal orifice: A human cadaver study. Hernia, 13: 639～642, 2009. より転載・改変〕

定においてMPOの幅は平均7.8（＋/－3.0）cm，高さは平均6.5（＋/－1.9）cmであり，男女ともにMPOを被覆するために必要なメッシュの大きさは10×8 cmは必要であるとされている[54]。

2. Hesselbach's triangle（図Ⅰ-49）

内鼠径ヘルニアの発生部位である。いわゆる鼠径管後壁であり，外側―下腹壁動静脈，内側―腹直筋外縁，下方―鼠径靱帯で囲まれた三角部位である。1806年にHesselbachが初めて記述したAnato-

Ⅰ章 鼠径部ヘルニアの局所解剖

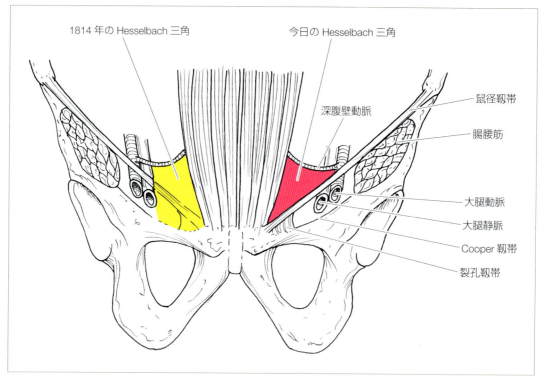

図Ⅰ-49 Hesselbach の三角
〔Gray, S. W., Skandalakis, J. E.: Supravesical hernia. In Hernia. Nyhus, L. M., Condon, R. E., eds., 3rd ed., J.B. Lippincott, Philadelphia, 1989, p. 389. より転載・改変〕

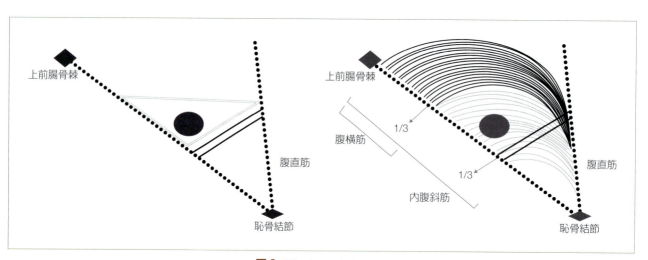

図Ⅰ-50 lateral triangle
〔Gilbert, A. I., Graham, M. F., Voigt, W. J.: The lateral triangle of the groin. Hernia, 4：234～237, 2000. より転載・改変〕

misch-chirurgische Abhandlung über den Ursprung der Leistenbruch では下腹壁動静脈―大腿静脈，腹直筋外縁，恥骨上枝に囲まれる鼠径部ヘルニアの発生部位として描かれている（図Ⅰ-49 左側）。後の1814年にこの恥骨上枝が鼠径靱帯として置き換えられ，1828年の Quain's text of anatomy からは明らかに現在の部位に変更されている（図Ⅰ-49 右側）。

3. lateral triangle（図Ⅰ-50）

鼠径靱帯に対して内腹斜筋，腹横筋が図のようにアーチを描くように付着し，鼠径部を保護している。かつてはこれらの2筋は揃って MPO の上縁を構成していると考えられていたが，実際には腹横筋は内腹斜筋より頭側にずれて存在し，この部位には間質性ヘルニア（interstitial hernia）やメッシュ後の

再発が起こりやすい。2000 年に Gilbert らは open mesh repair 後の再発の 45% がこの部位からの間質性ヘルニアであったとし，lateral triangle の補強の重要性を強調した。この意味からも Lichtenstein 法では lateral triangle まで広く覆える 15×7.5 cm 程度のメッシュが用いられることが多い[57]。

おわりに

Cooper（1804）の言葉でしめくくりたい。

"No disease of the human body, belonging to the province of the surgeon, requires in its treatment a better combination of accurate anatomical knowledge with surgical skill, than hernia in all its varieties."

文 献

1) Abu-Hijleh, M. F., Roshier, A. L., Al-Shboul, Q., et al.：The membranous layer of superficial fascia：Evidence for its widespread distribution in the body. Surg. Radiol. Anat., 28：606〜619, 2006.

2) Smoot, R. L., Oderich, G. S., Taner, C. B., et al.：Postoperative hematoma following inguinal herniorrhaphy：Patient characteristics leading to increased risk. Hernia, 12：261〜265, 2008.

3) Cunningham, J.：The physiology and anatomy of chronic pain after inguinal herniorrhaphy. In Hernia. Fitzgibbons, R. J., Greenburg, A. G., eds., 5th ed., J.B. Lippincott, Philadelphia, 2002, p.297〜306.

4) Moore, K. L., Dalley, II A. F.：Clinically Orineted Anatomy. 8th ed., LWW, 2017.

5) Kux, M.：Anatomy of the groin：A view from the surgeon. In Hernia. Fitzgibbons, R. J., Jr., Greenburg, A. G., eds. 5th ed., J.B. Lippincott, Philadelphia, 2002, p. 45〜53.

6) Condon, R. E.：The anatomy of the inguinal region and its relation to groin hernia. In Hernia. Nyhus, L. M., Condon, R. E., eds., 4th ed., J.B. Lippincott, Philadelphia, 1995, p.16〜72.

7) Hollinshead, W. H.：The abdominal wall and inguinal region. In Anatomy for Surgeons：The Thorax, Abdomen and Pelvis. vol 2, Hoeber, P. B., New York, 1958, p. 216〜268.

8) McVay, C. B.：Surgical Anatomy. 6th ed., WB Saunders, Philadelphia, 1984, p. 484〜584.

9) Skandalakis, J. E., Colborn, G. L., Androulakis, J. A., et al.：Embryologic and anatomic basis of inguinal herniorrhaphy. Surg. Clin. North Am., 73：799〜836, 1993.

10) Henry, A. K.：Operation for femoral hernia by a midline extraperitoneal approach：With a preliminary note on the use of this route for reducible inguinal hernia. Lancet, 1：531〜533, 1936.

11) Mirilas, P., Mentessidou, A.：The secondary external inguinal ring and associated fascial planes：Surgical anatomy, embryology, applications. Hernia, 17：379〜389, 2013.

12) Condon, R. E.：The anatomy of the inguinal region and its relationship to groin hernia. In Hernia. Nyhus, L. M., Condon, R. E., eds., 2nd ed., J.B. Lippincott, Philadelphia, 1978, p. 14〜78.

13) Cooper, A.：The Anatomy and Surgical Treatment of Abdominal Hernia. Lea & Blanchard, Philadelphia, 1804, p. 26〜27.

14) Keith, A.：On the origin and nature of hernia. Br. J. Surg., 11：455〜475, 1924.

15) McVay, C. B.：The anatomic basis for inguinal and femoral hernioplasty. Surg. Gynecol. Obstet., 139：931, 1974.

16) Lytle, W. J.：Femoral hernia. Ann. R. Coll. Surg. Engl., 21：244〜262, 1957.

17) McVay, C. B., Anson, B. J.：Composition of the rectus sheath. Anat. Rec., 77：213〜225, 1940.

18) 北條暉幸：ヒト腹直筋鞘弓状線の位置と形状. 産業医科大学雑誌, 2：159〜162, 1980.

19) Arregui, M. E.：Surgical anatomy of the preperitoneal fasciae and posterior transversalis fasciae in the inguinal region. Hernia, 1：101〜110, 1997.

20) Reinpold, W. M. J., Nehls, J., Eggert, A.：Nerve management and chronic pain after inguinal hernia repair：A prospective two phase study. Ann. Surg., 254：163〜168, 2011.

21) Alfieri, S., Amid, P. K., Campanelli, G., et al.：International guidelines for prevention and management of post-operative chronic pain following inguinal hernia surgery. Hernia, 15：239〜249, 2011.

22) Starling, J. R.：Neuralgia（inguinodynia）after inguinal herniorrhaphy. In Hernia. Fitzgibbons, R. J., Greenburg, A. G., eds., 5th ed., J.B. Lippincott, Philadelphia, 2002, p. 318〜324.

23) Wijsmuller, A. R., Lange, J. F., Kleinrensink, G. J., et al.：Nerve-identifying inguinal hernia repair：A surgical anatomical study. World J. Surg., 31：414〜420, 2007.

24) Oelrich, T. M., Moosman, D. A.：The aberrant course of the cutaneous component of the ilioinguinal nerve. Anat. Rec., 189：233〜236, 1977.

25) Amid, P. K.：Lichtenstein tension-free hernioplasty：Its conception, evolution, and principles. Hernia, 8：1〜7, 2004.

26) Condon, R. E., Nyhus, L. M.：Complications of groin hernia. In Hernia. Nyhus, L. M., Condon, R. E., eds., 4th ed., J.B. Lippincott, Philadelphia, 1995, p. 269〜282.

27) Idem：The Anatomy and Surgical Treatment of Crural and Umbilical Hernia. Longman, London, 1807, p.3〜4.

28) Read, R. C.：Cooper's posterior lamina of transversalis fascia. Surg. Gynecol. Obstet., 174：426〜434, 1992.

29) Lytle, W. J.：The internal inguinal ring. Br. J. Surg., 128：441〜446, 1945.

30) Mirilas, P., Mentessidou, A., Skandalakis, J. E.：Secondary internal inguinal ring and associated surgical planes：Surgical anatomy, embryology, applications. J. Am. Coll. Surg., 206：561〜570, 2008.

31) Fowler, R.：The applied surgical anatomy of the peritoneal fascia of the groin and the "secondary" internal inguinal ring. A.N.Z. Surg., 45：8〜14, 1975.

32) Davies, J. W.：Abdominal and pelvic fascias with surgical applications. Surg. Gynecol. Obstet., 54：495〜504, 1935.

33) 佐藤達夫：体壁における筋膜の層構成の基本設計. 医学のあゆみ, 114：168〜175, 1980.

34) Tobin, C. E., Benjamin, J. A., Wells, J. C.：Continuity of the fasciae lining the abdomen, pelvis, and spermatic cord. Surg. Gynecol. Obstet., 83：575〜596, 1946.

35) Diarra, B., Stoppa, R., Verhaeghe, P., et al.：About prolongations

I章　鼠径部ヘルニアの局所解剖

of the urogenital fascia into the pelvis : An anatomic study and general remarks on the interparietal-peritoneal fasciae. Hernia, 1 : 191〜196, 1997.

36）Stoppa, R., Diarra, B., Mertl, P.: The retroparietal spermatic sheath-an anatomical structure of surgical interest. Hernia, 1 : 55〜59, 1997.

37）柵瀬信太郎：腹壁筋膜の層構造．臨床外科，55 : 867〜878, 2000.

38）柵瀬信太郎：鼠径部の局所解剖．手術，69 : 491〜523, 2015.

39）川原田陽，山本和幸，佐藤大介，他：腹腔鏡手術を行ううえで重要な解剖知識．臨床外科，71 : 1185〜1193, 2016.

40）諏訪勝仁，岡本友好，矢永勝彦：成人（underlay 法）: 2つの腹膜前腔 ZONE を意識した underlay 法．小児外科，44 : 852〜854, 2012.

41）Suwa, K., Nakajima, S., Hanyu, K., et al.: Modified Kugel herniorrhaphy using standardized dissection technique of the preperitoneal space : Long-term operative outcome in consecutive 340 patients with inguinal hernia. Hernia, 17 : 699〜707, 2013.

42）Amid, P. K.: Lichtenstein tension-free hernioplasty. *In* Mastery of Surgery. Fisher, J. E., Bland, K. I., eds., Vol 2. 5th ed., Lippincott Williams & Wilkins, Philadelphia, 2007, p.1932〜1939.

43）Retzius, A. A.: Some remarks on the proper design of the semilunar lines of Douglas. Edinburgh Med. J., 3 : 865〜867, 1858.

44）Read, R. C.: Anatomy of abdominal herniation : The preperitoneal spaces. *In* Mastery of Surgery. Nyhus, L. M., Baker, R. J., Fischer, J. E., eds., Little Brown, Boston, 1997, p. 1795〜1806

45）Bendavid, R.: The space of Bogros and the deep inguinal venous circulations. Surg. Gynecol. Obstet., 174 : 355, 1992.

46）Ates, M., Kinaci, E., Kose, E., et al.: Corona mortis : *In vivo* anatomical knowledge and the risk of injury in totally extraperitoneal preperitoneal inguinal hernia repair. Hernia, 20 : 659〜665, 2016.

47）Darmanis, S., Lewis, A., Mansoor, A., et al.: Corona mortis : An anatomical study with clinical implications in approaches to the pelvis and acetabulum. Clin. Anat., 20 : 433〜439, 2007.

48）Okcu, G., Erkan, S., Yercan, H. S., et al.: The incidence and location of corona mortis : A study on 75 cadavers. Acta. Orthop. Scand., 75 : 53〜55, 2004

49）Berberoglu, M., Uz, A., Ozmen, M. M., et al.: Corona mortis : An anatomic study in seven cadavers and an endoscopic study in 28 patients. Surg. Endosc., 15 : 72〜75, 2001.

50）Lau, H., Lee, F.: A prospective endoscopic study of retropubic vascular anatomy in 121 patients undergoing endoscopic extraperitoneal inguinal hernioplasty. Surg. Endosc., 17 : 1376〜1379, 2003.

51）Sarikcioglu, L., Sindel, M., Akyildiz, F., et al.: Anastomotic vessels in the retropubic region : Corona mortis. Foria Morphol., 62 : 179〜182, 2003.

52）Stavropoulou-Deli, A., Anagnostopoulous, S.: Corona mortis : Anatomical data and clinical considerations. Aust. N. Z. J. Obstet. Gynecol., 53 : 283〜286, 2013.

53）Fruchaud, H.: Anatomie Chirurgicale des Hernias de l'aine. Doin Paris, 1956.

54）Wolloscheck, T., Konerding, M. A.: Dimensions of the myopectineal orifice : A human cadaver study. Hernia, 13 : 639〜642, 2009.

55）Gray, S. W., Skandalakis, J. E.: Supravesical hernia. *In* Hernia. Nyhus, L. M., Condon, R. E., eds., 3rd ed., J.B. Lippincott, Philadelphia, 1989, p. 389.

56）Gilbert, A. I., Graham, M. F., Voigt, W. J.: The lateral triangle of the groin. Hernia, 4 : 234〜237, 2000.

57）Seker, D., Oztuna, D., Kulacoglu, H., et al.: Mesh size in Lichtenstein repair : A systematic review and meta-analysis to determine the importance of mesh size. Hernia, 17 : 167〜175, 2013.

〔諏訪勝仁〕

腹腔鏡からみた解剖（TAPP法・TEP法）

POINT

◆ 手術を確実に行うために，メッシュで被覆しなくてならない"範囲"を知る。
◆ 手術を安全に行うために，剥離操作にあたって"危険な構造物（とくに血管，神経）"を知る。
◆ 手術をスムーズに行うために，"腹膜前腔の解剖"を知る。

はじめに

本項では，腹腔鏡下鼠径ヘルニア手術（TAPP：transabdominal preperitoneal repair，TEP：totally extra-peritoneal repair）を行うために必要な臨床解剖を，① ヘルニアが発生する部位ならびにメッシュで被覆しなければならない範囲を理解するための腹壁の解剖，② 損傷してはならない構造物（血管，神経など）の解剖，および ③ 腹膜と腹壁（筋）の間のスペース（preperitoneal space）の解剖，に分けて解説する。① は確実にヘルニアを塞ぐための解剖，② は手術を安全に行うための解剖，③ は手術を迷いなくスムーズに行うための解剖と考えることができる。なお，本項で記載・掲載した Thiel 固定法 cadaver に基づく所見は，札幌医科大学解剖学第2講座 藤宮峯子教授との共同研究（札幌医科大学倫理委員会 承認番号27-2-50）に基づくものである[1)2)]。

I 鼠径部ヘルニアが発生する腹壁の解剖

腹腔鏡下にメッシュで被覆しなければならない範囲を理解するための解剖であり，ヘルニアを確実に治療するためにもっとも基本的な知識である

1. 腹腔鏡で観察される鼠径部の解剖（図I-51）

臍部近傍より腹腔鏡を挿入して鼠径部を観察すると，まず腹膜のヒダが観察される。尿膜管索を含む正中臍ヒダ，臍動脈索を含む左右の内側臍ヒダ，下腹壁動静脈を含む左右の外側臍ヒダである。内側臍ヒダは症例によって左右対称ではなかったり，ヘルニア内に引き込まれている場合があるが，とくにTAPP法を行うにあたっては重要なランドマークである。外側臍ヒダはヒダというよりは下腹壁動静脈による腹壁の"高まり"として認識される場合が多い。外側臍ヒダ（下腹壁動静脈）のすぐ外側に内鼠径輪があり，I型ヘルニアが脱出する。I型ヘルニアがない症例では同部位に腹膜鞘状突起が存在する。内鼠径輪には内背側より精管（女性では子宮円索），外背側より精巣動静脈が内鼠径輪に入って鼠径管に向かうのが腹膜下に透見できる。I型ヘルニアを腹腔内から観察した際に，ヘルニア門の頭側縁の折り返しを形成する庇のような構造物はsecondary internal inguinal ring と呼ばれている[3)]。これを構成するものについては後述する。

2. 鼠径部ヘルニアの脱出する部位（図I-51, 52）

Fruchaud は鼠径部ヘルニアが脱出する部位を myo-pectineal oriffice（MPO）と報告した[4)]。MPO はI型ヘルニア（外鼠径ヘルニア）が脱出する部位（内鼠径輪，lateral triangle）[5)]，II型ヘルニア（内鼠径ヘルニア）が脱出する部位（Hesselbach の三角）[6)]，および大腿ヘルニアが脱出する大腿輪を含む。腹腔鏡下にヘルニア手術を行う際にはこの MPO が十分にマージンをとって被覆されなくてはならない。lateral triangle は鼠径靭帯（iliopubic tract）の中央1/3を底辺とした腹横筋に覆われていない領域であり，内鼠径輪を含んでいる[5)]。Hesselbach の三角は腹直筋外

I章　鼠径部ヘルニアの局所解剖

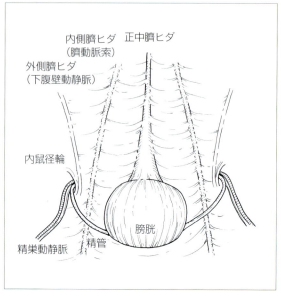

a：シェーマ

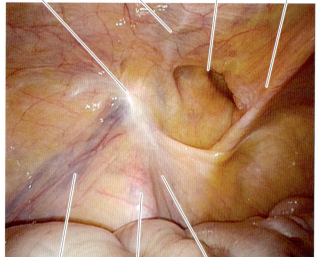

b：実際の腹腔鏡写真（右Ⅰ型鼠径ヘルニア）

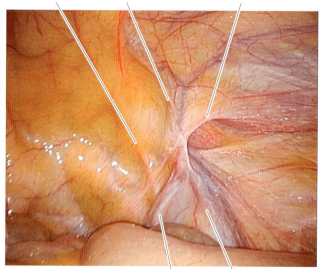

c：左内鼠径ヘルニア（Ⅱ型）の腹腔鏡所見

d：右外鼠径ヘルニア（Ⅰ型）の腹腔鏡所見

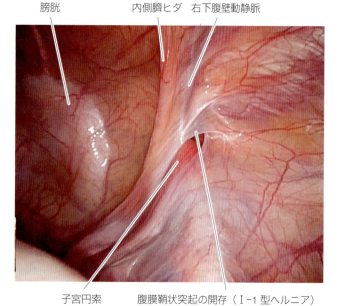

e：女性の右外鼠径ヘルニア（Ⅰ型）の腹腔鏡所見

図Ⅰ-51　鼠径部の腹腔鏡所見（ヒダ）

縁，下腹壁動静脈，鼠径靱帯（iliopubic tract）で囲まれる領域であり，内鼠径ヘルニアが脱出する部位である[6]。

3. 腹腔鏡下手術を行ううえで重要なランドマークとなる腹壁の構成物（図Ⅰ-52）

1）恥骨・Cooper 靱帯

恥骨は内側，背側の剥離の際の重要なランドマークであり，正中に恥骨結合を認識できる。Cooper 靱帯は恥骨上枝を覆う索状の靱帯である。

2）iliopubic tract

iliopubic tract は恥骨上枝と上前腸骨棘を結んでいる。その内側は大腿輪の腹側縁を構成する索状物として認識できるが，外側では筋，脂肪組織に覆われており，明瞭に視認できないことが多い。

3）上前腸骨棘

とくに外側の剥離範囲を知るうえで重要なランドマークである。腹腔内からの観察のみでは筋に覆われているのでその部位の特定は困難である。体外から圧迫することにより，その位置を知ることができる。

4）腹直筋

前述したように腹直筋外縁はⅡ型ヘルニア（内鼠径ヘルニア）が脱出する部位である Hesselbach の三角の内側縁を構成しているため，メッシュで十分に被覆するには腹直筋の裏面が十分に露出するまで剥離を行う必要がある。左右の腹直筋の間（正中）には溝があり，脂肪組織がはまり込んでいる。腹直筋裏面には栄養血管（下腹壁動静脈）の分枝や脂肪組織を含んだ結合組織が張りついている[7]。

5）腹直筋後鞘・attenuated posterior rectus sheath（図Ⅰ-53）

TEP 法では通常，腹直筋と腹直筋後鞘の間からアプローチして腹膜外にスペースを作成する。後鞘は臍より恥骨側で途切れて弓状線を形成する。弓状線の位置には個人差があるが，Arregui は TEP 法における観察から腹直筋後鞘は弓状線より恥骨側でも完全には消失せず，しだいにまばらになる（attenuated）横走する腱膜線維となって続いていることを報告し，これを attenuated posterior rectus sheath（APRS）と呼んだ[8]。APRS は TEP 法において腹膜外にスペース

を作成する際の重要なランドマークとなる。一方，TAPP 法の剥離の際には通常，内鼠径輪の頭側に下腹壁動静脈を覆う横走する線維として，腹壁側に張りついて観察されることが多い。

Ⅱ 損傷してはならない構造物（血管，神経など）の解剖（図Ⅰ-54）

1. 血 管

前述のように，下腹壁動静脈，精巣動静脈および外腸骨動静脈の位置は容易に認識できる。その他，注意したい血管としては以下のものがある。これらの血管の多くは，深部に存在しており，通常のヘルニアの手術では，剥離層が腹壁側に深く入りすぎた場合に損傷する可能性がある。

1）死冠（corona mortis）：異所性閉鎖動静脈（accessory obturator artery）

内腸骨血管系（閉鎖動静脈）と外腸骨血管系の吻合血管である。恥骨上枝背面（Cooper 靱帯表面）を走行しており，鼠径ヘルニア手術の際に十分な注意が必要である。骨表面にあるため損傷すると止血が困難になる場合がある。

2）閉鎖動静脈

通常の鼠径部ヘルニア手術において，閉鎖動静脈が露出するまで剥離されることは少ない。しかしながら，恥骨 Cooper 靱帯の背側に剥離を進めすぎると損傷する可能性があり，その部位を知っておく必要がある。

3）iliopubic artery/vein，下腹壁動静脈の分枝，retropubic vein[9]

通常の剥離層では損傷されることはないが，深い層（腹壁側の層）を剥離してしまった場合や，タッキングの際に損傷に注意する必要がある。

4）深腸骨回旋動静脈

外腸骨動静脈の枝で，iliopubic tract とその背側の腸骨筋の間を外側に向かって走行している。通常の腹腔鏡下手術ではほとんどみえることはない。

2. 精 管

精管は鼠径管を通って精巣動静脈とともに内鼠径

I章 鼠径部ヘルニアの局所解剖

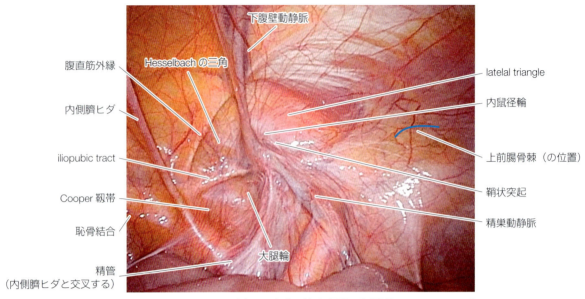

a：鼠径部ヘルニアの脱出する部位（右鼠径部，剝離前，ヘルニアなし）

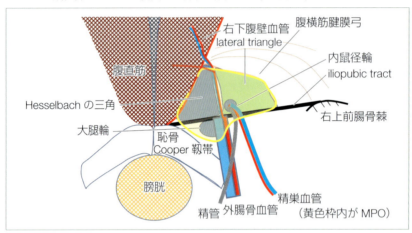

b：鼠径部ヘルニアの脱出する部位

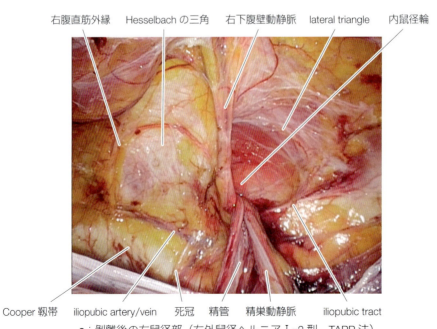

c：剝離後の右鼠径部（右外鼠径ヘルニアⅠ-2型，TAPP法）

図Ⅰ-52

腹腔鏡からみた解剖（TAPP 法・TEP 法）

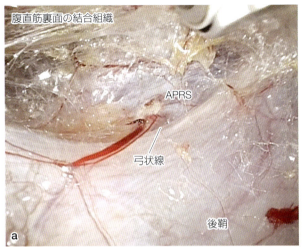
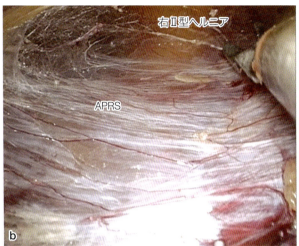
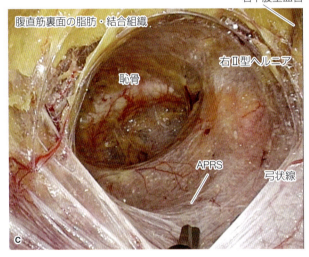

a〜c：TEP 法における腹直筋と後鞘間の剥離

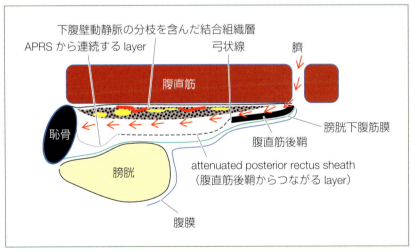

d：TEP 法における腹膜外腔の剥離（傍正中）

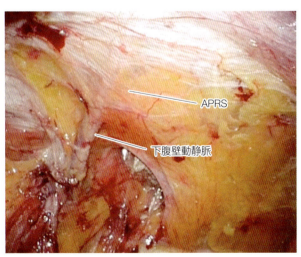

e：TAPP 法で観察した APRS（右）

図 I-53 腹直筋後鞘・attenuated posterior rectus sheath（APRS）

I章　鼠径部ヘルニアの局所解剖

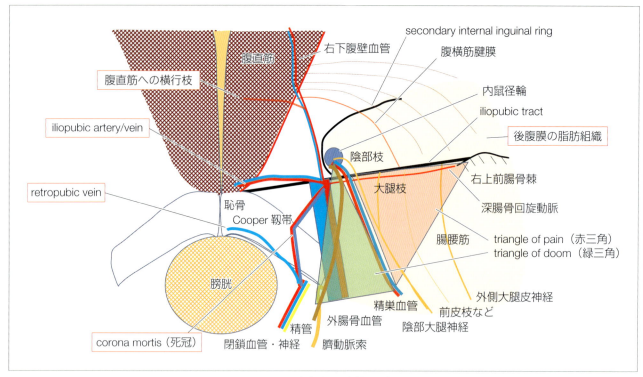

図I-54　鼠径部の血管と神経

輪から腹腔内に入った後，内背側に向かい，内鼠径輪を頂点として精巣動静脈と三角形を形成する。さらに臍動脈索の腹膜側を交差して走行する。精管の周囲には微細な血管が取り巻いており，剝離の際には注意が必要である。精管の内側（腹壁側）に接して臍動脈索から連続する膜様の隔壁があり後述する内側と外側の層を仕切っている。

3. 神経（図I-54, 55）

術後の神経痛を防ぐため十分な知識が必要である。

1）陰部大腿神経：陰部枝，大腿枝

いずれもL1，L2から起こり[10]，大腰筋の前面を通って尾側に向かう。途中で陰部枝と大腿枝に分かれ，陰部枝は内鼠径輪から鼠径管内に出ていく。大腿枝はiliopubic tractを通って大腿に向かう。

2）外側大腿皮神経

L2，L3から起こり，iliopubic tractの背側を通って大腿外側に分布する。深腸骨回旋動脈の腹壁側を交差して，上前腸骨棘の0.5cm正中側から，大腿に出ていくとされる[10]が，その走行部位には個体差があるとも報告されている[11]。

3）前皮枝など

cadaverの所見では陰部大腿神経大腿枝と外側大腿皮神経の間を走行する神経が観察されることがあり，"anterior femoral cutaneous nerveやほかの"神経の分枝と考えられる。iliopubic tractを通って大腿前面に分布する[11]。

4）閉鎖神経

前述した閉鎖動静脈に伴走する。

上記1）～4）の神経はiliopubic tractの背側に存在し，通常の腹腔鏡下ヘルニア手術の剝離層では後腹膜の脂肪組織に覆われているため視認できることは少ない。しかしながら，深い層を剝離した場合や，タッキングの際には損傷する可能性があるので，その存在部位を知っておく必要がある

5）疼痛三角（triangle of pain），不運の三角（triangle of doom）[11]

疼痛三角はiliopubic tractの背側，精巣動静脈の外側の領域で，陰部大腿神経，外側大腿皮神経など，疼痛の原因となる神経の存在する領域である。不運の三角は精管，精巣動静脈，外腸骨動静脈，陰部大腿神経陰部枝が含まれており，血管の損傷，神経損

腹腔鏡からみた解剖（TAPP 法・TEP 法）

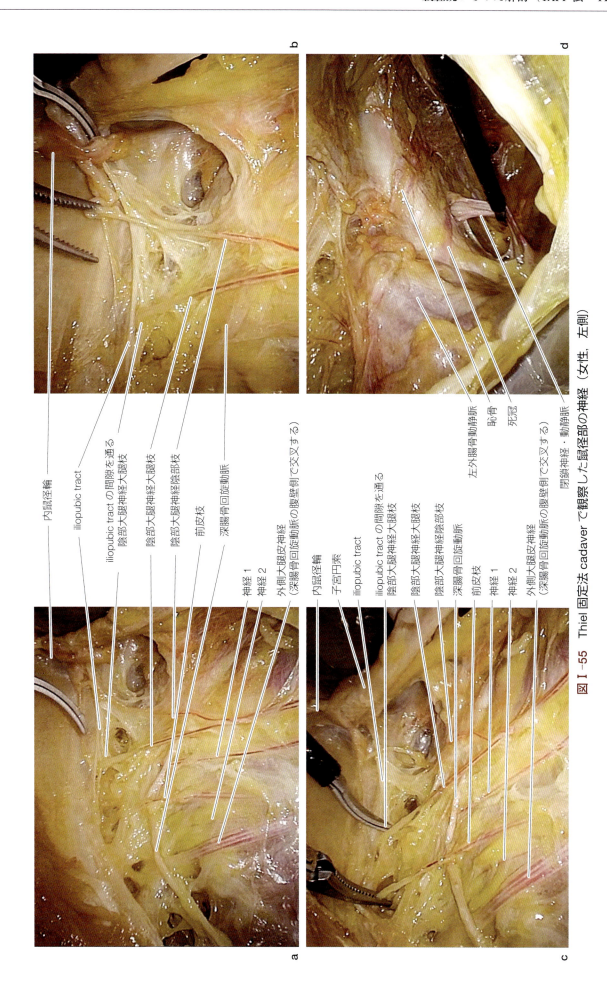

図 I-55 Thiel 固定法 cadaver で観察した鼠径部の神経（女性、左側）

傷に注意しなければならない領域である。疼痛三角，不運の三角を含んだ領域は trapezoid of disaster または dangerous zone と呼ばれており，手術操作の際（とくにタッキングの際）には注意しなければならない領域である。

6）Thiel 固定法 cadaver で観察した鼠径部の神経（図 I -55）

Thiel 固定法 cadaver は気腹を行って腹腔鏡下に解剖構造を観察することができる[1)2)]。後腹膜の脂肪組織を取り除いて鼠径部腹壁を観察すると，疼痛の三角，不運の三角に相当する部位の筋膜上に図 I -55 に示すように神経が観察される。陰部大腿神経陰部枝は内鼠径輪に出ていき，大腿枝は iliopubic tract の"隙間"を通って大腿に出ていく。外側大腿皮神経は上前腸骨棘のやや内側から，深腸骨回旋動脈の腹壁側をくぐって大腿に出ていく。文献 11）でも報告されているように，陰部大腿神経と外側大腿皮神経の間にもいくつかの神経の分枝が散見される（図 I -55 中の神経 1，神経 2）。これらの神経は，iliopubic tract[11)] から大腿方向に出ていくのが観察される。

III 腹膜と腹壁（筋）の間のスペース（preperitoneal space）の解剖

鼠径部における preperitoneal space の解剖は，もともと胎生期に後腹膜にあった精巣が腹膜を含めた preperitoneal space にある構造物と一緒に鼠径管を通って陰嚢に脱出したことにより立体的になり，構造を複雑にさせている。本項では"① 手術を行ううえで重要なものか"，"② 再現性をもって認識できるものか"を重要視して，TAPP/TEP 法における preperitoneal space の解剖を外側の剥離層と内側の剥離層に分けて解説したい。

1．合理的な剥離とは（図 I -56a）

TAPP/TEP 法は腹膜と腹壁の間（preperitoneal space）を剥離してスペースを作成し，メッシュを展開する手技である。他の手術でも同様であるが，疎な結合組織で満たされた層（剥離可能層）を剥離すること

がもっとも合理的で安全であり，この層を求めていくことが手術の基本となる。この疎性結合組織はどちらかの組織に張りつくと，膜が張ったように観察される。

2．外側および内側の剥離層とその境界（図 I -56b, c, 57〜59）

通常の TAPP/TEP 法の剥離において，上記の剥離可能な層は外側と内側の 2 つの剥離層に分けることができる。この 2 つの層を認識することで，剥離の際の迷いがなくなる。その境界は剥離範囲の外腹側から内鼠径輪腹側の secondary internal inguinal ring を通り，下腹壁動静脈の外縁と内鼠径輪の内縁の間を通って，精管を包むように背側に進み臍動脈索に向かっている。同部位には膜様の構造物が存在している[2)]。内側と外側の剥離面はこの境界をなす膜様組織に完全に仕切られ，双方に連続性はない。この境界をなす膜様構造物は腹腔鏡下手術の際のランドマークとして有用である。

3．外側の剥離層（図 I -58, 59）

TAPP/TEP 法において，前述の外側の剥離層では，腹膜と腹膜前脂肪組織（後腹膜脂肪組織からつながる脂肪組織）の間を剥離する。同空間は疎な結合組織で埋められており，精巣動静脈，精管が走行していて剥離操作の際に壁在化（parietalization）される。iliopubic tract より背側には前述したように疼痛の三角，不運の三角が存在する。

4．内側の剥離層（図 I -60a〜c）

外側の剥離層よりも腹壁寄りの層を剥離することになる。TAPP 法では通常，外側の層から前述の膜様の境界を突破して内側の層に至る。内側の層では膀胱下腹筋膜と腹直筋の間を剥離することとなるが，その間に脂肪組織を含む結合組織層が観察される。一方通常の TEP 法では，後鞘〜APRS の腹壁側を恥骨に向かって剥離するため，内側においては TAPP 法よりも腹壁側の層を剥離していることになる。APRS は内鼠径輪のほぼ腹側縁の高さで視認できなくなるが，Thiel 固定法 cadaver での観察では，layer としてさらに恥骨まで続いているのが観察され

腹腔鏡からみた解剖（TAPP法・TEP法）

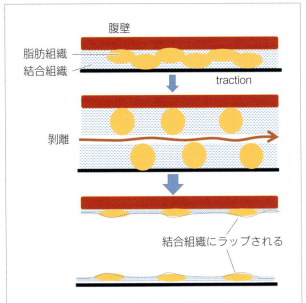

a：合理的な剥離とは

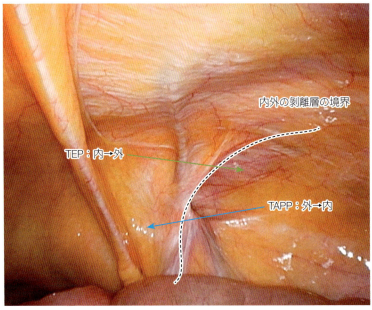

b：外側の剥離層と内側の剥離層の境界（右側鼠径部）

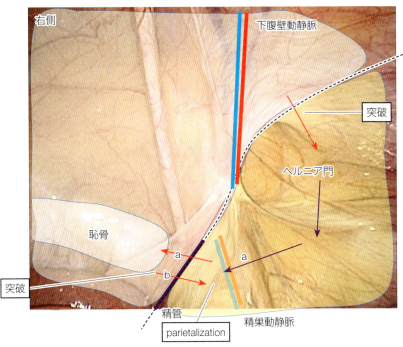

c：TEP法における外側の剥離層と内側の剥離層

図Ⅰ-56

る（図Ⅰ-60a, b）[2]。実際のTEP法の手術では，この薄いlayerを背側に突破してTAPP法における内側の層に合流していると考えられるが，非常に薄いため認識されることは少なく，術中操作において，意識して確認する必要性はないと思われる。腹直筋と腹直筋後鞘の間には，下腹壁動静脈の分枝と脂肪組織を含んだ疎性結合組織の層が存在する。TEPでの内側の空間の作成において，この層の腹直筋側を剥離すると腹直筋に入る血管を損傷し，出血をきたす。一方，後鞘側を剥離してこの層を腹直筋側に付ける層で剥離すると出血のない疎な剥離層で恥骨まで剥離することが可能となる（図Ⅰ-53, 60）[7]。

5．横筋筋膜について（図Ⅰ-60c, 61a）

鼠径部切開法において，鼠径管後壁を構成するものは横筋筋膜とされている。一方解剖書では，横筋

I章 鼠径部ヘルニアの局所解剖

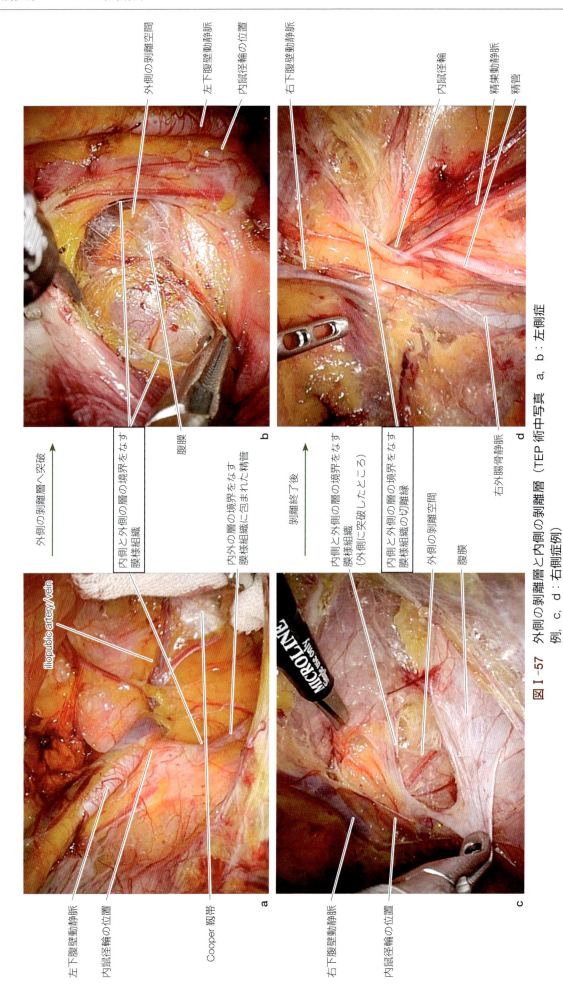

図 I-57 外側の剥離層と内側の剥離層(TEP術中写真 a, b：左側症例, c, d：右側症例)

48

腹腔鏡からみた解剖（TAPP法・TEP法）

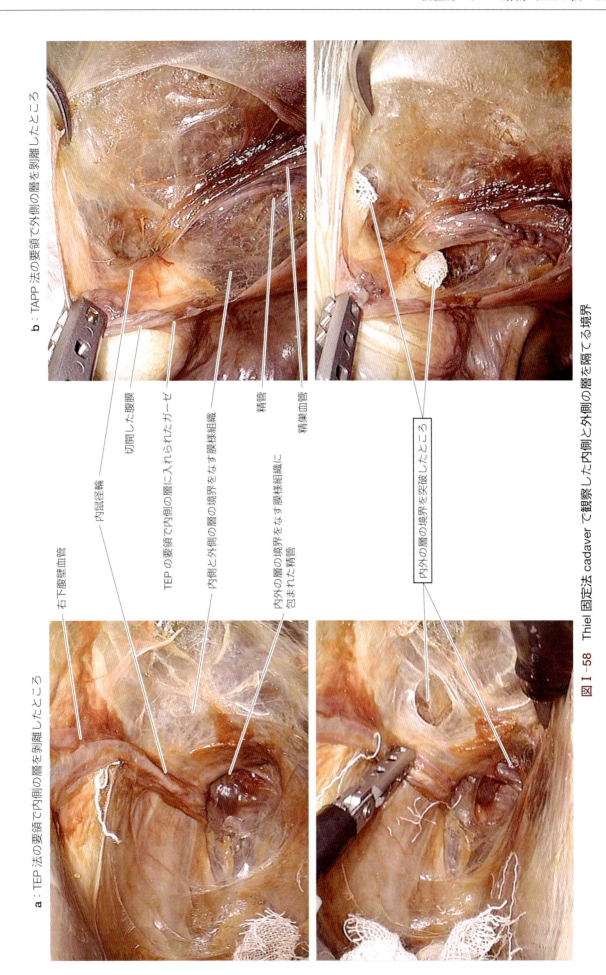

図 I-58　Thiel 固定法 cadaver で観察した内側と外側の層を隔てる境界

I章　鼠径部ヘルニアの局所解剖

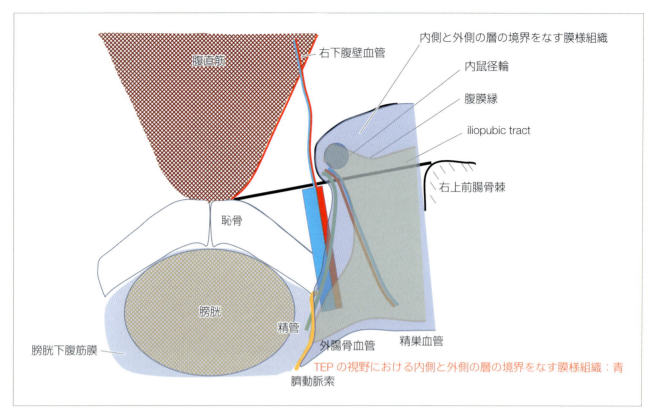

図 I-59　内外の層の境界をなす膜様物（右側）

筋膜は腹膜と腹直筋後鞘の間に存在するとされており，TEP法で腹直筋と腹直筋後鞘の間を恥骨方向に剝離する際には，どこかで突破しないと矛盾することになる。横筋筋膜は前葉と後葉が存在するという考えによる説明もなされているが[12]，どの構造物を横筋筋膜と呼称していくかについては今後検証の余地がある。

6. 腹膜前腔を構成する各 layer の名前（図59, 60c）

腹膜前腔の layer の解剖に関して，前述のごとく内側と外側の層の認識があれば，手術の際に剝離層に関して迷うことは少なくなると思われる。しかしながら layer（膜）の名称は何かということについては，依然として諸説あるのが現状である。前述の内側と外側の層を隔てる膜様の組織は Arregui が TEP 法の視野で精管，精巣動静脈やヘルニア囊を包む"conical"（円錐形）の sheath として報告しており[8]，これを栅瀨は Stoppa が報告した spermatic sheath[13] と区別して Arregui の spermatic sheath と呼んだ[14]。観察される所見からは，この膜様組織は，Fowler が報告し[3] Milias が総説[15] の中で記載している membranous layer として矛盾しないと思われる。この layer は臍動脈索を含み，膀胱下腹筋膜に連続しているように観察され，剝離操作の際には重要なランドマークとなる。

TAPP 法の層と TEP 法の層を隔てている，APRS から連続する薄い layer は，横筋筋膜後葉と報告されている[12] 構造物に該当する可能性があるが，さらなる検証の余地がある。非常に薄いため，術中に認識するのは困難であり，臨床的意義は少ないと考える。

手術手技を言語化して伝えていくうえで，解剖構造の名前を統一するのは大事なことであるが，一方で多くの名称が蔓延して混乱が生じているのが現状である。臨床に携わる外科医はまず再現性をもって確実に認識できるもの，および手術を行ううえで重要なメルクマールとなるものを取り上げて手術を組み立てていくことが重要と考える。

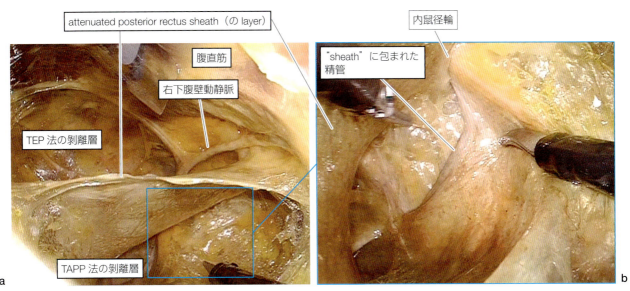

a, b：Thiel 固定法 cadaver で観察した内側における TAPP 法と TEP 法の剥離層の違い（右側）

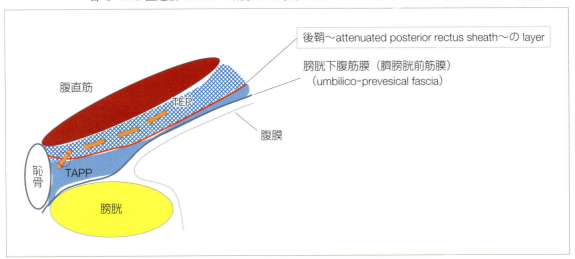

c：内側における TAPP 法と TEP 法の剥離層の違い

図 I-60

おわりに

鼠径部の解剖，とくに腹膜前腔の解剖は複雑であるといわれる．胎生期に後腹膜にあった精巣が腹膜前腔を構成している layer を一緒に鼠径管内に押し出した結果とシンプルに考えれば少しわかりやすくなるかもしれない．前述した内外の層を境界する膜様物もその結果形成されているものである（図 I-61b, c）．手術を行ううえでは，必要な剥離範囲と危険な構造物の位置を把握したうえで，シンプルに解釈した剥離可能な層とその境界を意識することにより安全でスムーズな手術が可能となると考える．

文献

1) Thiel, W.：The preservation of the whole corpse with natural color. Ann. Anat., 174：185～195, 1992.
2) 川原田陽, 山本和幸, 佐藤大介, 他：手術に必要な鼠径部の解剖. 臨床外科, 71：1185～1193, 2016.
3) Fowler, R.：The applied surgical anatomy of the peritoneal fascia of the groin and the "secondary internal ring". Aust. N. Z. J. Surg., 45 8～14, 1975.
4) Fruchaud, H.：Surgical Anatomy of Hernias of the Groin. ed by Bendavid, R., University of Tronto Press, 2006.
5) Gilbert, A. I., Graham, M. F., Voigt, W. J.：The lateral triangle of the groin. Hernia, 4：234～237, 2000.
6) Tubbs, R. S., Gribben, W. B., Loukas, M., et al.：Franz Kaspar Hesselbach（1759-1816）：Anatomist and surgeon. World J. Surg., 32：2527～2529, 2008.
7) 川原田陽, 大場光信, 山本和幸, 他：TEP 法；TAPP から TEP へ：ブラインド操作を行わない手技. 消化器外科, 39：435～447, 2016.
8) Arregui, M. E.：Surgical anatomy of the preperitoneal fasciae and

I章 鼠径部ヘルニアの局所解剖

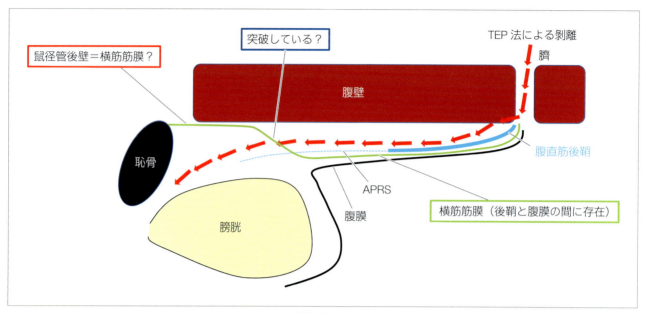

a：横筋筋膜の謎

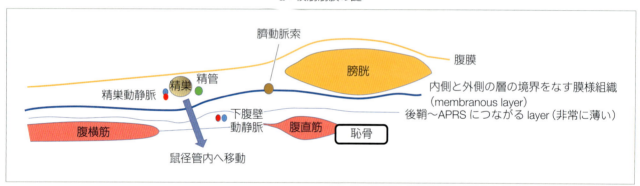

b：鼠径部腹膜前腔 layer の発生（胎生期）

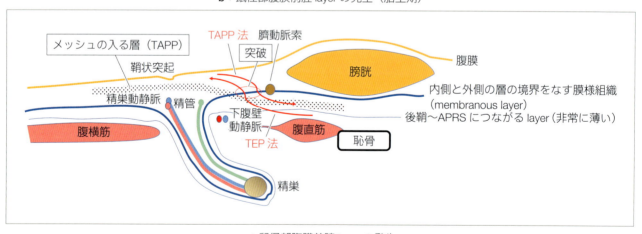

c：鼠径部腹膜前腔 layer の発生

図 I-61 鼠径部腹膜前腔 layer の発生

posterior transversalis fasciae in the inguinal region. Hernia, 1：101〜110, 1997.

9）和田英俊，佐藤正範，野澤雅之，他：腹腔鏡下鼠径ヘルニア修復術；鼠径部の解剖．手術，69：1521〜1528，2015.

10）Mirilas, P., Skandalakis, J. E.：Surgical anatomy of the retroperitoneal spaces, Part Ⅳ：Retroperitoneal Nerves. Am. Surg., 76：253〜262, 2010.

11）Colborn, G. L., Skandalakis, J. E.：Laparoscopic inguinal anatomy. Hernia, 2：179〜191, 1998.

12）Read, C. R.：Cooper's posterior lamina of transversalis. Surg. Gynecol. Obstet., 174：426〜434, 1992.

13）Stoppa, R., Diarra, B., Mertl, P.：The retroparietal spermatic sheath：An anatomical structure of surgical interest. Hernia, 1：55〜59, 1997.

14）柵瀬信太郎：鼠径部の局所解剖．手術，69：491〜523，2015.

15）Mirilas, P., Mentessidou, A., Skandalakis, J. E.：Secondary internal ring and associated surgical planes：Surgical anatomy, embryology, applications. J. Am. Coll. Surg., 206：561〜570, 2008.

〔川原田陽，佐藤大介，藤宮峯子，奥芝俊一〕

鼠径部ヘルニアの解剖用語

❯❯ POINT

- 鼠径部ヘルニアの手術は研修医も行う手術であるが、鼠径部の解剖を理解することは簡単ではない。
- 鼠径部に関する解剖は1800年頃から文献で報告されているが、まだコンセンサスが得られていないことが数々存在する。
- 鼠径ヘルニアの手術を行う前には、鼠径部の解剖を十分に理解しておくことは重要である。
- 鼠径ヘルニアの脱出部位、腹膜前筋膜、secondary internal inguinal ring、横筋筋膜、Retzius腔、Bogros腔、umbilical prevesical fascia、attenuated posterior rectus sheath、鼠径部の血管、trapezoid of disaster に関する解剖用語は理解しておくべきである。

I 鼠径部ヘルニアの脱出部位

1. Hessertの三角

シカゴ大学教授のHessertは、1913年に底辺が腹直筋の外縁、頂点が内鼠径輪、一辺が内腹斜筋と腹横筋、もう一辺がPoupart靱帯で囲まれた三角形を報告した[1]（図I-62）。この三角形は横筋筋膜（部分的には外腹斜筋腱膜）だけで形成されているため、腹壁の中で脆弱で、ヘルニアを発症しやすい部位であると述べている。

※ François Poupart（1661～1709年）はフランスの内科医、解剖学者、動物学者、昆虫学者で、Gabrielle Fallopius（1523～1562年、イタリアの解剖学者）によって記述された鼠径靱帯が腹壁の3つの筋肉の起始部になっていることを報告した。

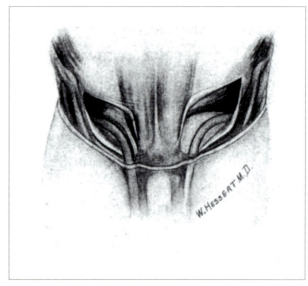

図I-62 Hessertの三角
〔Hessert, W.: Some observations on the anatomy of the inguinal region with special reference to absence of the conjoined tendon. Surg. Genecol. Obstet., 16: 566～568, 1913. より引用〕

2. Hesselbachの三角

Hesselbach（1759～1816年）は、ヘルニア手術に関する数々の論文を報告したドイツの外科医で解剖学者である。1806年に発行した最初の教科書で、下縁は恥骨上枝、内側は腹直筋の外縁、外側は大腿静脈と下腹壁動脈で囲まれた部位を三角形として定義した[2]。しかし、1814年に三角形の一辺を恥骨から鼠径靱帯に変更した[3]（図I-63）。Hesselbachの三角はもともと、内鼠径ヘルニアと大腿ヘルニアの脱出部位であったが、現在は後者の内鼠径ヘルニアの脱出部位のみを指す。

3. lateral triangle

Gilbertらは2000年に内鼠径ヘルニアが脱出するmedial triangle、大腿ヘルニアが脱出するfemoral triangleのほかに、外鼠径ヘルニアが脱出するlateral triangleについて報告した[4]。

鼠径靱帯に沿った外側1/3は腹横筋と内腹斜筋が起始し、中央1/3は内腹斜筋のみが起始するが、内側1/3は鼠径管を補強する筋肉は存在しない。そし

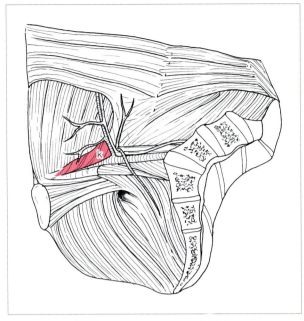

図Ⅰ-63 Hesselbach の三角
"k": triangular inguinal surface
〔Rutkow, I. M.: A selective history of groin hernia surgery in the early 19th century: The anatomic atlases of Astley Cooper, Franz Hesselbach, Antonio Scarpa, and Jules-Germain Cloquet. Surg. Clin. North Am., 78: 921〜940, 1998. より引用・改変〕

て中央 1/3 を lateral triangle と呼び、メッシュで十分に修復しないと interstitial ヘルニアによって再発を起こすと述べた（図Ⅰ-64）。

また、lateral triangle からヘルニアが再発する 3 つの要因を報告した。1 つめは、内腹斜筋の最下端の線維が鼠径靱帯から起始せず、内鼠径輪の頭側内側を十分に補強していないことがある。2 つめは、外鼠径ヘルニアのヘルニア囊や脂肪腫をヘルニア頸部で完全に剥離すると、内鼠径輪周囲の組織を破壊することになる。3 つめは、メッシュを内鼠径輪とその内側の組織に留置固定すると、lateral triangle の柔軟性を不均衡にすることをあげている。

lateral triangle を完全に修復するためには、大きなメッシュを使用し、とくに外側をメッシュで十分に覆うことが重要であると述べている。

4. myopectineal orifice

フランスの解剖学者で外科医である Fruchaud（1894〜1960 年）は、1956 年に 2 編の教科書で、内側は腹直筋、上方は腹横筋腱膜弓、下方は Cooper 靱帯、外側は腸腰筋で囲まれた範囲が外鼠径、内鼠径、大腿ヘルニアのすべての鼠径部ヘルニアが発生する部位であると報告し、これを myopectineal orifice（以下、MPO）と命名した[5]（図Ⅰ-65）。さらに、鼠径部ヘルニア手術では MPO の完全な修復が重要であると述べた。

上記の内容はフランス語で記載され英語に翻訳されなかったため、この概念を広めたのはのちに preperitoneal mesh repair で MPO の重要性を唱えた Stoppa や Wantz であるといわれている。

Ⅱ 腹膜前筋膜

腹膜前筋膜は、腹膜下筋膜や腹膜外筋膜とも呼ばれ、腹膜と横筋筋膜との間に存在する線維性の膜である。海外では extraperitoneal fascia、もしくは preperitoneal fascia と呼ばれている。この膜は、ヘルニア手術において重要であるが、膜の構成や解剖についていまだに一定の見解を得られていない。国内では浅葉と深葉の 2 枚、海外では membranous layer と areolar layer の 2 層で構成されると報告されている。しかし、それぞれの膜（層）は対応していない。

1. 国内の説

佐藤は、1980 年に体壁における筋膜の層構成の論文で腹膜下筋膜に浅葉と深葉が存在することを報告した[6]。腹壁は、皮膚、皮下筋膜、浅腹筋膜、腹筋、横筋筋膜、腹膜下筋膜、腹膜の順に構成されており、腹筋を境にして、外筒と内筒が対称に配列されていると説明した（図Ⅰ-66）。つまり、皮膚と腹膜、皮下筋膜と腹膜下筋膜、浅腹筋膜と横筋筋膜が対応関係にある。そして、皮下筋膜は比較的疎で脂肪に富む浅葉（Camper's fascia）と線維性の深葉（Scarpa's fascia）に区別されるため、腹膜下筋膜も 2 葉に分離可能であると仮定した。さらに、皮下組織は血管や神経の走行路になっているため、腹膜下筋膜の浅葉と深葉の間も末梢伝達路の主要通路になっていると推定した。最後に腎付近の後腹膜の解剖から、腎筋膜の前葉と後葉が腹膜下筋膜の深葉と浅葉に連続しており、解剖学的に腹膜下筋膜の 2 葉分離説が支持されると結論づけた。

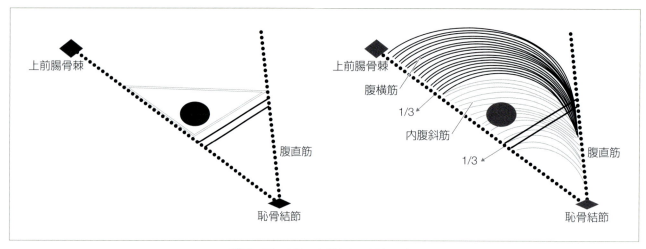

図Ⅰ-64 Gilbert の lateral triangle
〔Gilbert, A. I., Graham, M. F., Voigt, W. L.: The lateral triangle of the groin. Hernia, 4：234～237, 2000. より引用・改変〕

　また，筋膜という用語は筋表面を覆う比較的緻密な線維性の膜を想像するが，fascia とは板状または鞘状で身体各部を包む線維性の膜を意味するもので，筋肉だけでなく内臓や脈管などを覆う膜にも使用してよいと述べている。

　柵瀬は1992年に preperitoneal approach による鼠径ヘルニア手術において横筋筋膜と腹膜の間に，腹膜前筋膜の浅葉と深葉の2層の膜が存在することを図示した（**図Ⅰ-67**）[7]。また，横筋筋膜を切開後に腹膜前筋膜の浅葉を切開することで，メッシュを挿入する腹膜前腔に到達できるため，腹膜前筋膜が手術のランドマークになることを強調した。

　その後，国内では鼠径部ヘルニア手術において腹膜前筋膜の浅葉と深葉の存在が認識されるようになった。現在，鼠径部において浅葉と横筋筋膜の間に下腹壁動静脈が走行し，深葉と浅葉の間に精管，精巣動静脈が存在することが定説となっている。

　また諏訪らは，鼠径部切開法の手術において腹膜と腹膜前筋膜深葉の間を ZONE 1，深葉と浅葉の間を ZONE 2 と命名した[8]。そして，臓器を損傷しないように ZONE 1 と ZONE 2 をまたぐようにメッシュを留置する必要があることを報告した（**図Ⅰ-68**）。

　腹腔鏡下手術においては，早川らが腹膜前筋膜の浅葉と深葉について報告している[9]。腹壁の側面から前面にかけては，最初に腹膜と深葉が癒合し，その後深葉と浅葉が癒合し，症例によっては腹壁側で浅葉と横筋筋膜が癒合し強固な膜になっている。そ

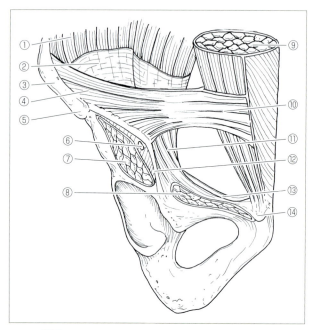

図Ⅰ-65 Fruchaud の myopectineal orifice
①腸骨筋，②腸骨筋膜，③腸骨，④腹横筋，⑤上前腸骨棘，⑥大腿神経，⑦腸腰筋，⑧恥骨筋，⑨腹直筋，⑩腹横筋腱膜，⑪腸腰筋膜，⑫鼠径靱帯，⑬Cooper 靱帯，⑭恥骨結節
〔Stoppa, R. E., Wantz, G. E.: Henri Fruchaud（1894-1960）and his contributions to hernia surgery. Contemp. Surg., 46：143～147, 1995. より引用・改変〕

のため，腹側では腹膜と深葉の間の剥離は困難である。一方，内鼠径輪背側では腹膜と深葉は癒合することなく，比較的容易に剥離可能である。理想的なメッシュの留置層は，内鼠径輪の上縁と下腹壁動静脈の内側では浅葉と深葉の間であり，内鼠径輪の背側では腹膜と深葉の間であると述べている（**図Ⅰ-69**）。

鼠径部ヘルニアの解剖用語

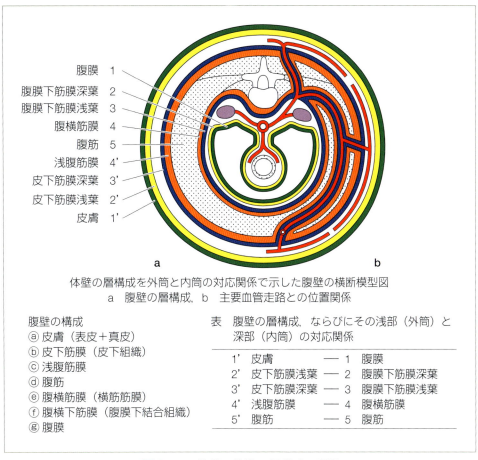

図 I-66　佐藤の体壁の層構成の理論
〔佐藤達夫：体壁における筋膜の層構成の基本設計．医学のあゆみ，114 (13)：c168～c175, 1980. より引用・改変〕

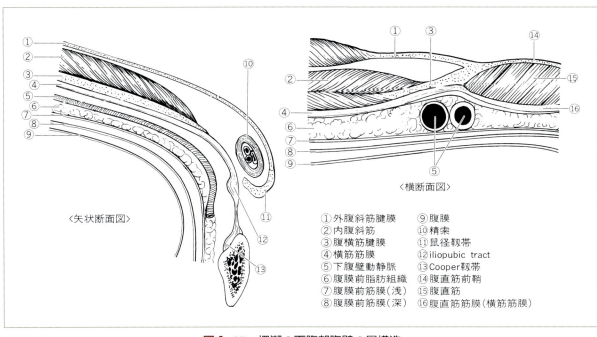

図 I-67　柵瀬の下腹部腹壁の層構造
〔柵瀬信太郎：Preperitoneal approach と mesh による補強について．消化器外科，15：1483～1494, 1992. より引用〕

I章　鼠径部ヘルニアの局所解剖

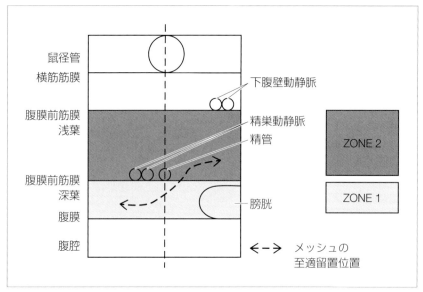

図 I -68　諏訪の ZONE 1 と ZONE 2 の腹膜前腔の層構造
〔諏訪勝仁，岡本友好，矢永勝彦：成人（Underlay 法）：2 つの腹膜前腔 ZONE を意識した underlay 法．小児外科，44：852〜854，2012．より引用・改変〕

腹膜前腔における膀胱の位置に関しては国内では2つの説がある（**図 I -70**）。佐藤は腎や尿管と同様に浅葉と深葉の間に存在すると述べている[10]。しかし柵瀬は，腎は内胚葉由来であるが膀胱は直腸と同様に中胚葉由来のため深葉と腹膜の間に存在するとしている[11]。

2. 海外の説

コロンビア大学解剖学の Davies は，1932 年に腹壁は随意筋である骨格筋によって円筒形の壁を形成し，随意筋を中心に表層と深層を fascia layer が被覆していることを報告した[12]。具体的には，外側から内側に向かって皮膚，superficial fascia（S. F.），deep fascia，筋層，横筋筋膜，subperitoneal fibro-areolar layer（S. P.），腹膜の順である（**図 I -71**）。また，S. F. と S. P. には腹壁の神経や血管が走行し，fibrous layer と areolar layer の 2 層で構成されており，S. F. の 2 層は Camper's layer と Scarpa's layer である。そして，腹壁や骨盤において筋層の内側すべてを覆う S. P. の存在を初めて報告したと述べている。

その後，1960 年に Anson らは 254 体の成人鼠径部の解剖で，横筋筋膜と腹膜との間に 2 層の結合組織からなる preperitoneal layer が存在することを報告した[13]。さらに，superficial fascia における外側の fatty Camper's layer と内側の membranous Scarpa's layer のよ

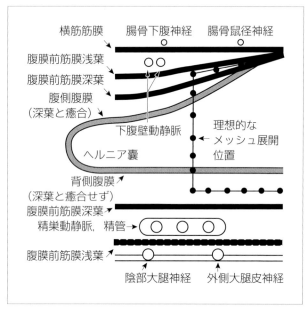

図 I -69　早川の腹膜前腔におけるメッシュの展開層
〔早川哲史，清水保延，野澤雅之，他：成人（腹腔内到達法 TAPP 法）：鼠径部解剖を認識した細径腹腔鏡下鼠径ヘルニア修復術．小児外科，44：868〜872，2012．より引用・改変〕

うに，preperitoneal fascia も内側の membranous layer と外側の fatty layer で構成されると説明した。

また，Lampe は 1964 年に発刊された Nyhus と Condon の "Hernia" の初版で，preperitoneal approach による鼠径ヘルニア手術の経験から，横筋筋膜の内側に membrane-like concentration of fibrous stroma と fatty fascial layer の 2 層からなる preperitoneal fascia layer

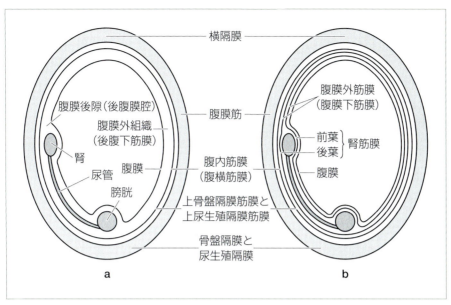

〔佐藤達夫：尿管（1）．臨床泌尿器科，43：111～119, 1989. より引用・改変〕

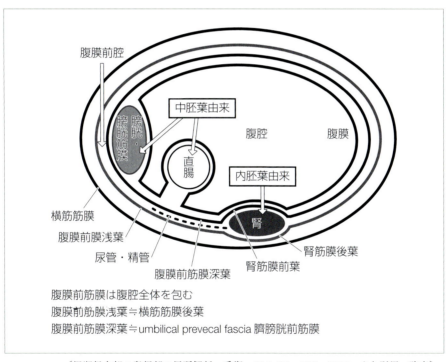

〔柵瀬信太郎：鼠径部の局所解剖．手術，69：491～523, 2015. より引用・改変〕

図Ⅰ-70　佐藤（上）と柵瀬（下）の腹壁の層構造における膀胱の位置

の存在を図Ⅰ-72のように示した[14]。さらに，preperitoneal fascia の membranous layer は横筋筋膜と誤認されることがあると記載している。

オーストラリアの小児外科医の Fowler は1975年に鼠径ヘルニア手術において preperitoneal fascia の areolar layer と membranous layer，そして後述する secondary internal inguinal ring の関係を図示した[15]（**図Ⅰ-73**）。preperitoneal fascia は腹膜の漿膜面に存在する結合組織で，疎な areolar layer と強固な膜の membranous layer からなり，その間に腹膜前脂肪組織が存在すると報告した。

Mirilas らは2008年に extraperitoneal fascia について詳細に記述した[16]。下腹部と骨盤内では尿管や膀胱などの後腹膜臓器が移動したり拡張したりするため，retropubic や perivesical の空間には後腹膜臓器を包み支えるために extraperitoneal fascia が存在する。

I章　鼠径部ヘルニアの局所解剖

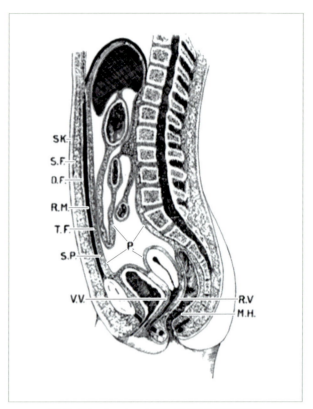

図I-71　Daviesの腹壁骨盤の筋膜解剖
S. K：皮膚, S. F.：superficial fascia, D. F.：deep fascia, R. M.：腹直筋, T. F.：横筋筋膜, S. P.：subperitoneal fibro-areolar layer, M. H.：腟, V. V.：膀胱腟部, R. V.：直腸腟部
〔Davies, J. W.：Abdominal and pelvic fascia with surgical application. Surg. Gynecol. Obstet., 54：495〜504, 1932. より引用〕

そして，extraperitoneal fasciaは，外層のmembranous layerと内層のfatty layerで成り立っている。下腹部のmembranous layerは横筋筋膜とvesical fasciaとの間に存在するumbilical prevesical fasciaに相当する。

また，extraperitoneal fasciaには2つの重要なsurgical planeが存在すると述べている。1つは，横筋筋膜とextraperitoneal fasciaのmembranous layerとの間のparietal plane（壁側腔）で，下腹壁動静脈，陰部大腿神経の陰部枝に伴走する外精動静脈や精巣挙筋動静脈，venous (parietal) circle (iliopubic vein, corona mortis, retropubic veinなど)が走行する。もう1つはmembranous layerと腹膜との間のvisceral plane（臓側腔）で，umbilical prevesical fasciaに包まれた正中臍ヒダと内側臍ヒダが存在する。このplaneには，精管，精管動脈，精巣動静脈，尿管が走行する。また，同じplaneの下方に，膀胱と前立腺の静脈叢が存在する。

umbilical vesical fasciaとumbilical prevesical fascia，横

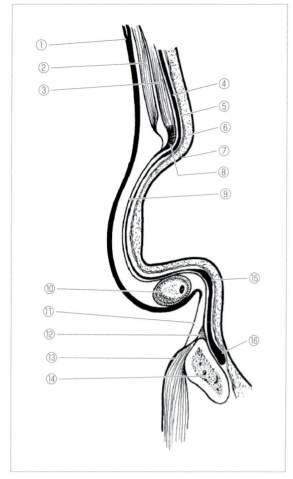

図I-72　Lampeの内鼠径ヘルニアの断面図
①外腹斜筋腱膜と筋膜，②内腹斜筋と筋膜，③腹横筋と筋膜，④横筋筋膜，⑤membrane-like concentration of fibrous stroma of the preperitoneal fatty layer（横筋筋膜と誤認されることがある），⑥preperitoneal or subserous fatty fascia layer，⑦腹膜，⑧腹横筋腱膜，⑨内鼠径ヘルニアのヘルニア嚢，⑩精索，⑪大腿筋膜恥骨部に連続する外腹斜筋腱膜の筋膜，⑫Cooper靱帯，⑬恥骨筋，⑭恥骨上枝，⑮iliopubic tract，⑯腱弓もしくは"white line"（横筋筋膜の肥厚した下端）
〔Lampe, E. W.：Special comment：Experiences with preperitoneal hernioplasty. In Hernia. Nyhus, L. M., Condon, R. E., eds. J. B. Lippincott, Philadelphia, 1964, p. 295〜301. より引用〕

筋筋膜は内側臍ヒダで癒合しており，parietal planeとvisceral planeもそれぞれ閉鎖している。鼠径部の外側では横筋筋膜とmembranous layerは再び分離しているが，腹膜前脂肪組織はretropubic spaceやparavesical spaceより少ない。

メッシュの留置部位は，Stoppaの報告から内側臍ヒダの外側では腹膜とmembranous layer（spermatic sheath）との間のvisceral compartmentで，内側臍ヒダの内側ではmembranous layer（umbilical prevesical fascia）

60

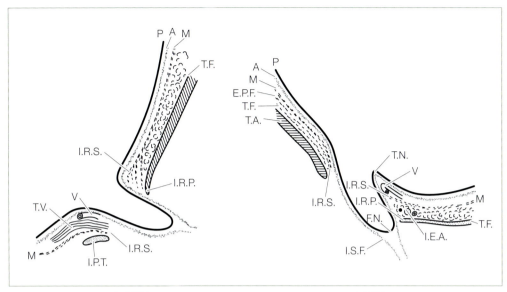

a：矢状断　　　　　　　　b：水平断
図Ⅰ-73　Fowlerの鼠径部のシェーマ
A：preperitoneal fasciaのareolar layer, E. P. F.：腹膜外脂肪組織, F. N.：ヘルニア嚢のfalse neck, I. E. A.：下腹壁動脈, I. P. T.：iliopubic tract, I. R. P.：内鼠径輪, I. R. S.：secondary internal inguinal ring, I. S. F.：内精筋膜, M：preperitoneal fasciaのmembranous layer, P：腹膜, T. A.：腹横筋, T. F.：横筋筋膜, T. N.：ヘルニア嚢のtrue neck, T. V.：精巣血管, V：精管
〔Fowler, R.：The applied surgical anatomy of the peritoneal fascia of the groin and the "secondary" internal inguinal ring. Aust. N. Z. J. Surg., 45：8〜14, 1975.より引用〕

と横筋筋膜との間のparietal compartmentであると述べている（図Ⅰ-74）。

国内では，メッシュの挿入部位は外側では腹膜と深葉の間，内側は浅葉と深葉の間とされており，海外の説と異なる（図Ⅰ-75）。ただし，内側でumbilical prevesical fasciaの腹壁側にメッシュを挿入することは一致している。

また国内では，精管・下腹壁動静脈と臍動脈索との間で切離する膜を深葉と考えている。しかし，切離した膜は精管の背側に連続しているため，海外では，後述するsecondary internal inguinal ringを形成しumbilical prevesical fasciaやspermatic sheathと連続するmembranous layerと考えられている（図Ⅰ-76）。

Ⅲ　secondary internal inguinal ring

Browneは1933年に精巣固定術において精管の角を構成する硬い構造物を報告した[17]。内鼠径ヘルニアと外鼠径ヘルニアの間を境界し，下腹壁動静脈から離れて存在した。しかし，この線維性構造物を命名することはなく，特定のfasciaとして認識していなかった。

Henryは1936年にmidline extraperitoneal approachによる外鼠径ヘルニア手術で内鼠径輪（false neck）の内側（深層）に，管状に形成されたヘルニア嚢の基部であるtrue neckを指摘した（図Ⅰ-77）[18]。ヘルニアの再発を避けるためには，true neckがヘルニア嚢の高位結紮の解剖学的ランドマークになることを報告した。

Lytleは1945年に初めて2つの内鼠径輪の存在を記述した[19]。鼠径管の後壁には2層の膜があり，浅層はtransversalis muscle layerで，深層は横筋筋膜とした。浅層のconjoined tendonとtransversalis muscle fasciaで形成されたmusculofascial ringをmiddle inguinal ring（古典的にはinternal inguinal ringと呼ぶ）と名づけ，深層の横筋筋膜で構成されたfascial ringをinternal ringと定義した（図Ⅰ-78）。

1975年にFowlerは，初めてsecondary internal inguinal ring（以下，SIIR）という用語を使用し，SIIRを

I章　鼠径部ヘルニアの局所解剖

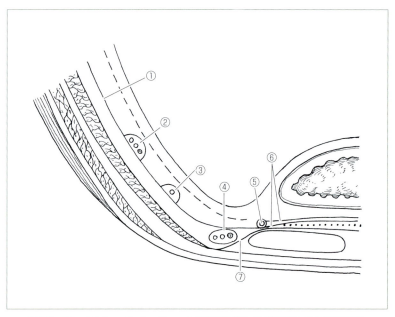

図 I -74　Mirilas のメッシュの留置部位と下腹部の水平断面図
メッシュの位置（内側臍ヒダの外側は破線，内側臍ヒダの内側は点線）
①extraperitoneal fascia の membranous layer，②membranous layer によって鞘状に覆われた精巣血管，③membranous layer によって鞘状に覆われた精管，④sheath 内の下腹壁血管，⑤内側臍ヒダ（臍動脈索），⑥umbilical prevesical fascia（2層），⑦横筋筋膜
〔Mirilas, P., Mentessidou, A., Skandalakis, J. E.：Secondary internal inguinal ring and associated surgical planes：Surgical anatomy, embryology, applications. J. Am. Coll. Surg., 206：561～570, 2008. より引用・改変〕

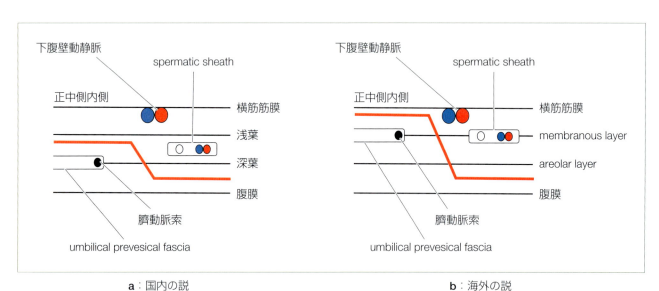

a：国内の説　　　　　　　　　　　　　b：海外の説

図 I -75　腹膜前筋膜におけるメッシュの挿入部位（赤線）；国内の説と海外の説

鼠径部ヘルニアの解剖用語

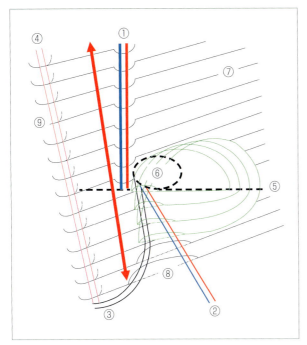

図Ⅰ-76 右鼠径部の secondary internal inguinal ring（緑線）のシェーマ
①下腹壁動静脈，②精巣動静脈，③精管，④臍動脈索，⑤iliopubic tract，⑥内鼠径輪，⑦membranous layer of extraperitoneal fascia（黒斜線の膜），⑧spermatic sheath，⑨umbilical prevesical fascia，⬌：membranous layer を切離するライン

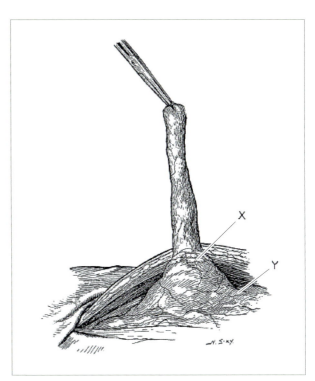

図Ⅰ-77 Henry のヘルニア嚢の true neck（Y）と false neck（X）
〔Henry, A. K.: Operation for femoral hernia by a midline extraperitoneal approach: With a preliminary note on the use of this route for reducible inguinal hernia. Lancet, 1：531～533, 1936. より引用〕

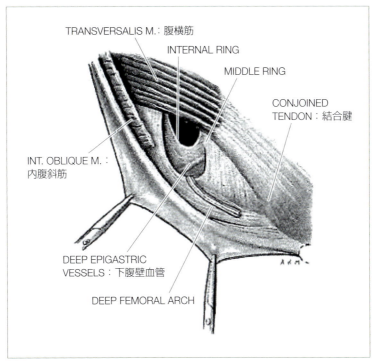

図Ⅰ-78 Lytle の middle ring と internal ring
〔Lytle, W. J.: The internal inguinal ring. Br. J. Surg., 32：441～446, 1945. より引用〕

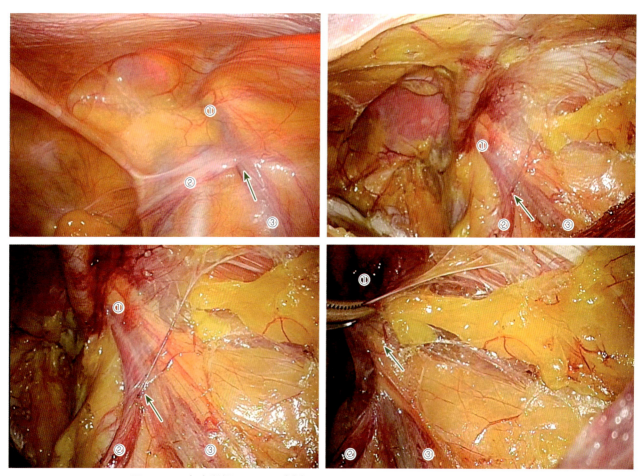

図 I-79 右内鼠径ヘルニア症例の secondary internal inguinal ring（←）
①内鼠径輪，②精管，③精巣動静脈

シェーマで示した（図 I-73）[15]。また，SIIR の構造を初めて報告したのは Lytle であるが鼠径部の筋膜構造について解剖学的に誤認があると述べ，Lytle と異なる解剖学的解釈を示した。internal inguinal ring proper は横筋筋膜で構成され，SIIR は preperitoneal fascia の membranous layer の線維が輪状に配列して形成されると述べている。

Read は，1992 年に Fowler による extraperitoneal fascia と，Cooper による横筋筋膜の posterior lamina について論じた[20]。そして，1807 年の Cooper の文献より，deeper internal ring（Fowler の SIIR）は横筋筋膜の posterior lamina で構成されているとした。

2008 年に Mirilas らはこれまでの SIIR の報告を検討し，SIIR は extraperitoneal fascia の membranous layer の deep fiber によって形成されていると結論した[16]（図 I-76）。また，SIIR の形態について過去の文献から，以下のように記載している。

小児では内鼠径輪の 0.5～1.0 cm 以上深い位置にあり，鼠径部切開法では内鼠径輪より上方に存在する。SIIR は精索の外側を回り，内精筋膜を形成する横筋筋膜とともに鼠径管内に向かう。後下方の extraperitoneal fiber は線維成分が乏しく腹膜をあまり補強していない。リングは，高さ 12～20 mm，幅 6～10 mm で，形状は斜め，または垂直方向の U 字型である。U 字型リングの線維は，外側縁は厚く内側縁は薄く，精管が走行する背側の角を形成している。

内鼠径ヘルニアの症例では，内鼠径輪と SIIR が離れて存在し，SIIR が確認しやすいこともある（図 I-79）。

IV 横筋筋膜

Cooper は 1804 年に"The Anatomy and Surgical Treatment of Inguinal and Congenital Hernia"（初版第 1

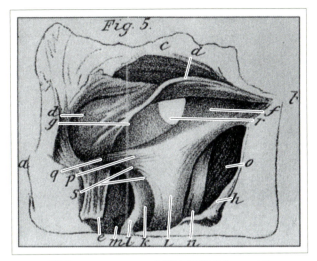

図 I-80　Cooper の横筋筋膜のシェーマ
a：陰部，b：腸骨，c：腹筋，d：腹横筋と腱膜，e：切離し折れ返った外腹斜筋腱膜，f：外側の横筋筋膜，g：内側の横筋筋膜，h：折れ返った大腿筋膜，i：大腿動脈を覆う血管鞘，k：大腿静脈を覆う血管鞘，l：大伏在静脈，m：大腿筋膜の半月状部，n：前下腿神経，o：内腸骨筋，p：血管鞘が付着する横筋筋膜下腿弓状部，q：外腹斜筋の第3部の後面を通る横筋筋膜下腿鞘部，r：精索が通過する横筋筋膜の開放部，s：ヘルニアが脱出した場合に内側と頭側に位置する横筋筋膜の2つのライン
〔Diarra, B., Stoppa, R., Verhaeghe, P., et al.: About prolongations of the urogenital fascia into the pelvis: An anatomic study and general remarks on the interparietal-peritoneal fasciae. Hernia, 1: 191~196, 1997. より引用〕

部）で，腹壁筋層と腹膜との間に2層の薄い膜からなる fascia の存在を報告した[20]。そして，1807年に発刊された初版第2部で transversalis fascia（横筋筋膜）という用語を初めて使用した（図 I-80）。外側の強い膜は鼠径靱帯に付着し，内側の薄い膜は精索の背側に存在すると述べている。その後，Mackay[21]，Lytle[19] は，Cooper の横筋筋膜2枚説を支持した。

しかし，2枚存在することが定説ではなく，Anson ら[13] や Condon[22] は横筋筋膜は1枚であると記載している。

また，Read は，Cooper の横筋筋膜の posterior lamina と Fowler の preperitoneal fascia の membranous layer は同一の膜を指していると述べている[20]。

現在，国内では，横筋筋膜は1枚の膜，腹膜前筋膜は2枚の膜と考えられている。また，横筋筋膜は腹腔内全体の筋層の下に広がっているが，横筋筋膜と腹壁の筋層や筋膜との関係について完全には解明されていない。

V｜Retzius 腔

Retzius（1796~1860年）はスウェーデンの解剖学者で1858年に前方は横筋筋膜，下方は恥骨，後方は膀胱，外側は下腹壁動静脈で囲まれた膀胱前腔を指摘した[23]（図 I-81）。膀胱は尿の貯留によって拡張するため，この腔は疎性結合組織で満たされ，内壁は横筋筋膜で裏打ちされていると述べている。

VI｜Bogros 腔

フランスの解剖学者で外科医である Bogros（1786~1823年）は，1823年に下腹壁，および外腸骨動脈瘤の手術のために腹腔内を通過しない鼠径部アプローチとして，外側は腸骨筋膜，前方は横筋筋膜，内側は壁側腹膜に囲まれた腸骨領域の三角形の空間を報告した[24]。のちに Bendavid は，Bogros 腔は Retzius 腔の外側の延長部分であると述べたが[25]，下腹壁動静脈に沿って腹膜前筋膜と横筋筋膜が癒合しているため2つの空間は分離していることが報告されている[26]（図 I-82）。

VII｜umbilical prevesical fascia

1997年の Diarra と Stoppa の報告によると，尿生殖筋膜（urogenital fascia）は，腎，尿管などの泌尿器系臓器と精巣，精管などの生殖器系臓器を被包しており，従来は perirenal fascia と呼ばれた膜である[27]。この膜は，前方の umbilical prevesical fascia（以下，UPF），側方の spermatic sheath，後方正中に存在する retrorectal fascia の3つの膜で構成されている（図 I-83）。

UPF は内腸骨動脈から分枝する臍動脈の根部から，腹壁前方へ向かい臍に至る膜である。頂点が臍，外縁が内側臍ヒダ（臍動脈索）とする三角形を形成する。2枚の膜で構成され，膜の間に大小の脂肪組織を含み，厚さは頭側外側で3mm，尾側中央で8mmあり，肥満の程度で厚さは変化する。膀胱

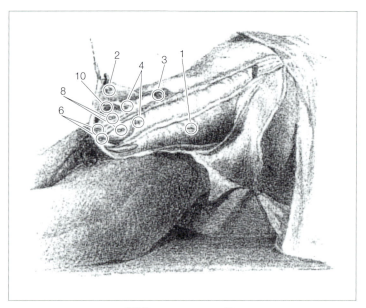

図Ⅰ-81　Retzius 腔
右腹直筋前鞘を挙上，1：腹横筋，2：腹直筋前鞘，3：腹直筋，4：弓状線（Douglas 線），6：横筋筋膜の恥骨半月状部，8：膀胱（尿充満），10：Retzius 腔の側壁
〔Retzius, A.: Some remarks on the proper design of the semilunar lines of Douglas. Edinburgh Med. J., 3：865〜867, 1858. より引用〕

や尿膜管，尿管の末梢はこの膜の中に含まれない。尿生殖筋膜は中胚葉由来のため，UPF は中胚葉由来の臓器（腎，尿管など）しか包まない。

UPF は，背側の膀胱や尿膜管と腹側の横筋筋膜の間の Retzius 腔を 2 つに分割している。UPF と横筋筋膜の間の ventral space は，容易に剝離可能な豊富な脂肪組織で満たされており，横筋筋膜を通過する前の下腹壁動静脈が走行する。膀胱と UPF の間の dorsal space には出血の原因となる血管叢が存在するため，ventral space と比較して手術で剝離困難な空間である。

Ⅷ attenuated posterior rectus sheath

Arregui は，1997 年に弓状線の尾側で腹直筋後鞘に連続する疎な膜を attenuated posterior rectus sheath（以下，APRS）と命名した（図Ⅰ-84）[28]。尾側へ向かうほど横走する白色の線維組織が減少し鼠径部付近まで連続しているが，すべての APRS が恥骨に付着しているかは不明である。また，APRS は 1 層以上の膜で形成され，横筋筋膜の posterior lamina と連続し，鼠径部下方では横筋筋膜の posterior lamina が APRS を形成していると述べている。

Ⅸ 鼠径部に存在する腹膜前腔の血管

腹膜前腔，とくに恥骨付近の横筋筋膜と umbilical prevesical fascia との間を剝離するうえで，注意すべき血管が存在する。以下に代表的な血管を説明する。

1. corona mortis

恥骨上枝の背側を走行する閉鎖動静脈系と外腸骨動静脈系の血管の吻合で，"crown of death"，もしくは"死冠"と呼ばれている（図Ⅰ-85）。婦人科手術，整形外科手術，泌尿器科手術，鼠径ヘルニア手術，外傷などで危機的出血の原因となるため，このように命名された。広義には吻合の有無にかかわらず，恥骨上枝を走行する閉鎖動静脈系や外腸骨動静脈系の血管をいう。

解剖学的には corona mortis の用語はコンセンサスを得られていないため，accessory obturator artery や aberrant obturator artery と記載されることもある。ま

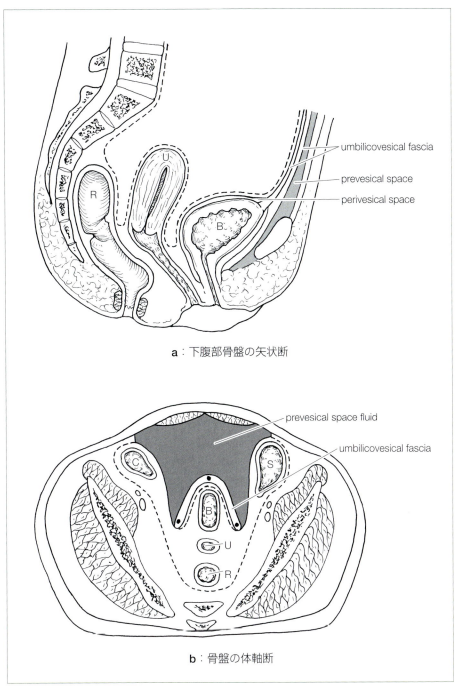

図Ⅰ-82 Retzius 腔（ventral space, parietal plane）の液体貯留
R：直腸，U：子宮，B：膀胱，C：盲腸，S：S状結腸，点線：腹膜
〔Kingsnorth, A. N., Skandalakis, P. N., Colborn, G. L., et al.: Embryology, anatomy, and surgical applications of the preperitoneal space. Surg. Clin. North Am., 80：1〜24, 2000. より引用・改変〕

た，総腸骨動脈，内外腸骨動脈，閉鎖動脈，異所性閉鎖動脈，下腹壁動脈のネットワークは circle of death と呼ばれている。

ルーマニアの解剖学者である Rusu らは corona mortis の分類を詳細に報告した[29]（図Ⅰ-86）。また，過去に報告された文献の検討から，動脈の corona mortis は外腸骨動脈より下腹壁動脈から発生することが多く，閉鎖血管系と下腹壁血管系が吻合する頻度は動脈より静脈のほうが多い。さらに，corona mortis と恥骨結合との距離は 21〜96 mm と多岐にわたっており，外科医は注意が必要であると述べている。実際には，corona mortis は恥骨上枝外側

I章 鼠径部ヘルニアの局所解剖

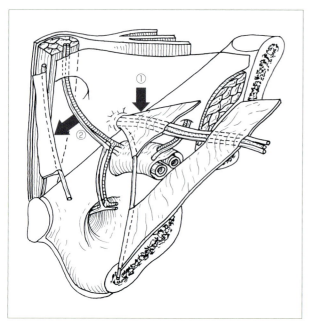

図I-83 尿生殖筋膜の解剖
①spermatic sheath, ②umbilical prevesical fascia
〔Diarra, B., Stoppa, R., Verhaeghe, P., et al.: About prolongations of the urogenital fascia into the pelvis: An anatomic study and general remarks on the interparietal-peritoneal fasciae. Hernia, 1:191〜196, 1997. より引用・改変〕

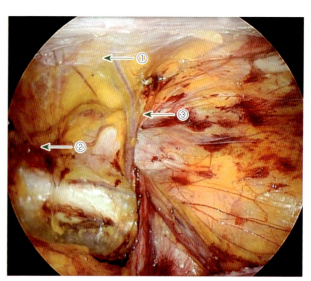

図I-84 attenuated posterior rectus sheath（①）
②右腹直筋, ③右下腹壁動静脈

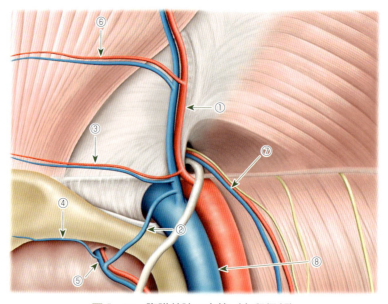

図I-85 腹膜前腔の血管（右鼠径部）
①下腹壁動静脈, ②corona mortis, ③iliopupic vessels, ④retropubic vein, ⑤閉鎖動静脈, ⑥腹直筋への横行枝（rectasio-epigastric communicating vessels）, ⑦精巣動静脈, ⑧外腸骨動静脈
〔提供：コヴィディエンジャパン株式会社, 和田英俊監修〕

で大腿輪のやや内側に存在することが多い（図I-87）。

2. iliopubic artery と iliopubic vein

iliopubic artery と iliopubic vein はすべての症例に存在し，動脈と静脈がほぼ並んで，内鼠径輪から恥骨結合に iliopubic tract に沿って走行している（図I-

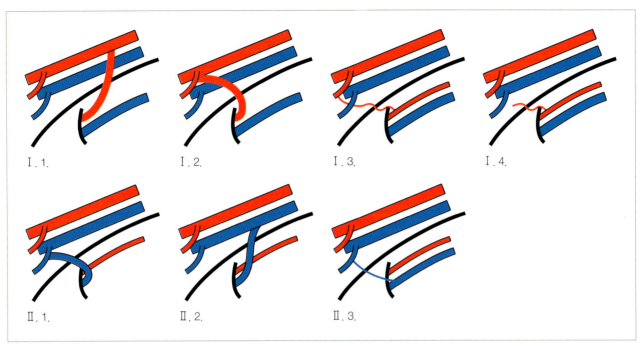

図Ⅰ-86　corona mortis の分類

Type Ⅰ. 動脈のみの corona mortis
　Ⅰ.1.：閉鎖動脈が外腸骨動脈から分岐
　Ⅰ.2.：閉鎖動脈が下腹壁動脈から分岐
　Ⅰ.3.：閉鎖動脈と下腹壁動脈が吻合
　Ⅰ.4.：閉鎖動脈から恥骨上枝を走行する恥骨枝が分枝（外腸骨動脈系と吻合なし）
Type Ⅱ. 静脈のみの corona mortis
　Ⅱ.1.：閉鎖静脈が下腹壁静脈に流入
　Ⅱ.2.：閉鎖静脈が外腸骨静脈に流入
　Ⅱ.3.：閉鎖静脈と下腹壁静脈が吻合
Type Ⅲ. 動脈と静脈の両方の corona mortis

〔Rusu, M. C., Cergan, R., Motoc, A. G., et al.：Anatomical considerations on the corona mortis. Surg. Radiol. Anat., 32：17〜24, 2010. より引用・改変〕

85)[30]。iliopubic vein は 2 本存在することもあり（図Ⅰ-87），直径は 1〜3 mm である[25]。この血管の名称もコンセンサスが得られていないため，下腹壁血管の pubic branch と呼ばれることもある。

3. retropubic vein

恥骨上枝の後面を走行する直径 1〜2 mm の血管で，恥骨結合付近から Cooper 靱帯の下方を後側方に向かい閉鎖静脈に流入する[25]（図Ⅰ-85）。途中で，iliopubic vein との細い交通枝が存在することがある（図Ⅰ-87）。

X | trapezoid of disaster

腹腔鏡下鼠径ヘルニア手術が始められた 1990 年代初頭は，メッシュを hernia stapler で全周性に固定することが一般的であった。しかし，術直後より鼠径部から大腿部にかけて激痛を発症し，staple を除去することで症状が軽快する症例が散見された。そこで，1992 年に Seid らは，精管の外側，iliopubic tract 背側は精管，外腸骨動静脈，大腿神経，精巣動静脈，陰部大腿神経陰部枝・大腿枝，外側大腿皮神経が走行しているため staple を打ってはならない部位として，trapezoid of disaster と名づけた[31]（図Ⅰ-88）。また，この部位は Quadrangle of doom とも呼ば

Ⅰ章 鼠径部ヘルニアの局所解剖

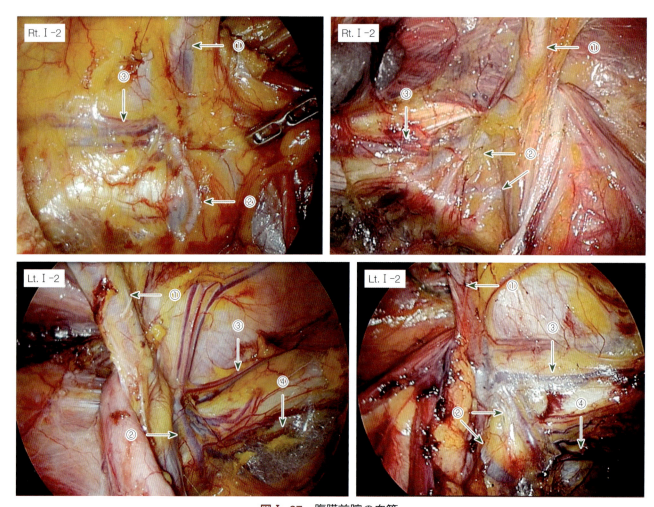

図Ⅰ-87 腹膜前腔の血管
①下腹壁動静脈，②corona mortis，③iliopupic vessels，④retropubic vein

れる。精管と精巣動静脈の間は triangle of doom，または demilitarized zone，iliopubic tract 背側で精巣動静脈の外側は triangle of pain，または electrical hazard zone とも呼ばれている。

文 献

1) Hessert, W.: Some observations on the anatomy of the inguinal region with special reference to absence of the conjoined tendon. Surg. Genecol. Obstet., 16: 566～568, 1913.
2) Tubbs, R. S., Gribben, W. B., Loukas, M., et al.: Franz Kaspar Hesselbach (1759-1816): Anatomist and surgeon. World J. Surg., 32: 2527～2529, 2008.
3) Rutkow, I. M.: A selective history of groin hernia surgery in the early 19th century: The anatomic atlases of Astley Cooper, Franz Hesselbach, Antonio Scarpa, and Jules-Germain Cloquet. Surg. Clin. North Am., 78: 921～940, 1998.
4) Gilbert, A. I., Graham, M. F., Voigt, W. L.: The lateral triangle of the groin. Hernia, 4: 234～237, 2000.
5) Stoppa, R. E., Wantz, G. E.: Henri Fruchaud (1894-1960) and his contributions to hernia surgery. Contemp. Surg., 46: 143～

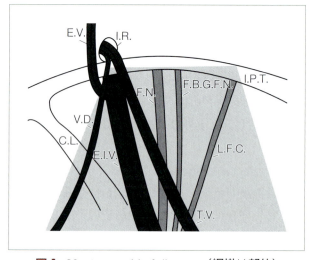

図Ⅰ-88 trapezoid of disaster（網掛け部位）
E. V.：下腹壁動静脈，I. R.：内鼠径輪，C. L.：Cooper 靱帯，V. D.：精管，E. I. V.：外腸骨動静脈，F. N.：大腿神経，F. B. G. F. N.：陰部大腿神経の大腿枝，L. F. C.：外側大腿皮神経，T. V.：精巣動静脈，I. P. T.：iliopubic tract
〔Seid, A. S., Amos, E.: Entrapment neuropathy in laparoscopic herniorrhaphy. Surg. Endosc., 8: 1050～1053, 1994. より引用・改変〕

147, 1995.

6) 佐藤達夫：体壁における筋膜の層構成の基本設計．医学のあゆみ，114（13）：c168～c175，1980.

7) 柵瀬信太郎：Preperitoneal approach と mesh による補強について．消化器外科，15：1483～1494，1992.

8) 諏訪勝仁，岡本友好，矢永勝彦：成人（Underlay 法）；2つの腹膜前腔 ZONE を意識した underlay 法．小児外科，44：852～854，2012.

9) 早川哲史，清水保延，野澤雅之，他：成人（腹腔内到達法 TAPP 法）；鼠径部解剖を認識した細径腹腔鏡下鼠径ヘルニア修復術．小児外科，44：868～872，2012.

10) 佐藤達夫：尿管（1）．臨床泌尿器科，43：111～119，1989.

11) 柵瀬信太郎：鼠径部の局所解剖．手術，69：491～523，2015.

12) Davies, J. W.: Abdominal and pelvic fascia with surgical application. Surg. Gynecol. Obstet., 54：495～504，1932.

13) Anson, B. J., Morgan, E. H., McVay, C. B.: Surgical anatomy of the inguinal region based upon a study of 500 body-halves. Surg. Gynecol. Obstet., 111：707～725，1960.

14) Lampe, E. W.: Special comment：Experiences with preperitoneal hernioplasty. *In* Hernia. Nyhus, L. M., Condon, R. E., eds. J. B. Lippincott, Philadelphia, 1964, p. 295～301.

15) Fowler, R.: The applied surgical anatomy of the peritoneal fascia of the groin and the "secondary" internal inguinal ring. Aust. N. Z. J. Surg., 45：8～14，1975.

16) Mirilas, P., Mentessidou, A., Skandalakis, J. E.: Secondary internal inguinal ring and associated surgical planes：Surgical anatomy, embryology, applications. J. Am. Coll. Surg., 206：561～570, 2008.

17) Browne, D.: Some anatomical points in the operation for undescended testicle. Lancet, 1：460～464, 1933.

18) Henry, A. K.: Operation for femoral hernia by a midline extraperitoneal approach：With a preliminary note on the use of this route for reducible inguinal hernia. Lancet, 1：531～533, 1936.

19) Lytle, W. J.: The internal inguinal ring. Br. J. Surg., 32：441～446, 1945.

20) Read, R. C.: Cooper's posterior lamina of transversalis fascia.

Surg. Gynecol. Obstet., 174：426～434, 1992.

21) MacKay, J. Y.: The relations of the aponeurosis of the transversalis and internal oblique muscles to the deep epigastric artery and to the inguinal canal. *In* Memoirs and Memoranda in Anatomy, vol I. Cleland, J., MacKay, J. Y., Young, R. B., eds. Wiliams and Norgate, 1889, p.143～145.

22) Condon, R. E.: Surgical anatomy of the transversus abdominis and transversalis fascia. Ann. Surg., 173：1～5, 1971.

23) Retzius, A.: Some remarks on the proper design of the semilunar lines of Douglas. Edinburgh Med, J., 3：865～867, 1858.

24) Avisse, C., Delattre, J. F., Flament, J. B.: The inguinofemoral area from a laparoscopic standpoint：History, anatomy, and surgical applications. Surg. Clin. North Am., 80：35～48, 2000.

25) Bendavid, R.: The space of Bogros and the deep inguinal venous circulation. Surg. Gynecol. Obstet., 174：355～358, 1992.

26) Kingsnorth, A. N., Skandalakis, P. N., Colborn, G. L., et al.: Embryology, anatomy, and surgical applications of the preperitoneal space. Surg. Clin. North Am., 80：1～24, 2000.

27) Diarra, B., Stoppa, R., Verhaeghe, P., et al.: About prolongations of the urogenital fascia into the pelvis：An anatomic study and general remarks on the interparietal-peritoneal fasciae. Hernia, 1：191～196, 1997.

28) Arregui, M. E.: Surgical anatomy of the preperitoneal fasciae and posterior transversalis fasciae in the inguinal region. Hernia, 1：101～110, 1997.

29) Rusu, M. C., Cergan, R., Motoc, A. G., et al.: Anatomical considerations on the corona mortis. Surg. Radiol. Anat., 32：17～24, 2010.

30) Lau, H., Lee, F.: A prospective endoscopic study of retropubic vascular anatomy in 121 patients undergoing endoscopic extraperitoneal inguinal hernioplasty. Surg. Endosc., 17：1376～1379, 2003.

31) Seid, A. S., Amos, E.: Entrapment neuropathy in laparoscopic herniorrhaphy. Surg. Endosc., 8：1050～1053, 1994.

〔和田英俊〕

わが国における鼠径部ヘルニア手術の変遷

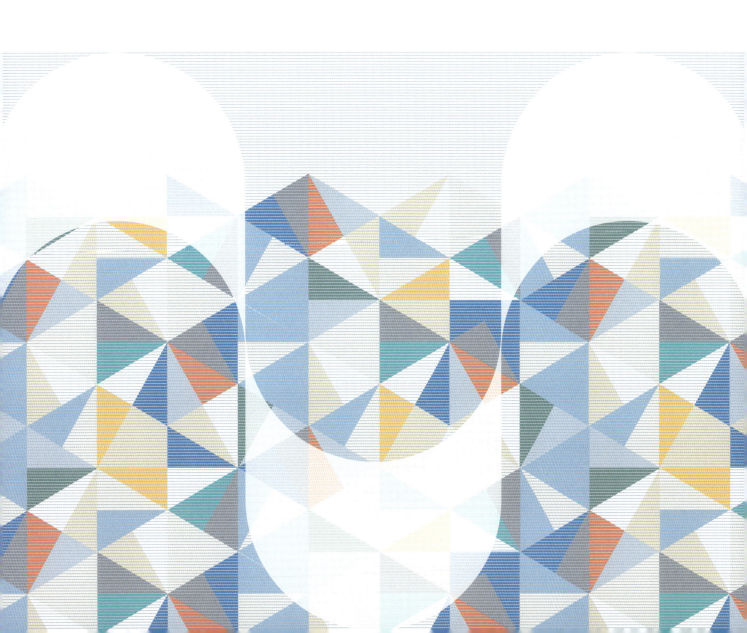

鼠径部切開法の歴史

❯❯POINT

◆Bassini 原法はわが国では少なくとも 1920 年代から行われ，その成績が報告された。

◆諸外国と同様に，内腹斜筋を鼠径靱帯に縫着するといった悪しき改変がなされた "いわゆる Bassini 法" が継承された。

◆前田，村上，牧野，中村，大澤，柵瀬（敬称を省く）らの努力により，ヘルニア門である横筋筋膜レベルの修復（内鼠径輪縫縮術，iliopubic tract repair，McVay 法，Mizrachy 法など）が重要視されるようになった。

◆腹膜前到達法による修復術（ヘルニア門縫合閉鎖±メッシュ補強）により腹膜前腔・腹膜前筋膜の解剖の重要性・理解が普及し，腹腔鏡下修復術への礎となった。

◆再発ヘルニアなどの難治症例だけでなく，初発ヘルニアに対してもメッシュを用いる tension-free repair の概念の重要性が認識された。

◆日本ヘルニア学会，日本短期滞在外科手術研究会が設立され，今日もなおヘルニア診療の向上にたゆみない努力が注がれている。

Bassini 法は 1887 年イタリア外科学会で初めて発表され，"Nuovo metodo per la cura radical dell'ernia inguinale." に発表された手術件数 262 例，追跡率 90％，最長追跡期間 4 年半で，再発率 2.6％と非常に良好な結果[1]が，ドイツ語にも翻訳され，欧州中に広まった。

本邦における Bassini 法の報告は，1937 年に出版された Bassini 手術 50 周年記念論文集 "SCRITTI DI CHIRURUGIA ERNIARIA per commemorare cinquante-nario della operazion di Bassini" に東京大学の Shiota らと Ishihara の文献が掲載されている[2]。

Shiota らは，1922 年 3 月〜1933 年 10 月までに外鼠径ヘルニアに対し Bassini 法を施行し，追跡調査し得た 275 例の再発率は 2.18％であったとし，Ishihara は 1926 年 1 月〜1933 年 8 月までに Bassini 法を施行し，術後 2 年以上追跡調査し得た 130 例の再発率は 3.8％であったと，良好な成績が報告されている。

しかし，当時 Bassini 原法が伝わらなかった米国では，1889 年に Halsted[3][4]は Halsted Ⅰ法の合併症として鼠径管後壁切開後の腹膜前腔剥離に起因する腸骨静脈血栓症，さらには後壁再建の運針による膀胱損傷を経験し，1903 年からは精索を鼠径管後壁から授動せずに，内腹斜筋，腹横筋を鼠径靱帯に縫着して精索の前方を覆う Halsted Ⅱ法（Ferguson 法と

も呼ばれる）を推奨した。結果として内鼠径輪の露出，鼠径管後壁のチェックや切開は忘れ去られてしまった[5]。

1895 年 Andrews は，鼠径管後壁を切開せず外腹斜筋腱膜の上片，内腹斜筋，腹横筋または結合腱を鼠径靱帯に縫合するひだ形成術あるいは縫縮術（Imbrication or overlapping of layers）を導入した[4][5]。その後も内腹斜筋のみを鼠径靱帯に縫着するひだ形成術など "いわゆる Bassini 法" と称され，悪しき改変が導入された[4]。

本邦でも，木村（1907 年）[6]はヘルニアサックを摘除し，腹膜切開で鼠径管後面を検索した後，筋層を鼠径靱帯に縫合した。

波多腰（1912 年）[7]は精索側ヘルニアサック壁を残してヘルニアサックを切除し，精索の前方で内外腹斜筋縁と腹横筋縁を鼠径靱帯と半月線に縫合した。

木本（1948 年）[8]は内腹斜筋を内鼠径輪部で鼠径靱帯と縫合した。これらの術式はいずれも Bassini 法の過大な侵襲を避けようとして行われた手術法であり，小児ヘルニアにはよいとしても，成人ヘルニアにおいて再発を避けるには弱力であった。

欧米では内鼠径輪縫縮術（Marcy 法），Anterior ilio-pubic tract repair，Cooper's ligament repair（McVay 法），

Shouldice 法，Preperitoneal approach and（posterior）iliopubic tract repair など横筋筋膜レベルでの修復が重要視されるようになった[9]。

本邦でもすでに 1960〜1970 年代に横筋筋膜を重視した，2 人の外科医による非常に重要な報告がなされたが，誠に残念ながら当時注目を浴びることがなかった。今後も外科医の目に触れる機会は非常に少ないと考えられるので，術式の解説，用語はできるだけ原文を用いさせていただきたい。

一人目は，慶應義塾大学の前田昭二ら（1965年）[10]で，内鼠径輪閉鎖を主とする外鼠径ヘルニアの手術法にて以下のように述べている（要旨は 1964 年第 26 回日本臨床外科医学会総会で発表された）。

ヘルニア根治手術においては後壁補強が強調されており，その手段としてもっぱら内腹斜筋の下縁を鼠径靱帯に縫着して精索を転位するいわゆる Bassini 法が代表的な術式として普及している。しかし，内腹斜筋や腹横筋は内鼠径輪の形成に直接関与していない。また，筋肉を靱帯に縫着してもその組織学的な癒合は期待できず，筋肉は離開してしまい，いわゆる後壁補強の目的は果たされないのが常である。

外鼠径ヘルニアの発生機序からみてそのもっとも合理的かつ生理的な治療法と考えられる内鼠径輪閉鎖を主とする根治手術を昭和 37 年より 67 例に行った（図Ⅱ-1）。

下腹壁動静脈の直上で横筋筋膜をペアン鉗子で把持し，その末梢で内精筋膜を開き，精索の内側で内精筋膜の半周を開く。ヘルニアサック頸部全周を高位まで剝離した後，横断し，腹腔側を刺通結紮で閉鎖する。精索の内側で内鼠径輪の上下の縁を大きくさらい約 1 cm 間隔に糸針をかける。内腹斜筋下縁および鼠径靱帯そのものにはあえて糸をかけず，内鼠径輪を構成する腹横筋膜にしっかり糸をかけることが必要で，腹横筋（"腹横筋" と記載されているが，誤記であり，"腹横筋膜" が正しいのではないかと筆者は考える）を広くさらう目的で上は腹横筋腱膜の下縁の一部，下は鼠径靱帯のいわゆる shelving edge またはその内側の iliopubic tract に糸がかかるのは差し支えない。普通のヘルニアでは 3〜4 針の

絹糸結節縫合で内鼠径輪はしっかり閉鎖され，細くなった精索が通るだけの太さにまで縮縮される。この術式は大部分の外鼠径ヘルニアに適応され，再発例はない。巨大なヘルニアで鼠径管後壁が腹直筋鞘外縁近くまで破壊されているような症例に対しては外腹斜筋腱膜または腹直筋鞘，最後にはテフロンメッシュを利用した後壁補強が適応であろうが，臨床的にはまれであると記載されている。しかし，Marcy 法についての記載はまったくない。

前田ら（1980 年）[11]は 1980 年までに約 700 例を経験し，再発は 4 例で，2 例は精索の外側から再発し，以後内鼠径輪が大きい例には精索外側の縫着を開始しているが，それ以来，外側からの再発はない。他 2 例は女性における大腿ヘルニア再発だったとした。

2 人目の，岐阜歯科大学外科教授，付属医系村上記念病院院長であった村上治朗[12]は手術症例数が 1977 年には 10,000 例以上，小児ヘルニアにはすでに one day repair を行っており，20 年間に及ぶ術式の改善の経験をもとに，654 頁に及ぶ『鼠径・大腿ヘルニア手術図説：再発のない手技と其の周辺』（1977 年）を発行した。限定出版であったためか，広く知られることはなかった。聖路加国際病院の牧野永城先生は著者村上治朗先生から著書を啓呈されていた（筆者が初めて拝読させていただいたのは 2018 年のことであった）（図Ⅱ-2）。

内容は，ヘルニア治療の歴史〔Bassini 原著：Langenbeck Archiv für klinischen Chirurgie 40：429，1890（図Ⅱ-3），Marcy 法，iliopubic tract 法などを含むが，腹膜前到達法の経験はないとしている〕，胎生学と局所解剖学，鼠径ヘルニア部手術（小児，成人，準 Shouldice 法，テフロンメッシュ補強を含む），滑脱ヘルニア手術，嵌頓ヘルニア手術，再発ヘルニア手術，術後合併症など，ヘルニア治療に必要なほぼ全てが正確な記載，図，術中写真とともに解説されている。以下内容をまとめて記載する。

Bassini 術式報告以後，世界各地の外科医が本術式の遵奉者になったが，年月の経過とともに，その外観的形式にとらわれて術式は簡易化され，ザックの安易な可及的高位結紮，精系の内腹斜筋前面転位といっても Bassini の 3 層ではなく内腹斜筋のみを鼠径

Ⅱ章　わが国における鼠径部ヘルニア手術の変遷

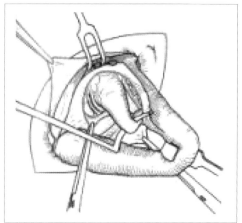 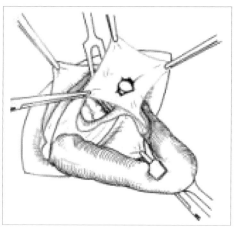

a：精索の内側で内精筋膜の半周を開くと粗鬆結合織の間にヘルニア嚢，精管，内精動静脈がみられる

b：ヘルニア嚢を横断し，腹腔側の断端にはペアンをつけて把持する

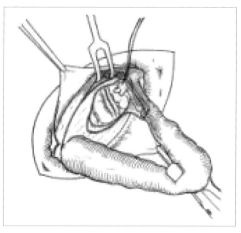 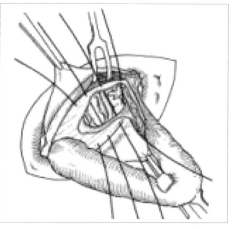

c：transfixing suture をかけて腹腔側を閉鎖する。結紮した糸を切れば腹膜の中枢端は後に落ちて見えなくなる

d：普通のヘルニアでは3〜4針の絹糸結節縫合で内鼠径輪はしっかり閉鎖され，ヘルニア嚢が除かれ細くなった精索が通るだけの太さにまで縫縮される

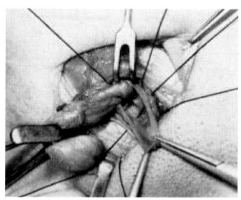 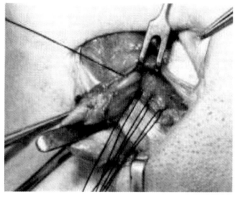

e：21歳男子，内鼠径輪縫縮の運針。精索の外側に1針縫縮を追加している

f：内鼠径輪縫縮終了

図Ⅱ-1　前田昭二：内鼠径輪閉鎖を主とする外鼠径ヘルニアの手術法
〔前田昭二，田原博：高齢者そ径ヘルニアの根治手術；内そ径輪閉鎖を主とした Bassini 変法．手術，34：883〜895，1980．より転載〕

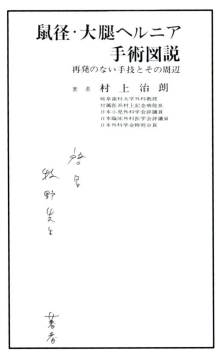

図Ⅱ-2 鼠径・大腿ヘルニア手術図説：再発のない手技とその周辺（村上治朗著）
牧野永城先生に啓呈された
〔村上治朗：鼠径・大腿ヘルニア手術図説：再発のない手技と其の周辺．岐阜歯科大学外科学教室ヘルニア研究会，1977．一部変更〕

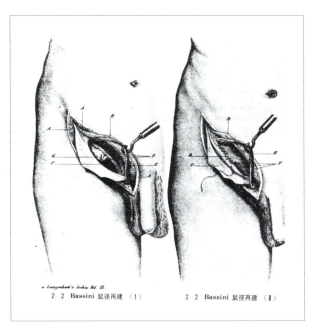

図Ⅱ-3 Bassini 原著（Langenbeck Archiv より）
A：皮下脂肪組織
B：外腹斜筋腱膜上片
C：同上　　下片
D：Bassini 3 層と鼠径靱帯縫合
E：遊離精系
F：Bassini 3 層切縁
G：ザック
H：腹膜
〔村上治朗：鼠径・大腿ヘルニア手術図説：再発のない手技と其の周辺．岐阜歯科大学外科学教室ヘルニア研究会，1977．p.13，2-2．より転載〕

靱帯に縫着してその前面に転位して自分は Bassini 法を行っているとする外科医が多くなった。これはまったく邪道である。しかしその反面には正しい術式への改良は行われていた。米英の成書に記載されている腹膜鞘状突起の高位結紮，内鼠径輪縫縮，Fascia レベルでの鼠径管後壁補強化再建，テフロンメッシュ等による補強などに至る道がそれである。

本邦では成人の手術には旧態依然として Bassini 簡易変法（Bassini の 3 層ではなく内腹斜筋のみを鼠径靱帯に縫着してその前面に精系を転位する）が広く行われ，術後再発が多い。poor teaching, poor training のせいである。外科学会がヘルニア手術を minor surgery として軽視する傾向にあることも成人ヘルニア手術成績の悪い原因である。

内鼠径輪縫縮の重要性を今日の外科医の内には忘れている人が少なくない。

＜成人鼠径ヘルニアに対する手術＞
鼠径靱帯と挙睾筋の間で挙睾筋の欠損部を露出し，fascia cremaster 挙睾筋膜を破って総鞘膜 fascia spermatica int.（内精筋膜）を露出する。

総鞘膜（内鼠径輪で fascia transversalis に移行）索は内にザックと精系を包み，鼠径管後壁に粗に癒着（mesentery 形成）している。

vena spermatic ext.（挙睾筋静脈）とその分枝は総鞘膜索から後外方に剥離しておくが，剥離中に損傷した際には，中枢側に本血管（同伴する神経枝と共に）を追及し，vasa epigast. inf. に合流する直前，fascia transversalis 貫通直前で結紮切断しておく。

鼠径管後壁の主体をなす床は fascia transversalis であるとする成書が多いが，この上には腹横筋腱膜の線維も走って後壁（その一部は Hesselbach 三角）を強化しているのを忘れてはならない。

総鞘膜下への等張液注入により総鞘膜索内ザックと精系を分離する（図Ⅱ-4）。

ザックの高位結紮は，ザックをできるだけ引き出して高位で結紮するというだけでは達成されない。内鼠径輪を直視下に出してから行う。

Ⅱ章　わが国における鼠径部ヘルニア手術の変遷

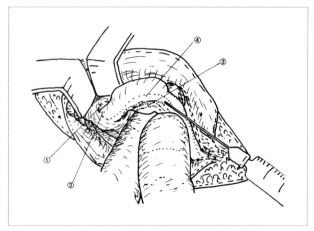

図Ⅱ-4 ザックと内精静脈間を透見して，その部の総鞘膜下に等張液注入
① 内鼠径輪
② 内鼠径輪内に翻転ひだを作って落ち込む総鞘膜索
③ 内精動静脈（透見）
④ ザック境界（透見）
〔村上治朗：鼠径・大腿ヘルニア手術図説：再発のない手技と其の周辺．岐阜歯科大学外科学教室ヘルニア研究会，1977，p.254，4-3-15補．より転載〕

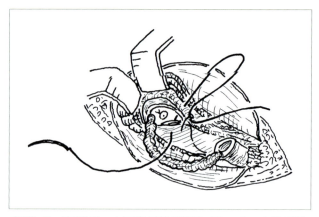

図Ⅱ-5 腹膜ザック高位結紮切断に続いて，内鼠径輪縫縮を行う
〔村上治朗：鼠径・大腿ヘルニア手術図説：再発のない手技と其の周辺．岐阜歯科大学外科学教室ヘルニア研究会，1977，p.262，4-9-26補．より転載〕

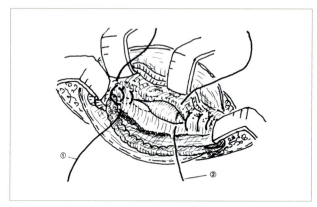

図Ⅱ-6 内鼠径輪縫縮後鼠径管後壁補強
① 内鼠径輪 fascia to fascia 縫縮の上（前面）にさらに補強を行う
② 内鼠径輪縫縮を覆ってさらに腹横筋腱膜と tractus iliopubicum で鼠径管後壁全長の後壁強化
〔村上治朗：鼠径・大腿ヘルニア手術図説：再発のない手技と其の周辺．岐阜歯科大学外科学教室ヘルニア研究会，1977，p.267，4-9-34補．より転載〕

内鼠径輪近くで，総鞘膜を全周切断し，内鼠径輪 fascia の全周をペアン鉗子で把持する．

ザック頸部でザックを結紮切断するのを"高位結紮"と呼ぶ人もあるが，牽引して露出できる錐体形索の最低部に相当するザックの部位結紮を探るべきと考えている．

1．内鼠径輪縫縮術

精系の通路は生理的位置（生理的シャッター機構）を復元するために外上方に残す（図Ⅱ-5）．

2．内鼠径輪縫縮後鼠径管後壁補強

鼠径管後壁に萎縮があれば内鼠径輪 fascia to fascia 縫縮の上（前面）にさらに腹横筋腱膜アーチと tractus iliopubicum 縫合による補強を行う．tractus iliopubicum が菲薄であったり，わからなかった場合には鼠径靱帯にかけてもよい．内腹斜筋を鼠径靱帯に縫着しない（図Ⅱ-6）．

3．鼠径管後壁補強内鼠径輪縫縮同時法（準 Shouldice 法）

fascia transversalis を切開して falx inguinalis（tendo conjunctivus）または恥骨結節に及ぶ．fascia transversalis の内片，外片を overlap 縫合する（図Ⅱ-7）．

4．準 Shouldice 法にテフロンメッシュ追加

テフロンメッシュを内鼠径輪を残して，新鼠径管後壁一面に固定する．

上方は内腹斜筋の裏に配置，下方は tractus iliopubicum，鼠径靱帯に縫着する．

精系通過孔は Kocher 鉗子を挿入して 0.3 cm 開く程度でよい．

5．テフロンメッシュ補強

1）一層装用

腹膜前面を広く剥離し，テフロンメッシュを fascia transversalis の後面に敷く．

内鼠径輪から恥骨結節に及ぶ腹横筋腱膜 fascia

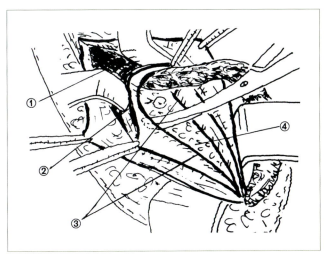

① M. obl. Int.
② 内鼠径輪切縁
③ fascia transversalis 切縁
④ 腹膜前脂肪

a：外上方から内下方を円剪刀で剥離すると，正中線寄りよりも菲薄でその強さに個人差のある tractus iliopubicum が現れる．上外側には A. V. femoralis がある

〔村上治朗：鼠径・大腿ヘルニア手術図説；再発のない手技と其の周辺．岐阜歯科大学外科学教室ヘルニア研究会，1977，p. 277，4-9-46．より転載〕

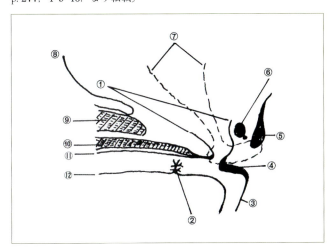

① fascia transversalis 切開
② 高位結紮ザック断端
③ ⑪ fascia transversalis
④ tractus iliopubicum
⑤ 鼠径靱帯
⑥ 精索
⑦ 腹横筋腱膜アーチ→tractus iliopubicum，鼠径靱帯を通した縫合絹糸
⑧ 外腹斜筋腱膜
⑨ 内腹斜筋
⑩ 腹横筋
⑪ fascia transversalis
⑫ 腹膜

b：fascia transversalis 内片肥厚部の前面から後面を貫いた atraumatic needle 針は iliopubic tract を通過して Lig. Inguinale 内面貫通．この針は U ターンして再び Lig. Inguinale 内面，iliopubic tract，fascia transversalis 肥厚部を貫通して，はじめの刺入部の近くに出し，ここで結紮を行う

〔村上治朗：鼠径・大腿ヘルニア手術図説；再発のない手技と其の周辺．岐阜歯科大学外科学教室ヘルニア研究会，1977，p. 279，4-9-50 補．より転載〕

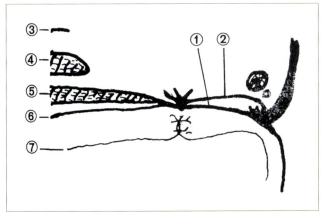

① fascia trans. の内片
② fascia trans. の外片
③ 外腹斜筋腱膜
④ 内腹斜筋
⑤ 腹横筋
⑥ fascia transversalis
⑦ 腹膜

c：fascia transversalis 内外片 overlaped

〔村上治朗：鼠径・大腿ヘルニア手術図説；再発のない手技と其の周辺．岐阜歯科大学外科学教室ヘルニア研究会，1977，p. 281，4-9-53 補．より転載〕

図Ⅱ-7　鼠径管後壁補強内鼠径輪縫縮同時法（準 Shouldice 法）

Ⅱ章　わが国における鼠径部ヘルニア手術の変遷

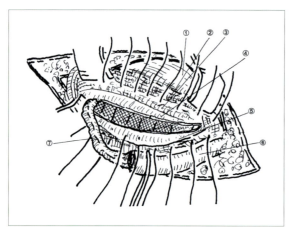

図Ⅱ-8　老人外鼠径ヘルニアに対するテフロンメッシュ補強：一層装用
腹膜前面を広く剥離し，テフロンメッシュを fascia transversalis の後面に敷く
内鼠径輪から恥骨結節に及ぶ腹横筋腱膜 fascia transversalis の内片と Cooper 靱帯，鼠径靱帯，tractus iliopubicum, fascia transversalis の外片などとを縫合する
〔村上治朗：鼠径・大腿ヘルニア手術図説；再発のない手技と其の周辺．岐阜歯科大学外科学教室ヘルニア研究会，1977, p.308, 4-10-4. より転載〕

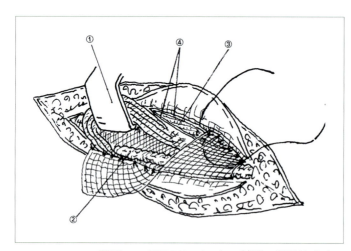

図Ⅱ-9　テフロンメッシュ補強：精索を包む envelop 式
内腹斜筋萎縮，鼠径管後壁脆弱が認められる場合には，腹横筋腱膜に縫着したテフロンメッシュの前面に精索を転位，テフロンメッシュを鼠径靱帯，tractus iliopubicum に縫着，封筒のようにこれを折ってこれを減張切開した腹直筋鞘内片に縫着する。内鼠径輪を内腹斜筋が覆う部分はテフロンを一部切って，内腹斜筋が不自然にならないように工夫する
〔村上治朗：鼠径・大腿ヘルニア手術図説；再発のない手技と其の周辺．岐阜歯科大学外科学教室ヘルニア研究会，1977, p.309, 4-10-6 補. より転載〕

transversalis の内片と Cooper 靱帯，鼠径靱帯，tractus iliopubicum, fascia transversalis の外片などと縫合する（**図Ⅱ-8**）。

2）精索を包む envelop 式
内腹斜筋萎縮，鼠径管後壁脆弱が認められる場合には，腹横筋腱膜の縫着したテフロンメッシュの前面に精索を転位，テフロンメッシュを鼠径靱帯，tractus iliopubicum に縫着，封筒のようにこれを折ってこれを減張切開した腹直筋鞘内片に縫着する。内鼠径輪を内腹斜筋が覆う部分はテフロンを一部切って，内腹斜筋が不自然にならないように工夫する（**図Ⅱ-9**）。

＜大腿ヘルニアに対する手術＞
大腿ヘルニアは大腿輪を通過し，大腿管を下降し

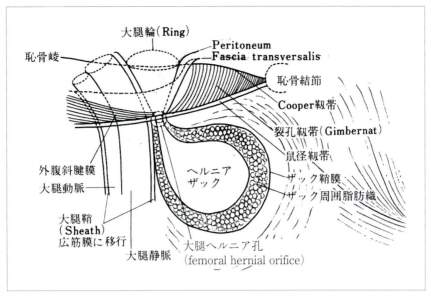

図Ⅱ-10　大腿ヘルニア：水平断面図
〔村上治朗：大腿ヘルニア：診断上の盲点と治療．手術，32：449～457，1977．より転載〕

てきた腹膜憩室の先端が，大腿管の先端に突き当たり，腹膜前脂肪組織を貯え，膨大して周囲を圧迫する。この病態で局所に圧迫を感じると，これが疼痛性不顕性大腿ヘルニアである。

大腿鞘を構成する fascia transversalis の腹側を穿孔すると，腹膜憩室は鼠径靱帯内部をくぐって卵円窩に現れ，腹部内臓がこの中に出入りするようになる。これが大腿ヘルニアである。fascia transversalis の貫通孔が大腿ヘルニア孔（orifice）である（図Ⅱ-10）[13]。

修復は鼠径侵入根治法（鼠径法）を推奨し，大腿法は再発しやすい簡易手術としている。

鼠径管後壁 fascia transversalis を切開し，ヘルニアザックを卵円窩から引き抜き，処理する。修復は大腿鞘，Lig. Cooperi と fascia transversalis，aponeurosis transversus abd. を一括して縫着する。最初の1～3針で大腿輪は shut out される。あとは McVay 法と同じである。腹直筋鞘に弛緩切開を加えておく。弛緩切開前面～鼠径部にテフロンメッシュを縫着固定すれば再発は0％となる。

＜hernia interparietalis＞
鼠径ヘルニアの異型で，深鼠径輪またはこれに接して発生するが，精索内を通らないで，腹壁の種々の層の間を広がる異端者である。①腹膜前，②層間 interstitial（fascia transversalis，各筋層それぞれの間），③表在性（外腹斜筋腱膜と皮膚の間）と区別され，原因は不明であるとされる。

＜滑脱ヘルニア＞
Einstulpen 法（滑脱臓器をザックから剥離する），Hotchkiss 法（滑脱臓器両側の腹膜を縦切開する），Moschcowitz 法や LaRoque 法（内鼠径輪頭側に交叉切開を加え腹腔側から還納）＋準 Shouldice 法などを紹介している。

＜再発ヘルニア＞
瘢痕化がひどい場合，内鼠径輪と推定される部位の上外方4cmの内腹斜筋を線維方向に開き，腹膜に達し，これを切開，指を腹腔に入れてヘルニア孔を探すとすべてのオリエンテーションが明白になるので大変便利である（図Ⅱ-11）。ヘルニア孔に挿入した指を誘導として剥離する。

1977年，在米レジデント修練中 McVay の弟子から指導を受けた牧野は，横筋筋膜や iliopubic tract の解剖，外鼠径ヘルニアの高位結紮，内鼠径輪縫縮術，Bassini 法，McVay 法などにつき解説し，1956～1975年まで経験した手術例294例の成績（追跡率46％，再発率0.8％）を報告した[14]（図Ⅱ-12）。

さらに，牧野ら（1980年）[15]は大腿ヘルニアに対

II章　わが国における鼠径部ヘルニア手術の変遷

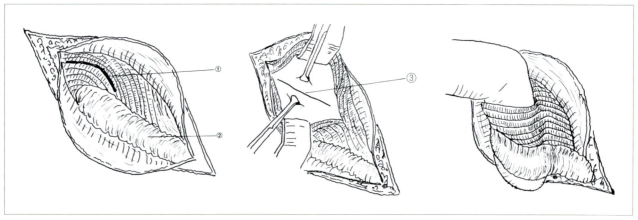

図II-11　再発ヘルニア：腹腔からのヘルニア門検索
瘢痕化がひどい場合，内鼠径輪と推定される部位の上外方4cmの内腹斜筋を線維方向に開き，腹膜に達し，これを切開，指を腹腔に入れてヘルニア孔を探すとすべてのオリエンテーションが明白になるので大変便利である。ヘルニア孔に挿入した指を誘導として剝離する
① 内腹斜筋切開線，② 精索とザックを包む瘢痕組織，③ 腹膜切開予定線
〔村上治朗：鼠径・大腿ヘルニア手術図説：再発のない手技と其の周辺．岐阜歯科大学外科学教室ヘルニア研究会，1977, p. 533, 10-23, 10-24, p. 534, 10-26. より転載〕

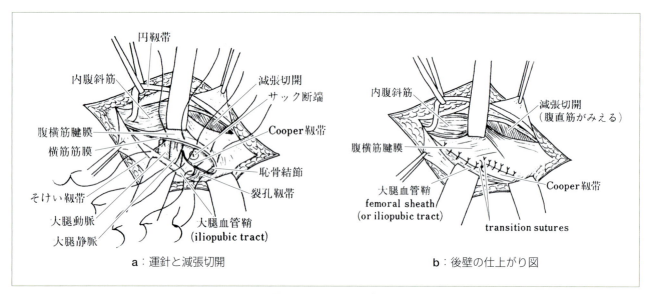

図II-12　McVay法
〔牧野永城，西尾剛毅，青木恵一，柵瀬信太郎：高齢者大腿ヘルニア手術（McVay手術）．手術，34：897〜903，1980. より転載〕

するMcVay法の詳細，成績を報告し，さらに1983年[16]には著書『外科基本手術シリーズ6：鼠径ヘルニアの手術』を出版した（図II-13）。

群馬大学の中村卓次[2]は高齢者外そ径ヘルニアに対し，鼠径管後壁の横筋筋膜切開による横筋筋膜の2層重層法（内側弁，外側弁を絹糸結節縫合で縫着）である，Mizrachy変法を推奨した（図II-14）。

付として，Bassini手術の原法と本邦におけるBassini法について記載している。

村上の弟子であった岐阜歯科大学の大澤二郎（1980年）[17]は村上の理論・手技を引き継ぎ，高齢者再発ヘルニアに対し内鼠径輪頭側背の内腹斜筋切開による腹腔側からの示指ガイド下の手術を推奨した。大澤は1980年頃，ヘルニア研究会を設立した

鼠径部切開法の歴史

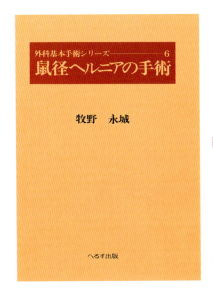

図II-13 『鼠径ヘルニアの手術』：牧野永城著
　手術適応
　術前管理
　手術手技：
　　小児鼠径ヘルニア
　　成人鼠径ヘルニア
　術後管理
〔牧野永城：鼠径ヘルニアの手術．外科基本手術シリーズ6，へるす出版，東京，1983．〕

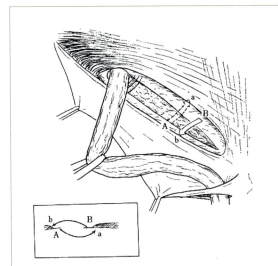
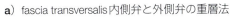

a) fascia transversalis 内側弁と外側弁の重層法
　A：横筋筋膜外側弁
　B：横筋筋膜内側弁

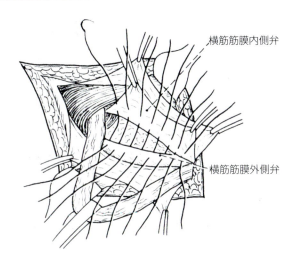

b) 第1層目縫合：横筋筋膜外側弁縁を内側弁の下面に結節縫合する

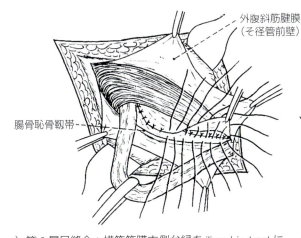

c) 第2層目縫合：横筋筋膜内側弁縁を iliopubic tract に縫着する

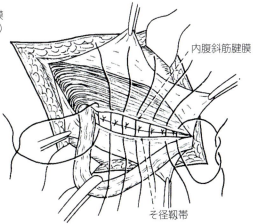

d) 第3層目は内腹斜筋腱膜と腹直筋前鞘縁を鼠径靱帯ひさし状翻転部 shelving edge に縫着する

図II-14　Mizrachy 変法による fascia transversalis 2 層重層法
〔中村卓次，長町幸雄：高齢者外そ径ヘルニアの手術（Mizrachy 変法）：付 Bassini 手術の原法．手術，34：873〜882，1980．より転載．解説は本文から引用した〕

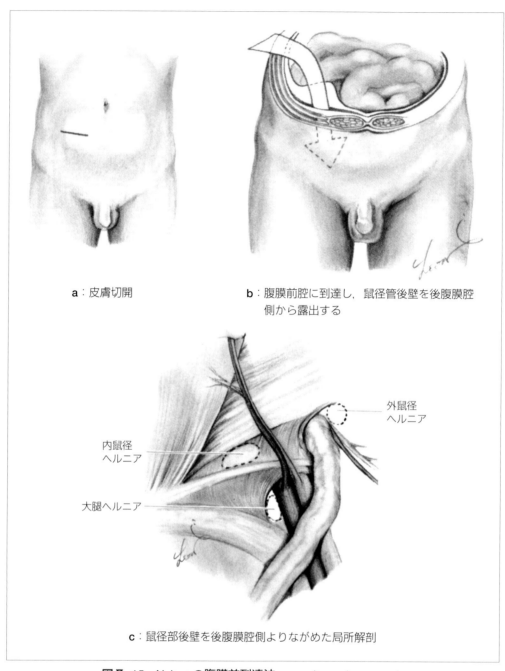

a：皮膚切開
b：腹膜前腔に到達し，鼠径管後壁を後腹膜腔側から露出する
c：鼠径部後壁を後腹膜腔側よりながめた局所解剖

外鼠径ヘルニア
内鼠径ヘルニア
大腿ヘルニア

図Ⅱ-15　Nyhus の腹膜前到達法 preperitoneal approach
〔柵瀬信太郎，牧野永城：成人の鼠径ヘルニアの標準術式．消化器外科，4：1147～1161，1981．より転載〕

が，1年で消滅した。

Nyhus が広めた腹膜前到達法の普及に努めたのは，牧野・柵瀬（1981年）[18]（図Ⅱ-15, 16），坂本（1989年）[19]であった。多くの外科医は鼠径部腹腔側の解剖に不慣れだったこと，手技が煩雑であったこと，などによりさほど普及しなかったが，この手術法の理解が腹腔鏡下手術の発展につながったのである。

本邦ではメッシュを用いた修復術は1980年代前半には初発例や巨大ヘルニアを除く，再発例に限って推奨されており，まだ明確な tension-free の概念はなかった。

柵瀬（1988年）[20]は，再発ヘルニアに対する欧米で行われていたさまざまなメッシュ法を紹介し，と

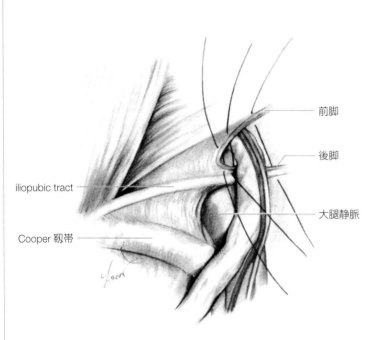
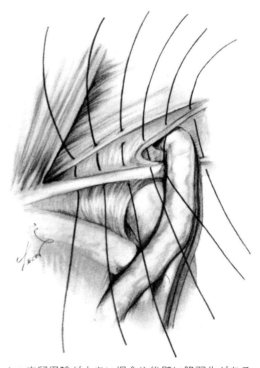

a：内精動静脈，精管の内側，外側において横筋筋膜の sling の前脚，後脚を縫着し内鼠径輪を縫縮する．腹横筋腱膜弓，iliopucic tract にまで糸針をかけてもかまわない

b：内鼠径輪が大きい場合や後壁に脆弱化がある場合は，後壁補強（iliopubic tract と腹横筋腱膜の縫着，つまり，iliopubic tract repair）を恥骨結節部まで行い，内鼠径輪縫縮に後壁補強を加える．大腿輪より内側で iliopubic tract がはっきりしない場合には Cooper 靱帯を使用してもかまわない

図 II-16　腹膜前到達法 preperitoneal approach による内鼠径輪縫縮と後壁補強
〔柵瀬信太郎，牧野永城：成人の鼠径ヘルニアの標準術式．消化器外科，4：1147〜1161，1981．より転載〕

くに Nyhus が考案した腹膜前到達法によるヘルニア門縫縮後に腹膜前腔にメッシュを配置し補強する術式を紹介した．メッシュにはスリットを加えて精索を鼠径管内に通過させ，新内鼠径輪とした（図II-17）．

三重野ら（1989，1992年）[21)22)]は，大きなメッシュを内腹斜筋束の下を通し鼠径後壁，内鼠径輪を覆うように配置し，メッシュ縁を内側は減張切開した腹直筋前鞘内側片に，外側は Cooper 靱帯，iliopubic tract に縫着する広範囲メッシュ補強＋大腿輪縫縮を追加する術式を考案した（図II-18）．

柵瀬，牧野（1990年）[23)]は『新外科学大系 B25：腹壁・腹膜・イレウスの外科』（1990年）に，鼠径部ヘルニア，横隔膜ヘルニアと食道裂孔ヘルニア，臍ヘルニア，上腹壁ヘルニア，Spigelian hernia，腹壁瘢痕ヘルニア，腰ヘルニア，骨盤および会陰ヘルニア，閉鎖孔ヘルニア，腹部内ヘルニアなど当時のヘルニア治療の領域をほぼすべて網羅した項を担当・執筆した（図II-19〜24）．

大澤[24)]は1980年以来，村上の理論・手技を引き継ぎ普及に努め，1993年には152頁からなる著書『臨床外科クリニック ヘルニア手術』を出版した．鼠径管底構成の横筋筋膜と同じ layer に位置する組織を用いた修復の重要性，外鼠径ヘルニアに対する内鼠径輪閉鎖，まれに鼠径管底全長にわたる横筋筋膜の重積による縫合縫縮術，内鼠径ヘルニアに

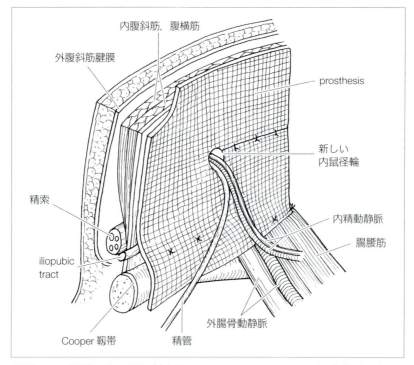

図Ⅱ-17 再発ヘルニアに対する preperitoneal approach によるメッシュ補強

腹膜前腔に配置したメッシュにスリットを加え，新内鼠径輪を作成し精索を鼠径管内に通過させた．大きなメッシュを用いることにより腹圧をメッシュ固定の力として利用する autofixation の理論が応用されている

〔柵瀨信太郎：再発ヘルニア原因と治療のポイント．臨床外科，43：1057～1069，1988．より転載・改変〕

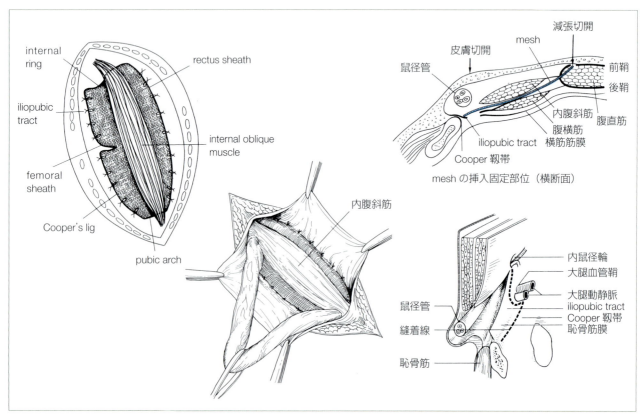

図Ⅱ-18 三重野らが考案した広範囲 mesh 補強＋大腿輪縫縮を追加する術式

〔三重野寛治，四方淳一，小平進：再発鼠径ヘルニアの手術手技：mesh による補強を中心に．消化器外科，15：1457～1464，1992．より転載〕

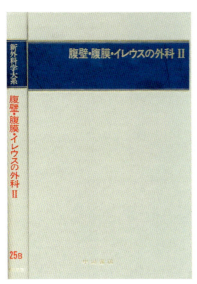

図Ⅱ-19　新外科学大系 25B：腹膜・イレウスの外科
柵瀬信太郎，牧野永城：鼠径ヘルニアと大腿ヘルニア，1990
- 鼠径ヘルニアと大腿ヘルニア
- 横隔膜ヘルニアと食道裂孔ヘルニア
- その他のヘルニア
  - 臍ヘルニア
  - 上腹壁ヘルニア
  - Spigelian hernia
  - 腹壁瘢痕ヘルニア
  - 腰ヘルニア
  - 骨盤および会陰ヘルニア：
    - 閉鎖孔ヘルニア
  - 内ヘルニア

〔柵瀬信太郎，牧野永城：鼠径ヘルニアと大腿ヘルニア．新外科学大系：腹壁・腹膜・イレウスの外科Ⅱ，中山書店，東京，1990．p.24〜126．より転載〕

対する鼠径管底横筋筋膜の切開後の iliopubic tract 法（master stitch の重要性），大腿ヘルニアに対する Moschcowitz repair と iliopubic tract repair などであった（図Ⅱ-25, 26）。

　Read（1992年）[25]は，横筋筋膜と腹膜の間に新たな筋膜が存在し "Cooper's posterior lamina of the transversalis fascia" と命名した。Fowler（1975年）[26]は，2層の筋膜，preperitoneal fascia-membranous layer，preperitoneal fascia-areolar layer の存在を指摘した。柵瀬（1992, 2002年）[27)28)]（図Ⅱ-27）はこれらを腹膜前筋膜浅葉，腹膜前筋膜深葉と呼び，以後これらの筋膜の存在，解剖について本邦で注目が集まり，熱い議論への扉が開かれ，現在もなお継続している（詳細は解剖の項を参照されたい）。

　柵瀬ら（1992年）[27)29)]は Nyhus の腹膜前到達法によるメッシュ修復術において，①腹圧はメッシュ全体に分散して均一にかかるというパスカルの法則，②腹圧をメッシュ固定の力として利用する auto-fixation，③精管・精巣動静脈を背側まで広く剥離し背側からメッシュで覆う（スリットを加えない）新たな手技を推奨した（図Ⅱ-28）。③の手技は後に Stoppa が述べていた "parietalization of the cord components" であると判明し，後に広く知られるようになった。これらの理論・手技は腹腔鏡下ヘルニア修復術に引き継がれることになった。しかし，柵瀬はこの時期は腹膜前筋膜に解剖理解が不十分であったことから，「preperitoneal approach において到達，剥離を進めるべき層は，つまり腹膜前腔は横筋筋膜と腹膜前筋膜（浅葉）の間のスペースであり，ここに腹膜前脂肪組織と下腹壁動静脈が位置する。したがって下腹壁動静脈を指標にすれば腹膜前腔に到達したことが確認できる」と誤った記載をした。正しくは，「腹膜前腔は腹膜前筋膜浅葉と深葉の間であり，下腹壁動静脈は横筋筋膜と腹膜前筋膜の間を走行する」である。だが，Nyhus の腹膜前到達法の切開創の位置では横筋筋膜・腹膜前筋膜浅葉・深葉は癒合しそれぞれの識別は不可能であり，「下腹壁動静脈をみつけ，それと腹膜の間の層を尾側に剥離する」とすべきであった。読者に混乱を生じさせたことをおわびしたい。

　Lichtenstein により初発ヘルニアに対するメッシュ修復術 Lichtenstein 法の好成績が示されたことにより世界中に tension-free 修復の重要性が認識された。
　渡部（1992年）[30]は1989年から Lichtenstein 法を導入，推奨した。しかし前述のごとく当時本邦では"メッシュ修復術は再発ヘルニアに限る"という考えが主流であったこともあり，さほど普及しなかった。本邦でメッシュ修復術の普及には，残念ながらメッシュ製品 device を開発・販売した企業の宣伝活動により大きな舵が切られたことは否定できない。
　森ら（1995年）[31]，平井ら（1995年）[32]は鼠径ヘルニアに対して Rutkow が開発した Bard Marlex Mesh Perfix Plug を用いた術式を推奨し，Hachisuka（蜂須賀：2003年）[33]は大腿ヘルニアに対する Lichtenstein

Ⅱ章　わが国における鼠径部ヘルニア手術の変遷

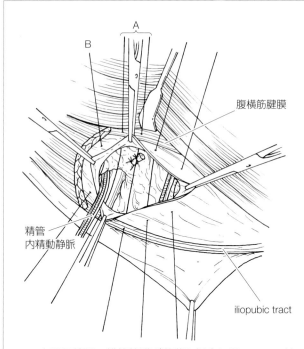
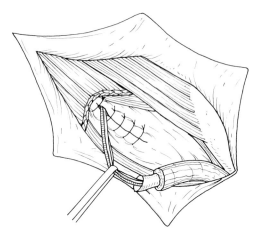

a：内鼠径輪辺の横筋筋膜が菲薄な場合には，Aの2針のように腹横筋腱膜，ipiopubic tract にまで糸針をかけるとよい。Bの1針は内精動静脈の外側で，内鼠径輪外側の縫縮を行っている

b：内鼠径輪縫縮を終えたところ。内精動静脈，精管の周囲に鉗子の先がはいる程度の余裕を残すようにする

図Ⅱ-20　内鼠径輪縫縮術
〔柵瀬信太郎，牧野永城：鼠径ヘルニアと大腿ヘルニア．新外科学大系：腹壁・腹膜・イレウスの外科Ⅱ，中山書店，東京，1990, p. 24～126. より転載・改変〕

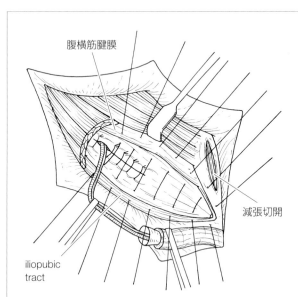
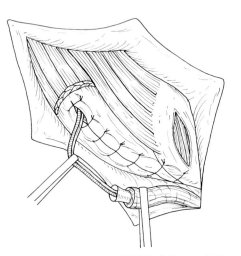

a：腹直筋前鞘に減張切開を入れる。内側の腹直筋前鞘外縁，腹横筋腱膜を外側の iliopubic tract に縫着する。図では記載が容易なこともあり単結節縫合を用いているが，連続縫合のほうがよいといわれる

b：iliopubic tract repair が終了したところを示す。腹直筋前鞘への減張切開が働き縫着部に過度の緊張のかかっていないことを再確認する

図Ⅱ-21　iliopubic tract repair による後壁補強と減張切開
〔柵瀬信太郎，牧野永城：鼠径ヘルニアと大腿ヘルニア．新外科学大系：腹壁・腹膜・イレウスの外科Ⅱ，中山書店，東京，1990, p. 24～126. より転載・改変〕

鼠径部切開法の歴史

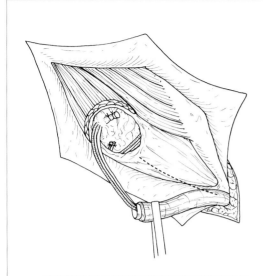
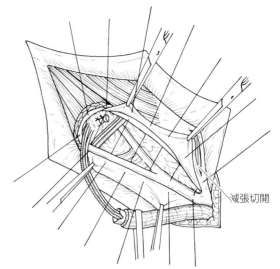

a：鼠径管後壁の横筋筋膜を内鼠径輪内縁から恥骨結節に至るまで切開する

b：後壁切開の内側片側は初めは腹直筋前鞘まで糸針をかけ，その後は腹横筋腱膜と横筋筋膜に糸針をかけていく。外側片側は第1針目は必ず恥骨結節部の骨膜に糸針をかけ，その後は iliopubic tract に糸針をかけていく。内側部で iliopubic tract がはっきりしない場合には Cooper 靱帯に糸針をかけるとよい。この図では単結節縫合が用いられているが，連続縫合でもよい
（鼠径管後壁補強の内側第1針目で恥骨結節骨膜にまで深くしっかり糸針をかける master stitch は，慢性疼痛の原因になり得るので tension-free 法においては行うべきでないとされていることに注目していただきたい）

図Ⅱ-22　大きな外鼠径ヘルニアに対して後壁切開を加えて内鼠径輪縫縮と後壁補強を兼ねて行う方法；iliopubic tract repair（open method）
〔柵瀬信太郎，牧野永城：鼠径ヘルニアと大腿ヘルニア．新外科学大系：腹壁・腹膜・イレウスの外科Ⅱ，中山書店，東京，1990，p.24～126．より転載・改変〕

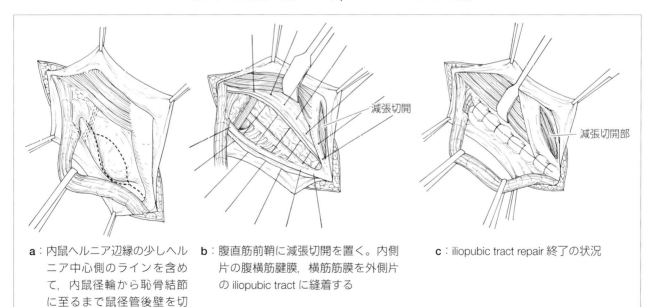

a：内鼠ヘルニア辺縁の少しヘルニア中心側のラインを含めて，内鼠径輪から恥骨結節に至るまで鼠径管後壁を切開する（点線）

b：腹直筋前鞘に減張切開を置く。内側片の腹横筋腱膜，横筋筋膜を外側片の iliopubic tract に縫着する

c：iliopubic tract repair 終了の状況

図Ⅱ-23　内鼠径ヘルニに対する iliopubic tract repair の手術手技
〔柵瀬信太郎，牧野永城：鼠径ヘルニアと大腿ヘルニア．新外科学大系：腹壁・腹膜・イレウスの外科Ⅱ，中山書店，東京，1990，p.24～126．より転載・改変〕

Ⅱ章　わが国における鼠径部ヘルニア手術の変遷

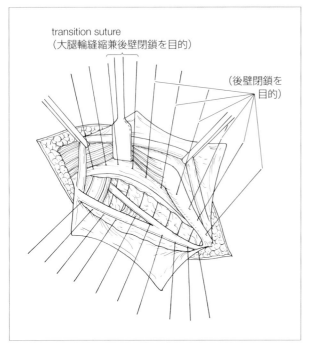

図Ⅱ-24　McVay法
　大腿輪より内側側の縫合は後壁補強を目的としているが，大腿輪部では後壁補強と大腿輪縫縮の2つの目的を兼ねて行う．これがtransition sutureであり，McVay法のもっとも重要なポイントである
〔柵瀬信太郎，牧野永城：鼠径ヘルニアと大腿ヘルニア．新外科学大系：腹壁・腹膜・イレウスの外科Ⅱ，中山書店，東京，1990．p.24～126．より転載・改変〕

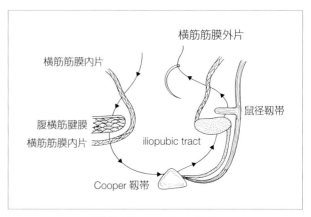

図Ⅱ-25　master stitch
　恥骨寄りの内側端は再発のもっとも起こりやすい部位であるため，腹横筋腱膜・横筋筋膜内片-Cooper靱帯-iliopubic tract・鼠径靱帯・腹横筋外片のごとく糸針をかける
〔大澤二郎：臨床外科クリニック：ヘルニア手術，医学書院，東京，1993．より転載・改変〕

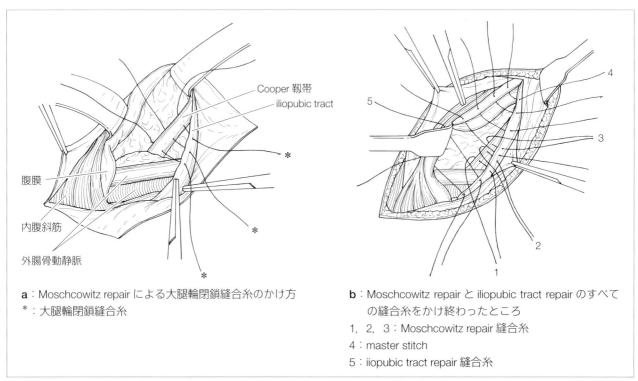

a：Moschcowitz repairによる大腿輪閉鎖縫合糸のかけ方
＊：大腿輪閉鎖縫合糸

b：Moschcowitz repairとiliopubic tract repairのすべての縫合糸をかけ終わったところ
1，2，3：Moschcowitz repair縫合糸
4：master stitch
5：iliopubic tract repair縫合糸

図Ⅱ-26　大腿ヘルニアに対する手術：Moschcowitz repairとiliopubic tract repair
〔大澤二郎：臨床外科クリニック：ヘルニア手術，医学書院，東京，1993．より転載・改変〕

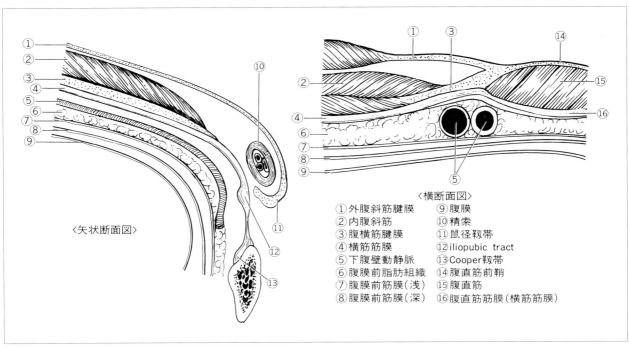

図Ⅱ-27 下腹壁の層構造
〔柵瀨信太郎：Preperitoneal approach と mesh による補強について．消化器外科，15：1483〜1494，1992．より転載〕

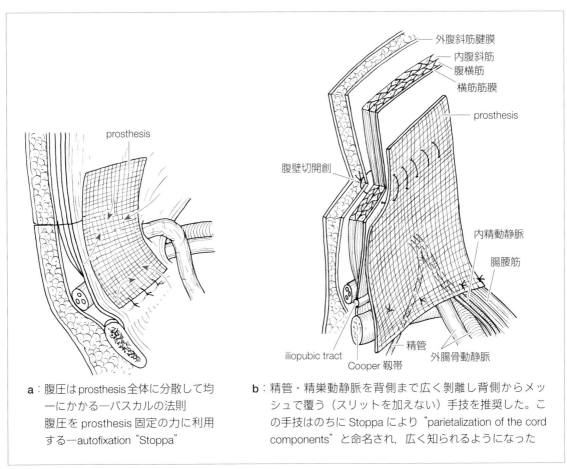

a：腹圧は prosthesis 全体に分散して均一にかかる—パスカルの法則
腹圧を prosthesis 固定の力に利用する—autofixation "Stoppa"

b：精管・精巣動静脈を背側まで広く剝離し背側からメッシュで覆う（スリットを加えない）手技を推奨した。この手技はのちに Stoppa により "parietalization of the cord components" と命名され，広く知られるようになった

図Ⅱ-28 preperitoneal approach によるメッシュ補強：再発鼠径ヘルニア，大腿ヘルニアの術式
〔柵瀨信太郎，大多和孝博，山名哲郎，他：再発鼠径ヘルニア，大腿ヘルニアの手術術式．手術，46：271〜284．1992．より転載・改変〕

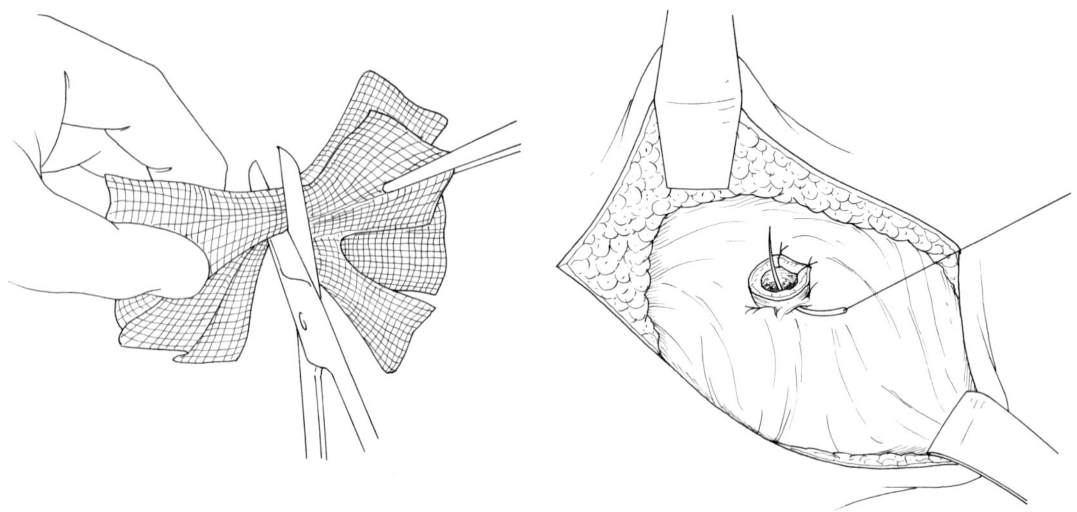

Ⅱ章　わが国における鼠径部ヘルニア手術の変遷

a：All inside petals of PerFix plug are removed with scissors to fit the size of the defect.

b：The plug is fixed with absorbable interrupted sutures (4-0 Vicryl) to the inguinal ligament, the lacular ligament and the pectineal fascia.

図Ⅱ-29　Hachisuka T：Femoral hernia repair
〔Hachisuka, T.：Femoral hernia repair. Surg. Clin. North Am., 83：1189〜1205, 2003. より転載・改変〕

の大腿法によるロール状に巻いたメッシュプラグ修復法にPerfix Plugを用いた術式を報告した（図Ⅱ-29）。

柵瀬（1998年）[34]は，腹膜前修復術の経験からGilbertらが考案したProlene Hernia Systemを用いた術式を推奨し，三澤ら（2002年）[35]，小山ら（2003年）[36]はKugelが考案したKugel patchを用いた術式を紹介した。

その後light weight meshなど企業主導による新しいメッシュ製品の本邦への導入は今日まで継続しており，本邦生まれのメッシュや手技・理論は考案されていない。単に，鼠径部切開法によるメッシュ修復術が減少し，腹膜前到達法であるStoppa法の理論を応用した術後慢性疼痛が少ない腹腔鏡下手術が増加しているにすぎない。

米国では日帰り手術が標準化していたが，本邦では執行ら（1999年）[37]が1996年から診療所での成人鼠径ヘルニアに対する日帰り手術（Mesh Plug法）を開始し，病院との比較検討を報告した。

2003年山川の助言により，冲永を会長，松本，柵瀬を理事として日本ヘルニア研究会が発足し，鼠径部ヘルニアの分類（2003年）を作成した。2008年には日本ヘルニア学会となり，『鼠径部ヘルニア診療ガイドライン2015』を作成し，現在改訂版の作成が行われている。

一方，執行は2004年，日本短期滞在外科手術研究会を発足し，今日もなお本邦の日帰り手術を牽引している。

おわりに

筆者の恩師であった牧野は1997年『臨床外科』第32巻4号の「特集/ヘルニアの再検討」に編集委員として関わり，あとがきに以下の貴重な文章を残しており，ぜひ紹介させていただきたい。

「アメリカの著名な外科医に，鼠径ヘルニアの手術をみればその外科医の能力が推察できるといった人がいる。…鼠径ヘルニア手術は一般にとかく簡単なものとして受け取られやすいが，決してそんなものではない。…今日尚アメリカでは，鼠径ヘルニアが学会でよく取り上げられているが，鼠径部の解剖についてさえ未だに学者間の意見が一致しない問題があり論争を続けている。…先輩

から簡単に教わって，内腹斜筋に糸をかけてこれ
を鼠径靱帯に縫い付けるといった"鼠径管後壁の
補強"を漫然と反復して，鼠径ヘルニア手術に習
熟したなどと思ったら大間違いである。…いわゆ
る大手術をこなすようになった時，外科医ができ
上がるのだという考えは間違いではないかと思
う。外科医として立つからには，ヘルニアや痔な
ど従来とかく簡単に取り扱われがちだった疾患に
もかなり深い造詣を持つべきだと思うのである。」

文　献

1) Bassini, E.: Nuovo metodo per la cura radical dell'ernia ingui-nale. Atti. Congr. Associ. Med. Ital., 2：179，1887,

2) 中村卓次，長町幸雄：高齢者外そ径ヘルニアの手術（Mizrachy 変法）：付 Bassini 手術の原法．手術，34：873～882，1980.

3) Devlin, H. B.: General introduction and history of hernia sur-gery. In Management of Abdominal Hernias. Devlin, H. B. , ed., Butterworths, London, 1988, p. 1～9.

4) Read, R. C.: Herniology：Past, present, and future. Hernia 1：577～580, s2009.

5) Wantz, G. E.: The operation of Bassini as described by Attilio Catterina. Surg. Gynecol. Obstet., 167：67～80，1989.

6) 木村孝蔵：鼠径及ビ股ヘルニアノ自家考案根治手術ニ就テ．日外会誌，8：28～30，1907.

7) 波多腰正雄：外鼠径ヘルニアノ根治手術ニ就テ．日外会誌，13：95～97，1912.

8) 木本誠二：鼠径ヘルニア手術々式の検討．外科，10：70～81，1948.

9) Nyhus, L. M., Condon, R. E.: Hernia. 2nd ed., J.B. Lippincott, Philadelphia, 1978.

10) 前田昭二，比企能樹，守谷孝夫，他：内鼠径輪閉鎖を主とする外鼠径ヘルニアの手術法．手術，19：268～278，1965.

11) 前田昭二，田原博：高齢者そ径ヘルニアの根治手術；内そ径輪閉鎖を主とした Bassini 変法．手術，34：883～895，1980.

12) 村上治朗：鼠径・大腿ヘルニア手術図説；再発のない手技と其の周辺．岐阜歯科大学外科学教室ヘルニア研究会，1977.

13) 村上治朗：大腿ヘルニア：診断上の盲点と治療．手術，32：449～457，1977.

14) 牧野永城，佐藤光史，木村光博，他：成人鼠径ヘルニアに対する術式とその選択．臨床外科，32：441～448，1977.

15) 牧野永城，西尾剛毅，青木恵一，柵瀬信太郎：高齢者大腿ヘルニア手術（McVay 手術）．手術，34：897～903，1980.

16) 牧野永城：鼠径ヘルニアの手術．外科基本手術シリー

ズ 6，へるす出版，東京，1983.

17) 大澤二郎，篠田正昭，村上治朗：高齢者再発ヘルニア手術．手術，34：911～916，1980.

18) 柵瀬信太郎，牧野永城：成人の鼠径ヘルニアの標準術式．消化器外科，4：1147～1161，1981.

19) 坂本昌義，大谷五郎：鼠径ヘルニア再発の手術．外科 Mook，52：65～74，1989.

20) 柵瀬信太郎：再発ヘルニア原因と治療のポイント．臨床外科，43：1057～1069，1988.

21) 三重野寛治，四方淳一：成人鼠径ヘルニアに対する Usher 手術．消化器外科，12：1841～1846，1989.

22) 三重野寛治，四方淳一，小平進：再発鼠径ヘルニアの手術手技：mesh による補強を中心に．消化器外科，15：1457～1464，1992.

23) 柵瀬信太郎，牧野永城：鼠径ヘルニアと大腿ヘルニア．新外科学大系 25B：腹壁・腹膜・イレウスの外科 II，中山書店，東京，1990，p. 24～126.

24) 大澤二郎：臨床外科クリニック；ヘルニア手術，医学書院，東京，1993.

25) Read, R. E.: Cooper's posterior lamina of transversalis fascia. Surg. Gynecol. Obstet., 174：426～434，1992.

26) Fowler, R.: The applied surgical anatomy of the peritoneal fascia of the groin and the "secondary" internal ring. Aust. N.Z. J. Surg., 45：8～14，1975.

27) 柵瀬信太郎：Preperitoneal approach と mesh による補強について．消化器外科，15：1483～1494，1992.

28) 柵瀬信太郎：欧米における鼠径部の筋膜構造の知見．臨床外科 57：1033～1042，2002.

29) 柵瀬信太郎，大多和孝博，山名哲郎，他：再発鼠径ヘルニア，大腿ヘルニアの手術術式．手術，46：271～284，1992.

30) 渡部和巨，篠崎伸明，青木重憲，他：Tension-free のヘルニア修復術．手術，47：1965～1969，1993.

31) 森　匡，宗田滋夫，橋本純平，他：Bard Marlex Mesh Per-Fix Plug を用いた成人鼠径ヘルニア手術法．外科治療，73：468～471，1995.

32) 平井淳一，白髭健朗：プラグ法による tension-free ヘルニア修復術．臨床外科，51：863～868，1996.

33) Hachisuka, T.: Femoral hernia repair. Surg. Clin. North Am., 83：1189～1205，2003.

34) 柵瀬信太郎：mesh を用いた鼠径ヘルニアの手術．消化器外科，21：1717～1737，1998.

35) 三澤健之，桜井みのり，野秋朗多，他：Kugel 法による鼠径ヘルニア修復術．手術，56：841～845，2002.

36) 小山勇，上笹直，利光晴子，他：Kugel 法．外科治療，88：172～179，2003.

37) 執行友成，石原哲：日帰り手術の診療所と病院での比較検討（成人ソケイヘルニア，Mesh & Plug 法）．日臨外会誌，60：284，1999.

〔柵瀬信太郎〕

腹腔鏡下手術の歴史；術式開発の黎明期

≫POINT

◆ ヘルニア発生部位を被覆するように腹腔鏡観察下に腹膜前層にメッシュを貼付する手技は，組織修復法に比べて緊張が少なく術後疼痛が小さい。
◆ 鉗子の細径化はさらなる低侵襲手術を可能とし，整容性も向上させる可能性がある。
◆ 腹腔鏡の高精細化・画素数増加の進歩は，それまでみえなかった腹膜下の層構造を明らかにした。

はじめに

腹腔鏡下鼠径ヘルニア修復術登場以前の成人を対象にした手術は，前方アプローチによる組織修復法であった。ヘルニア囊を露出し高位結紮の後，筋膜縫合を施す前壁・後壁補強手技であった。Bassini[1]，Halsted[2]，McVay[3]などの名前がついたものは縫合する筋層筋膜が異なる。内鼠径輪が小さいときは縫縮術だけでよいとするMarcy[4]の手技は今でも通用する。

I 腹腔鏡下修復術初期の試み

Gerは1972年に内鼠径輪を経腹腔アプローチで金属クリップを使って閉鎖する方法を試みたが，患者の経過観察ができなかったとされている[5][6]（図Ⅱ-30)。Gerはそのほかに鼠径管内にメッシュを球状にして挿入する方法も試みたが，患者が鼠径管内の異物感を強く訴えたため断念したとも聞いている。Poppは1990年，脳の硬膜を腹壁に貼ってヘルニア脱出防止を図ったが，周囲組織の癒着により普及しなかった[7]。また同年Fitzgibbons，FilipiらはブタでPTFEを腹壁に貼る実験をしたが，onlayパッチであり，腹腔に露出していたメッシュと腸管や周囲組織との癒着が生じ，ヒトへの応用は普及しなかった（図Ⅱ-31)[8]。

II 腹腔鏡下修復術の発展

現在の方法に近い形で腹腔鏡を臍部から挿入し，鼠径部の腹膜を切開し，ヘルニア発生部位を被覆するように腹膜下にメッシュを張る術式はSchultzが1990年に報告した[9]（図Ⅱ-32[10])。国内で施行された最初の腹腔鏡下外科手術は山川らの胆囊摘出術であるが[11]，筆者らも同年腹腔鏡下鼠径ヘルニア修復術を開始できる体制となった。次なる適応拡大に鼠径ヘルニアを目指した理由は出血部位が少ないと考えたからで，当初は内鼠径輪を縫縮する器具を照会した。その縁で1991年10月17日～19日にかけて米国Cincinnatiで開かれた第2回ヘルニア修復術のワークショップに参加し，Schultz，Fitzgibbons，Ger，Phillipらと意見交換する機会を得た。ヘルニア発生部位を被覆するように腹膜下層にメッシュを当てたほうがよいとの合意を参考に，帰国して試すことになった。

1991年12月に経験した初症例は手術翌日苦もなく患者が歩くではないか。前方アプローチ組織修復法では筋膜を寄せるために緊張がかかる。患者は痛みを少なくするため患部に緊張がかからないように前屈みで歩くのがそれまで普通であったが，その常識を覆された。この経験からメッシュは異物であり生体に入れたくないと考えていた偏見を捨てることにした。1992年7月の第40回日本消化器外科学会総会ビデオパネルディスカッションで「新しい腹腔鏡下そけいヘルニア手術の試み」を報告した[12][13]。発表後質疑応答の時間になったが，会場

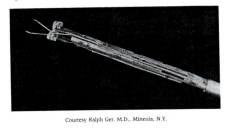

図Ⅱ-30　1972年にGerが考案した内鼠径輪閉鎖用クリップ

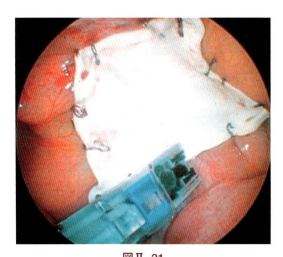

図Ⅱ-31
PTFEを腹壁に貼る実験をブタで施行したが，腸管癒着が強く臨床応用は断念した

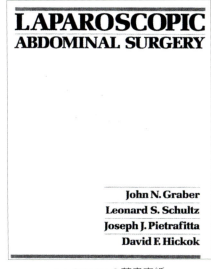

a：Schultzの著書表紙

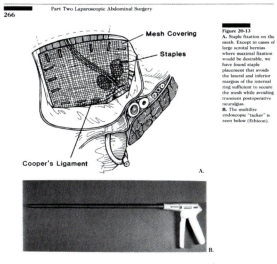

b：メッシュ貼付と初期のステイプラー

図Ⅱ-32

は異様な静けさであった。総合討論が終わり演壇を降りたところで初老の外科医から「20分で終わるような簡単な手術を1時間もかかって手術をするとはどういう了見だ」と叱責に近い言葉を受けた。

Ⅲ　普及期

　全身麻酔が必要なこと，費用が高くなることなどはあっても低疼痛，低侵襲，早期社会復帰を可能にする腹腔鏡下鼠径ヘルニア修復術は多くの外科医が取り組むことになった。浜松医科大学　今泉強[14]・木村泰三[15]，滋賀医科大学　藤村昌樹[16]，秋田大学　田中淳一[17]，長野市民病院　宗像康博，林賢[18]，佐田病院　佐田正之[19]，名古屋市立大学　早川哲史[20]らが続いた。1993年になると経腹腔的アプローチばかりでなく，経腹膜外アプローチが米国に登場した[21]（図Ⅱ-33）。わが国でも池田正仁，重光祐司ら[22]が腹腔を開けない利点を報告した。

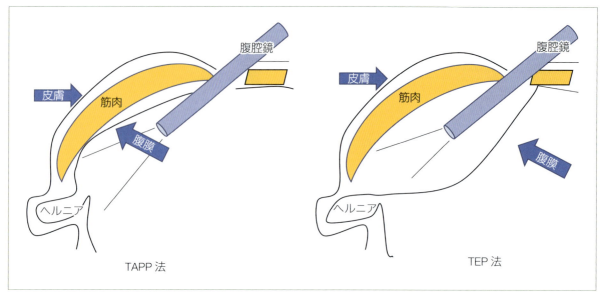

図Ⅱ-33 経腹腔的アプローチと経腹膜外アプローチ
腹腔経由でヘルニアにアプローチするtransabdominal preperitoneal approach（TAPP法）と腹膜外経由でアプローチするtotally extraperitoneal approach（TEP法）の二通りがある

Ⅳ 前方アプローチ・メッシュプラグの台頭

　1993年から普及しはじめた腹腔鏡下鼠径ヘルニア修復術は1995年を境に減少した。理由の1つは習得が難しかったことによるが，もう1つの理由は異物であるポリプロピレンメッシュを鼠径ヘルニア修復術に使用することが容認されるようになったと同時期に，米国のGilbert, Rutkowらにより前方アプローチでメッシュプラグやディスク状メッシュを挿入する方法が簡便で費用も安価であるとの報告がなされたことによる[23)24)]。わが国でも四日市市立病院の蜂須賀丈博らが簡便な方法であると取り上げ[25)]，腹腔鏡下手術に批判的であった外科医が賛同し，メッシュプラグ法の手術件数は以後2006年のピークまで伸びつづけた（図Ⅱ-34）。

Ⅴ 細径化・シングルポートの流れ

　腹腔鏡下手術の低疼痛を極めるためにはポート径を小さくする流れと，ポート数を少なくする2つの流れがある。細径化の方向性はわが国のほうが早いようで，Kimuraら[26)]やWadaら[27)]の報告がある[28)29)]。これにはNeedlescopic Surgery Meetingあるいは単孔式内視鏡手術研究会，両者が合同して開催するReduced Port Surgery Forumの寄与が大きいと思われる。

Ⅵ 高精細画像による膜構造理解の進歩

　腹腔鏡下手術全般にいえることであるが，腹腔鏡の画素数増加が手術を変えたといってよい。画素数が増加するに従って，画像は鮮明になり，みえなかったものも細かいところまでよくみえるようになった。1991年開始当初は腹膜の下に腹横筋筋膜，結合織があるのはみえたが何層あるかは議論の対象にならなかった。2006年から投入されたハイビジョン高精細画像で腹腔からみると，腹膜下層に深葉と浅葉の2枚の膜があることがわかってきた。この点に関しては早川[30)]の膜構造を意識した手術の啓発の力が大きかった（図Ⅱ-35）[31)]。徳村は腹膜前層に麻酔薬を浸潤させたほうが安全に剝離できることを主張している[32)]。今後，腹膜の血流，リンパ還流の視点からも議論が続くと思われる。

腹腔鏡下手術の歴史；術式開発の黎明期

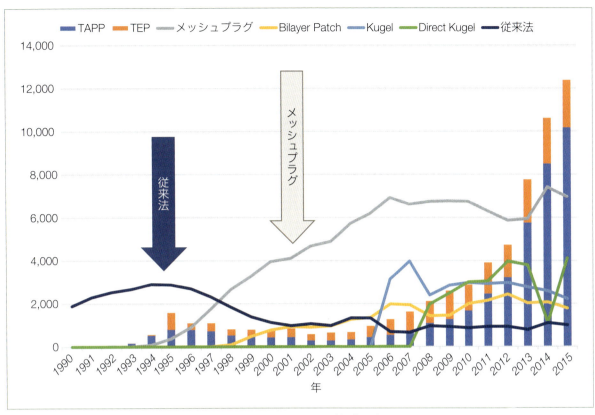

図Ⅱ-34　鼠径ヘルニア術式の変遷
組織修復法である従来法は腹腔鏡下手術の登場で減少傾向となった．メッシュプラグ法の導入後はさらに少なくなったが，一定の支持はあると思われる

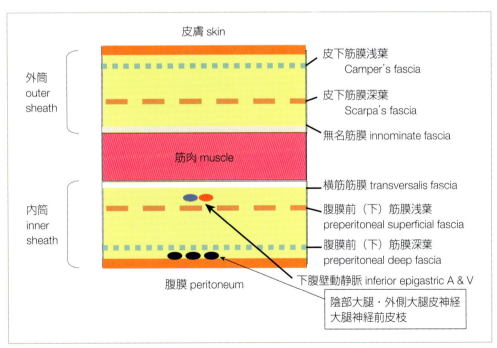

図Ⅱ-35
佐藤らの図を一部改変したものである．腹壁筋層を挟んで皮下の表在筋膜と同様に腹膜側にも2層の膜がある
〔佐藤達夫：体壁における筋膜の層構成の基本設計．医学のあゆみ，114（13）：C168〜C175，1980．より引用・一部改変〕

II章 わが国における鼠径部ヘルニア手術の変遷

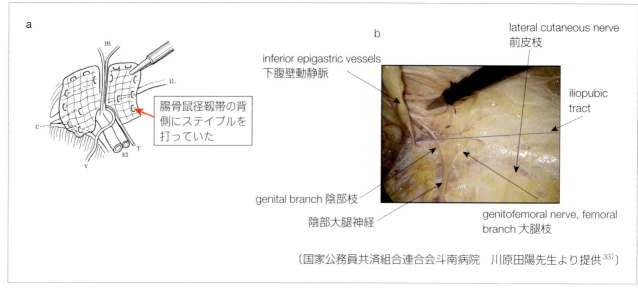

図II-36
1991〜1993年はメッシュを蝶型に形成し，下腹壁動静脈の裏面に展開固定していた。iliopubic tractより背面へステイプルを打っていた（a）。Schultz[10]の図も同様であった。当時はbに示すとおり，陰部大腿神経の枝がiliopubic tract背側から大腿へ走行していることに注意を払えていなかった

VII メッシュの展開・固定の変遷と神経走行

筆者は1991〜1993年までメッシュを蝶型に形成し，下腹壁動静脈の裏面すなわち腹横筋に密着するようにメッシュを展開していた（図II-36a）。下腹壁動静脈は窩間靱帯に包まれており，動静脈の裏面を剝離・通過することは労力がいるためやめることにして，現在主流になった下腹壁動静脈の腹腔側にメッシュを貼るようにしている。図II-36bで驚くことは，術後疼痛の原因になる神経損傷につながる位置にステイプルを打っていたことである。米国のSchultzの成書にもiliopubic tractの下にステイプルを打つ図が示されている（図3，図7a参照）。これは背側の神経走行についての知識が少なかったことによる。術後疼痛の原因となるステイプルあるいはタッカーを外側大腿皮神経に打ち込んでしまうためであることが多い。2013年に始まったcadaverによる教育セミナーにおいて川原田らにより提示されたスライドを借用した（図II-36b）[33]。

札幌医科大学解剖学第二講座　藤宮峯子教授のcadaverにおける研究・ご協力には，鼠径ヘルニア修復術に関係する学会をあげて感謝申し上げたい。

おわりに

腹腔鏡下鼠径ヘルニア修復術の黎明期の歴史と手術術式の変遷，機器の進歩に応じて変化した解剖学的知見を概観した。本項ではメッシュの進歩，heavy weightからlight weight，素材がポリプロピレンからその他の金属あるいは生体素材の利用，メッシュ固定もチタン製ステイプルから吸収性タッカーへの進歩について記載すべきであったが紙面の制限から省略し，術式の変遷に絞って記載した。いずれにしてもヘルニア発生部位を被覆しメッシュの移動や収縮を熟知して手術することが肝要である。機会があればそれらの点にも触れてみたい。

文献

1) Basssini, E.: Spora 100 casi di curaradicale dell'ernia inguinale operata colmetodo dell'autore. Arch. Atti. Soc. Ital. Chir., 5: 315〜319, 1888.
2) Halsted, W. S.: The radical cure of inguinal hernia in the male. Ann. Surg., 17: 542〜556, 1893.
3) McVay, C. B.: Inguinal and femoral hernioplasty: Anatomic repair. Arch. Surg., 57: 524〜530, 1948.

4）Marcy, H. O.：The cure of hernia. JAMA, 8：589〜592，1887.

5）Ger, R.：The management of certain abdominal herniae by intra-abdominal closure of the neck of the sac：Preliminary communication. Ann. R. Coll. Surg. Engl., 64：342〜344, 1982.

6）Ger, R., Monroe, K., Duvivier, R., et al.：Management of indirect inguinal hernias by laparoscopic closure of the neck of the sac. Am. J. Surg., 159：370〜373, 1990.

7）Popp, L, W.：Endoscopic patch repair of inguinal hernia in a female patient. Surg. Endosc., 4：10〜12, 1990.

8）Zucker, K. A., ed.：Surgical Laparoscopy. Quality Medical Publishing, St. Louis, 1991, p.281〜293.

9）Schultz, L., Graber, J., Pietrafitta, J., et al.：Laser laparoscopic herniorraphy：A clinical trial preliminary results. J. Laparoendosc. Surg., 1：41〜45, 1990.

10）Schultz, L. S.：Laparoscopic Inguinal Herniorrhaphy. *In* Laparoscopic Abdominal Surgery. Graber, J. N., Schultz, S., Pietrafitta, J. J., et al., eds., McGraw-Hill, New York, 1993, p.255〜270.

11）石川泰郎，山川達郎，酒井滋，他：腹腔鏡下胆囊摘出術．腹部救急診療の進歩，11：37〜42，1991.

12）松本純夫，川辺則彦，丹光明，他：新しい腹腔鏡下そけいヘルニア手術の試み（会議録）．日消外会誌，25：1506，1992.

13）松本純夫：腹腔鏡下鼠径ヘルニア手術．手術，47：645〜650，1993.

14）今泉強，木村泰三，桜町俊二，他：腹腔鏡下鼠径ヘルニア根治術の手技．第5回内視鏡外科研究会抄録集，1993，p.126.

15）木村泰三，桜町俊二，吉田雅行，他：鼠径ヘルニアに対する腹腔鏡下修復術．手術，48：920〜926，1994.

16）山本明，藤村昌樹，平野正満，他：成人鼠径ヘルニアに対する腹腔鏡下修復術の経験．日臨外医会誌，55：1974〜1979，1994.

17）田中淳一，菊池俊樹，小山研二：成人の鼠径ヘルニアに対する腹腔鏡下修復術．日外科系連会誌，20：61〜64，1995.

18）林賢，宗像康博，川崎誠治，他：腹腔鏡手術；鼠径ヘルニア．オペナーシング，94：166〜171，1994.

19）佐田正之，広瀬直樹，植木敏幸，他：腹腔鏡下鼠径ヘルニア手術の新しい展開 Transabdominal preperitoneal approach（会議録）．日外会誌，94（Suppl.）：253，1993.

20）早川哲史，寺西太，石原正志，他：より安全で合併症の少ない腹腔鏡下鼠径ヘルニア修復術の工夫（会議録）．日臨外会誌，57：189，1996.

21）McKernan, J. B., Laws, H. L.：Laparoscopic repair of inguinal hernias using a totally extraperitoneal prosthetic approach. Surg. Endosc., 7：26〜28, 1993.

22）池田正仁，小川聡，重光祐司：腹腔鏡下鼠径ヘルニア修復術のコツ（Ⅱ）total extraperitoneal approach（総説）．大分県医学会雑誌，14：24〜28，1995.

23）Gilbert, A. I.：Sutureless repair of inguinal hernia. Am. J. Surg., 163：331〜335, 1992.

24）Robbins, A. W., Rutkow, I. M.：The mesh-plug hernioplasty. Surg. Clin. North Am., 73：501〜512, 1993.

25）蜂須賀丈博，中山裕史，柴田有宏，他：Mesh Plug らを用いた大腿ヘルニア修復術；大腿法を中心に（解説）．手術，50：1457〜1459，1996.

26）Kimura, T., Wada, H., Yoshida, M., et al.：Laparoscopic inguinal hernia repair using fine-caliber instruments and polyester mesh. Surg. Laparosc. Endosc., 8：300〜303, 1998.

27）Wada, H., Kimura, T., Kawabe, A., et al.：Laparoscopic transabdominal preperitoneal inguinal hernia repair using needlescopic instruments：A 15 year, single-center experience in 317 patients. Surg. Endosc., 26：1898〜1902, 2012.

28）Kimura, T., Yamauchi, K., Ihara, Y., et al.：Single-site laparoscopic herniorrhaphy using needle instruments for inguinal hernias in children：A novel technique. Surg. Today, 42：100〜103, 2012.

29）Cugura, J. F., Kirac, I., Kulis, T., et al.：Comparison of single incision laparoscopic totally extraperitoneal and laparoscopic totally extraperitoneal inguinal hernia repair：Initial experience. J. Endourol., 26：63〜66, 2012.

30）早川哲史：腹腔鏡下鼠径ヘルニア修復術を極める；術後疼痛がなく再発させない解剖学的理論と確実な手術手技（会議録）．日臨外会誌，72（Suppl.）：301，2011.

31）佐藤達夫：体壁における筋膜の層構成の基本設計．医学のあゆみ，（13）114：C168〜C175，1980.

32）徳村弘実，野村良平，西條文人，他：膨潤麻酔併用による腹腔鏡下経腹的腹膜前鼠径ヘルニア修復術．日臨外会誌，72：2204〜2208，2011.

33）川原田陽，山本和幸，森綾乃，他：「若手に伝えるヘモ・ヘルニア手術」腹腔鏡下鼠径ヘルニア手術；腹腔内アプローチ（TAPP）と腹膜外アプローチ（TEP）．北海道外科誌，60：23〜28，2015.

〔松本純夫〕

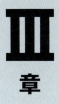

手術手技

1 腹腔鏡下手術

TAPP法 ― 標準術式

❖POINT

- ◆TAPP法は，鼠径部の膜構造，層構造を認識・意識することが重要である。
- ◆無駄な組織破壊を行わず，可能なかぎり膜構造を温存する。
- ◆腹側における鉗子可動域制限に対しては，奥行きを把握した展開でカバーする。
- ◆再発予防のため，メッシュはMPOから3cm程度オーバーラップする位置に留置する。

はじめに

transabdominal preperitoneal approach法（以下，TAPP法）は腹腔鏡下に腹腔内より鼠径ヘルニアの修復を行う術式である。TAPP法は腹腔鏡下に観察することにより，両側ともに確実な診断が可能であり，術中の剥離範囲やメッシュ留置位置に対しても，詳細な確認が可能である。また，疼痛の原因となる神経系が走行する層には手術操作が及ばないことなどから術後早期の疼痛や慢性疼痛も少なく，社会復帰が早いなどのメリットがある。また，拡大視効果により鼠径部解剖の理解がしやすく，若手外科医に対する鼠径ヘルニア修復術の教育面においても優れる。腹腔鏡下での切開，剥離，縫合結紮などの基本手技が学べ，高難度腹腔鏡下手術へ技術展開できる点も重要なメリットである。

近年，腹腔鏡下手術の普及とともに，本術式を選択する施設は増加している状況である。しかしその一方，日本内視鏡外科学会の集計では，腹腔鏡下修復術の再発率は依然高く[1]，今後は再発を起こさない術式の確立とその普及が急務である。われわれは再発ゼロを目指し，膜構造，層構造を意識したTAPP法を施行しており，本項では手技の実際について解説する。

Ⅰ TAPP法の適応

全身麻酔が可能であれば，すべてTAPP法の適応

としている。導入初期の施設では，巨大陰嚢ヘルニア例，再発例，嵌頓例，下腹部手術既往例などは手術の難度が高くなるため，慎重に適応を決めたほうがよい。とくに，前立腺に対する手術など，腹膜前腔に操作が及ぶ手術後の症例は炎症の影響から剥離が困難な場合が多く，その場合は本項で紹介する定型的な手法では対応が困難である。また，術中さまざまな理由により，腹腔鏡下ヘルニア修復術の施行が困難な症例では躊躇することなく前方アプローチ（鼠径部切開法）に移行することが非常に重要である。

Ⅱ 鼠径部解剖

鼠径部解剖は非常に複雑であり，その詳細は別項に譲るが，鼠径ヘルニア修復術においてはその層構造を意識することが重要とされる[2]。膜構造を認識し，層構造を意識して術式を構成することで，より理解しやすく無駄のない手術となる（図Ⅲ-1）。また，神経，血管などがどの層に存在するかを把握することで副損傷を防ぎ，術中の出血を減らすことができる。

Ⅲ TAPP法で修復すべき範囲

Fruchaudは腹直筋，腹横筋腱膜弓，Cooper靱帯，腸腰筋で囲まれた範囲を鼠径ヘルニアが発生する部位としてmyopectineal orifice（以下，MPO）として報

1. 腹腔鏡下手術 — TAPP 法 — 標準術式

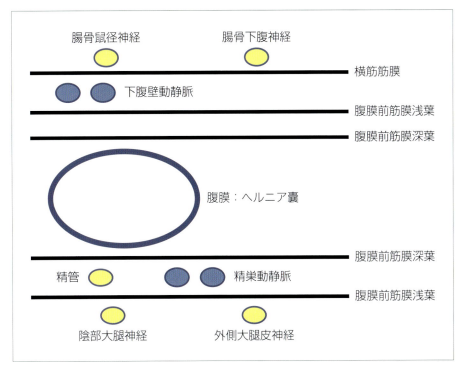

図Ⅲ-1 ヘルニア門の横断面
　血管，神経などがどの層に位置しているかを認識することが重要である

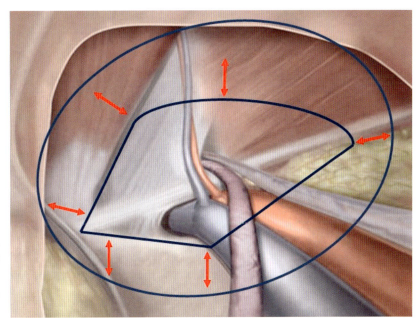

図Ⅲ-2 適切な剝離範囲とメッシュ留置位置
　myopectineal orifice から，3 cm 以上オーバーラップしてメッシュを留置することが必要である
　内側の青枠：myopectineal orifice，外側の青枠：最低限修復すべき範囲

告し，この部位の完全な修復を推奨した[3]。われわれはどのタイプでも，MPO から 3 cm オーバーラップするようにメッシュを留置固定することが非常に重要と考えている（図Ⅲ-2）。

Ⅳ TAPP 法の手術手技

1. 麻酔とセットアップ

　全身麻酔下に仰臥位で行っている。麻酔管理上の利点から，両手は体幹に付けず無理のない範囲で斜めに出している。術者は手術側と逆側の患者肩上に立ち，スコピストは患者上肢の足側（上肢と体幹の

Ⅲ章　手術手技

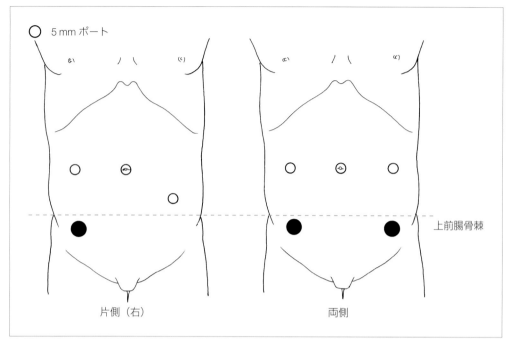

図Ⅲ-3　トロッカー留置位置

間）に立つ。器械出しの看護師は術者の対側に立つ。腹腔鏡は直視の硬性鏡を使用している。小腸などを展開し視野をよくするために手術台は頭低位，患側高位に少しだけ傾けている。患者の状況により，健側を体幹固定器で固定する場合もある。モニター位置を術者と患側鼠径部を結んだ線上に配置し軸を合わすことで腹腔鏡下手術操作が容易になる。

2. トロッカー留置位置（図Ⅲ-3）

基本的に 5 mm トロッカーを 3 本使用している。腹腔鏡挿入用に臍部に 5 mm，鉗子挿入用に左右に 5 mm トロッカーを使用している。導入時は臍部を 12 mm とし，12 mm カメラを使用したほうが視野もよく，ガーゼなどの出し入れも容易である。左右のトロッカー留置位置は片側症例の場合は患側をおよそ臍の高さ，健側を臍と上前腸骨棘の間の高さに留置する。健側のトロッカーを上前腸骨棘に近づけすぎると，とくに外側操作時に患部が近くなり，操作が難しくなるため注意する。左右の留置位置はある程度臍部と距離をとることにより，鉗子操作が干渉せず，容易になると感じている。両側例は左右ともにおよそ臍の高さに留置している。腹部の膨らみ方や肋骨弓のせり出し方などにより個々の症例で微調整が必要である。

3. 手術手順〔日本ヘルニア学会分類Ⅰ型（右側）〕

以下，日本ヘルニア学会（以下，JHS）分類Ⅰ型（右側）に対して説明する。

1）トロッカー留置

最初に臍部に 5 mm トロッカーを optical method にて挿入する。単鈎鉗子で創部両側皮膚を持ち上げながら，腹腔鏡で拡大される視野において 1 枚 1 枚膜を認識しながら挿入する。気腹圧は 8〜10 mmHg とし，左右に 5 mm トロッカーを追加した後に，直視の硬性鏡を用いて腹腔内を観察する。

2）腹膜切開

内鼠径輪外背側から腹膜切開を開始する。内鼠径輪腹側の高さでは腹膜と腹膜前筋膜が剝離困難なことが多く，同部位から腹膜切開を開始すると深い層に入りやすいので，内鼠径輪やや背側の高さから腹膜切開を開始している（図Ⅲ-4）。超音波凝固切開装置で切開を開始すると最初の一太刀で腹膜前筋膜深葉（以下，深葉）も同時に切れやすくさらにシーリングされてしまうので，腹腔鏡用剪刀で切開を開始すると腹膜のみを切開でき，深葉を温存しやすい。術後水腫を予防するため，とくに JHS 分類Ⅰ-3 型のような大きなヘルニアの場合，ヘルニア囊の奥まで切開を入れている。腹膜切開後は深葉を温存す

1. 腹腔鏡下手術 ― TAPP 法 ― 標準術式

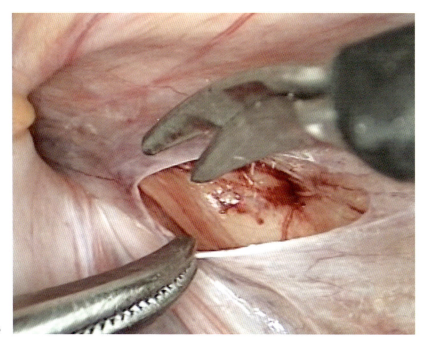

図Ⅲ-4　腹膜切開
ヘルニア門の外背側から開始する

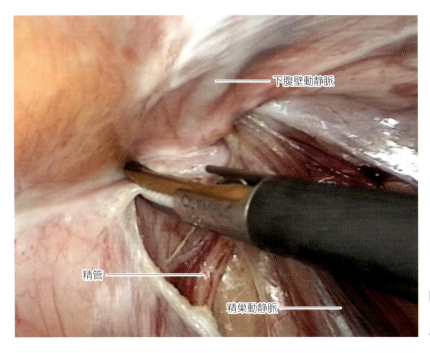

下腹壁動静脈

精管

精巣動静脈

図Ⅲ-5　内側への剝離
必ず精管を確認，剝離してから，腹膜前腔に入る

るようにガーゼを用いて鈍的に腹膜のみを剝離していく．この操作により，腹膜の可動性が増し，後の剝離操作が容易となる．

3）内側への剝離

続いて内側に向けてガーゼを用いて鈍的に深葉を落としていく．このとき，内側臍ヒダの外側で精管を認めるが，精管周囲に1枚膜を残すように剝離し，露出することは避ける．精管を越えて剝離した後に，内側臍ヒダ外側で深葉を鈍的・鋭的に切開し，深葉と腹膜前筋膜浅葉（以下，浅葉）間の腹膜前腔に入る（**図Ⅲ-5, 6**）．その際，内側臍ヒダを手前にしっかり牽引すると腹膜前腔に入りやすい．また，できるだけ下腹壁動静脈近傍で剝離するほうが適切な層に入りやすい．内側臍ヒダ内側にてこの操作を行うことは膀胱損傷のリスクが高くなるため行わない．腹膜前腔に入った後はその層を保つように内側へ剝離を進め，Cooper 靱帯を確認する．この操作は以後の腹側の外側からの剝離の受けを作る作業

105

Ⅲ章　手術手技

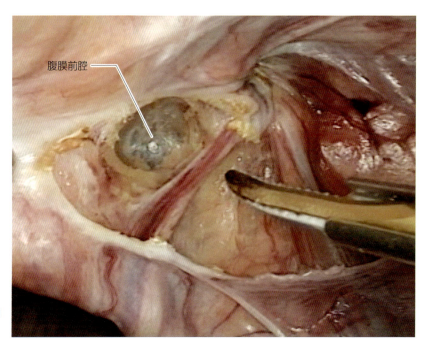

図Ⅲ-6　内側臍ヒダ外側，精管内側で腹膜前腔に入る

でもある。さらなる内側の剥離については視野が悪い場合は次のステップに進む。

4）外側，背側の剥離，壁在化

ヘルニア門外背側の腹膜のみを把持し，深葉をガーゼにて鈍的に剥離する。iliopubic tract より背側，精管より外側の領域には陰部大腿神経陰部枝や外側大腿皮神経が走行しており，術後疼痛などを可及的に予防するためにもこの部分は丁寧に腹膜のみを剥離し，可能なかぎり深葉を温存することが肝要である。外側は上前腸骨棘あたりまで剥離する。背側においてはメッシュ留置時のめくれ上がりを防ぐためにも精管と血管系を十分に剥離し，壁在化する（parietalization）。背側に関しては，メッシュが浮き上がらず展開されていることが再発予防の点で重要である。

5）腹側の剥離

次に外側から内側に向けてヘルニア門腹側の剥離を行う。腹側は腹膜と腹膜前筋膜が剥離しにくい部分であり，鈍的に剥離不能なことが多く，鋭的に切開し深い層にいったん入り，その層を保つように進めていく（図Ⅲ-7）。最終的に先ほど剥離しておいた内側の層（図Ⅲ-6 の腹膜前腔）と連続させる。途中ヘルニア嚢を円状に切り抜くこととなる（図Ⅲ-8）。内側へ層をつなげた後はメッシュが広がるように腹側方向への剥離を追加する。ヘルニア門腹側縁から 3 cm を目安に剥離する。このとき，常に外側から内側へ剥離を行い，層を一定に保つように心がける。また，ヘルニア嚢が完全に反転するタイプではヘルニア嚢を切離せず，腹膜をすべて残すように剥離する場合もある。

6）内側剥離の完成

腹側の剥離を終えたら，内側の剥離を完成させる。先ほど剥離していた層を保ちながら，必ず腹直筋外縁を確認し，そこから 3 cm ほど内側へ剥離する（図Ⅲ-9）。内側腹側は深葉の切り残し部分があると視野も悪くなるので，同部分をしっかり剥離しておくと視野がよくなり，剥離操作も容易となる。剥離が終了したら，最後に慎重に止血を確認する。TAPP 法の場合，術後出血しても腹腔側に出血腔が広がり，体表面から気づきにくいことがあるため，止血は慎重に確認する。

7）メッシュ留置と固定

メッシュは，内側は腹直筋外縁，腹側はヘルニア門上縁，背側は Cooper 靱帯からそれぞれ約 3 cm の距離をオーバーラップするように留置し（図Ⅲ-10），外側は上前腸骨棘まで覆うようにしている。メッシュの選択に関してもっとも重要な点はサイズである。メッシュを切って使用する場合は必ず上記を満たすように剥離されているかどうかを慎重に確認する。剥離が不足している状態でヘルニア門や剥

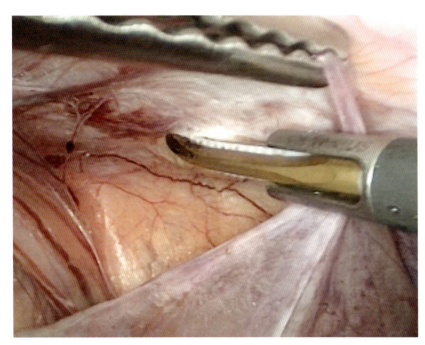

図Ⅲ-7 腹側の剥離
鈍的に剥離が困難な部位は鋭的に切開し，1層深く入ってから剥離する

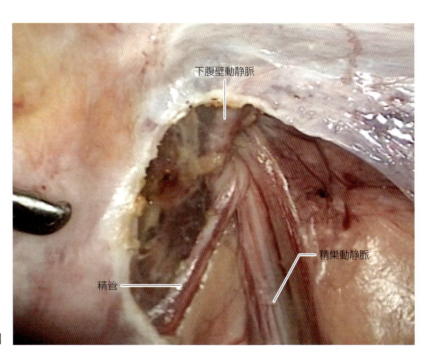

図Ⅲ-8 ヘルニア嚢円周切開完了図

離範囲を測定し，メッシュを切って使用すると実際は適切な大きさでないメッシュを留置してしまうことになり，再発の原因となる。修復範囲は前述の構成組織で決まるのであり，実際のヘルニア門からの距離のみではない。慣れないうちは大きさが決まっているものを使用することで最低限メッシュの大きさは剥離されていることになるため，サイズ選択を適切に行えば，剥離範囲に対する誤認識からの再発を予防できる。

固定器具は吸収性のタッカーを使用している。疼痛の原因となり得るため，不要な固定は避けるべきであり，再発を予防するために必要と考える部位のみ固定する。

われわれは，メッシュの位置決めにもっとも重要と考えるヘルニア門直上の腹側メッシュ縁を最初に固定する。同部分の固定後は，全体的な位置を慎重に再確認する。問題なければメッシュ内側腹側と外側腹側に固定を追加し，3点固定としている。われ

Ⅲ章　手術手技

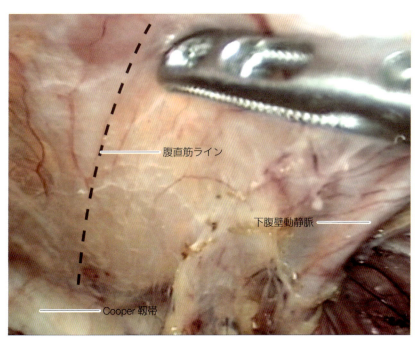

図Ⅲ-9　内側剥離
必ず腹直筋外縁を確認し，そこから3 cmの剥離を追加する

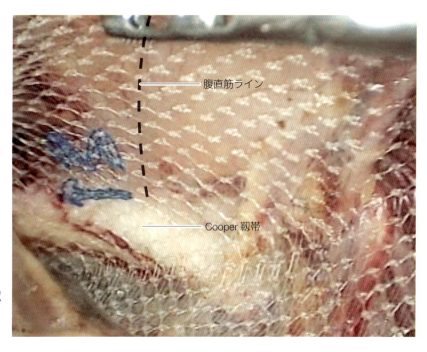

図Ⅲ-10　メッシュ留置後の内側確認
腹直筋外縁から内側方向へ3 cmオーバーラップさせる

　われはJHS分類Ⅱ-3型，Ⅲ型に対してはCooper靱帯に固定しているが，それ以外は同部に固定していない。Seidらがtrapezoid of disasterと定義した[4]，iliopubic tractより背側，精管より外側の領域には陰部大腿神経陰部枝や外側大腿皮神経が走行しており，疼痛の原因となるため当然固定してはならない。固定する際の注意点としては，タッカーを腹壁に対して垂直に当てること，皮膚側から助手に押してもらう際に面で押さえるのではなく，点で押さえることにより，固定時にずれにくく適切に固定できる。固定時にメッシュがずれると，剥離範囲が適切でも，メッシュのオーバーラップ部分が減少する可能性があり，再発に直結するので注意する。

8）腹膜閉鎖

　鏡視下に腹膜を連続縫合閉鎖する。気腹圧を減らし，腹膜の緊張を減らしている。縫合距離が長い場合や欠損部が縦に大きい場合は，stay sutureを1針かけるとその後の縫合が容易となる。できるだけ縫合

1. 腹腔鏡下手術 — TAPP法 — 標準術式

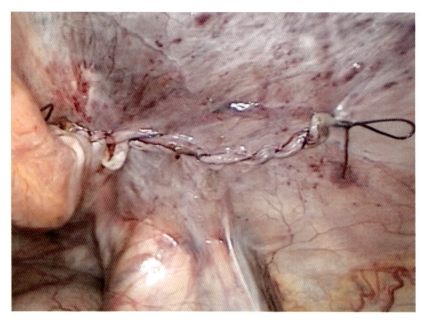

図Ⅲ-11 腹膜閉鎖終了図
緊張がかからないように縫合ラインを検討し、縫合する

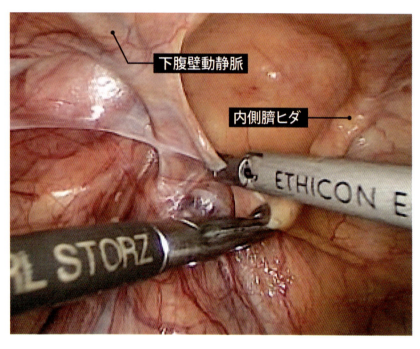

図Ⅲ-12 腹膜切開
内側臍ヒダを手前に牽引した状態で、その外側をヘルニア門下縁の高さで切開する

後の腹膜にテンションがかからないように縫合ラインを検討し縫合する（**図Ⅲ-11**）。縫合が終了したら全体像を確認し、手術を終了する。気管挿管抜管時に腹圧がかなり上昇するため、腹壁に圧がかかりメッシュの位置がずれる可能性があるため、抜管時には必ず患側鼠径部を押さえ、腹壁の位置が変わらないようにしている。

4. 手術手順〔日本ヘルニア学会分類Ⅰ型（左側）〕

以下、JHS分類Ⅱ型（左側）に対して解説する。前述したJHS分類Ⅰ型（右側）と異なる点のみ概説する。左側術式も基本的なコンセプトは右側と同じであるが、切開や剝離などの操作は基本右手で行うものとして再構成した術式である。また、JHS分類Ⅰ型とⅡ型の術式の大きく異なる点は、横筋筋膜を剝離しヘルニア門を露出する操作が加わることである。

1）腹膜切開

左側ではヘルニアの内側から外側へ向けて切開していくこととなる。切開開始位置は内側臍ヒダ外側、高さは内鼠径輪下縁あたりとしている（**図Ⅲ-12**）。

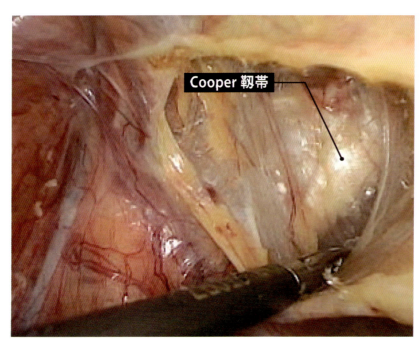

図Ⅲ-13 内側剝離
　腹膜切開に続いて，深葉も切開し腹膜前腔に入る

そして同部位で深葉も切開し，まず腹膜前腔に入っておく（図Ⅲ-13）。腹膜の可動性に余裕があれば内側の剝離を進めてもよいが，基本的には Cooper 靱帯の確認までとしている。

2）外側への腹膜切開

続いて，ヘルニア囊の背側を切開していくようなラインで外側に切開していく。あまり背側で切開していくと腹膜欠損が大きくなり腹膜閉鎖が困難となるので，適宜腹側へまわる。右側と同様，切開は腹膜のみで深葉は完全に温存する。ヘルニアが大きく水腫が懸念される場合は，この操作のみ左手で超音波凝固切開装置を持ち，ヘルニア囊の奥に切り込みを入れる。

3）腹側の腹膜切離

再度内側からヘルニア囊の腹側を切離していく。こちらも腹膜欠損が大きくならないようにできるだけ背側のラインで腹膜のみ切開していき，2）で切り上げた外側のラインに連続するように切開し，全周切開を完成する。腹側の腹膜剝離の追加は，内側から外側へ同じ層を保つように剝離していく。

4）横筋筋膜（pseudosac）の剝離

JHS 分類Ⅱ型のヘルニアでは横筋筋膜が腹膜前筋膜，腹膜に癒着しているため，これらを剝離する必要がある（図Ⅲ-14）。横筋筋膜を完全に剝離することによりヘルニア門が同定できるので，剝離後に腹直筋外縁を必ず確認し，そこから3cm以上内側方向へ剝離を行う。とくにこの部分の剝離が少ない状態でメッシュを留置してしまうとJHS分類Ⅱ-1型の再発の危険性が高まるため，確実に行う。腹直筋の幅が狭く，正中を越えて反対側まで剝離する必要がある症例もある。ヘルニア門に対する全周性剝離，メッシュ留置と固定，腹膜閉鎖は右側と同様である。

Ⅴ｜TAPP 法の術後管理

全身麻酔の影響を考慮し，帰室後は数時間ベッド上安静としている。全覚醒確認後は安静度フリーとしている。退院は術翌日とし，2泊3日としている。退院後の運動制限は基本的にはしておらず，仕事復帰も制限していないが，かなり重たい物を高頻度に扱うような重作業の方などは多少様子をみるようにしている。

Ⅵ｜TAPP 法における手技上のコツ

腹腔鏡下手術は2Dである腹腔鏡画像をみながら，頭の中で3Dに再構成して行う手術であり，みえているものに常に奥行きを加えて手術をする必要

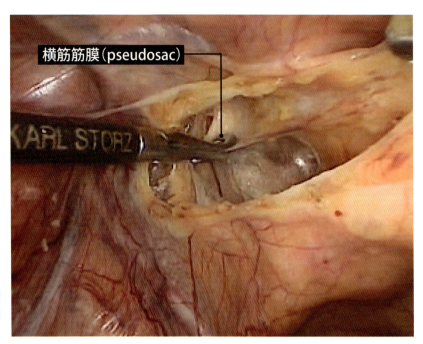

図Ⅲ-14　内側における横筋筋膜の剝離
ヘルニア門を確認し，さらに内側へ剝離ができるように横筋筋膜を十分剝離する

がある．TAPP法においても，剝離操作やメッシュ留置などすべてのシーンで奥行きを意識することが重要となってくるが，その最たるものが左手で行う場の展開である．

　TAPP法を行うにあたって難渋する場面として腹側の剝離がよくあげられるが，その主な原因としては右手鉗子の可動域制限が考えられる．同場面でも左手の展開を腹側へ挙上するだけでなく，手前（患者足側）にも同時に展開することが非常に重要である．手前に展開することにより，奥に空間ができ，超音波凝固切開装置などを挿入するスペースができる．また，左手で右手の操作軸上に場を持ってくるように常に意識する．メッシュを留置する場面でも内側と外側では奥行きに差があり，腹膜を閉鎖するときも腹側腹膜と背側腹膜で奥行きに差がある．そういったことを常に意識することで，細かい的確な把持，適切な方向への展開などが可能となり，困難な場面でも手術をスムーズに行うことができる[5]．

おわりに

　われわれが施行しているTAPP法を解説した．鼠径ヘルニアは初発例，再発例，下腹部手術既往例などさまざまなケースがある．前方アプローチ，腹腔鏡下アプローチのどちらか一方ではなく，鼠径ヘルニアに対して各術者が選択可能なアプローチ方法を増やすことでさまざまな状況に応じてベストな術式を選択することが可能になると考える．また若手外科医に対する教育面にも優れ，かつ高難度腹腔鏡下手術にも技術展開できる側面ももっている．TEP法を含め，腹腔鏡下鼠径ヘルニア修復術は外科医として習得すべき術式と考える．

文　献

1) 内視鏡外科手術に関するアンケート調査：第12回集計結果報告．日鏡外会誌，19：520〜524，2014.
2) 早川哲史：腹腔鏡下鼠径ヘルニア修復術：TAPP法の最新手術手技．手術，69：1529〜1537，2015.
3) Mahadevan, V.: Essential anatomy of the abdominal wall. In Management of Abdominal Hernia. Kingsnorth, A. N., ed., Springer, 2003, p.25〜53.
4) Seid, A. S., Amos, E.: Entrapment neuropathy in laparoscopic herniorrhaphy. Surg. Endosc., 8：1050〜1053，1994.
5) 早川哲史：忘れてはならない腹壁解剖と手技のポイント：腹腔鏡下鼠径ヘルニア修復術（TAPP法）．臨床外科，70：1514〜1522，2015.

〔齊藤健太，瀧口修司〕

1　腹腔鏡下手術

TAPP 法—内側アプローチ（サンドイッチ法を含む）

≫POINT

◆内側アプローチは，まず腹膜切開を内側臍ヒダの外側で膀胱前腔を開放し，続いて外側へ parietalization を中心とした腹膜前の剝離を行う方法である。

◆内鼠径ヘルニアでは，膀胱壁がヘルニアとともに滑脱する可能性があるため，ヘルニア門と内側臍ヒダとの位置関係により腹膜切開の開始点を決定する。

◆いわゆる滑脱型ヘルニア，de novo type といった外鼠径ヘルニアでも，膀胱壁のヘルニア側への"滑脱"に注意が必要である。

◆サンドイッチ法は，ヘルニア門の外側からの腹膜切開・剝離の後に，内側アプローチと同様に膀胱前腔を開放し，最終的にこの 2 カ所の剝離を連続させる方法である。

I 腹膜切開・腹膜前剝離

腹膜切開を内側臍ヒダの外側から始めるいわゆる"内側アプローチ"では，最初に膀胱前腔を可及的に開放し，これに続いて外側へ parietalization を中心とした腹膜前の剝離を行う。

しかし，鼠径ヘルニアの形態によっては必ずしも内側臍ヒダの外側から切開を始めるわけではない。とくに内鼠径ヘルニアでは，そのヘルニア門の位置によっては腹膜切開の開始位置にバリエーションを設けている[1]。

サンドイッチ法とは，標準術式と同様にヘルニア門の外側で腹膜切開を開始し，腹膜前の剝離をある程度進めた後に内側臍ヒダのすぐ外側で膀胱前腔を開放し（内側アプローチと同様の操作），最終的にこの 2 カ所間を連続させる方法である[2]。

1. 外鼠径ヘルニア（間接ヘルニア）の場合（図Ⅲ-15a）

内側臍ヒダを視野手前・内側へ強く牽引し，その外側の腹膜が山折りになった辺りから腹膜の切開を開始する（図Ⅲ-15b）。これに先立ち，内鼠径輪から背側に向けて内側臍ヒダと交差するように走る精管を腹膜越しに確実に透見し，確認する。

腹膜の切開は当初は short pitch で進め，まず腹膜

を，次いで spermatic sheath に続く膜（腹膜前筋膜深葉とも呼ばれる）を切開する。同時に起こる気腹による aero-dissection も利用しながら腹膜前の切開剝離を進め，疎性結合組織を確認した時点で膀胱前腔の開放と認識する（図Ⅲ-15c）。

内側への剝離すなわち膀胱前腔の開放を先行することのメリットは，膀胱を剝離・切開操作の領域から分別し損傷を回避すること，膀胱とこれを含む腹膜の良好な可動性が外側の腹膜前における剝離操作を進めやすくすることである。膀胱前の剝離を最初の段階で完成させる必要はない。

この段階では膀胱前腔の剝離は可及的な範囲にとどめ，外側に向けた腹膜切開・剝離に移る。外側の腹膜を把持しその裏面に付着した spermatic sheath とこれに包まれた精管ならびに精索を腹壁側へ落としていく，いわゆる parietalization の操作を開始する（図Ⅲ-15d）。

ここではまず，腹膜のみを把持することを意識する。先の腹膜切開ライン外側をヘルニア嚢の遠位側に向かい，まず腹膜のみを把持できるポイントにいきつくまで小切開しては把持し直すという動作を反復する。腹膜のみを把持した後は，ヘルニア嚢（腹膜）を手前へ十分に牽引し，鉗子の先端や小ガーゼなどを用いながらヘルニア嚢背側の腹膜を外側もしくは遠位側へ向かって鈍的に剝離を進める。この部分の剝離操作では精管・精索を損傷しないよう十分

1. 腹腔鏡下手術 — TAPP 法 — 内側アプローチ（サンドイッチ法を含む）

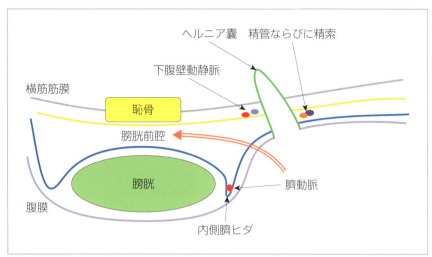

a

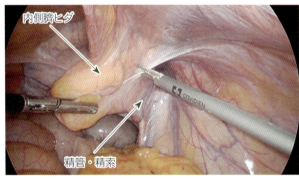

b：内側臍ヒダの牽引と腹膜切開開始点

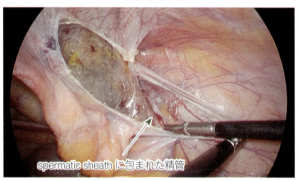

c：膀胱前腔開放

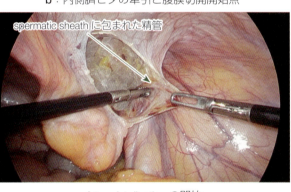

d：parietalization の開始

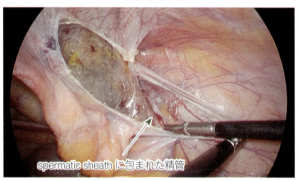

e：spermatic sheath に包まれた精管を腹膜から剥離

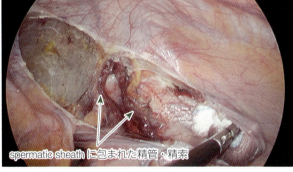

f：精管・精索の parietalization の完成

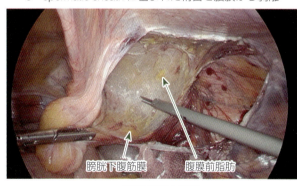

g：膀胱前腔の剥離

図Ⅲ-15-1　右外鼠径ヘルニアに対する腹膜切開開始点

113

Ⅲ章　手術手技

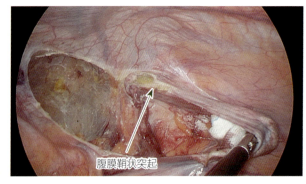
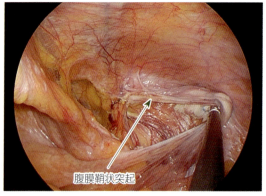

h, i：外鼠径ヘルニアにおける閉鎖した腹膜鞘状突起の同定・切離（各々別症例）

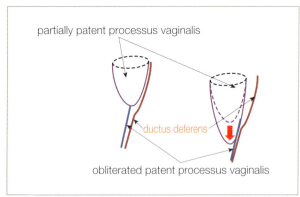
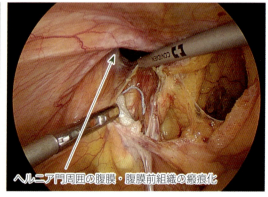

j：部分的に遺残した腹膜鞘状突起　　　　　k：ヘルニア嚢遠位側の切断

図Ⅲ-15-2　右外鼠径ヘルニアに対する腹膜切開開始点

に注意し，確実に腹膜（ヘルニア嚢）から外して腹壁側へ温存する（図Ⅲ-15e, f）。とくに spermatic sheath に包まれた精管をまず腹膜から剝離する操作は難渋することが多い。

　この腹膜前の剝離を遠位側・外側へ進めながら，腹膜を背側から外側，そして腹側，内側へ順に，右側では反時計回りに，左側では時計回りに，ヘルニア嚢の遠位側へ向かってらせん状に切開・剝離していくことにより，ヘルニア嚢を中心とした腹膜切開は完成する。

　この一連の操作では腹膜を十分に牽引する際に，腹膜から遊離されていない精管・精索がヘルニア嚢遠位側背側で tenting し，腹膜切開の際に損傷する危険性がある。損傷を避けるため，あらかじめ精管・精索ならびにこれを包む spermatic sheath をヘルニア嚢の可及的に遠位側まで剝離し，腹壁側へ温存するとともに，この層を保ちつつ遠位側・外側へ剝離を進めていく。

　膀胱前腔の開放をさらに進める際には，膀胱下腹筋膜を確実に意識し損傷しないようにすることが重要である。先の疎性結合組織と腹膜前脂肪を可及的に腹壁側へ温存することを意識することにより無血操作となる。加えて，この層を維持することにより Cooper 靱帯周辺における死冠などの血管の損傷を回避できる。しかし逆に膀胱下腹筋膜を露出することになり，膀胱壁に対するエネルギーデバイスの影響を十分に注意すべきである（図Ⅲ-15g）。

◆外鼠径ヘルニアにおけるヘルニア嚢の処理について：切断か完全引き抜きか

　TAPP 法では，ヘルニア門付近でヘルニア嚢を全周にわたり切断し，遠位端を鼠径管内に遺残させることが一般的とされている。

　ここに論ずるいわゆる"内側アプローチ"では，膀胱前腔開放から外側へ向かう腹膜前の剝離においてヘルニア嚢の処理を前後して行うことになる。

　腹膜切開線から外側に向けた parietalization の操作を，ヘルニア嚢の遠位側へ向けても進める。この際，ヘルニア嚢を遊離腹腔側へ強く牽引し，精管・精索を spermatic sheath で覆われたままでヘルニア嚢

もしく腹膜から可及的遠位側まで遊離し腹壁側へ温存させる。

この一連の操作の間，ヘルニア嚢は遠位側へ戻ろうとするが，精管・精索の腹側の腹膜前に同定される硬い索状物を切断した後はヘルニア嚢が遠位側へ脱出していかず，腹腔内へ完全に引き抜かれた状態になる。この索状物は，精管・精索がすでにヘルニア嚢から遊離しているため，温存すべき脈管ではない（図1Ⅲ-15h，i）。この索状物を筆者は腹膜鞘状突起の一部と認識している。

腹膜鞘状突起の遺残が端緒となった通常の外鼠径ヘルニアにおけるヘルニア嚢やこの索状物が精管・精索の腹側に位置することは，胎生28週ころに精巣が腹膜鞘状突起の背側を通り腹腔内から陰嚢内へ降下する事実[3]を裏づけるものである。また，おそらく遺残する腹膜鞘状突起は全体ではなく，一部遠位側は癒合・閉鎖し，これが先に述べた索状物であると推測される（図Ⅲ-15j）。

外鼠径ヘルニアではすべてヘルニア嚢を腹腔側へ引き抜くことができるわけではない。陰嚢内へ至る巨大ヘルニアやヘルニア先進部における慢性刺激による腹膜前の著明な瘢痕性変化を認める場合には，ヘルニア嚢先進部まで腹膜前の剥離を進めることにこだわらず，適当な位置での切断が望ましい（図Ⅲ-15k）。

ヘルニア嚢を完全に引き抜くことにより術後の漿液腫が予防されるとの推測もあるが，そのような報告も自験例における知見も見当たらない。

女性における子宮円索の取り扱いがしばしば議論されるが，精管・精索と異なり必ずしも parietalization で腹壁側へ温存することはできないため，われわれは内鼠径輪寄りで切離するが，断端から出血することもあり超音波凝固切開装置などのエネルギーデバイスを用いて切離する。そのほかには癒合・閉鎖した腹膜鞘状突起と思われる索状物の存在をはじめ女性に特有な操作はなく，男性と同様の手技を行っている。

2. 内鼠径ヘルニア（直接ヘルニア）の場合

膀胱は両側の内側臍ヒダに挟まれる形で存在する。内鼠径ヘルニアではヘルニア門へ膀胱壁が滑脱する可能性があり，外鼠径ヘルニアと同様に腹膜切開を内側臍ヒダの外側から一様に始めてしまうと症例によっては膀胱損傷をきたす危険性を銘記すべきである。したがって，腹膜切開の開始にあたっては，ヘルニア門と内側臍ヒダとの相対的な位置関係によって分別し，開始点を決定することになる。

1）内側臍ヒダの外側に位置するヘルニア門（図Ⅲ-16a，b）

ヘルニア嚢を腹腔内へ反転・牽引し，その外側で腹膜切開を開始する（図Ⅲ-16c）。まずは腹膜のみを切開し，続いて spermatic sheath に続く膜（腹膜前筋膜深葉とも呼ばれる）を切開する。膀胱前腔の目印となる疎性結合組織を確認した後は内側に向かい，切開・剥離を進める。膀胱前腔の疎性結合組織もしくは腹膜前脂肪の中で pseudosac を同定し，これからヘルニア嚢を完全に剥離する（図Ⅲ-16d）。さらに正中側へ剥離を進めるが，とくに内側では膀胱壁が滑り込んでいる可能性も意識しつつ，注意深く操作を進めるべきである（図Ⅲ-16e）。

2）内側臍ヒダの内側に位置するヘルニア門（図Ⅲ-17a，b）

外鼠径ヘルニアと同様に内側臍ヒダを牽引しながらその外側で腹膜切開を開始する（図Ⅲ-17c）。

膀胱前腔の疎性結合組織の切開・剥離を進めると，ヘルニア嚢ならびに pseudosac を同定し，これらをお互いに完全に剥離して，さらに正中へ向けて剥離を進める（図Ⅲ-17d，e）。

外鼠径ヘルニアと同様，当初の腹膜切開開始から内側へ向かう操作のなかで膀胱前腔での剥離を完遂させる必要はない。ヘルニア嚢と pseudosac との剥離にめどがつけば外側へ向かって腹膜前の剥離を開始する。spermatic sheath に包まれた精管ならびに精索を腹壁側へ落としていく parietalization の操作に始まり，さらに外側へ向かって腹膜前の剥離を進めるが，外側にヘルニア嚢がない分だけ腹膜前に十分な操作スペースが得られないため，外側に向けて適宜腹膜を切開する必要がある。

内鼠径ヘルニアに対する手術においては，ヘルニア嚢を pseudosac から完全に剥離し，さらに正中に向けて十分に剥離することにより，ヘルニア門周辺に

III章　手術手技

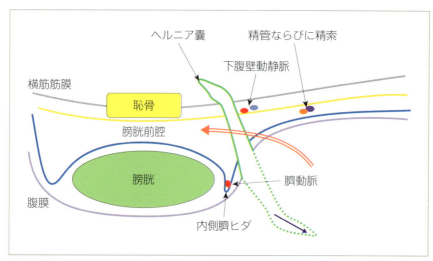

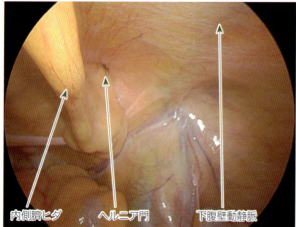

b：内側臍ヒダの外側の右内鼠径ヘルニア

c：ヘルニア嚢の反転・牽引と腹膜切開開始点

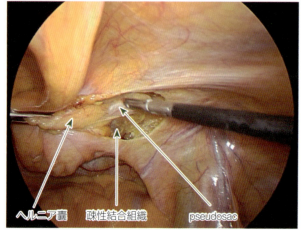

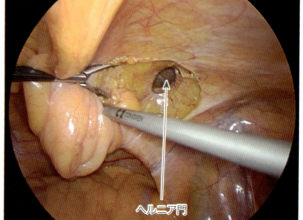

d：pseudosac の剥離

e：ヘルニア嚢内側への膀胱前腔の剥離

図III-16　右内鼠径ヘルニアに対する腹膜切開開始点 ①

十分なオーバーラップを伴うメッシュ留置が可能となり，再発防止につながる．とくに日本ヘルニア学会ヘルニア分類II-1型や内側に広がるII-3型において注意すべきである．

3. 腹膜鞘状突起の遺残のみに起因しない外鼠径ヘルニア（図III-18a～c）

内鼠径輪周辺が内鼠径ヘルニアのように弛緩した結果，外鼠径ヘルニアの形態を呈しているものがある．これには腹膜鞘状突起の遺残を伴うものもあ

1. 腹腔鏡下手術 — TAPP法 — 内側アプローチ（サンドイッチ法を含む）

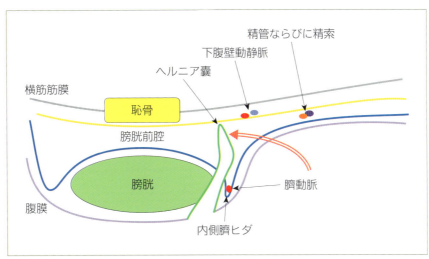
a

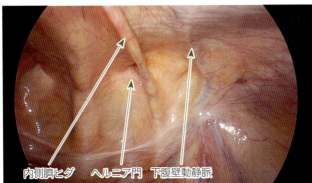
b：内側臍ヒダの内側の右内鼠径ヘルニア

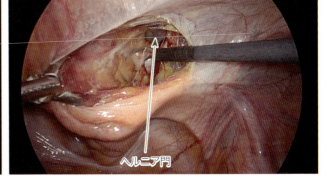
c：内側臍ヒダの牽引と腹膜切開開始点

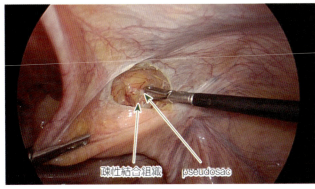
d：膀胱前腔におけるpseudosacの同定

e：ヘルニア嚢内側への膀胱前腔の剥離

図Ⅲ-17　右内鼠径ヘルニアに対する腹膜切開開始点②

り，滑脱型ヘルニアやde novo type[4]，pseudosac型外鼠径ヘルニアなどと分類されている。

　ここに分類されるものは，そのヘルニアの病態は内鼠径ヘルニアとほぼ同様で，膀胱壁の一部が内側臍ヒダを越えてヘルニア門の内側へ"滑脱"している可能性を念頭に置いて手術操作を進めるべきである。単純に内側アプローチを行うと膀胱損傷をきたすおそれがある。また，このタイプの外鼠径ヘルニアは，本来のものに比べ容易にヘルニア嚢を把持し

て腹腔側へ牽引しやすい。したがって先に述べた"内側臍ヒダの外側に位置するヘルニア門"を伴う内鼠径ヘルニアという把握で操作にあたる。

　ヘルニア嚢を腹腔内へ反転・牽引し，その外側で腹膜を切開する（図Ⅲ-18d）。続いてparietalizationの操作を内外側・腹側背側へ向けて進めるが，このタイプではヘルニア門周辺の腹膜前に慢性刺激による変化が強く，腹膜や腹膜前組織の肥厚が著しい。このため腹膜前における剥離操作に難渋し，parietal-

Ⅲ章　手術手技

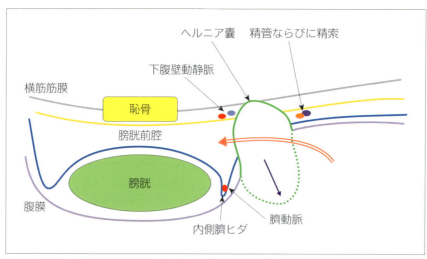

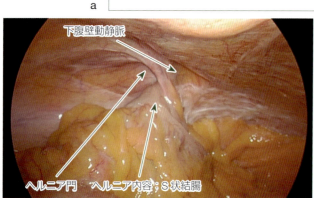

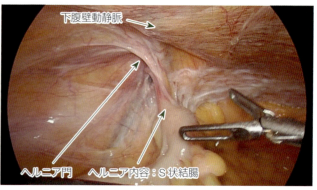

b, c：*de novo* type 外鼠径ヘルニア

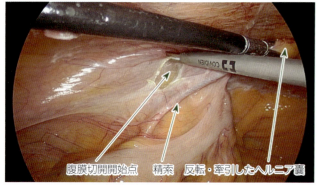

d：ヘルニア嚢の反転・牽引と腹膜切開開始点

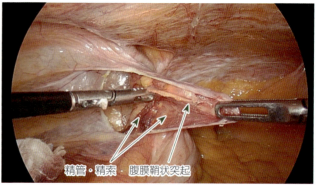

e：*de novo* type における parietalization

図Ⅲ-18　いわゆる *de novo* type 外鼠径ヘルニアに対する腹膜切開開始点

ization の操作が効率的に進まないことが多い。腹壁側の組織が肥厚し，pseudosac の形態をとっていることもしばしばである。また，このタイプには精索脂肪腫の合併例が多くみられ，spermatic sheath に包まれた精管ならびに精索を同定，確認し，腹膜から剝離する操作に難渋する原因となる。

工夫を凝らした鋭的・鈍的な剝離操作が要求され，総じて困難症例と認識される（図Ⅲ-18e）。

ヘルニア嚢の処理については前述したとおりであるが，このタイプではヘルニア嚢を完全に引き抜くことが比較的容易である。

Ⅱ　腹膜前剝離とその範囲

腹膜前を剝離してフラップを形成する範囲は，メッシュを留置する範囲に相当するが，これは鼠径床の観察に基づいて決定されるべきである。

118

鼠径床の観察における基本はヘルニア門の位置・大きさ・複合病変の有無などで，これらがスコア化され日本ヘルニア学会ヘルニア分類となる。

加えて，内側では Hasselbach 三角，外側ではいわゆる lateral triangle までを十分に観察し，周辺支持組織の"緩み"を看過せずとらえることが重要である。このヘルニア門以外の緩みを把握し，メッシュで被覆することこそが"ラパヘル"の面目躍如といっても過言ではなく，筆者は"potential hernia defect"という概念として理解している[5]（図Ⅲ-19a，b）。

対側病変の術中把握は TAPP 法の利点と考えられるが，術中に初めて把握した臨床症状のないヘルニアに対する手術操作の是非には議論の余地がある。実際，筆者らも臨床症状や触診による身体所見を伴わない陥凹所見に対しては，腹腔内より高位結紮を施すことはあってもメッシュを留置することは原則として行っていない。

以上を総合すると，すべてのヘルニア門の周囲3〜4 cm と周辺の potential hernia defect までがメッシュによって覆われるべき範囲であり，剥離範囲となる。

腹膜前の剥離目標地点は，内側は恥骨結節ならびに腹直筋筋腹付近，腹側は腹横筋腱膜弓，外側は上前腸骨棘である。

腹側における腹膜の剥離では，辺縁まで腹膜のみにすることは難しく，メッシュの留置範囲によっては，途中から腹膜前の組織の一部を腹膜側につけた層で剥離することになる（図Ⅲ-19c）。

また，背側における重要な注意事項として，メッシュのまくれ上がりを予防することがあげられる。内側臍ヒダ前面の腸骨血管の走行で盛り上がった部分ではメッシュのまくれ上がりが起きやすい。その対策として，とくに精管に対する十分な parietalization に伴い臍動脈（内側臍ヒダ）のほうへ続く spermatic sheath を切開し，互いの交差点を可及的に背側へ沈めておく。この操作により腸骨血管の前面の剥離面が平面・直線化され，メッシュの背側部分のまくれ上がりを防ぐことができる（図Ⅲ-19d，e）。

手術後気腹が解除されると，当然のことながら腹壁は手術中の状態より収縮し，腹膜前の剥離域も縮小するため，結果的にメッシュの相対的サイズは上昇する。メッシュの実寸に比して余裕をもった剥離範囲を確保することが必要である。

余裕をもった剥離範囲を確保するためには，とくに腹側の腹壁における良好な視野の確保が重要である。硬性鏡による視線が腹壁に接線方向に近くなると操作は困難になる。術者の左手による視野展開はもちろんであるが，十分な鎮痛と筋弛緩のもとで，気腹を亢進させ腹壁がドーム状に伸展することにより，視野が良好となり操作効率が著しく向上する。麻酔科医との連携は，治療成績向上に不可欠といっても過言ではない[6]。

Ⅲ メッシュ選択・留置・固定

myopectineal orifice（MPO）を鳥瞰したうえでメッシュを腹膜前へバランスよく留置する。メッシュの縁のまくれ上がりや不十分なヘルニア門周囲の覆いは再発のリスクを生むため，細心の注意を払うべきである。

メッシュ感染はきわめて低頻度であるが，他領域で扱われるインプラントと同様に注意が必要である。筆者らはメッシュ操作直前に必ずグローブを交換し，さらに術者のみがメッシュに触れることを原則としている。

固定を開始する場所はとくには決めていない。ヘルニア門の腹側辺りから始めることが多いが，メッシュを広げる操作のなかで辺縁の位置として適切な箇所が決まればその部位をまず固定し，これを基点にメッシュの伸展を進め，適宜固定していく。

固定は吸収素材のタッカーを使用している。タッカーの打針の方向は原則としてメッシュ・腹壁に垂直であるはずだが，実際にはタッカーを挿入するポートからメッシュを固定するポイントへの導線は，腹側ほど腹壁に垂直にはならない。図Ⅲ-20a に示すように，腹壁に垂直方向よりは接線方向の力成分が大きくなり，結果，メッシュの背側へのずれを惹起することになる。タッカーの先端位置を定めた後にメッシュをやや腹側へ押し上げるような力を加えながら打針することにより，背側へのずれを防ぐことができる（図Ⅲ-20b）。

Ⅲ章　手術手技

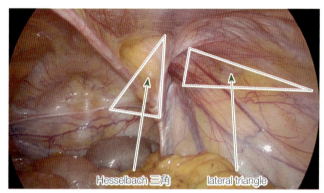
a：腹腔鏡下の鼠径床の観察；Hesselbach三角の緩み

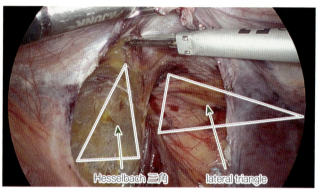
b：腹腔鏡下の鼠径床の観察（腹膜切開剥離後）

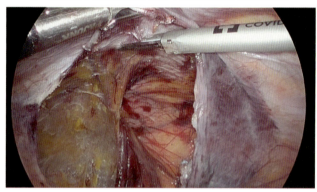
c：腹側における腹膜前の剥離

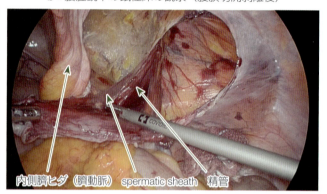
d：spermatic sheath 内側縁の切開

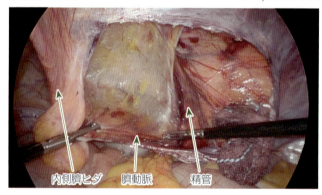
e：背側における腹膜前の剥離：精管と臍動脈の交差点の移動

図Ⅲ-19　鼠径床の観察と腹膜前の剥離

　メッシュの固定は，腹側縁とCooper靱帯で計7～9カ所に行う。慢性疼痛を回避するため，iliopubic tractより背側の腹壁には決して固定してはならないことは銘記されるべきである。外側・腹側においては，神経の走行を考慮に入れて上前腸骨棘との距離を意識することも大切である。

　メッシュを意図した範囲を被覆すべく留置するためには，タッカーの先端をいったん固定した後は決して動かないように打針することが重要である。とくにCooper靱帯周辺では腸骨血管と近接していることもあり，注意が必要である（図Ⅲ-20c）。

　フラットタイプのメッシュでは腹壁に密着した状態に固定することは比較的容易であるが，3Dタイプ形状記憶型のメッシュでは1カ所固定するとその対側付近が浮かび上がることがある。これを放置しないよう，またそれ以前に鼠径床の形状にフィットした状態に留置するよう注意すべきであるし，万一，とくにメッシュ背側縁における"浮き上がり"を認めた場合には，気腹を解除する際にメッシュの背側のまくれ上がりが生じないことを最後まで視認すべきである。

　また，メッシュの素材の選択も重要である。ヘル

1. 腹腔鏡下手術 ─ TAPP法 ─ 内側アプローチ（サンドイッチ法を含む）

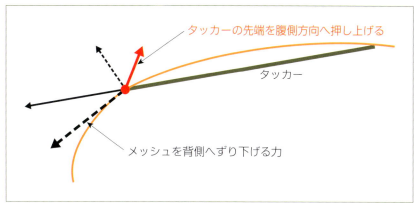

a：接線方向背側向きの成分

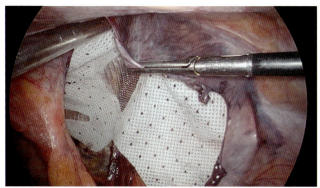

b：tackingの際の注力方向："腹側へ持ち上げ"

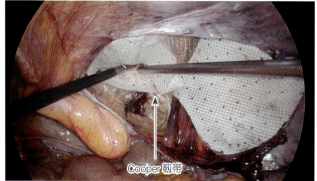

c：Cooper靱帯周辺におけるtacking：腸骨血管が近接していることに注意する

図Ⅲ-20 タッカーの先端から腹壁へ加わる力の分解

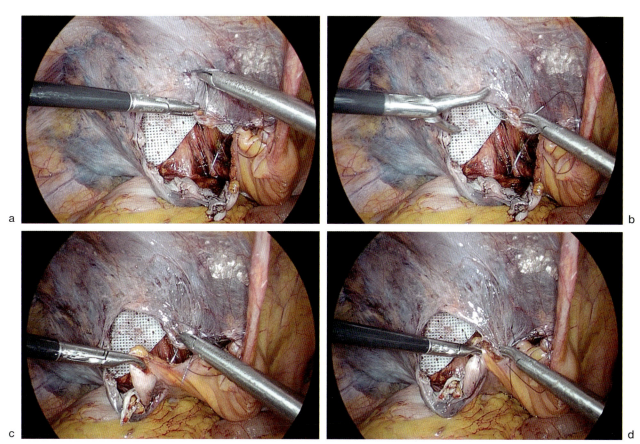

図Ⅲ-21 左手鉗子による適切な把持により腹膜に対し垂直な運針が可能となる

Ⅲ章　手術手技

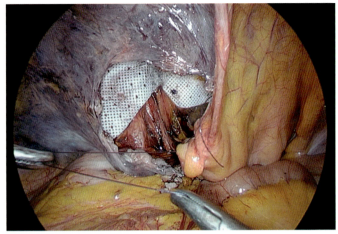

a：糸を牽引する際には広い視野で全体像を（zoom out）

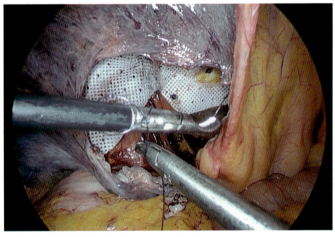

b：糸の端を把持する際には近接する（zoom in）

図Ⅲ-22　カメラ操作の重要性

ニア門が大きな症例ではメッシュのbulgingを避けるため，比較的硬い素材のものを選択するよう心がけている。

Ⅳ 腹膜縫合閉鎖

筆者は内側から外側へ連続縫合で閉鎖している。膀胱周囲ならびに鼠径床では内側・背側が相対的に深くなっているため，もっとも深い内側部分を最初に確実に縫合する。

また，腹膜フラップの腹側と背側とでは位相差があり，腹側の腹膜フラップよりもさらに深部に背側の腹膜フラップがあり，スムーズな運針を行うためには左手のサポートが不可欠である。

対象の腹膜に垂直に縫合針を刺入し，針孔を広げないよう注意しながら針の彎曲に沿って運針することは，とくに腹膜が菲薄，もしくはフラップに十分な余裕がない場合には重要である。開腹手術における縫合操作と同様である（図Ⅲ-21a〜d）。

腹膜フラップに余裕がない場合には，気腹圧を減圧することにより（4〜8 mmHg），多少は縫合部分の腹膜にかかる張力を緩和することができる。

縫合糸は3-0もしくは4-0の吸収糸を用いる。モノフィラメントは滑りが良好で操作はスムーズに進めやすいが，緩みやすいという欠点がある。さらにshort tailがはねやすく，糸のさばきが難しい。撚り糸は糸のさばきは比較的容易で，緩みにくいが滑りが不良で締めにくい。

スムーズな縫合閉鎖にはカメラオペレーターとの連携も不可欠である。糸さばきや牽引の際には"zoom out"，縫合針の把持や刺通の際には"zoom in"を心がけると縫合操作はスムーズになる（図Ⅲ-22a, b）。

腹膜閉鎖が終了した後，気腹を終了する際にも，必ず腹膜越しにメッシュのまくれ返りがないことを

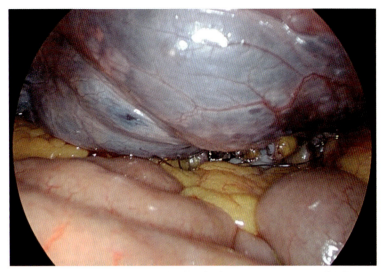

図Ⅲ-23　気腹終了時の鼠径床の観察：とくにメッシュ背側縁

確認する（図Ⅲ-23）。

文　献

1) 植野望，有本聡，細野雅義，他：TAPP法の要点整理；いま一度その基本に立ち返り，再発のない手術を目指す．手術，70：1407〜1418，2016．
2) Nagahisa, Y., Homma, S., Chen, K., et al.: Feasibility of a new approach for creating a preperitoneal space in transabdominal preperitoneal repair inguinal hernia repair：Using a sandwich approach. Surg. Today, 47：595〜600，2017.
3) Cochard, L. R.: The gastrointestinal system and abdominal wall. In Netter's Atlas of Human Embryology. Saunders Elsevier, Philadelphia, 2002, p. 131〜156.
4) 早川哲史：de novo型Ⅰ型ヘルニアにおけるTAPP法．手術，70：1419〜1428，2016．
5) Kim, B., Duh, Q. Y.: Transabdominal Preperitoneal (TAPP) Inguinal Hernia Repair. In Recurrent Hernia. Schumpeliuck, V., Fitzgibbons, R. J., eds., Springer-Verlag, Berlin Heiderberg, 2007, p. 269〜274.
6) 植野望，有本聡，細野雅義，他：TAPPにおける再発防止策の一環としての麻酔考．LiSA，22：788〜793，2015．

〔植野　望〕

1　腹腔鏡下手術

TAPP 法 ― 難症例

⩔POINT

- ◆難症例に対する TAPP 法でも基本的な鼠径部解剖，筋膜構造の理解が非常に重要となる。
- ◆特殊型Ⅰ型ヘルニア（*de novo* 型）の存在を念頭に置き，手術時には解剖学的ランドマークを確認する必要がある。
- ◆メッシュ使用後の再発ヘルニアでは，初回手術情報，術前診断，詳細な術中確認のもとに，機器・機材の準備，治療戦略を十分に検討すべきである。
- ◆難症例に対する TAPP 法は高度な技術と知識が必要であり，手技に習熟した外科医が実施すべきである。

はじめに

日本ヘルニア学会では，Ⅰ型（外鼠径ヘルニア）とⅡ型（内鼠径ヘルニア）を総称して鼠径ヘルニアと呼び，Ⅲ型（大腿ヘルニア）を含めたものを鼠径部ヘルニアと定義している。この鼠径部ヘルニアはもっとも頻度の高い外科疾患であり，その治療法には多くの術式や到達法がある。鼠径部切開法における一般的なヘルニア手術が行えると思っている外科医でも，時に予想外の難症例に遭遇することがある。腹腔鏡法でも到達法の異なる transabdominal preperitoneal repair（以下，TAPP 法）と totally extra-peritoneal repair（以下，TEP 法）があるが，到達法の違いにより手術時のポイントや症例ごとの難易度は大きく異なってくる。本項では，鼠径部ヘルニアの難症例に対する TAPP 法について述べる。

基本的な鼠径部解剖を理解していれば一般的な鼠径部ヘルニアの手術は実施できると考えられるが，特殊な解剖構造を伴うⅠ型ヘルニア（*de novo* 型Ⅰ型ヘルニア：後述），メッシュ使用後の再発ヘルニア，前立腺癌手術後の症例，下腹部手術歴のある症例などの鼠径部ヘルニアに対する治療ではさまざまな患者背景があり，時に治療に難渋することがある。症例ごとに確固とした治療戦略がないと，臓器損傷などの大きな合併症や再発，術後疼痛などを惹起する可能性もある。本項では TAPP 法時に注意すべき難症例の代表である，① 特殊型Ⅰ型ヘルニア，② メッシュ使用後再発ヘルニアを解説する。これらの概念や手技の注意点が完全に理解できれば，前立腺癌手術後の症例や下腹部手術既往症例などのさまざまな難症例に対して応用でき，その後の再々発や術中・術後の合併症を防止できる。

Ⅰ　鼠径部解剖認識の重要性

すべての鼠径部ヘルニア手術症例において鼠径部解剖を正確に理解することは非常に重要であり，その基本的知識と認識が難症例に対しても非常に大切である。図Ⅲ-24 には一般的に述べられている鼠径部の筋膜解剖を示す。TAPP 法では腹腔内から腹膜，腹膜前筋膜深葉，腹膜前筋膜浅葉，横筋筋膜の基本的な 4 層構造を認識することで，手術が理解しやすく無駄のない手術操作が可能となる。解剖認識のないその場の思いつきやその場しのぎの手術操作ではなく，手術開始時から戦略的に系統化された手術操作が必要である。近年腹腔鏡画像で認識されている APRS（attenuated posterior rectus sheath）と腹膜前筋膜浅葉は別の層構造とも思われるが，TAPP 法の手術操作上で腹腔内から認識する場合には同一の筋膜構造と考えても手術操作に支障はない。標準的鼠径部ヘルニアの手術については他項などを参考にされたい[1)2)]。

精管，精巣動静脈，下腹壁動静脈，臍動脈索，膀胱などの重要な組織がこの 4 層の筋膜構造のどこに

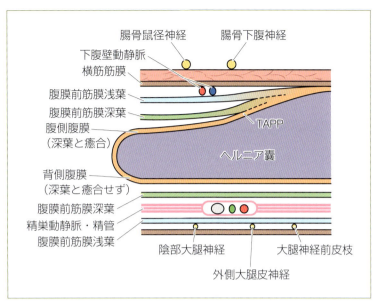

図Ⅲ-24 外鼠径ヘルニアにおける鼠径部の筋膜解剖

位置しているかの認識は，とくに難症例では重要となる。特殊型Ⅰ型ヘルニアや再発ヘルニア，前立腺癌手術後などの下腹部手術既往のある症例では，精管，精巣動静脈，下腹壁動静脈，臍動脈索，膀胱の位置関係が変化したり移動している場合も多い。これらの組織の位置を常に把握し，症例ごとにランドマークを認識しながら手術を進行させることで，安全で合併症のない手術が可能となる。

Ⅱ　難症例に対する手術手技と注意点

1．特殊型Ⅰ型ヘルニア

1）de novo 型Ⅰ型ヘルニアの概念

Ⅰ型ヘルニアのなかに腹膜鞘状突起に由来しない滑脱型（indirect hernia の direct type, lateral direct type）の概念が近年提唱されている[3]。実臨床では比較的多く遭遇する特殊なⅠ型ヘルニアである。この概念がないとヘルニア囊の処理段階で筋膜構造の理解に混乱を生じる場合があり，精管損傷や血管損傷，膀胱損傷などの大きな副損傷や術後疼痛を引き起こす原因となる。鼠径部切開法でも腹腔鏡法でもこの特殊型Ⅰ型ヘルニアの概念が理解されていないことが再発の大きな原因と思われる。Ⅰ型ヘルニア手術時には腹膜鞘状突起に由来しない特殊型Ⅰ型ヘルニアの存在に十分注意を払い，腹膜鞘状突起の位置を再認識することが重要である。

理解しやすいように，この特殊タイプを de novo 型Ⅰ型ヘルニアと便宜的に命名し，腹膜鞘状突起の位置とヘルニア門との位置関係によりA，B，Cの3タイプに分け，早川分類としてすでに報告している[3]。

＜de novo 型Ⅰ型ヘルニア（早川分類）＞

○タイプC

図Ⅲ-25は標準的な腹膜鞘状突起が開存した外鼠径ヘルニアのシェーマである。**図Ⅲ-26**のシェーマと**図Ⅲ-27**は典型的な de novo 型Ⅰ型ヘルニアのタイプCである。図Ⅲ-26ではヘルニア囊のすべてが陰囊方向へ伸びて押し出された腹膜であり，腹膜鞘状突起の位置はほぼ正常なヘルニア門の高さに存在し，腹膜鞘状突起の開存や位置移動がないタイプである。解剖学的な鞘状突起の開存がみられる本来の外鼠径ヘルニアではなく，腹膜鞘状突起の内側か外側から偽ヘルニア囊の腹膜が押し出されているタイプである。このタイプCは偽ヘルニア囊のみが完全に独立したタイプであり，腹膜鞘状突起，精巣血管，精管とは関連がなく，TAPP法では偽ヘルニア囊のみが完全に腹腔内に脱転できる。

偽ヘルニア囊の腹膜と筋層が独立して飛び出ている姿がアルファベットのCのようにみえることで，タイプCと分類した。

○タイプB

図Ⅲ-28のシェーマと**図Ⅲ-29**はパンタロン型の

Ⅲ章　手術手技

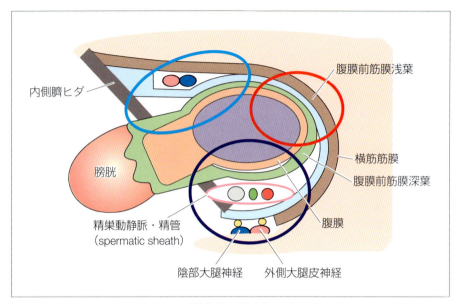

図Ⅲ-25　標準的な外鼠径ヘルニア

タイプB症例である．正規のヘルニア門近傍に開存した腹膜鞘状突起が存在し，その近傍の内側か外側に腹膜が押し出された別の偽ヘルニア囊が存在するタイプである．あたかも2つのヘルニア囊がパンタロン状に開存してみえるタイプである．鼠径部切開法にてこのタイプBの治療を行う場合には de novo 型の偽ヘルニア囊のみが認識され，腹膜鞘状突起を伴う真のヘルニア囊が離断されずにそのまま残されて修復されてしまう場合がある．このタイプBの症例では再発を引き起こす可能性が非常に高くなる．初回手術で偽ヘルニア囊のみが処理されていた場合には，再発時にはまったくヘルニア囊が処理されていないような完全型Ⅰ型ヘルニアの再発が起きる．

de novo 型偽ヘルニア囊と腹膜鞘状突起の開存に由来する真のヘルニア囊がパンタロン状になっている姿がアルファベットのBのようにみえることで，タイプBと分類した．

○タイプA

図Ⅲ-30のシェーマと図Ⅲ-31は混合型 de novo タイプAである．ヘルニア門周囲に腹膜鞘状突起が存在せず，腹膜鞘状突起が偽ヘルニア囊内に押し出されているタイプである．鞘状突起の移動と偽ヘルニア囊周囲の腹膜と腹膜前筋膜群とが滑り出し，さまざまな複雑なⅠ型 de novo タイプAが生まれる．このタイプAが de novo 型Ⅰ型ヘルニアでもっとも多数を占めている．このタイプでは発生学的に癒合している腸管や腹膜前筋膜群が一緒に移動することが多くあり，複雑なバリエーションが存在する．とくにTAPP法時の偽ヘルニア門周囲の剝離時には，腹腔内に牽引された筋膜構造が折り重なることも多く，層の認識が難解となる．タイプAでは，ほとんどが押し出された偽ヘルニア囊であることを理解しておく必要がある．

本来のヘルニア囊のヘルニア門の位置が押し出され，その内側や外側に鞘状突起が移動しながら脱出していく標準型（図Ⅲ-30）と鞘状突起が部分的に開存しながらまっすぐ偽ヘルニア囊が腸管などとともに押し出されていく腸管脱出型（**図Ⅲ-32，33**）がある．

de novo 型偽ヘルニア囊と腹膜鞘状突起の位置が移動して円錐状に脱出している姿が横向きのアルファベットのAのようにみえることで，タイプAと分類した．

2）de novo 型Ⅰ型ヘルニアの手術

POINT 1：TAPP法における注意点

de novo 型ヘルニアを認識するためには，手術開始時にヘルニア門周囲のヘルニア囊の形態と筋膜構造を確認する必要がある．鼠径部切開法でも腹腔鏡法でも，ヘルニア囊が容易に腹腔内に反転でき，精管や精巣血管がヘルニア囊とともに移動することのない症例は de novo 型ヘルニアの場合が多い．TAPP法においては手術開始時にヘルニア囊の可動性を十分

1. 腹腔鏡下手術 — TAPP 法 — 難症例

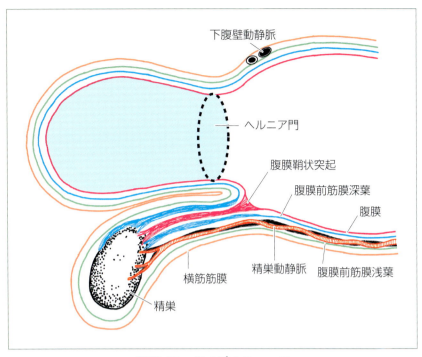

図Ⅲ-26　タイプ C シェーマ
〔早川哲史：TAPP 法（de novo 型Ⅰ型ヘルニアの概念）．消化器外科，39：485～493，2016．より引用〕

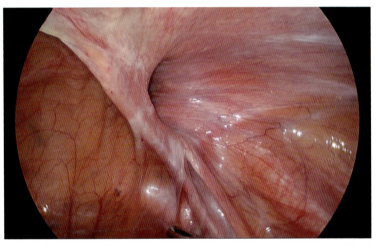

a：一見すると普通のⅠ型ヘルニアにみえる *de novo* 型タイプ C ヘルニア

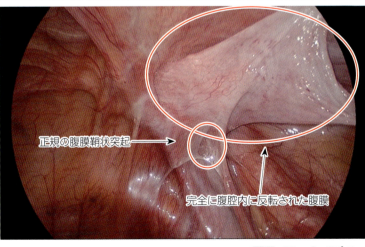

b：偽ヘルニア囊を腹腔内に脱転させると下方に正規の腹膜鞘状突起が確認できる

図Ⅲ-27　タイプ C

III章　手術手技

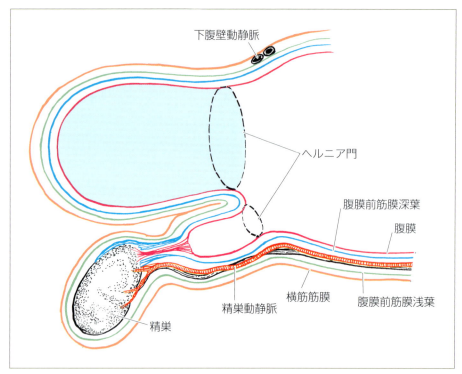

図III-28　タイプBシェーマ
〔早川哲史：TAPP 法（de novo 型 I 型ヘルニアの概念）．消化器外科，39：485～493，2016．より引用〕

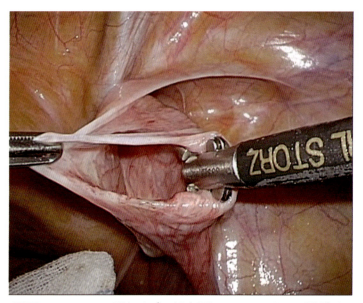

図III-29　de novo 型タイプBは上下に2つのヘルニア門がパンタロン状に2個存在する

確認することが大切である．de novo 型ヘルニアではヘルニア門周囲の腹膜は滑り出しながら何度も出入りしていることから，腹膜や腹膜前筋膜深葉が肥厚している場合が多く，腹膜や深葉が肥厚することで精管，精巣血管が手術時に確認しにくい症例が多くある．精巣血管と精管が確認しにくい症例や盲腸，S 状結腸，卵巣などが脱出している症例の大多数がこの de novo 型ヘルニアである．もっとも大切なことは，手術開始時にこのような de novo 型ヘルニアの存在の有無を認識していることである．この理解がないとヘルニア囊剥離時に解剖の誤認識を引き起こし，手術時間の延長，臓器損傷，不必要な出血，術

1. 腹腔鏡下手術 — TAPP法 — 難症例

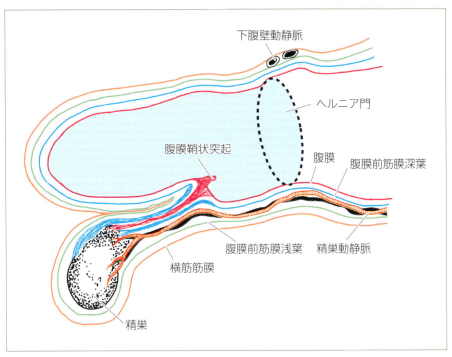

図Ⅲ-30　タイプA：標準型
〔早川哲史：TAPP法（de novo型Ⅰ型ヘルニアの概念）．消化器外科，39：485～493，2016．より引用〕

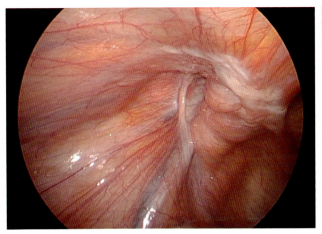

a：画像は内側に存在する脂肪腫が押し出された de novo 型タイプA

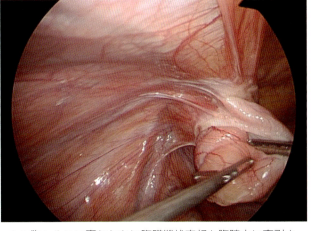

b：偽ヘルニア嚢とともに腹膜鞘状突起も腹腔内に牽引されてくる

図Ⅲ-31

後疼痛などの合併症の原因となる．

POINT 2：操作　開始時の重要なポイント

de novo型ヘルニアのTAPP法における手術開始時の重要なポイントは，腹膜切開などの手術操作を始める前に，偽ヘルニア嚢の腹膜を牽引や反転させることにより腹膜鞘状突起の位置を確認することである．手術開始時にde novo型ヘルニアの有無と確認を怠ってはならない．de novo型ヘルニアでも標準的なⅠ型ヘルニアと同様な手術手順となるが，手術開始時の確認操作がとくに重要である．標準的なⅠ型ヘルニアでは，ヘルニア嚢は腹腔内へ完全脱転できないことが多く，筆者はヘルニア嚢をヘルニア門のレベルで環状にくり抜き離断している．de novo型ヘルニアのヘルニア門周囲の剝離時には，偽ヘルニア嚢の牽引により偽ヘルニア嚢全体が容易に移動し，腹腔内に脱転できてしまうことが多い．この偽ヘルニア嚢脱転時には偽ヘルニア嚢の末梢側に精管や精巣動静脈が癒着や癒合している場合が多く，これらの

Ⅲ章　手術手技

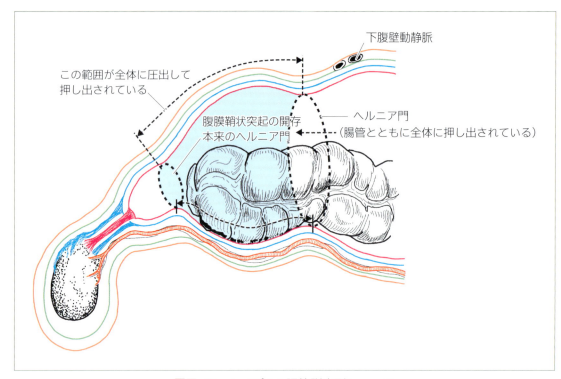

図Ⅲ-32　タイプA：腸管脱出型シェーマ
〔早川哲史：TAPP法（de novo型Ⅰ型ヘルニアの概念）．消化器外科，39：485〜493，2016．より引用〕

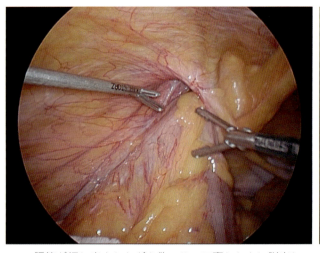
a：腸管が押し出されながら偽ヘルニア嚢とともに脱出している de novo型タイプAのヘルニア

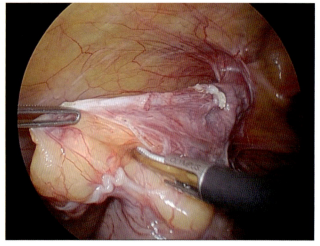
b：脱出した腸管を偽ヘルニア嚢とともに牽引すると，本来の鞘状突起とともに精索が屈曲して腹腔内に牽引される

図Ⅲ-33

組織も容易に屈曲して脱転され，本来の腹膜鞘状突起とともに容易に折れ曲がって反転されて脱出してくることが多い．この偽ヘルニア嚢周囲の固定の不安定さにより筋膜構造が重なり合い，解剖を混乱させ，臓器損傷や合併症を引き起こす原因となる．ピットフォールに陥らない最重要事項は本来の腹膜鞘状突起の位置を確認し，それより奥にある偽ヘルニア嚢を無意識に腹腔内に引き出す操作を行わないことである．腹膜切開の位置によっては，固定されていない偽ヘルニア嚢が回転して解剖認識に混乱が生じる．押し出された本来の腹膜鞘状突起が位置するレベルで腹膜鞘状突起を離断し，同時にそのレベルで偽ヘルニア嚢の腹膜を環状に末梢側に離断してしまえば，偽ヘルニア嚢は末梢側に切り落とされ，

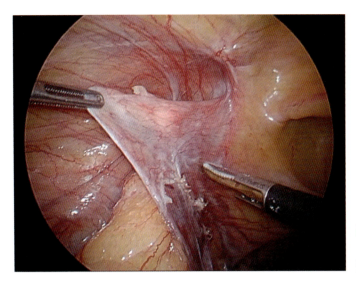

図Ⅲ-34
偽ヘルニア嚢を牽引して鞘状突起の位置を確認し，鞘状突起を離断する意識をもって切開を開始する

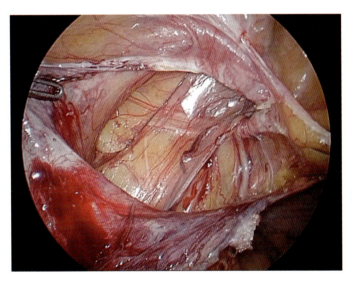

図Ⅲ-35
背側は壁在化（parietalization）を行い，腹側は偽ヘルニア嚢を引き出しすぎないように環状切開をしている。図はこれから腹壁側の偽ヘルニア嚢のヘルニア門を環状切開する前の状況である

手術操作に無駄がなくなる。偽ヘルニア嚢の環状離断が終了した後は，標準的なⅠ型ヘルニアのTAPP法と同様の手術手技と手順でよいことになる。

腹膜鞘状突起の位置を確認し，そのレベルで鞘状突起を離断し，同時にそのレベルで偽ヘルニア嚢も離断する（図Ⅲ-34）。タイプC，タイプBの手術ポイントは，本来のヘルニア門近傍に腹膜鞘状突起が存在することからその鞘状突起をヘルニア門レベルで，できるかぎり腹膜を温存しながらくり抜くように離断する。偽ヘルニア嚢を牽引できても精索成分が引き出されないように，不用意に牽引しすぎないように注意しながら環状切開する（図Ⅲ-35）。タイプAでは，偽ヘルニア嚢とともに末梢に移動している腹膜鞘状突起の位置を確認し，その鞘状突起の存在する位置かその腹腔側で偽ヘルニア嚢を環状に切開する。すべての de novo 型では精管，精巣血管をできるかぎり移動させることなく背側に壁在化（parietalization）させることを意識しなければならない。偽ヘルニア嚢を腹壁から遊離する場合は，精巣動静脈や精管を持ち上げたり移動させたりしないような操作が重要である。血管や精管が引き出されて移動する場合には，偽ヘルニア嚢をすべて切除できる場合でも切除しない意識が大切である。偽ヘルニア嚢は，完全切除できても無理をせずに腹膜鞘状突起のレベルで偽ヘルニア嚢を積極的に離断することを忘れてはならない。偽ヘルニア嚢を牽引しすぎると屈曲されて引き出された精索成分や神経を損傷する可能性がある。de novo 型Ⅰ型ヘルニアのヘルニア嚢は，偽ヘルニア嚢であることを肝に銘ずる必要がある。

de novo 型Ⅰ型ヘルニアでも腹膜鞘状突起と偽ヘル

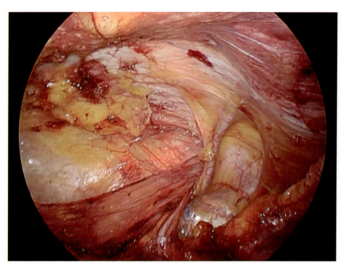

図Ⅲ-36
de novo 型も標準型ヘルニアもヘルニア門周囲の剝離後の様子は変わらない

ニア囊の離断，切離が終われば標準的Ⅰ型ヘルニアの剝離後と変わらない（**図Ⅲ-36**）。ヘルニア門周囲の剝離を終えれば，その後の手術手順は標準的なⅠ型ヘルニアと同様である。

3）小括1

すべての鼠径部ヘルニアの手術治療では腹膜鞘状突起の位置の確認，離断が基本である。腹膜鞘状突起の開存に由来しないⅠ型ヘルニアである *de novo* 型ヘルニアの概念と解剖学的形態の再認識により予想外の合併症や再発などを防止できる。

2．メッシュ使用後再発ヘルニア

1）メッシュ使用後再発ヘルニア治療の概念

既往手術が鼠径部切開法である組織縫合法やonlay 法である Lichtenstein 法や Plug 法などの前方到達法後の再発では，腹膜前腔に癒着や炎症が比較的少ない腹腔鏡法が有用であるとされる。再発ヘルニアに対する腹腔鏡法と鼠径部切開法の文献的なランダム化比較試験は少数であるが，手術時間は延長される傾向にあり（腹腔鏡法62.9分，切開法54.2分，$p=0.04$），急性疼痛や慢性疼痛の頻度は腹腔鏡で有意に少ない。術後在院日数については日帰り手術が多いため有意差は認めず，日常生活に復帰できた日数は腹腔鏡法13.9日，開腹法18.4日（$p=0.006$）と有意に腹腔鏡法で短縮されている[4)〜6)]。以上のように，再発ヘルニアに対する腹腔鏡法の有用性はまだ確立していない。とくにメッシュ使用後の再発ヘルニア手術の難易度はかなり高く，手技に十分習熟した外科医が実施する必要があることが日本ヘルニア学会『鼠径部ヘルニア診療ガイドライン』[7)]，EHS（European Hernia Society）ガイドライン[8)]，International Guidelines for Groin Hernia Management[9)] でも提唱されている。

欧米でのメッシュ法は Lichtenstein 法が主流であるが，本邦の鼠径部ヘルニア治療は非常にさまざまなメッシュ法が選択されている。鼠径部切開法の前方到達法でも腹膜前腔にメッシュが展開される direct Kugel 法，Bilayer 法，ONSTEP 法などがあり，そのほかに腹膜前腔アプローチの Kugel 法などがある。腹腔鏡法でも腹腔内到達法の TAPP 法や腹膜前到達法の TEP 法などがある。これらのメッシュ法再発後の TAPP 法による修復術は非常に高い技術が要求される。TAPP 法は正確な再発形態の診断が可能である利点はあるが，手術の難度は高く，鼠径部ヘルニアに対して常日頃から TAPP 法を標準術式の1つとして施行している施設で行われるべきである[10)〜12)]。十分な手術経験と腹腔鏡下手術技術を兼ね備えた術者によって行われる手術と考える。

2）再発鼠径ヘルニアにおける TAPP 法

POINT 1：手術前準備

●術前診断

メッシュ使用後の再発ヘルニアの治療では初回手術情報を問い合わせ，初回手術の到達法とメッシュの種類，手術状況などの術前情報を必ず入手すべきである。前回手術の到達法，メッシュ使用の有無，CT，超音波検査などによる再発形態や再発時の

1. 腹腔鏡下手術 — TAPP 法 — 難症例

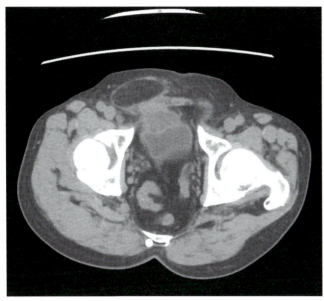

a：PHS 法後の再発ヘルニアであるが，PHS のメッシュと膀胱の筋層が一体化して癒合している難易度の高い症例である

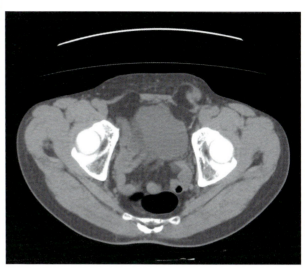

b：プラグ法後の再発ヘルニアであるが，メッシュは再発ヘルニア嚢内に完全に脱落している

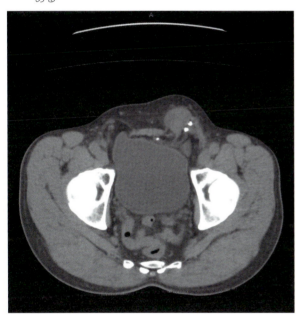

c：TAPP 法後の再発であり，内側より再発している

図Ⅲ-37

メッシュの位置などの術前確認も必要である。予想外に膀胱が癒着していたり，メッシュが移動している場合がある（**図Ⅲ-37**）。再発形態の解剖学的情報を可能なかぎり入手し，十分な治療戦略を立てて手術に望む必要がある。

●インフォームド・コンセント

再発ヘルニア手術では手術時間が大きく延長したり，大出血を合併したりする可能性がある。臓器損傷を引き起こすことがあれば，想定外の大きな手術侵襲となる場合もある。患者の年齢や術前全身状態を的確に把握し，高齢者が多いことからご本人だけではなくご家族に対しても十分なインフォームド・コンセントが大切である。TAPP 法の場合には腹腔内から正確な診断は可能であるが，術者の技量により修復が不可能な場合もあり，鼠径部切開法への移行や TAPP 法と切開法を併用するハイブリッド手術の可能性も十分説明しなければならない。

●機器，機材の準備

機器や機材の手術前準備は非常に重要である。メッシュ周囲の硬化した瘢痕の剝離には電気メスだ

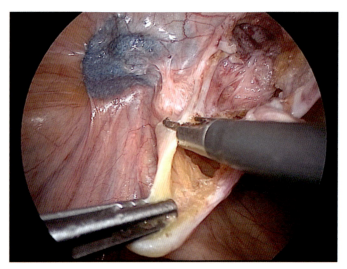

図Ⅲ-38
硬化したメッシュプラグ周囲では膀胱，Cooper靱帯，臍動脈索が近接している場合も多く，超音波凝固切開装置の使用は有用である

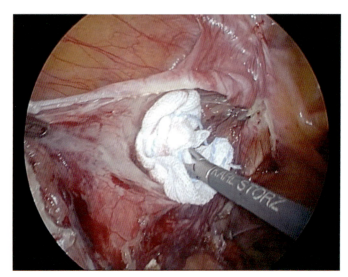

図Ⅲ-39
腹膜前筋膜層が肥厚や瘢痕化している複雑な症例では，厚手の剝離用トロックス®ガーゼを使用すると，層の剝離と解剖認識が比較的容易となる

けではなく超音波凝固切開装置が優れている（**図Ⅲ-38**）。瘢痕硬化部位の剝離時には思わぬ出血を伴うことがあり，バイポーラなどの電気メスも必要になることが多い。肉厚のトロックス®ガーゼは，剝離時や出血時の圧迫用に有用である（**図Ⅲ-39**）。再発ヘルニアではメッシュ展開後に腹膜が閉鎖できない場合もあり，腹腔鏡下腹壁瘢痕ヘルニア修復時に使用する intraperitoneal onlay mesh 法（IPOM）法の癒着防止フイルムがコーティングされた特殊なメッシュの準備も必須である。確実なメッシュの腹壁固定とメッシュ同士の固定にはコイル型の金属タックの使用が優れている。

POINT 2：手術手技
●手術開始時の腹腔内診断

メッシュ使用後の再発ではさまざまな様式の再発形態があり，TAPP法での定型的な手術法はない。手術開始時の腹腔内診断は非常に重要であるが，TAPP法では腹腔内からヘルニア門の位置や再発形態などの診断が確実に行える利点がある（**図Ⅲ-40**）。術者の技量によりそのまま TAPP 法を継続するか，

1. 腹腔鏡下手術 — TAPP 法 — 難症例

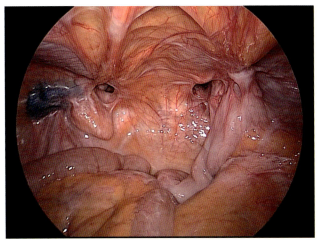
a：右再々再発ヘルニア，左再々発ヘルニアであるが，非常に複雑な腹腔内の状況が正確に確認できる

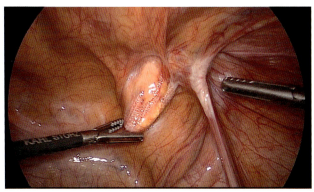
b：メッシュプラグ後の右再発ヘルニアであるが，メッシュが腹腔内に尖って突出しているのが確認できる

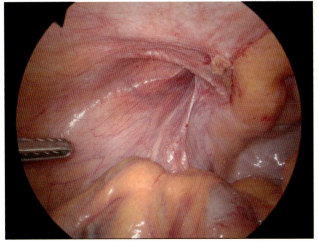
c：膀胱損傷後の特殊な左再発ヘルニアであるが，Ⅰ型再発が確認できる

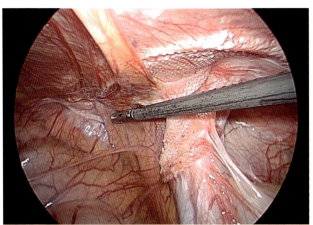
d：Kugelパッチ後の右内側Ⅱ型再発であるが，再発形態は確実に確認できる

図Ⅲ-40

腹腔内診断後に鼠径部切開法に変更するハイブリッド法を選択するかを慎重に判断する必要がある。

以下に腹腔内診断時の注意事項を述べる。

（1）再発形態，ヘルニア門の位置，周囲の状況を十分に把握する。

（2）メッシュ法後の再発では，初回手術時のメッシュの種類の確認，前回のメッシュは移動せずに本来の位置にあるか，収縮せずに展開されているか，メッシュによりどのヘルニア門が修復されているかを判断する。

（3）再発形態はどのタイプか，再発部位以外の他の周辺組織に脆弱部はないかなども同時に確認する。

（4）初回メッシュを含めて myopectineal orifice （MPO）全体をすべて覆うか，前回手術時で使用されているメッシュを有効に利用できるかを判断する。

（5）再発ヘルニア門周囲の腹膜の可動性を確認し，メッシュの網目がみえる部位や腹膜の可動性がない部位の剥離は困難と認識し，周囲腹膜剥離が可能か判断する。

（6）下腹壁動静脈，内側臍ヒダ（臍動脈索），精管，精巣動静脈，膀胱の位置を正確に認識し，腹膜切開部位をどこから開始するかを検討する。

●メッシュ周囲の剥離可否の判断

メッシュ法後再発における TAPP 法でもっとも重要なことは，初回時のメッシュと腹膜との癒合や瘢痕性硬化がどの範囲まで及んでいるかを確認し，最

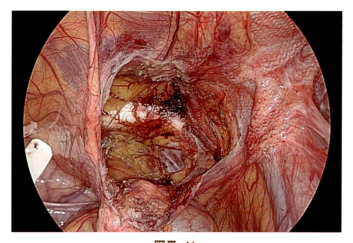

図Ⅲ-41
右Kugel法後のⅡ型再発であるが，メッシュの網目状が確認できる部位の剥離はTAPP法でも不可能であることから，TEP法の適応はないものと思われる

終的に修復後の腹膜閉鎖が可能かどうかを正確に判断することである．腹腔内からメッシュの網目が確認できる範囲では，ほとんどの場合メッシュと腹膜が強固に癒合し，剥離は困難である（**図Ⅲ-41**）．メッシュ周囲腹膜の可動性を確認し，癒合していない腹膜の範囲を正しく認識することが大切である．術者の技能と施設の体制，準備機材の状況にもよるが，まったく腹膜閉鎖ができないと判断した場合にはメッシュプラグ法やLichtenstein法などの鼠径部切開法の前方到達法に手技を変更することをためらってはならない．

●**ヘルニア門周囲の腹膜剥離**

最後の腹膜閉鎖を少しでも容易に行うために，最初の腹膜切開は可能なかぎりメッシュ近傍で行い，縫合する腹膜に十分なゆとりができるように心がける必要がある．初回手術で一般的に操作が行われていない背側腹膜と腹側腹膜を十分剥離することは，最後の腹膜閉鎖時に有用である．内側の膀胱下腹筋膜とCooper靱帯から恥骨までの間隙の剥離が可能であれば，剥離された内側臍ヒダを外側に牽引することで腹膜の可動性が大きくなり，縫合閉鎖にゆとりができる．腹膜剥離は少なくともメッシュぎりぎりの位置でメッシュを削るような意識をもつことで腹膜に少しでもゆとりができる．初回時の影響が腹膜前腔膀胱側に及んでおり，膀胱とメッシュとの境界が確認できない症例は膀胱損傷の可能性があり，膀胱周囲のメッシュ剥離をあきらめるべきである．

●**メッシュの選択・固定**

メッシュ法後の再発鼠径部ヘルニアにはさまざまな複雑な再発形態や様式があり，修復に使用するメッシュも各種準備が必要である．固定のステイプルも金属タックや吸収性タックなどの多種多様の機材を十分に準備しておく必要がある．

修復用メッシュで初回使用メッシュを十分に覆い隠せる症例では，剥離後の周辺正常組織に確実な固定ができれば吸収性タックの固定でも十分である（**図Ⅲ-42**）．初回メッシュを利用して修復用メッシュと重ねて固定する部分では，必ずメッシュ同士の固定が必要となる．メッシュ同士は組織癒合しない可能性が高く，確実な固定には金属性タックによるメッシュ同士の固定が必要不可欠である（**図Ⅲ-43**）．修復後に腹膜閉鎖が可能であれば，一般の腹腔鏡法で使用できるすべてのメッシュが使用できる．

●**メッシュの離断**

Plug法やBilayer法などの再発では，収縮や移動したメッシュが腹腔側に硬化して突出して存在することも多い．再手術時には修復用メッシュがゆがんで不十分な展開となる場合がある．筆者はメッシュ切断時のポリプロピレンの腹腔内散布を嫌い，できるかぎりメッシュの切離，摘出は行っていない．修復用メッシュにゆがみが生じる症例でメッシュ離断が必要と判断した場合には，超音波凝固切開装置にて

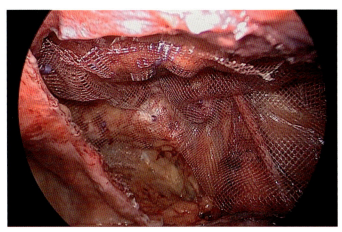

図Ⅲ-42
右メッシュプラグ後再発であるが，初回メッシュを完全に覆うことができれば，吸収性タックの固定でもよいと思われる

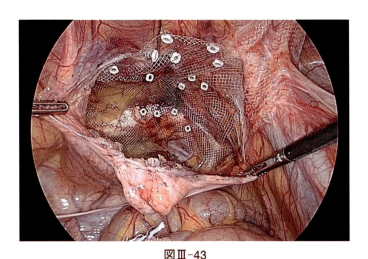

図Ⅲ-43
右プラグ法後再発にKugel法にて再手術後の再々発ヘルニアであるが，メッシュ同士の固定や不安定なメッシュの固定には金属製タックによる固定が必要である

メッシュ離断を行っている。離断により鼠径床が平坦となり，安定したメッシュ展開が可能となる（**図Ⅲ-44**）。硬化したメッシュで鼠径床に極度な凹凸のある場合やメッシュと膀胱との境界が不鮮明な場合には，メッシュを離断することで修復用メッシュを歪みなく展開できる。

●腹膜閉鎖

再発に対するTAPP法では腹膜閉鎖は困難な症例も多く，腹膜剝離範囲を拡大して腹膜全体の可動性を増やすなどのいくつかの工夫が必要となる。上下方向の一方向だけの腹膜閉鎖にこだわらず，剝離した腹膜をできるかぎり有効に利用してT字型やW型，L型に縫合閉鎖することを検討する（**図Ⅲ-45**）。

内側臍ヒダである臍動脈索を頭側で離断し，内側の腹膜を外側や尾側にフラップローテートさせることでメッシュの露出を防ぐことができる。最終的には大網によるメッシュ被覆も検討する。メッシュ法後の再発では腹膜縫合でとくに高い技術が要求されることから，縫合結紮手技に十分習熟した技術力の高い外科医が実施すべきである。

● TAIEPOM（trans-abdominal intra-extra preperitoneal onlay mesh）法

腹膜閉鎖が部分的に困難であると判断した場合には，腹腔鏡下腹壁瘢痕ヘルニア修復術の概念を導入する必要性がある。癒着防止機能のあるメッシュを準備し，再発鼠径部ヘルニアの状況に合わせた大き

Ⅲ章 手術手技

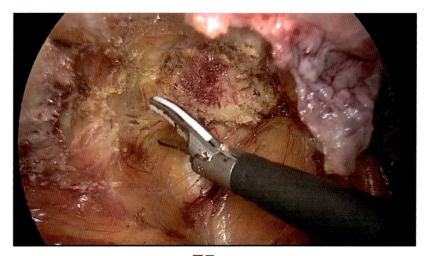

図Ⅲ-44
メッシュがあまりに突出している場合は，メッシュを離断して修復メッシュの
ゆがみが少ないように平坦化している

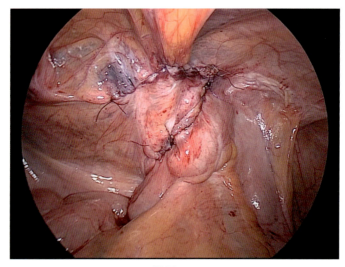

図Ⅲ-45
再発ヘルニアの腹膜閉鎖は使用できる腹膜を工夫して牽引し，
完全閉鎖することが原則である。手術開始時より最終の腹膜閉鎖
を考慮して，できるかぎり腹膜温存を心がける必要がある

さのものを使用する。前回手術操作が及んでいないメッシュ周囲の背側や内側の腹膜は，瘢痕が少なく剥離は容易である。初回メッシュ周囲で剥離ができない部分はintra-preperitonealの状態でメッシュを腹腔内に露出させ，背側の瘢痕の及んでいない範囲はextra-preperitonealに展開することで，できるかぎり腹膜でメッシュを被覆するように固定する手技である。この腹膜下の背側に広くメッシュを固定することにより修復用メッシュの移動が防止でき，腸管癒着も軽減できると考えている。TAIEPOM法でのメッシュ固定は，コイル型の金属タックにてメッシュと腹壁，メッシュと剥離した腹膜を固定することを基本としている。腹膜とメッシュ固定の間隙に小腸が落ち込む可能性がある場合には非吸収糸にて縫合閉鎖している（図Ⅲ-46）。この腹腔内からのメッシュ修復法をtrans-abdominal intra-extra preperitoneal onlay mesh（TAIEPOM）法とわれわれは命名し，手技を定型化している。

3）小括2
メッシュ法後の再発鼠径ヘルニアに対するTAPP法は非常に難易度の高い手術である。あらゆる再発形態を想定し，TAIEPOM法などの特殊な術式も考

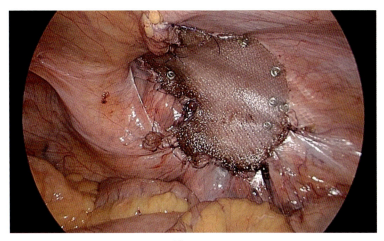

図Ⅲ-46
右プラグ後再発に腹壁瘢痕ヘルニア用メッシュを使用して修復したTAIEPOM法。できるかぎりメッシュの露出が少なくなるように腹膜閉鎖を追加している

慮する必要がある。今回述べた再発ヘルニアの治療概念が理解できれば，前立腺癌手術後や下腹部手術既往症例などのさまざまな病態の鼠径部ヘルニアに応用できると思われる．

おわりに

鼠径部ヘルニア治療のTAPP法は現在増加している．鼠径部ヘルニアにはde novo型，再発ヘルニア，前立腺癌手術後，下腹部手術後などの難症例も多々存在するが，基本的な鼠径部の解剖，筋膜構造を十分理解しながら治療を進めることが重要である．難症例の手術は難易度が高く高度な知識と技術が必要となる．難症例に対するTAPP法は日頃からTAPP法を標準術式としている施設において，十分な術前準備と治療戦略を立て，手術中には何度も基本的な鼠径部解剖を確認し，手技に習熟した外科医が実施すべきである．

文献

1) 早川哲史：腹腔鏡下鼠径ヘルニア修復術；TAPP法．臨床外科，72：310～317，2017．
2) 早川哲史：TAPP法．柵瀬信太郎監修，諏訪勝仁，早川哲史，嶋田元，松原猛人編著，ヘルニアの外科，南江堂，東京，2017，p.153～162．
3) 早川哲史：TAPP法（de novo型Ⅰ型ヘルニアの概念）．消化器外科，39：485～493，2016．
4) Karthikesalingam, A., Markar, S. R., Holt, P. J., et al.: Meta-analysis of randomized controlled trials comparing laparoscopic with open mesh repair of recurrent inguinal hernia. Br. J. Surg., 97：4～11，2010.
5) Yang, J., Tong, da N., Yao, J., et al.: Laparoscopic or Lichtenstein repair for recurrent inguinal hernia: A meta-analysis of randomized controlled trials. A.N.Z. J. Surg., 83：312～318, 2013.
6) Pisanu, A., Podda, M., Saba, A., P et al.: Meta-analysis and review of prospective randomized trials comparing laparoscopic and Lichtenstein techniques in recurrent inguinal hernia repair. Hernia, 19：355～366，2015.
7) 早川哲史，重光祐司，柵瀬信太郎：成人；特定な患者への治療：再発ヘルニア．日本ヘルニア学会ガイドライン委員会編，鼠径部ヘルニア診療ガイドライン2015，金原出版，東京，2015，p.66～67．
8) Simons, M. P., Aufenacker, T., Bay-Nielsen, M., et al.: European Hernia Society guideline on the treatment of inguinal hernia in adult patients. Hernia, 13：343～403，2009.
9) HerniaSurge Group: International guidelines for groin hernia management. Hernia, 22：1～165，2018.
10) Dedemadi, G., Sgourakis, G., Karaliotas, C., et al.: Comparison of laparoscopic and open tension-free repair of recurrent inguinal hernias: A prospective randomized study. Surg. Endosc., 20：1099～1104，2006.
11) Eklund, A., Rudberg, C., Leijonmarck, C. E., et al.: Recurrent inguinal hernia: Randomized multicenter trial comparing laparoscopic and Lichtenstein repair. Surg. Endosc., 21：634～640, 2007.
12) Garg, P., Menon, G. R., Rajagopal, M., et al.: Laparoscopic total extra peritoneal repair of recurrent inguinal hernias. Surg. Endosc., 24：450～454，2010.

〔早川哲史，原田真之資，早川俊輔，北山陽介，野々山敬介，田中守嗣〕

1 腹腔鏡下手術

TEP法 — 標準術式（女性の場合も含む）

❯❯POINT

◆ TEP法は腹腔内に入ることなく鼠径部ヘルニア修復を行う術式であるので，術中の臓器損傷や術後の腸管癒着，メッシュによる臓器侵食，瘻孔形成などの合併症はない。さらに腹膜縫合が不要なため手術時間が短い。

◆ 腹膜外腔への適切な到達法や腹膜前腔の層構造を意識した剥離により，ランドマークを正確に認識し，必要十分な腹膜前腔の剥離範囲を確保できる。

◆ ヘルニア嚢の処理法を標準化することで合併症の発生を最少にできる。

◆ あらゆる種類の適切な大きさのメッシュが容易に展開でき，確実に固定できる。

◆ SILSを含めたreduced port TEP法への応用が容易である。

はじめに

成人鼠径部ヘルニアに対する腹腔鏡下鼠径ヘルニア修復術（laparoscopic inguinal hernia repair，以下LIHR）にはTEP（totally extraperitoneal approach，腹腔鏡を用いた腹膜前到達法による腹膜前修復術）とTAPP（transabdominal preperitoneal approach，腹腔鏡を用いた腹腔内到達法による腹膜前修復術）とがあり[1]~[3]，ともに，術後早期の痛みが軽く，早期社会復帰が可能であり，創感染，血腫形成が少なく，慢性疼痛やしびれの発生率も低いことが報告されており[4]~[6]，これは腹腔鏡下手術と後方到達法の利点が合わさったものと考えられる。しかし，日本内視鏡外科学会（JSES）のアンケート調査[7]によれば，LIHRの再発率が3.0~3.4％と高く，対策が急務である。

TEP法は鼠径管を含めた腹壁構造の破壊を最小限としながら，腹腔内に入ることなくヘルニア嚢を処理し，鼠径床全体の補強を直視下に正確に行うことが可能であり，理論的に卓越した手術法といえる。そもそも鼠径部ヘルニアは腹壁の脆弱性に由来する疾患であり，腹腔内操作は必要なく，TAPP法において懸念される術中臓器損傷，腹膜閉鎖に起因する腸管癒着，メッシュの露出による臓器侵食，瘻孔形成などの合併症はTEP法では無縁である[7]。さらに腹膜縫合をはじめとした腹腔内操作が不要なため，手術時間が短く，reduced port surgeryへの応用も容易

であり，腹膜前腔の層解剖の理解が深まるにつれ完成度が高まった[8]~[12]。今後の課題として，反対側不顕性ヘルニアが診断できない点や映像工学的に制約があるという点に加え，腹膜外腔への適切な到達法の確立，見慣れない解剖の理解，ヘルニア嚢の処理法の標準化などの技術的な面も残されている[12)13]。

I 手術適応

表Ⅲ-1に自施設でのTEP法の手術適応を示すが，International guidelines[14]においても，鼠径ヘルニアの状況（ヘルニア因子）や全身状態（患者因子）だけでなく，術者やその施設の習熟度（術者因子）を総合的に評価し，客観的に個別化した治療オプションとしての術式を決めることが推奨されている。

表Ⅲ-1を補足すると，抗凝固療法中の場合，抗凝固療法を中止できれば，TEP法の適応となるが，血栓性疾患の発生の危険性について，十分なインフォームド・コンセントが必要である。中止できない場合は，術後の後腹膜血腫を経験しており，鼠径部切開法の適応としている[15)16]。

嵌頓・絞扼性ヘルニアでは，脱出臓器，とくに腸管の生存の評価が必要となるので，審査腹腔鏡を必ず行う。腹膜炎や腸管壊死があればメッシュを用いた修復法は適応ではない。

再発鼠径ヘルニアに対する鼠径部切開法では再々

表Ⅲ-1 TEP の適応：鼠径部ヘルニアの全身因子と局所因子別

◎積極的適応，○適応，△相対的適応，×適応外
1．全身因子 　男性：○，女性：◎ 　高齢：○ 　肥満：○ 　抗凝固療法：△ 　ASA スコア 1〜3：○　4：× 2．局所因子 　片側：○，両側：◎ 　ヘルニアのタイプ　直接：◎，間接：○，大腿：◎ 　ヘルニア門の大きさ　小〜大：○ 　ヘルニア嚢：陰嚢/巨大　△ 　非還納性ヘルニア：△ 　嵌頓・絞扼性ヘルニア：△ 　再発ヘルニア　腹膜前腔にメッシュがない：◎ 　　　　　　　　腹膜前腔にメッシュがある：△ 　下腹部手術既往（同側鼠径ヘルニア，前立腺・膀胱手術を除く）：◎ 　前立腺・膀胱手術既往：×

発が多いとされており，その原因として，解剖の変異，瘢痕組織の脆弱性などが考えられている。ヘルニア門を正確に診断し，myopectineal orifice（MPO）全体を修復することができる腹腔鏡下修復術はよい適応である[5]。しかし，初回手術の術式や再発形式により難易度に大きな差があるので，審査腹腔鏡を行い，腹膜前腔の癒着の程度を診断する。プラグと腹膜の間は剥離が可能なこともあるが，腹膜前腔にメッシュを設置する修復術後は，腹膜前腔の癒着が高度なため，難易度が高く，手術時間が長くなり，膀胱損傷や術後に癒着性イレウスなどの大きな合併症を併発する可能性も危惧され，他の術式を検討すべきである。

Ⅱ 実際の手術手技

麻酔専門医による全身麻酔下に行っている。ラリンゲアルマスクエアウエイの使用，ブロック麻酔の併用は良好な術後成績をもたらす。

1. 腹膜外腔への到達

臍下に約 2 cm の横切開を置き，患側の腹直筋前鞘を 1.5 cm 縦切開後，腹直筋を外側に圧排し，白く艶のある腹直筋後鞘を露出する（**図Ⅲ-47**）。この方法によれば，異時性に発生した反対側ヘルニアの TEP 法においても，瘢痕組織に妨げられることがなくスムーズにアプローチできる。

バルーン法については後述されるので，ここではオプティカル法について述べる。腹直筋後鞘に達したのち，12/10 mm のオプティカルビュートロッカーにフレキシブル腹腔鏡を装着し，後鞘の上を滑らせながら，鏡視下に腹膜前腔の層を確認しつつ，恥骨に向けて挿入する。内筒を抜去し CO_2 送気をすれば，腹膜前腔の疎な結合組織層が広がる[8)〜13)]。本法では直視下に意図した層の剥離が可能であるうえに，バルーンの費用が節約できる。

腹直筋後鞘経由では，正中を越えると視野がとりにくいので，両側例に対する同時手術では，手術操作がより難しいと思われる患側からアプローチする。

2. 気腹（気嚢），トロッカー挿入

12/10 mm のオプティカルビュートロッカーをそのままカメラ用として用いる。固定カフがついているトロッカーが便利である。

気腹は CO_2 を用い，気腹圧は 8〜12 mmHg としている。必ず Trendelenburg 位とし，腹膜前腔を広げ，操作性をよくする。

下腹部正中に 5 mm トロッカーを 2 本挿入する。手技を標準化するため，片側でも両側でも正中より移動させない。鉗子操作性を確保するため，5 cm 間隔としているが，慣れてくれば間隔をより狭めることで，メッシュ配置の際の尾側の鉗子操作が容易となる。

3. 腹膜前腔の剥離，ヘルニア嚢の処理

TEP 法の場合，カメラと鉗子の関係は偏軸性となり，triangulation を維持するには慣れが必要である。

腹膜前腔の剥離は脂肪層，細血管網の間の疎な結合組織の層を求め，鋭的・鈍的に行う。正しい層であれば無駄な出血のないスムーズな操作が可能となる（**図Ⅲ-48**）。TEP 法の場合は TAPP 法と異なり腹膜は気嚢圧にて背側に圧排されており，剥離方向もほぼ順行性であるので，2 本の鉗子を自在に用いてカウンタートラクションを駆使した精緻な剥離が可能である。

Ⅲ章　手術手技

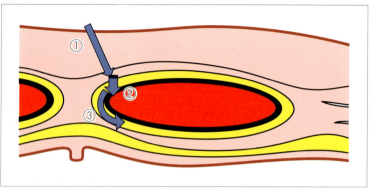

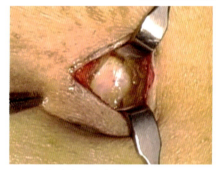
① 患者の腹直筋前鞘の露出

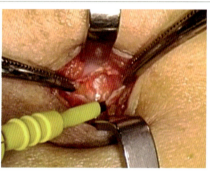
② 前鞘を縦切開

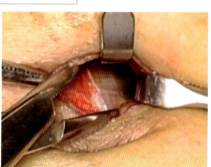
③ 後鞘を露出

図Ⅲ-47　腹膜前腔への到達法

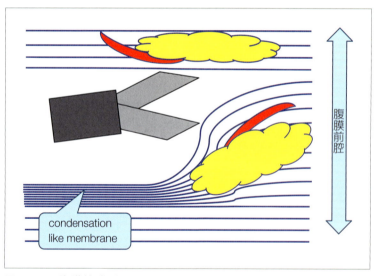

図Ⅲ-48　腹膜前腔（space filled with fibroareolar tissue）の剝離の基本的な考え方

　TEP法ではランドマークは初めからみえているわけではない。腹膜前腔の剝離を進めながら順序よく確認していく。剝離が進行すれば操作腔も広がり，解剖の認識もはっきりしてくる。

　まず，正中部を尾側に剝離すると後鞘とそれに連続した attenuated posterior rectus sheath[17]（以下，APRS）がみえてくる。横筋筋膜，腹膜前筋膜の剝離を進め，ランドマークである恥骨結節や Cooper 靱帯の内側部を確認する（**図Ⅲ-49a**）。腹壁側の脂肪，血管と膀胱下腹筋膜側の脂肪，血管の間の疎な結合組織を剝離すれば，膀胱損傷はあり得ない。

　一度，頭側に戻り，腹直筋後鞘を外側に向けて露出し，下腹壁動静脈の末梢部を確認し，後鞘に分布する細い枝は処理をする（**図Ⅲ-49b**）。ここで弓状

1. 腹腔鏡下手術 — TEP 法 — 標準術式（女性の場合も含む）

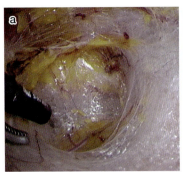
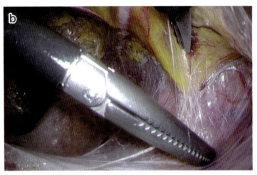
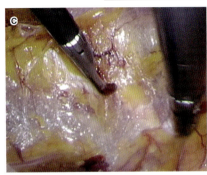
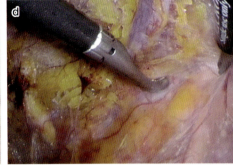
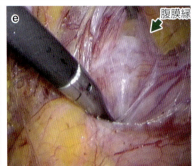

図Ⅲ-49　腹膜前腔剥離：ランドマークを順序よく

線とその腹横筋移行部を確認しておく．弓状線の高さは個人差が大きく，メッシュの外側への展開に支障がある場合は弓状線をその腹直筋付着部で切離することも多い．

次に，恥骨付近より Cooper 靱帯を透見しながら外側に向けて剥離を進め，腹直筋外縁，腹横筋腱膜弓，iliopubic tract を透見し，Hesselbach 三角を確認する（**図Ⅲ-49c**）．直接ヘルニアの場合は，ここに伸展，肥厚した横筋筋膜である偽ヘルニア囊（pseudo-sac）を認める．ヘルニア囊の剥離を腹膜前筋膜の腹壁側の血管脂肪層を残す層で行えば，血流やリンパ流が保持され，術後の seroma（漿液腫）の発生を減少できる（**図Ⅲ-50**）．大腿血管鞘の内側で，大腿ヘルニアの有無を見極める．

下腹壁動静脈の外側で APRS と横筋筋膜が癒合し，腹横筋腱膜に向かって衝立状に立ち上がっている[18]（**図Ⅲ-49d**）．ここを鋭的もしくは鈍的に開くと腹膜前腔のアワアワの疎性結合組織の層に入ることができ，腹膜縁が透見できる（**図Ⅲ-49e**）．

腹膜縁が鼠径管に向かって伸びる間接型では，ヘルニア囊（腹膜）の背内側に内精動静脈と精管が走行している（**図Ⅲ-51**）．白色の光沢のある腹膜から，その表面を覆っている腹膜前筋膜をこすり取るように剥離し，内精動静脈と精管とを spermatic sheath に包まれたまま背側に残す．通常はヘルニア囊の先端は精巣付近に固定されているので，内鼠径輪のレベルでヘルニア囊長軸に直角に囊を回転させながら剥離すれば（rolling technique），最短距離で全周を剥離できる（**図Ⅲ-52a**）．ここで，ヘルニア囊を吸収糸で二重結紮し，切離する（**図Ⅲ-52b**）．遠位端は開放している．早川らの de novo 型，いわゆる外側滑脱型では，ヘルニア囊を引き抜くこともできるが，精管，内精血管も一緒に引き出されてくるので，必ず同定し損傷を避ける．

ヘルニア囊の処理ののち，間接ヘルニアでも直接ヘルニアでも腹膜の高位剥離（parietalization）を十分に行う．直接ヘルニアの場合，腹膜鞘状突起の遺残を確認し切断する．剥離範囲の目安として，iliopubic tract より背側に 5 cm 以上としているが，精管と臍動脈索の交差部もその目安となる（**図Ⅲ-52c**）．

女性の場合は，子宮円索と腹膜との剥離は困難であり，無理すれば腹膜を穿孔してしまうので，ヘルニア囊と一緒に結紮し，切離する（**図Ⅲ-53**）．子宮円索の中には比較的太い血管が通っているので，末梢側も結紮しておく．また，女性の場合，大腿ヘルニアで再発する頻度が高いので，大腿輪の十分な剥離を行い，脂肪のみの脱出であっても還納し，Cooper 靱帯の背側 2〜3 cm までメッシュで覆う．

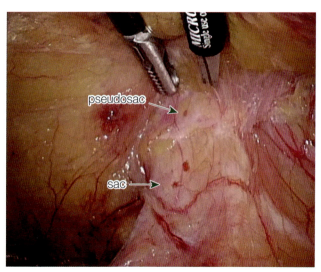
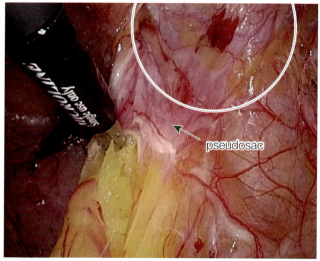

図Ⅲ-50 直接（内）鼠径ヘルニア（JHS分類Ⅱ）
pseudosac（横筋筋膜）の表面に血管網が残っている

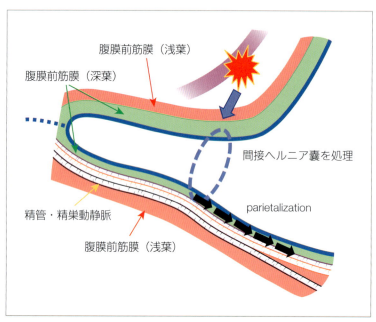

図Ⅲ-51 間接ヘルニア嚢処理と parietalization

4. メッシュの挿入と展開，固定

　メッシュの選択の前にヘルニア門の大きさ，鼠径床の横径を測定し，それらの大きさに合わせて，既成のメッシュをトリミングして用いる。通常，径10/12 mmトロッカーから後腹膜腔内に挿入し，MPO全体に加えて，ヘルニア門より3 cm以上オーバーラップするように，ヘルニア門の位置に応じてメッシュを設置する。ヘルニア嚢の中枢側断端を内鼠径輪に向かって引っ張り，メッシュの縁が跳ね上がる場合は，剝離を追加することを厭わない。

　大きなヘルニア門のある症例ではprotrusionを予防するためheavy weight meshの使用が推奨されている。light weight meshを用いる場合は，より大きなオーバーラップと適切な固定が必要とされている[19]。

　メッシュ固定は海外のガイドラインでは「TEP法において固定しないことを推奨する」とされているが[14]，本邦では固定する施設が多い。メッシュの

1．腹腔鏡下手術 ― TEP法 ― 標準術式（女性の場合も含む）

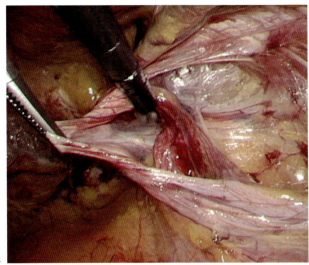
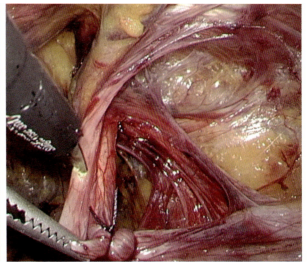
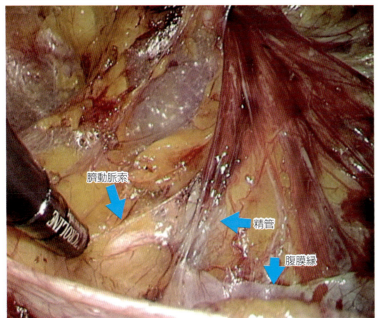

図Ⅲ-52　間接ヘルニア嚢処理とparietalization

辺縁より5 mmくらいの所を腹直筋，腹横筋腱膜，Cooper靱帯に数カ所，タッカーで固定する。術後の疼痛や神経損傷のリスクを低くするため吸収性のタッカーが望ましい。iliopubic tractより背側の疼痛三角と呼ばれる範囲には視認困難な極細な枝を含め複数の痛覚神経が存在するため，固定は禁忌である。下腹壁動静脈や死冠，Cooper靱帯を横切る静脈に注意し出血を避ける。タッカーが腹壁に直角に打ち込まれるように腹壁越しにカウンタープッシュを行うが，それによりiliopubic tractより頭側であることも確認できる。本邦ではフィブリン糊を固定のために使用することは薬事法上認められていない。

5. 腹腔内の脱気，トロッカー挿入部閉鎖，皮膚閉鎖

体位を戻したのち，腹膜前腔を最後まで観察しながら，ゆっくり脱気する。

12 mmトロッカー部の腹直筋前鞘は吸収糸で縫合閉鎖する。4-0吸収糸により真皮縫合を行った後，DERMABOND®（Ethicon社）やサージカルテープで皮膚を接着する。

6. 術後管理

全覚醒後1～2時間で，坐位で水分摂取させ，問題がなければ食事を開始する。

手術創の定期的消毒は不要で，術当日よりまった

Ⅲ章　手術手技

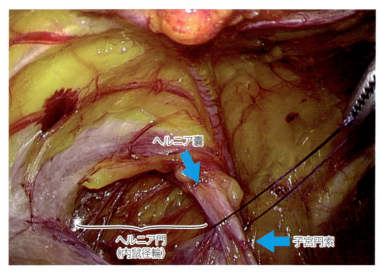

図Ⅲ-53　女性の鼠径ヘルニア
ヘルニア囊と子宮円索を一緒に全周剝離し，結紮・切離する

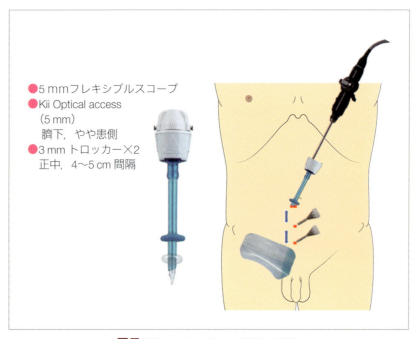

図Ⅲ-54　reduced port White TEP

く日常動作に制限なく，シャワー浴も可能である。日帰り手術は，TEP法の利点が最大限に生かせるので，積極的に適応としているが，周術期管理に慣れた日帰り手術コーディネーターのいる施設で行うことが望ましい[12]。

Ⅲ RP-TEP（reduced port laparoscopic hernia repair with totally extraperitoneal approach）

オプティカル法で腹膜前腔へ到達し，層構造を温存し，出血のない完成された術式をわれわれはWhite TEPと呼称している[9]〜[11]。本法はdissecting balloonも超音波凝固切開装置も必要なく，材料費を安くできる[12]。

1. 腹腔鏡下手術 — TEP 法 — 標準術式（女性の場合も含む）

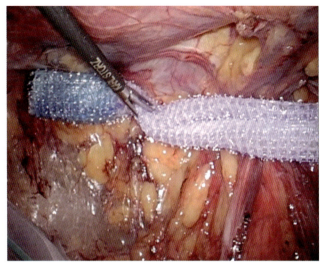
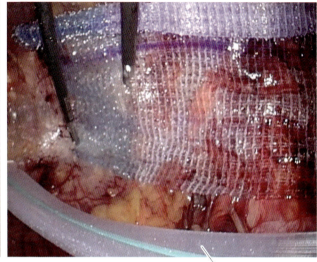

メッシュ導入に使用した
ペンローズドレーン

図Ⅲ-55　self-gripping semi-absorbable mesh の設置（右，JHS 分類：Ⅰ-3）

　オプティカル法に慣れると 5 mm/オプティカルビュートロッカーを直接穿刺することで，同様の経路で腹膜前腔に到達することができる。もともと LCS は使わず，腹膜縫合もないので，固定の必要がないメッシュを用いれば 5 mm＋3 mm＋3 mm ポートのみでの手術が完遂できる（図Ⅲ-54）。固定の必要のないメッシュとしては self-gripping semi-absorbable mesh（ProGrip™ Laparoscopic Self-Fixating Mesh，コヴィディエンジャパン）があり，micro-grip によりすべての面で腹壁に固定されるため migration 予防も期待される（図Ⅲ-55）。

　一般的に SILS を含めた reduced port surgery（RPS）のメリットとして，手術疼痛の軽減，ポートサイトヘルニアの予防，整容性の向上（図Ⅲ-56）があげられる。SILS-TEP 法の報告は多く，縫合操作のない TEP 法には適しているとされているが，特有の

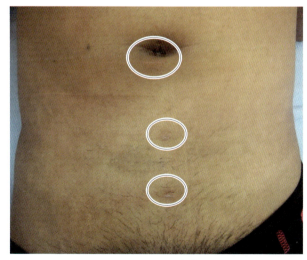

図Ⅲ-56　TEP533：術後 10 日目

Ⅲ章　手術手技

鉗子操作に習熟する必要があり，プラットホームの追加，ポートサイトヘルニアへの対策が課題とされている。また，臍部に比較的大きな手術瘢痕を残し，鼠径部切開法での数cmの瘢痕が下着や体毛で隠れることを考えるとけっして整容性が高いとはいえない。また，創部の疼痛は通常の腹腔鏡下手術より強く，手術創への局所麻酔薬の浸潤などの予防策が必要である。これに対し細径化によるRP-TEPはRPSのメリットをすべて享受できるうえに手術の質をまったく落とすことがない。今後，広く普及していくことが期待される。

おわりに

TEP法は，腹腔鏡下手術のsmall incision and wide/expansion viewである利点を十分に発揮できるうえに，腹壁の疾患である鼠径部ヘルニアを腹腔内に入ることなく腹壁内で治療することで鼠径部切開法と同等の安全性を担保でき，術式の完成度も高まってきた[8]〜[11][13]。

近年，TEP法，TAPP法そして鼠径部切開前方到達法を含めて，病態に応じたテーラーメイド治療が望まれている[12][14]。鼠径部ヘルニア治療に携わる外科医はTEP法，TAPP法や鼠径部切開法に精通し，同じように技術を磨くべきであり，そのことが各々の術式の進歩にもつながると思われる。

文　献

1) 江口徹：腹腔鏡下修復．外科，74：598〜608，2012.
2) 江口徹，当間宏樹，岡部安博，他：腹膜外到達法，経腹的到達法そして再発症例に対するhybrid修復．外科，76：1493〜1499，2014.
3) 江口徹，当間宏樹，豊田秀一，他：TEP，TAPP，そしてHybrid修復術．手術，69：533〜542，2015.
4) Schmedt, C. G., Sauerland, S., Bittner, R.：Comparison of endoscopic procedures vs Lichtenstein and other open mesh techniques for inguinal hernia repair：A meta-analysis of randomized controlled trials. Surg. Endosc., 19：188〜199, 2005.
5) 安田一弘，白石憲男，北野正剛：そけいヘルニアに対する内視鏡下手術の評価；メタアナリシスの解析．日外会誌，108：284〜290，2007.
6) Kocherling, F., Stechemesser, B., Hukauf, M., et al.：TEP versus Lichtenstein：Which technique is better for the repair of primary unilateral inguinal hernias in men? Surg. Endosc. Published online, 21 October 2015.
7) 日本内視鏡外科学会編：内視鏡外科手術に関するアンケート調査：第13回集計結果報告．日鏡外会誌，21：680〜688，2016.
8) 江口徹，当間宏樹，岡部安博，他：腹腔鏡下鼠径ヘルニア修復術；TEP法の最新手術手技．手術，69：1539〜1548，2015.
9) 江口徹，当間宏樹，久留裕，他：忘れてはならない腹壁解剖と手技のポイント；TEP．臨床外科，71：82〜91，2016.
10) 江口徹，当間宏樹，藤井圭，他：TEP法の基本．手術，70：1461〜1474，2016.
11) 当間宏樹，江口徹，藤井圭，他：TEP法．消化器外科，41：344〜355，2018.
12) 江口徹：TEP法．柵瀬信太郎監修，諏訪勝仁，早川哲史，嶋田元，松原猛人編著，ヘルニアの外科，南江堂，東京，2017，p.163〜170.
13) 江口徹，当間宏樹，久留裕，他：TEP法．消化器外科，39：475〜483，2016.
14) HerniaSurge Group：International guidelines for groin hernia management. Hernia, 22：1〜165, 2018.
15) Stucky, C. C., Garvey, E. M., Johnson, D. J., et al.：Challenging a surgical dictum：Results from a 10-year experience on the safety of open inguinal herniorrhaphy in patients on chronic warfarin therapy. Hernia, 19：83〜87, 2015.
16) Sanders, D. L., Shahid, M. K., Ahlijah, B., et al.：Inguinal hernia repair in the anticoagulated patient：A retrospective analysis. Hernia, 12：589〜592, 2008.
17) Arregui, M. E.：Surgical anatomy of the preperitoneal fasciae and posterior transversalis fasciae in the inguinal region. Hernia, 1：101〜110, 1997.
18) 川原田陽，小野田貴信，岩城久留美，他：TEP法．消化器外科，36：959〜972，2013.
19) Akolekar, D., Kumar, S., Khan, L. R., et al.：Comparison of recurrence with lightweight composite polypropylene mesh and heavyweight mesh in laparoscopic totally extraperitoneal inguinal hernia repair：An audit of 1,232 repairs. Hernia, 12：39〜43, 2008.

〔江口　徹〕

1 腹腔鏡下手術

TEP法 ― 標準術式（バルーン法）

POINT

◆ TEP法でバルーンを使用すると，腹膜外腔を短時間かつ容易に作成できる。
◆ 盲目的バルーン拡張が一般的なため，血管損傷などによって操作困難になることはまれではない。
◆ 損傷回避のために拡張を小さくすれば，常に操作腔が狭くなる。
◆ 下腹壁血管を観察しながら非盲目的拡張をすれば，損傷回避と広範な腹膜前腔作成とを両立できる。

はじめに

TEP法（totally extraperitoneal repair）は腹膜と腹壁との間に「腹膜前腔」を作成し，鏡視下にヘルニア修復を行う術式である。腹膜外腔作成はバルーンを使用すれば容易で，解剖誤認を減らし術式変更のリスクを低下させる[1]とされ，初学者に推奨されてきた。原則として，腹腔内に進入しない手技のため腹腔内臓器損傷はないが，小血管からの出血や下腹壁動静脈をなぎ倒す層に入り難渋することがまれでないこともあり，バルーンを使用しないTEP[2]が奨励され，バルーンを経験していないTEP術者が近年増加してきている。

本項では，血管損傷のピットフォールを踏まえ，より広範な腹膜外腔作成と血管損傷防止とを両立する工夫を行ったTEP法（バルーン法）を解説する。

I TEP法の適応

全身麻酔が可能な成人鼠径部ヘルニアで鼠径床の補強が必要な症例に適応がある。再発例は腹腔内からの観察を併用し，最適な術式を決定する慎重な対応が望ましい。前立腺全摘術後と腹膜前メッシュ再発例は腹膜前腔に高度な癒着が予想され，臓器損傷の危険があるので原則として適応外とする。嵌頓例は還納困難に対する工夫や腹腔内操作併用などを加えることで安全に施行可能である[3]が，慎重な適応が望ましい。

II 必要な器具

腹腔鏡は通常の硬性鏡を使用している。直視鏡をバルーン拡張時に使用し，気嚢下の腹膜前腔操作から30°斜視鏡に替える。

バルーンは完全ディスポ製品のみならず，本体を再使用できるもの（部分ディスポ製品）や腹腔鏡用トロッカーと一体型のものが市販されている。

カメラポートは気密性のため腹壁固定用バルーン付きのものを使用する。操作器具用トロッカーや鉗子は通常の腹腔鏡下手術の器具を使用する。メッシュや固定具は多種多様のものが市販されており，それぞれの器具の特性を理解して選択使用することが望ましい。

III 手術室の配置（体位）

全身麻酔下に手術を行う。体位は仰臥位とし，両上肢を体幹に付け固定する。術者は患者健側，助手は患者患側に立ち，モニターは患者足側に配置する。ポート配置完了後に体位をさらに軽度の頭低位にする。

IV 手術手技と局所解剖

1. 腹膜前腔への到達

臍下皮膚に約1～2cmの横切開を置き，患側の腹

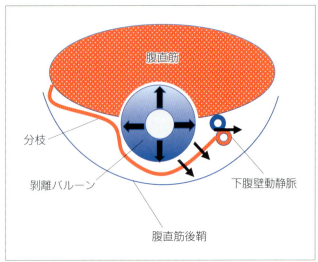
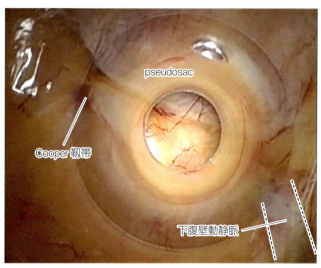

a：下腹壁動静脈より浅い層で拡張すると，分枝および本幹はなぎ倒される

b：pseudosacの還納で浅い層での拡張になると下腹壁動静脈がなぎ倒される

図Ⅲ-57 浅い挿入

直筋前鞘の内側を約1 cm切開して腹直筋を露出する。腹直筋を外側に圧排し腹直筋後鞘を露出する。直視下に下腹壁動静脈の分枝を含む結合組織（腹直筋筋膜）を腹直筋側に付けるように剝離する。

2．バルーンによる腹膜外腔の作成

1）ピットフォール：浅い挿入

バルーンを用いるTEP法は腹膜前筋膜などの剝離層の解剖をあまり意識せずに腹膜外腔を作成するが，漫然と腹壁寄りに浅くバルーンを挿入した場合，下腹壁動静脈とその分枝が存在する腹直筋筋膜および腹壁の脂肪層に進入し，拡張すると血管損傷をきたす（図Ⅲ-57a）。

内鼠径ヘルニアで偽囊（pseudosac）に向けて挿入すると横筋筋膜レベルの浅い層に進入するため，還納のために拡張すると腹膜側にある下腹壁動静脈はなぎ倒される（図Ⅲ-57b）。

2）ピットフォール：盲目的拡張

恥骨方向やや患側に向けての挿入[4]が一般的で，大きく拡張すると下腹壁動静脈がなぎ倒され，腹壁の小血管損傷もあり視野が不良になることが少なくなかった。原因は下腹壁動静脈から離れた位置で盲目的に拡張することにあると思われる。下腹壁動静脈外側の結合組織（腹膜前筋膜浅葉）の癒合が軽度の場合は損傷は起こりにくいが，癒合が高度な場合は拡張が大きくなるにつれバルーンの張力が腹壁の脂肪組織側（内側腹側）に強くかかり，下腹壁動静脈をなぎ倒すと考えられる（図Ⅲ-58a）。かなり剝離が進んで下腹壁動静脈が圧排されていることに気づくことになる（図Ⅲ-58b）。血管損傷を大きくしないために拡張を小さめにとどめる手法[5]もあるが，操作腔が狭くコストパフォーマンスが悪いので，手技に慣れればバルーンを使用しないのも正解といえる。

3）解決策：非盲目的拡張

開始から終了まで下腹壁血管を観察できる位置でバルーンを拡張すると，血管損傷の回避と広範な腹膜前腔剝離を両立できる（図Ⅲ-59a）。最初の挿入だけは盲目的になるが，進入が浅くならないように意識してバルーン先端を後鞘の上にこすりつけるように内鼠径輪の方向に挿入する。1〜2回ポンピングして下腹壁血管起始部を同定してから拡張を進めると，バルーン腹側に本幹をとらえて腹直筋に血管を張りつけた状態で自然に剝離が進むので，血管のなぎ倒しと外側方向へのずれは確実に防ぐことができる（図Ⅲ-59b）。内鼠径ヘルニアではバルーン越しにpseudosacが観察されるが（図Ⅲ-59c），脂肪結合組織を割って横筋筋膜レベルに部分的に入るため小血管の損傷がある。数分間圧迫を維持し，バルーンをゆっくり縮小し抜去する。

3．ポート挿入

バルーン抜去部に腹壁固定バルーン付きカメラ

1. 腹腔鏡下手術 — TEP法 — 標準術式（バルーン法）

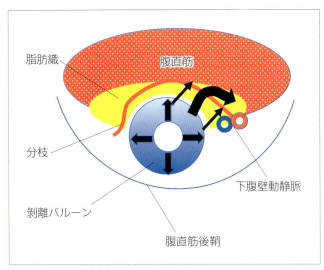

a：下腹壁血管から離れた位置で盲目的に大きく拡張すると，膜の癒合部を支点に腹壁の脂肪組織ごと下腹壁動静脈がなぎ倒される

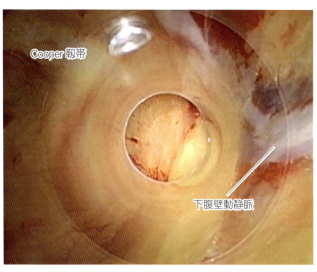

b：腹壁の脂肪組織ごと外側に血管が圧排されている

図Ⅲ-58　盲目的拡張

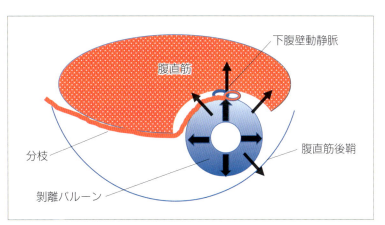

a：下腹壁血管起始部を同定し拡張を開始する。バルーン腹側に血管をとらえて拡張するためなぎ倒されない

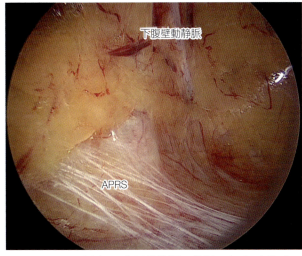

b：バルーン腹側に下腹壁動静脈，背側にまばらな腹直筋後鞘の連続（APRS：attenuated posterior rectus sheath）を認める（左側）

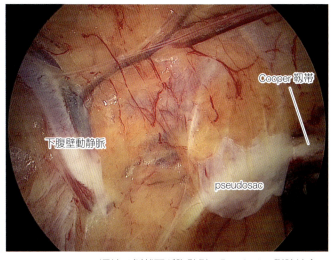

c：pseudosacの還納は剝離面が腹壁側に入るため，脂肪結合組織内の小血管を損傷する

図Ⅲ-59　非盲目的拡張

151

Ⅲ章　手術手技

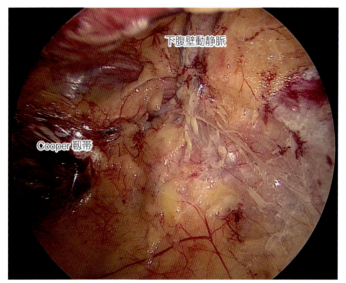

図Ⅲ-60　バルーン剥離直後の腹膜前腔
腹膜前腔の解剖要所を容易に観察できる。膜の癒合部が部分的に
ほぐれ，外側の結合組織にガスが入る

ポートを挿入固定し，送気下に観察すると鼠径床全体が加圧伸展され，恥骨結節，下腹壁動静脈，腹直筋，Cooper靱帯などの同定が容易である（図Ⅲ-60）。

操作用5 mmポートを恥骨上部に1本，次に臍と恥骨の中点に1本挿入する。片側例は1～2横指程度，病変対側寄りに配置する。両側例では正中線上に挿入するが，ポートが恥骨に近いとメッシュの展開が困難になるので，あらかじめ配置位置をやや頭側に移動するかポートの追加を後で考慮する。

4．腹膜縁の連続的剥離から壁在化まで

腹膜縁を連続的に追求し，すべての鼠径部ヘルニアの確認処理を行う。

1）外鼠径ヘルニア

通常は内鼠径輪外側にアワアワの疎性結合組織がみられ，軽く剥離すると鼠径管に向かう腹膜縁が白色のラインとして観察できる。

腹直筋後鞘の連続（APRS：attenuated posterior rectus sheath）が尾側まで密な場合（図Ⅲ-61a）は，腹壁付着部近傍で切離するとアワアワの層と腹膜縁を観察できる（図Ⅲ-61b）。ヘルニア囊の前面を覆う腹膜前筋膜深葉を鋭的・鈍的に破り，腹膜を露出して把持牽引する。精索を把持しないように腹膜前筋膜深葉を温存する層で腹膜縁背面を剥離する。原則として外側から全周性に剥離するが，外腸骨静脈を同定すると内側から剥離を追加しても安全である。ヘルニア囊を結紮・切離し（図Ⅲ-61c），断端を手前に牽引しながら背側腹膜の剥離を開始する。

2）内鼠径ヘルニア

ヘルニア囊を手前に牽引し，ツッペル鉗子や把持鉗子でpseudosacを門に押し込むと還納できる（図Ⅲ-62a）。高位剥離を省略すれば外鼠径ヘルニアとして再発するので，外鼠径ヘルニアと同様に精索と腹膜縁背面との剥離を十分に行う。血腫やseroma（漿液腫）を予防するため横筋筋膜を反転しCooper靱帯や腹直筋恥骨付着部に固定する（図Ⅲ-62b）。

3）大腿ヘルニア

腹膜縁がCooper靱帯とiliopubic tractの間に向かえば大腿ヘルニアである（図Ⅲ-63a）。ほとんどが女性例であり，内鼠径輪に入る腹膜縁の有無にかかわらず子宮円索ごと一括して結紮・切離を行ってから，把持鉗子とツッペル鉗子を用いて全周性に大腿ヘルニア囊の露出を開始する。外側は外腸骨静脈と接しており，剥離を慎重に行い還納する。全周性に剥離して外部からの圧迫を加えると還納されることが多いが，粗暴な操作でヘルニア囊および内容の損傷が危惧される場合はヘルニア門内側前方の腸骨恥骨靱帯を切開すると容易に還納できる[6]。TEPに先行して5 mmトロッカーを臍窩から挿入し腹腔内観察の用意をしておけば，嵌頓や偽還納，腸管損傷・

1. 腹腔鏡下手術 — TEP法 — 標準術式（バルーン法）

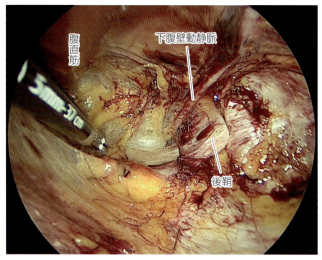

a：腹直筋後鞘が密に尾側まで連続する場合は，腹壁付着部で切離する

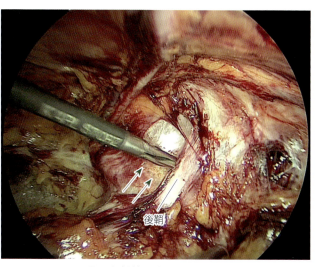

b：アワアワの層と鼠径管に向かう腹膜縁を背側に認め，外鼠径ヘルニアとわかる（小さな矢印は腹膜縁を示す）

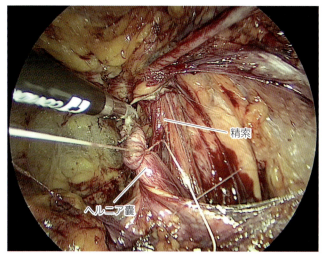

c：ヘルニア嚢を全周性に剥離し，結紮・切離する

図Ⅲ-61　腹膜縁の確認，外鼠径ヘルニア

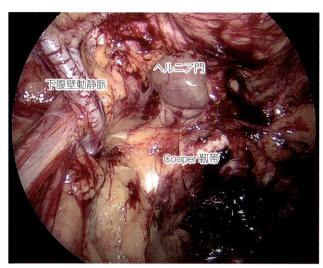

a：pseudosacを還納すると陥凹となる

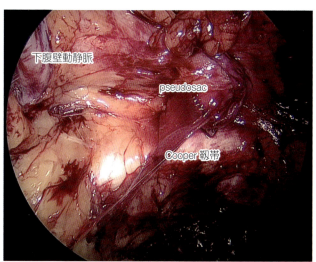

b：seroma（漿液腫）の予防のため反転固定する

図Ⅲ-62　内鼠径ヘルニア

153

III章　手術手技

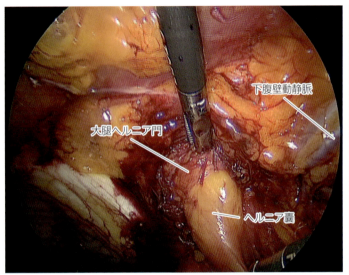

a：腸骨恥骨靱帯とCooper靱帯の間に腹膜縁が進入すれば大腿ヘルニアである

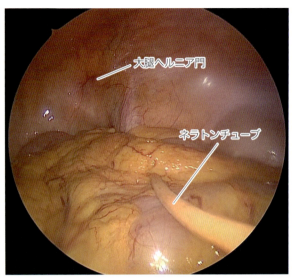

b：嵌頓例などはTEPに先行して腹腔内観察を併用する。腹腔内のガスを排除するためネラトンチューブを留置する

図III-63　大腿ヘルニア

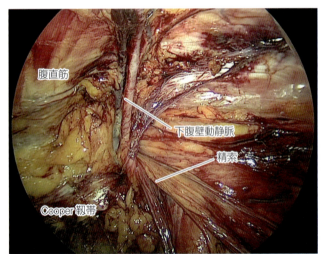

a：メッシュ展開前に腹膜前腔の完成を確認する

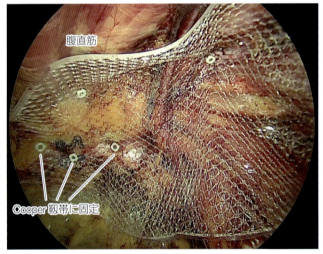

b：メッシュがゆがまないように展開固定する

図III-64　メッシュの展開

腸管血行障害などの情報が得られ安心・安全である（図III-63b）。

5. メッシュの展開固定

ヘルニア門を3 cm以上のマージンでカバーするために10 cm×15 cm以上のメッシュの使用が推奨されている[7)8)]。TAPP法と比較してTEP法は頭側の剥離面は広いが，メッシュの移動や折れ曲がりの原因にならないよう尾側・背側を意識した十分な剥離が必要である。ガス圧での伸展を剥離十分と誤認すれば脱気時にメッシュが背側から跳ね上げられる。メッシュ展開予定部に不十分な剥離領域がないか腹膜縁を挙上しつつ背側剥離を追加し，メッシュ挿入前に腹膜前腔を完成させる（図III-64a）。

メッシュをカメラポート経由で腹膜外腔に挿入し，把持鉗子やツッペル鉗子を用いて，腹横筋腱膜弓の上方および内鼠径輪上方の腹横筋腱膜や腹横筋，内鼠径輪外側，腸骨鼠径靱帯，Cooper靱帯などを十分カバーするように展開する（図III-64b）。

メッシュの固定は不要との報告[9)]もあるが，脱気

1. 腹腔鏡下手術 — TEP 法 — 標準術式（バルーン法）

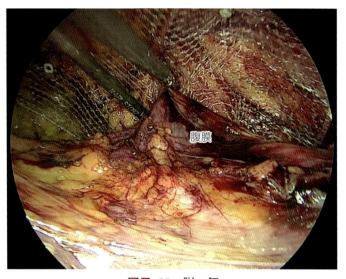

図Ⅲ-65 脱 気
メッシュの背側に腹膜縁が潜り込まないように，ヘルニア嚢処理部をメッシュの上に置く

時に移動する危険性があるので恥骨結節寄りの Cooper 靱帯に数個，内鼠径輪直上の腹横筋腱膜に 1 個，腹直筋に 1 個固定する。内鼠径ヘルニアではさらにヘルニア門上方に 1 個追加する。固定することでメッシュが捻れたり浮き上がったりしないように注意が必要である。メッシュの広さに余裕がない場合は固定を多用しても補強にならず慢性疼痛や再発の原因になるので，メッシュの追加を考慮すべきである。下腹壁動静脈外側の腸骨鼠径靱帯より背側に陰部大腿神経と外側大腿皮神経が走行しており，粗暴な剝離やメッシュの固定をすれば慢性疼痛の危険性がある。

6. 腹膜外腔の脱気

メッシュの裏側に腹膜縁が潜り込まないように脱気する。鉗子でメッシュの下部外側を押さえ，もう一方で腹膜縁を挙上しメッシュの中心部に近づけて脱気を行う（図Ⅲ-65）。腹膜縁の挙上にメッシュが同調する場合は背側の剝離をさらに追加する。患者体位を水平にして送気を停止し，送排気栓を開いて少しずつガスを抜く。脱気しながらメッシュ上に腹膜が整然と置かれる状況を観察し，カメラポートを抜去する。さらに脱気を進めて腹腔鏡を抜き，把持鉗子とトロッカーを抜去する。

7. 閉 創

腹直筋前鞘切開部を 2-0 吸収糸の結節縫合 2～3 針で閉鎖する。切開創は 4-0 モノフィラメント吸収糸で真皮縫合し，サージカルテープを貼付する。術後の創処置は不要である。

8. 麻酔用気管内チューブ抜管時の注意

抜管時にメッシュ移動を防ぐため，治療側の鼠径部を両手掌で圧迫するが，できるだけ過度なファイティング（図Ⅲ-66）のない穏やかな麻酔終了が望ましい。

おわりに

本項のバルーン拡張の工夫を用いると血管損傷のピットフォールを克服し，TEP 法をより安全確実に施行できる。TEP 法の習熟に熟練術者の指導が必要であることはいうまでもないが，本項を参考にわかりやすい広い視野で行う合併症のない治療が普及することを願う。

Ⅲ章　手術手技

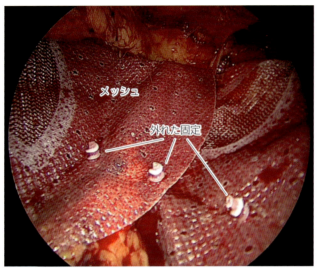
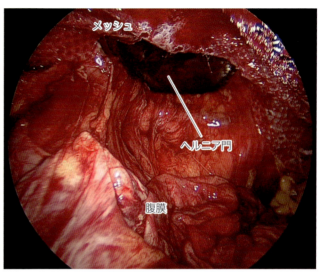

a：過度なファイティングで固定が外れた　　　　　　　b：内鼠径ヘルニア門の上方に逸脱している

図Ⅲ-66　メッシュの逸脱

文　献

1) Bringman, S., Ek, A., Haglind, E., et al.: Is a dissection balloon beneficial in totally extraperitoneal endoscopic hernioplasty (TEP)? A randomized prospective multicenter study. Surg. Endosc., 15：266〜270, 2001.
2) 荻野信夫, 文元雄一, 生島裕文, 他：腹腔鏡下鼠径ヘルニア修復術；TEP法のコツ. 手術, 69：1557〜1563, 2015.
3) 和田寛也, 増田隆伸, 山下洋市, 他：嵌頓ヘルニアに対するTEP法（腹膜外腔アプローチによる腹腔鏡下鼠径ヘルニア手術；totally extraperitoneal hernia repair）の工夫. 臨牀と研究, 90：1598〜1600, 2013.
4) 池田正仁：腹腔鏡下鼠径ヘルニア根治術TEPP法. 消化器外科, 27：1055〜1068, 2004.
5) 川原田陽, 小野田貴信, 岩城久留美, 他：TEP法. 消化器外科, 36：959〜972, 2013.
6) 和田寛也, 伊地知秀樹, 寺師貴啓, 他：経腹膜外・腹腔鏡下鼠径ヘルニア手術（TEPP）. 消化器外科, 32：355〜364, 2009.
7) Knook, M. T., van Rosmalen, A. C., Yoder, B. E., et al.: Optimal mesh size for endoscopic inguinal hernia repair：A study in a porcine model. Surg. Endosc., 15：1471〜1477, 2001.
8) Lowham, A. S., Filipi, C. J., Fitzgibbons, R. J., Jr., et al.: Mechanisms of hernia recurrence after preperitoneal mesh repair：Traditional and laparoscopic. Ann. Surg., 225：422〜431, 1997.
9) Messaris, E., Nicastri, G., Dudrick, S. J.: Total extraperitoneal laparoscopic inguinal hernia repair without mesh fixation prospective study with 1-year follow-up results. Arch. Surg., 145：334〜338, 2010.

〔和田寛也〕

1 腹腔鏡下手術

TEP 法 ─ 難症例

❖POINT

◆TEP 法の難症例として再発ヘルニア，前立腺全摘術既往例，大腿ヘルニア嵌頓，巨大ヘルニア，高度肥満例を取り上げた。
◆難症例の術前評価として腹臥位骨盤 CT 検査は必須である。
◆剝離操作には超音波凝固切開装置とツッペル鉗子を多用している。
◆難症例に対する TEP 法は 100 例以上のラーニングカーブを終えてからトライすべきである。

はじめに

　成人鼠径部ヘルニア手術において TEP 法（totally extraperitoneal repair）は 25 年の歴史を経て一般化しつつあるが，TAPP 法（transabdominal preperitoneal repair）に比べてアプローチの困難さから一般的ではない。2015 年までの日本内視鏡外科学会のアンケートによると，腹腔鏡下ヘルニア修復術の術式は TAPP 法 82％に対し TEP 法は 18％にすぎない[1]。本稿では，TEP 法の難症例に対する適応と実際の手技について紹介するが，まずは基本に立ち返ることの重要性を強調したい。

I TEP 法のコンバート例からみた難症例

　当科で過去 10 年に鼠径部ヘルニアに対して TEP 法を施行し完遂できずに他の術式に変更した 20 例について検討した結果，直接の要因としては気腹による術野確保困難 9 例，癒着などによる剝離困難 6 例，嵌頓解除困難 4 例，出血 2 例であった。また，患者側の病態として開腹術後 6 例，前立腺全摘術後 1 例，再発ヘルニア 4 例，大腿ヘルニア嵌頓 2 例，非還納性ヘルニア 1 例であった。

　本稿では，TEP 法の完遂困難症例として再発鼠径ヘルニア，下腹部手術既往（前立腺全摘を含む），大腿ヘルニア（嵌頓），巨大ヘルニア（非還納性を

含む），肥満症例を取り上げ，それぞれについて TEP 法の適応，手術準備，TEP 法のコツについて自験例を中心に紹介したい。

1. 再発鼠径部ヘルニア
1）適　応

　再発前のヘルニア手術で腹膜前腔を広く剝離した症例（Kugel 法，TAPP 法，TEP 法）は適応外とする[2]。組織縫合法，Lichtenstein 法，Plug 法施行後の再発例が手術適応として望ましい[2]。手術準備として前回手術法，メッシュの種類などの情報収集と画像（骨盤 CT）によりヘルニア分類を知っておくことは，術中腹腔内観察を行わない TEP 法の場合は重要である（**図Ⅲ-67**）。メッシュを使用していない組織縫合法後のヘルニア再発では TEP 手技に特別難があるわけではなく，癒着による剝離困難を認める程度であるが，Plug 法などのメッシュ使用例では難度が上がる。

2）手技の実際（Plug 法後）

　前回のプラグ近傍にヘルニア門を有する再発がほとんどであるが，臍部から膀胱前腔へのアプローチと下腹壁血管（IEV；inferior epigastric vessels）の外側からのアプローチは前回手術の影響が少なく比較的容易であり先行させる。プラグ周囲は癒着により剝離困難な例があるが，近傍のヘルニア門は剝離容易でヘルニア囊を反転可能である。最後にプラグの剝離を行うが，丁寧に鈍的・鋭的剝離することで剝離可能である。プラグ先端は鼠径床の平坦化を図るため可及的に切除している[3]（**図Ⅲ-68，69**）。腹膜損

Ⅲ章　手術手技

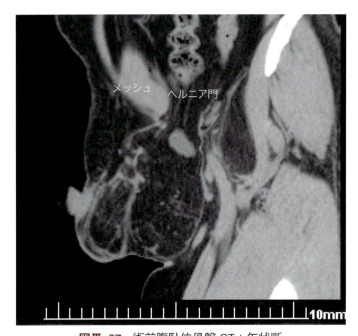

図Ⅲ-67　術前腹臥位骨盤CT；矢状断
前回留置されたメッシュとヘルニア門の位置関係がよくわかる。
脱出臓器は大網と診断された

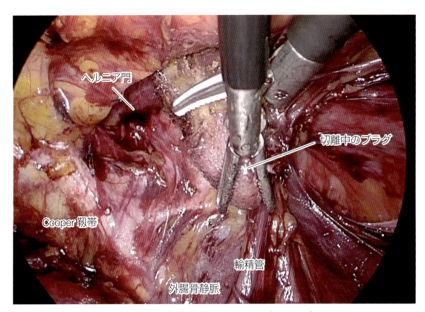

図Ⅲ-68　右内鼠径ヘルニア（reⅡ-3）
右内鼠径ヘルニア術後で挿入されたプラグ内側からⅡ-2型で再発していた。プラグ先端は図のように超音波凝固切開装置で切離している

傷があっても腹膜前腔の剥離を広げれば損傷部の縫合閉鎖に問題はない。再々発を防止するためには十分なparietalizationが肝要で，メッシュは立体形状のものをmyopectineal orifice（MPO）中心に留置する。再々発を予防するためには原則タッカーによる固定が必要であるが，ヘルニア門が小さい場合は固定不要である。

2. 下腹部手術既往例（とくに前立腺全摘術後）

開腹既往例に対する腹腔鏡下手術においてTAPP法は腹腔内癒着により困難な場合があるが，TEP法は腹腔内癒着の影響はなく適応に苦慮することはない。しかし，前立腺全摘後の鼠径ヘルニアに対しては腹直筋と腹直筋後鞘間や膀胱前腔の強い癒着が予想され，本来はTEP法の適応ではなく鼠径部切開

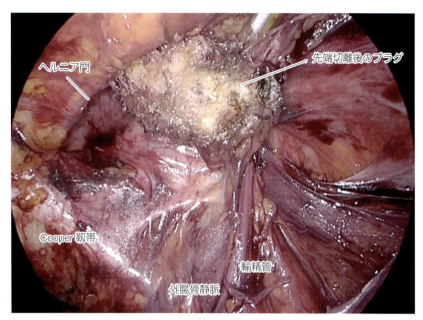

図Ⅲ-69 右内鼠径ヘルニア（reⅡ-3）
プラグ先端を切離し，parietalization 終了後の平坦化された鼠径床を示す

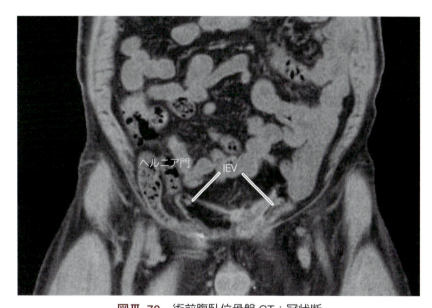

図Ⅲ-70 術前腹臥位骨盤 CT；冠状断
CT で右側 IEV 周辺の癒着は認めず，ヘルニア内容は小腸であった。左側は IEV 周囲から正中にかけて解剖が不明瞭で強い癒着が予想される
TEP 法手術時間 85 分

法の適応と考えられる[2)4)]。エキスパートオプションとしてあえて TEP 法を行う際には，鼠径部切開法へのコンバートの可能性を患者に十分説明しておく必要がある。前立腺全摘の術式によりアプローチ法が異なり癒着の状況も異なるので，前立腺術式の把握は重要である。術前準備として骨盤 CT は必須で，患側の腹直筋や下腹壁血管（IEV）周囲の癒着が少ないことを確認しておく（図Ⅲ-70, 71）。

臍輪患側の腹直筋前鞘切開から後鞘前面へは支障なく入れるが，正中の白線側の腹膜外腔は癒着が予想され，操作用ポートの挿入に難渋することがある。ポートを患側にずらす工夫も必要である。また IEV が正中側に偏位していることがあり，分枝からの出血には注意を要する。前立腺全摘後の鼠径ヘル

Ⅲ章　手術手技

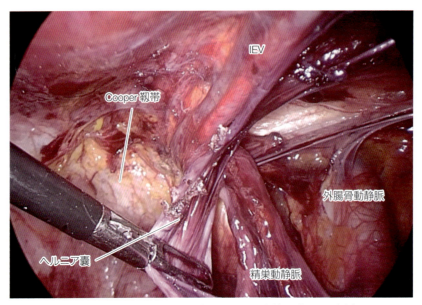

図Ⅲ-71　前立腺癌術後（右Ⅰ-2）＜癒着の少ない症例＞
前出CTの症例ではないが，腹腔鏡下前立腺全摘術後10年目の右外鼠径ヘルニアのTEP例。IEV周囲や外側三角の癒着を認めないが，Cooper靱帯から膀胱前腔（Retzius腔）にごくわずかの癒着を認める
TEP法手術時間64分

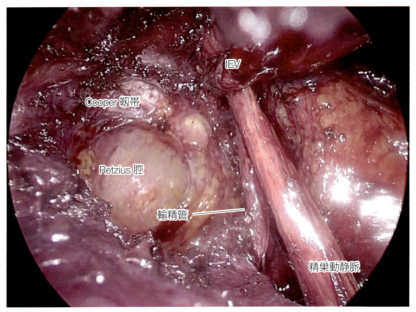

図Ⅲ-72　前立腺癌術後（右Ⅰ-2）＜癒着困難例＞
前立腺癌術後（RPR），虫垂切除後。正中部と虫垂切除後の手術痕は癒着が顕著で剝離困難。ほかにIEV，外腸骨静脈と癒着あり。IEVは下垂していた。瘢痕からRetzius腔に入ると癒着はほぼ消失した
TEP法手術時間141分

ニアは間接型が多く[5]，IEVの外側剝離を優先させれば外側三角からヘルニア門である内鼠径輪に容易に到達できる。ヘルニア囊を処理し，parietalizationを行うが，輸精管やCooper靱帯周辺の剝離を慎重に行う。癒着高度な膀胱前腔は，メッシュ留置可能な最小限の剝離にとどめることで再々発の心配はない（図Ⅲ-72）。

160

1. 腹腔鏡下手術 — TEP 法 — 難症例

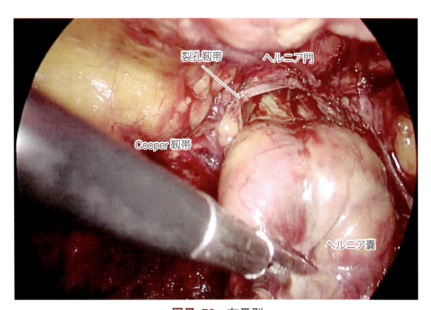

図Ⅲ-73　右Ⅲ型
腹膜外脂肪をヘルニア嚢ごと還納可能であった。裂孔靱帯を切ると嵌頓も解除される可能性が高まる

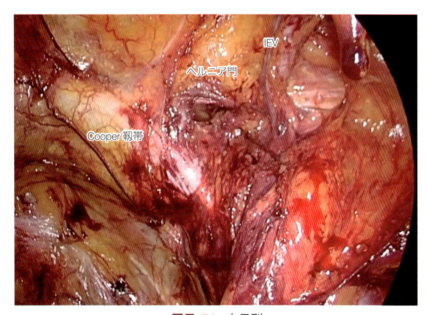

図Ⅲ-74　右Ⅲ型
右大腿ヘルニア嵌頓解除後の鼠径床。大腿ヘルニア門は 15 mm×13 mm と小さい

3. 大腿ヘルニア嵌頓例

大腿ヘルニアは嵌頓の有無にかかわらずすべて TEP 法の適応症例ではあるが，絞扼腸管穿孔例は TEP 法の対象から外れる。還納性の大腿ヘルニアは直接ヘルニア（Ⅱ型）と難易度は変わりなく TEP 法手技に困難を伴わない。しかし多くはイレウスを契機として発見される嵌頓例で，CT での術前診断は必須となる。嵌頓解除が TEP 法完遂の絶対条件となる。図Ⅲ-73，74 は，鉗子での牽引と体外からの用手的圧迫でヘルニア嚢が還納された状態を示している。還納困難な際には大腿輪内側の裂孔靱帯を鋭的切離すると還納が容易となる。

嵌頓臓器が大網や腹膜外脂肪である場合は問題ないが，腸管の場合は腸切除の必要性について確認のため腹腔内観察を追加することとなる。嵌頓腸管の色調を観察して腸切除が必要と判断した場合は，TEP 終了後に別切開を置いて腸管切除を行えばメッシュ感染を危惧する必要はない。

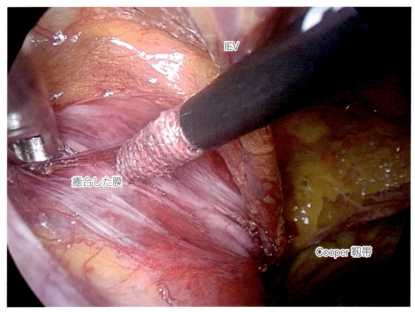

図Ⅲ-75 巨大ヘルニア（左Ⅰ-3型）
巨大ヘルニアではIEVは内側，頭側にたわみ，腹横筋に続く横筋筋膜や腹膜前筋膜は癒合し腹膜縁の位置確認が困難となる

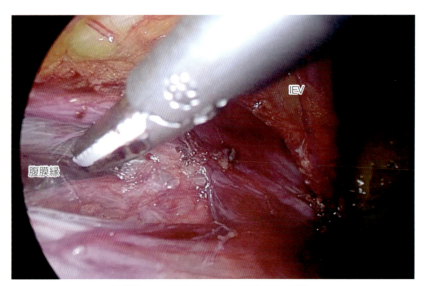

図Ⅲ-76 巨大ヘルニア（左Ⅰ-3型）
鈍的に剝離することにより腹膜の外側縁が透見されてくる。腹膜前筋膜を切り，腹膜縁外側を内鼠径輪方向へ剝離を進め，ヘルニア囊全周をencircleする

4. 巨大ヘルニア（非還納性）

巨大ヘルニアは脱出したヘルニア囊が大きいだけではなく腹腔側にも開大があり，IEVが本来の位置から内側，頭側にたわみ，さらに腹横筋のslingが横筋筋膜や腹膜前筋膜と癒合して解剖の確認が困難となる。**図Ⅲ-75**に示すようにsecondary inguinal ring周囲に腹膜前筋膜と横筋筋膜が癒合し腹膜縁が確認できないことが多いが，慎重に鈍的剝離することにより薄い膜越しに腹膜縁をみつけることが可能となる（**図Ⅲ-76**）。また，**図Ⅲ-77**のようなヘルニア内容の大網が非還納性である症例でも陰囊方向から用手的に圧迫することにより，大網は腹腔内に還納できヘルニア囊の結紮・切離は容易となる（**図Ⅲ-77，78**）。

さらに還納不可の巨大ヘルニア例では，TEP法で腹膜前腔剝離の後に鼠径部の膨隆しているヘルニア

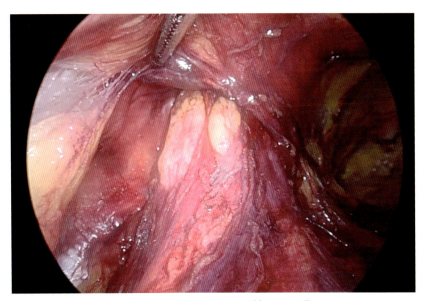

図Ⅲ-77 巨大ヘルニア（左Ⅰ-2型）
非還納性ヘルニアで大網がヘルニア嚢内にはまり込んでいる。ヘルニア嚢を2カ所損傷したが，大網で損傷部がふさがれているので気腹状態にはなっていない

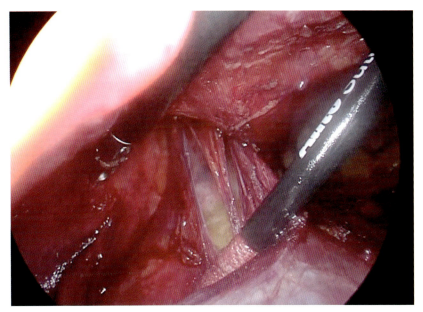

図Ⅲ-78 巨大ヘルニア（左Ⅰ-2型）
陰嚢方向から用手的に圧迫することにより大網は腹腔内に還納できたが，気腹状態となっている。ヘルニア嚢は大きいが内鼠径輪に向けて tapering しており，結紮・切離は容易である

嚢直上に皮膚切開を置いて直視下にヘルニア嚢を切開し，嵌頓臓器の癒着剝離を行い腹腔内に還納するいわゆるハイブリッド法で TEP 法を完遂できる。

5. 肥満症例（図Ⅲ-79〜82）

肥満症例の問題点は，気嚢困難による術野の狭小化と大量の脂肪塊による解剖把握の困難性があげられる。気嚢圧の麻酔に与える影響は気腹圧に比べて軽微であるため，15 mmHg 以上まで上げておくことを推奨する。さらに頭低位にし，十分な腹膜前腔の術野を得る必要がある。腹直筋後鞘から attenuated posterior rectus sheath（APRS）へと剝離を続ける際に脂肪塊が腹壁側か APRS 側かを見極め，脂肪のない疎な切離ラインを設定することが重要で，IEV

Ⅲ章　手術手技

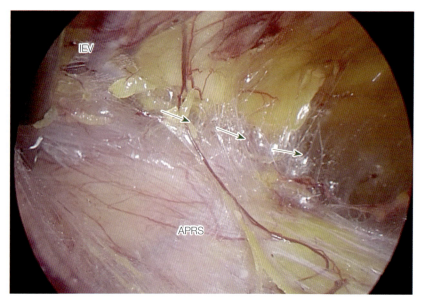

図Ⅲ-79　肥満例（BMI 33，左Ⅱ-3型）
腹直筋後鞘から鈍的剥離を進め，腹側に横筋筋膜越しに IEV を確認できる。このレベルでは腹直筋側の脂肪と後鞘（APRS）側の脂肪は明らかに別物であることが認識できる。矢印に示すアワアワの疎な組織を切離すれば正しい剥離ラインとなる。APRS は薄く，腹膜越しに腹腔内の大網を透見できる

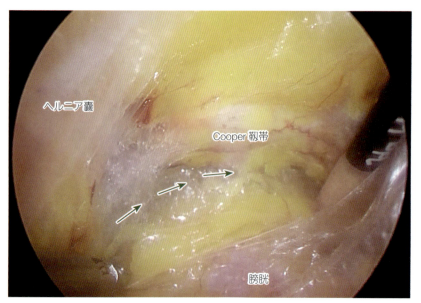

図Ⅲ-80　肥満例（BMI 33，左Ⅱ-3型）
図Ⅲ-79 からの剥離を正中に続けると腹直筋周囲の脂肪を腹側に残し，Cooper 靱帯に至る。膀胱下腹筋膜の脂肪は温存し，Cooper 靱帯下縁のアワアワの層を鋭的に切離しメッシュ展開に備える

や Cooper 靱帯などのメルクマールをしっかり認識することが重要である（図Ⅲ-79，80）。
　肥満例では図Ⅲ-81 のごとく視野に脂肪層が充満した術野であるが，丁寧に解剖を確認しつつ剥離を進めれば迷うことはない。再発予防のポイントはメッシュ留置の際に精索脂肪腫や腹膜脂肪塊によりメッシュが浮いて背側から腹膜が入り込まないよう十分留意する必要がある。

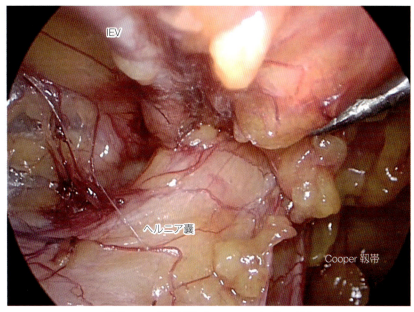

図Ⅲ-81　肥満例（BMI 33，左Ⅱ-3型）
ヘルニア嚢はHesselbach三角から出ており，大網が非還納性となっている。術野全体を脂肪が覆っているが，各コンポーネントをよく理解したうえで膜構造を破壊せず小血管から出血させないことが重要である。ヘルニア嚢の腹膜が薄いので，腹膜損傷に留意しながら鈍的剥離を行う

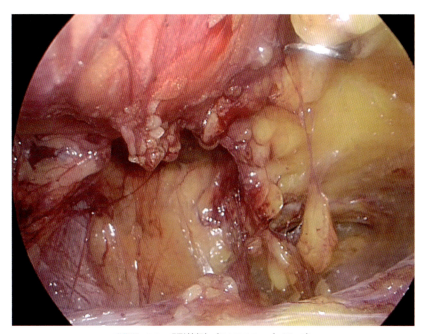

図Ⅲ-82　肥満例（BMI 33，左Ⅱ-3）
ヘルニア嚢剥離後で，ここからは腹膜縁を外側に追いかけparietalizationを行う

Ⅲ章　手術手技

Ⅱ 難症例のピットフォールと対策

1. 腹膜穿孔

　操作用のポート挿入前に気腹状態になると術式コンバートをせざるを得ないことが多いが，操作用ポートが確保できれば脱気用チューブを腹腔内に留置することにより剝離操作は継続可能である。ヘルニア嚢を処理し，parietalization を終了後に腹膜損傷部を結紮あるいは縫合閉鎖すればよい。

2. 出　血

　出血部位としては IEV の分枝，膀胱下腹筋膜内の血管，精巣動静脈，死冠などがあげられるが，難症例ではいずれも偏位や癒着により確認困難なことが多い。拡張用バルーンは盲目的な手技になるので，腹膜前腔癒着が予想される例では IEV の分枝からの出血を招く危険性が高く，使用せずに直視下の腹膜前腔剝離を慎重に行う必要がある。剝離と止血には超音波凝固切開装置とツッペル鉗子を多用している[6]。なお，IEV と精巣動静脈本幹から止血困難な出血をきたした場合は，結紮しても後に後遺症をきたすことはほぼない。

3. ヘルニア嚢剝離困難（Ⅰ-3：日本ヘルニア学会分類）

　巨大ヘルニアや肥満例でヘルニア嚢の解剖がよくわからない際には，IEV のすぐ外側から内鼠径輪に向けてツッペル鉗子で慎重に鈍的剝離を続けると，大きなヘルニアでも内鼠径輪では tapering しているので全周剝離が比較的容易であり，ヘルニア嚢以外の小血管を含む薄膜をすべて落とすことにより，精巣血管や輸精管からヘルニア嚢を遊離することが可能である。

おわりに

　鼠径部ヘルニア手術ではさまざまな術式があり，難症例に対して適応は熟慮する必要がある。すなわち患者側因子として全身麻酔に耐え得るか？　病態が鼠径部切開法より TEP 法のほうがアプローチ法として適切か？　術者側因子としては難症例に見合うだけ術者や施設が TEP 法に習熟しているか？の見極めが大切である。TEP 法のラーニングカーブは 50～100 例とされているが[7]，少なくとも TEP 法を指導医のもとで連続 100 例以上経験したうえで難症例にトライしてほしい。

文　献
1) 日本内視鏡外科学会：内視鏡外科手術に関するアンケート調査：第 13 回集計結果報告 5. 鼠径部ヘルニアに対する内視鏡下手術について．日鏡外会誌，21：680～684，2016.
2) 日本ヘルニア学会ガイドライン委員会編：鼠径部ヘルニア診療ガイドライン 2015，金原出版，東京，2015.
3) 荻野信夫，中川朋，文元雄一，他：成人再発鼠径ヘルニア．小児外科，44：904～907，2012.
4) 江口透：TEP 法．柵瀬信太郎監修，諏訪勝仁，早川哲史，嶋田元，松原猛人編著，ヘルニアの外科，南江堂，東京，2017.
5) 丸山智宏，須田和敬，大竹雅弘：前立腺全摘術後に発症した鼠径ヘルニアの検討．日消外会誌，49：1～7，2016.
6) 荻野信夫，文元雄一，生島裕文：腹腔鏡下鼠径ヘルニア修復術；TEP 法のコツ．手術，69：1557～1563，2015.
7) Simons, M. P., Aufenacker, T., Bay-Nielsen, M., et al.：European Hernia Society guidelines on the treatment of inguinal hernia in adult patients. Hernia, 13：343～403，2009.

〔荻野信夫〕

1　腹腔鏡下手術

needlescopic TAPP

❯❯ POINT

- ◆ needlescopic TAPP の意義は，整容性のさらなる向上のみならず，腹壁破壊の軽減や創瘢痕ヘルニアの回避も含まれる。
- ◆ 導入の際には，腹壁が薄く初発の小さなヘルニア症例を選択することが望ましい。
- ◆ 導入の際には細径鉗子を 1 本用いた TAPP552 や TAPP553 から開始し，習熟後に細径器具の本数を増やし，TAPP252 や TAPP353 に移行するのが安全である。
- ◆ 細径器具は改良が進み，剛性が高くなっているが，繊細で脆弱な器具であることは変わりなく，扱いには細心の注意が必要である。

I｜needlescopic TAPP の意義

　needlescopic TAPP は，径 2～3 mm の細径器具を用いて行う TAPP 法である。TAPP 法の利点を保ちながら，ポートの細径化を図ることにより創部の整容性のみならず腹壁破壊を軽減する目的で行う。

　needlescopic TAPP は古くは 1998 年に報告があるが，当時の細径器具の耐久性や種類の不足により，広く普及するには至らなかった[1]。近年，本邦にて急速に TAPP 法が普及し，また世界的に侵襲性のみならず整容性の面でも手術の質の向上が求められるようになり，needlescopic TAPP も再び注目されている[2,3]。われわれは，2010 年より 2 mm 細径鉗子の使用を単孔式手術の補助器具として導入して以来，数種類の細径器具の共同開発を行い，needlescopic TAPP を行っている[4]～[6]。

　同じ reduced port surgery である単孔式手術と比較して，TAPP 法においては needlescopic surgery が適しているとわれわれは考えている。その理由としては，まず，TAPP 法はメッシュ，針糸，タッカーが挿入可能な 5 mm ポートが 1 カ所あれば施行可能である。単孔式手術においては標本の摘出の際に延長する創部を利用して創を 1 つに集約することが利点であるが，TAPP 法では標本摘出がないために本来創部を延長する必要がない。needlescopic TAPP では創を集約するのではなくそれぞれのポートを細径化

し，これにより腹壁破壊の程度が軽減できる。また整容性の面でも，臍の 5 mm の創部はほとんどの場合，臍底部内に隠れ，非常に良好となる。細径ポート挿入部位の創部も，2 mm のポート挿入時には皮膚切開を必要とせず，2 mm，3 mm の創部は皮膚縫合を必要としないため，整容性は良好である。

　操作の容易性という点でも，TAPP 法においては，ヘルニア門を中心とし全周性の方向の剥離操作が必要であることや，縫合の操作があることから，術者の両手の角度である manipulation angle を確保できると安全で円滑な操作が可能となる。

　以上の理由からわれわれは 2～3 mm の細径器具を駆使した needlescopic TAPP を施行している。術式は後述するように症例により適応が異なり，5 mm，5 mm，2 mm のポートで行う場合（TAPP552：**図Ⅲ-83a**），3 mm，5 mm，3 mm のポートで行う場合（TAPP353：**図Ⅲ-83b**），最小の創である 2 mm，5 mm，2 mm のポートで行う場合（TAPP252：**図Ⅲ-83c**）がある。

II｜手術の準備

1．症例の選択

　導入の際には，腹壁が薄くてやせ型の患者を選択するのが望ましい。再発症例や嵌頓症例など，複雑なヘルニアではなく，初発で，小さなヘルニアの症

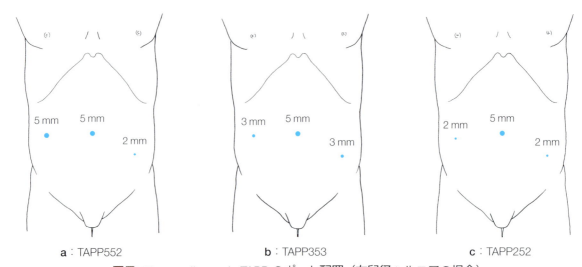

図Ⅲ-83 needlescopic TAPP のポート配置（右鼠径ヘルニアの場合）
5 mm，5 mm，2 mm のポートで行う TAPP552（**a**），3 mm，5 mm，3 mm のポートで行う TAPP353（**b**），2 mm，5 mm，2 mm のポートで行う TAPP252（**c**）などがある

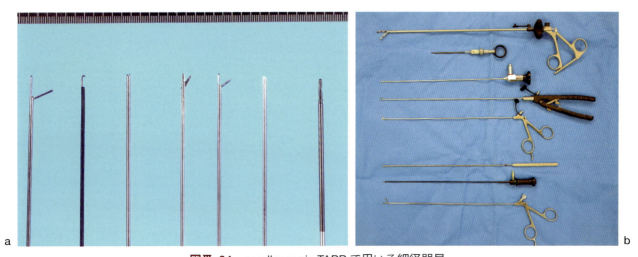

図Ⅲ-84 needlescopic TAPP で用いる細径器具
a：左から，**b**：下から，2 mm 把持鉗子，2 mm フック型電気メス，2 mm メッシュプッシャー，2 mm 剪刀，2 mm 持針器，2 mm 腹腔鏡，2 mm ポート

例がよい。われわれは，はじめTAPP552から導入し100例以上の症例を経験し，細径把持鉗子の扱いの経験を積んでから，やせ型の女性においてTAPP252を開始した。やせ型の女性におけるTAPP252を30例以上経験してから，男性症例への導入を開始した。男性症例においては，整容性の向上を求める者以外に早期のスポーツや力仕事への復帰を望む者に対して行う。体格が大きい，あるいは腹壁が厚い症例に対しては，TAPP353を行う。

2．細径器具

needlescopic TAPP を行うにあたり，いくつかの細径器具が必要となる（**図Ⅲ-84**）。まず，もっとも基本的な器具は，2～3 mm の細径把持鉗子である。把持鉗子と細径ポートがあれば，3本のポートのうち1本を細径鉗子にする TAPP552 や TAPP553 が施行可能である。これらの術式は，主に術者の左手の把持鉗子を細径にするほかは標準的な器具で行うことが可能であり，細径器具の扱いに慣れるという観点からも導入段階に行う術式として適している[7]。

次に，TAPP252 や TAPP353 を行うにあたって必

1. 腹腔鏡下手術 — needlescopic TAPP

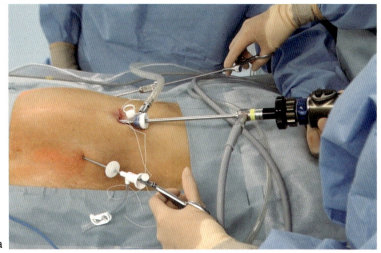
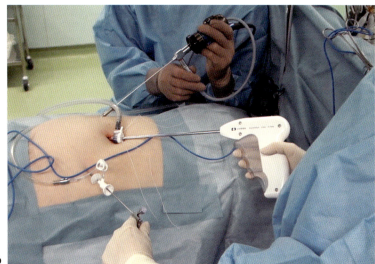

図Ⅲ-85 同軸と非同軸の操作
needlescopic TAPP においては腹腔鏡に対して同軸の操作（a）と非同軸の操作（b）を併用する

要な器具は，細径のエネルギーデバイス，腹腔鏡，持針器である。これらの術式においては，基本的に臍の 5 mm ポートから挿入した 5 mm 腹腔鏡の視野で操作を行う（同軸の操作）が，tacking や針の出し入れの際には 2 mm や 3 mm の腹腔鏡下での操作を行う（非同軸の操作）（図Ⅲ-85）。細径の腹腔鏡の視野は，画素数や光量という点において，5 mm のそれよりも劣るが，あらかじめ 5 mm 腹腔鏡で確認した視野における限られた操作の際に補助的に使用するには十分な視野が得られる。

剝離操作は 5 mm の腹腔鏡にて行うのが望ましく，そのためには，細径のエネルギーデバイスが必要となる。われわれは細径のフック型電気メスを使用している[8]。腹膜の縫合閉鎖は，臍部から腹腔鏡を挿入した同軸の操作が望ましいため，細径の持針器が必要となる。

また，5 mm ポートからメッシュを挿入する際に使用する細径のメッシュプッシャーや，細径の剪刀があると，円滑に手術を進行できる。

Ⅲ 手術の実際

1. ポートの挿入

臍の 5 mm ポートをいかに安全に，かつ創を延長することなく挿入するかが needlescopic TAPP の重要なポイントの 1 つである。われわれはそのために，臍底部の十分な挙上と，腹腔鏡，直視の双方の視野確認，この 2 点を心がけている。

まず，臍底部を挙上するために，皮膚切開に先立って，臍底部の両側に絹糸をかける。絹糸を挙上し臍底部に 5 mm の皮膚切開を加える。術者が直上

III章　手術手技

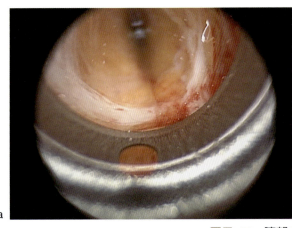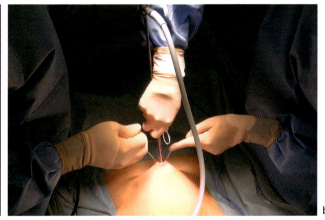

図III-86　臍部のポート挿入時の術野
ポート内に腹腔鏡を挿入し，モニターにて腹膜の貫通を確認する（a）。このときポートの先端が腹腔内深部を圧迫しない高さで挿入されるよう，絹糸を十分に挙上している（b）

からのぞき込むようにみると，皮膚の下の筋膜がみえるため，これをメッツェンバウム剪刀で切開する。あらかじめ切開しておくことでポートを挿入するときに腹部への圧迫を少なくする。次にポート内筒に5 mm腹腔鏡を挿入した状態で，ポートを腹腔内に挿入する。絹糸を十分に挙上し，ポートが腹膜を貫通する点が本来の腹壁よりも挙上されているようにする（図III-86）。ポート内筒が筋膜や腹膜を正しく分け入っているかを腹腔鏡の視野でみながら挿入するが，同時に必ず直視下にもポートの位置を確認し，腹腔内臓器をポート先端が強い力で押さないようにすることが重要である。挙上が十分ではない状態で，モニターのみをみながら深くポートを押してしまうと，モニター上ではまだ腹膜を貫通していなくても，ポートの先端は腹腔内臓器を圧迫している可能性があるからである。

5 mmポートを挿入し気腹したら，病変を観察し，2 mmまたは2 mmの細径ポートを両側腹部に挿入する。

2. 腹膜前腔の剝離とメッシュ挿入

5 mm腹腔鏡の視野にて，細径のフック型電気メスと把持鉗子を用いて，腹膜の切開と腹膜前腔の剝離を行う（図III-87a, b, d）。鈍的剝離を行う際には小さなガーゼを5 mmポートより挿入し，細径把持鉗子2本で操作を行う（図III-87c）。腹膜前腔の剝離が終了したら，メッシュの挿入を行う。メッシュは，細径のメッシュプッシャーを用いて5 mmポートより挿入する（図III-88a）。メッシュプッシャーは，先端に溝のあるスティック状の器具で，細径把持鉗子で挿入するよりも強度がある。また，側腹部のポートから挿入した鉗子を5 mmポートから出してメッシュを引き込む方法よりも操作が容易である。

メッシュを挿入したら，細径把持鉗子2本でメッシュの展開を行う（図III-88b）。この際に5 mm腹腔鏡下の視野で，tackingを行う部位や下腹壁動静脈や死冠動脈の有無などをよく観察しておく（図III-88c）。次に，細径の腹腔鏡に変更し，5 mmポートから挿入したタッカーでtackingを行う（図III-88d）。

3. 腹膜縫合閉鎖

続いて弱彎の4-0モノフィラメント付針を挿入する。再び5 mm腹腔鏡に戻し，細径の持針器と把持鉗子で腹膜の縫合閉鎖を行う（図III-89）。最後に，細径の腹腔鏡下に，5 mmポートより針を摘出する。ポートを抜去して，気腹を終了する。臍の5 mmの創部は，1針埋没縫合を行う。2 mmまたは3 mmの創部は，縫合せず，Steri-Strip™で保護する。細径ポートの創部は，術後1カ月以上経過すると色素沈着のみとなり，徐々に創部として認識しづらくなり，整容性は非常に良好である（図III-90）。

1. 腹腔鏡下手術 — needlescopic TAPP

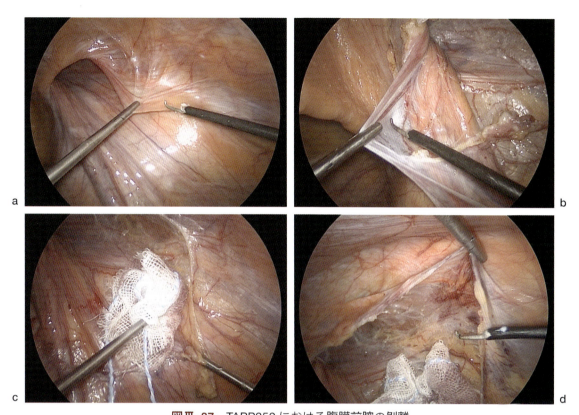

図Ⅲ-87 TAPP252における腹膜前腔の剝離
2 mm把持鉗子で腹膜を牽引し，2 mmフック型電気メスで腹膜を切開する（a, b, d）。鈍的剝離が必要な際は小さなガーゼを把持して行う（c）

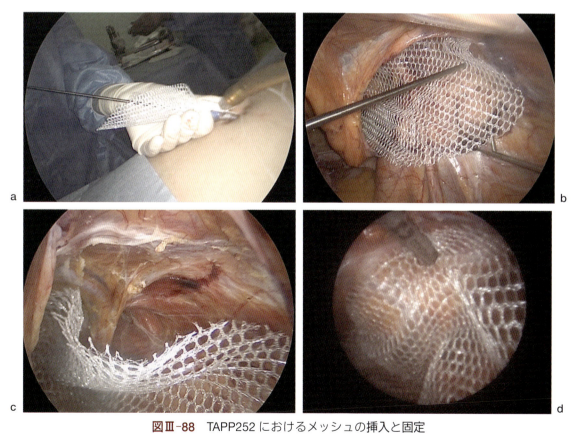

図Ⅲ-88 TAPP252におけるメッシュの挿入と固定
2 mmメッシュプッシャーを用いてメッシュを挿入する（a）。2 mm把持鉗子でメッシュを展開する（b）。5 mm腹腔鏡下に下腹壁動静脈の位置を確認しておく（c）。2 mm腹腔鏡下にtackingを行う（d）

III章　手術手技

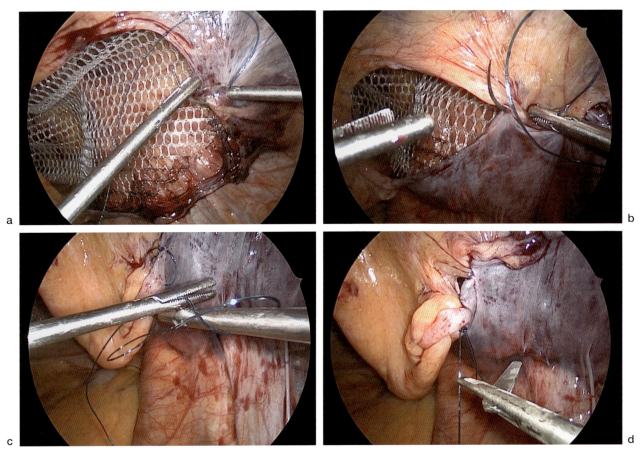

図III-89　TAPP252における腹膜の縫合閉鎖
2mm把持鉗子と2mm持針器を用いて腹膜連続縫合を行う（a, b, c）。
2mm剪刀にて糸を切離する（d）

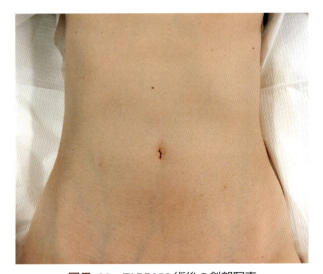

図III-90　TAPP252術後の創部写真
臍部の5mmの創部は臍底部に隠れており、2mmの創部は軽度の色素沈着のみとなっている

IV 細径器具の取り扱い

近年，細径器具は改良化が進み十分な剛性をもっている物が多い。しかしながら，繊細な器具であることには変わりなく，扱いには注意が必要である。

細径器具の取り扱いでもっとも重要なのは，器具に無理な力をかけないことである。そのためには，術者は適度に脱力をし，常に組織と器具にかかっている力を手に感じながら，操作を行うとよい。細径器具は，牽引する力は強いが，押す動きや，横の動きにはやや弱く，腹腔外での器具のしなりにも注意が必要である。また，術者だけではなく，機器の受け渡しやメンテナンスの際にも最新の注意が必要であり，スタッフの教育と協力が求められる。

2mmと3mm，3mmと5mmの器具は，その強度，操作に必要とされる集中力，創部の大きさ，いずれの点においても違いがある。2mmの器具は，

繊細な器具であり，扱いが難しいが，やはり創部の侵襲性は3mmよりも少ない。3mmと5mmを比較しても同様である。数mmの違いは，患者の術後のQOLに違いを及ぼすことを信じて症例によって術式を選択している。

おわりに

needlescopic TAPPは，整容性の向上と，腹壁破壊の軽減を目的とした付加価値的な手術である。これによって，根治性や安全性が損なわれることがあってはならない。したがって，導入時は，まず1本の細径把持鉗子の導入から行い，また症例を慎重に選択するのが望ましい。無理のない範囲で，少しずつ細径器具の種類や体格の大きな患者の経験を増やすのがよい。安全なneedlescopic TAPPは，TAPP法の理想的な形であるとわれわれは考え，これからも積極的に行っていきたい。

文　献

1) Gagner, M., Gracia-Ruiz, A.：Technical aspects of minimally invasive abdominal surgery performed with needlescopic instruments. Surg. Laparosc. Endosc., 8：171〜179, 1998.
2) 早川哲史，竹山廣光，山本稔，他：超細径鉗子を使用した術後疼痛を殆ど認めない腹腔鏡下鼠径ヘルニア修復術．手術，58：557〜562, 2004.
3) Wada, H., Kimura, T., Kawabe, A., et al.：Laparoscopic transabdominal preperitoneal inguinal hernia repair using needlescopic instruments：A 15year, single-center experience in 317 patients. Surg. Endosc., 26：1898〜1902, 2012.
4) 金平永二，塩澤邦久，谷田孝，他：内視鏡外科手術用高剛性ニードル鉗子（BJニードル®）の開発と臨床成績．医機学，82：457〜462, 2012.
5) Kamei, A., Kanehira, E., Nakagi, M., et al.：Development of scar-less laparoscopic hernia repair（TAPP-252）facilitated by new 2 mm instruments. Minim. Invasive Ther. Allied Technol., 25：314〜318, 2016.
6) 亀井文，金平永二，谷田孝，他：2mm・5mm・2mmの創で行う腹腔鏡下鼠径ヘルニア修復術．日臨外会誌，75：1175〜1179, 2014.
7) 亀井文，金平永二，中木正文，他：Needlescopic TAPP；2mm，5mm，2mm. 臨床外科，71：1266〜1272, 2016.
8) 亀井文，金平永二，中木正文，他：フック型電気メスを用いて行うreduced port TAPP．手術，70：1437〜1443, 2016.

〔金平文，金平永二，高橋昂大，谷田孝〕

1 腹腔鏡下手術

単孔式（TAPP 法は除く）

❥ POINT

◆ 正確に白線正中をとらえて臍部プラットフォームを造設，ワーキングスペースとなる Retzius 腔を確保する。
◆ 腹膜外腔の三次元構造を意識して，Retzius 腔から腹膜前腔までのランドマークとなる恥骨・Cooper 靱帯・下腹壁動静脈を確認する。
◆ いわゆる浅葉である腹膜前腔境界の membranous layer を意識した腹膜前腔への進入と parietalization。
◆ 腹膜前腔内でヘルニア嚢の剥離と parietalization を進め，Retzius 腔と腹膜前腔をまたぐメッシュ展開空間の把握。

はじめに

　TEP（totally extraperitoneal repair）は腹膜切開・縫合という煩雑な処置が不要であり，単孔式（TANKO）に適した術式といえる[1]。進入経路の解剖学的特徴を理解して，今どこにいるかわかる目を養えば，TEP は決して難しい手術手技ではない。ただ transabdominal preperitoneal repair（以下，TAPP）に比べて，狭いワーキングスペースに入り込み，解剖学的位置関係を認識しながら，みえていないランドマークを掘り出していくようなイメージがあるため，初心者には敬遠されがちなのかもしれない。そこでとくに Retzius 腔から腹膜前腔に進入しヘルニア嚢をとらえるまでの手順を中心に，ランドマークの確認と手術手技のコツを筆者が行っている TANKO-TEP の術中所見から解説する。

I conventional か reduced（TANKO）か？

　一般に TANKO は multi-port の conventional laparoscopic surgery に比べ，術後回復期間短縮，術後疼痛軽減，高い整容性が期待される反面，triangulation の確保が難しく inline vision となりがちで術中器械の干渉など手技的難点がある。Wijerathne ら[2]は手術時間，入院期間，術後疼痛，再発を含む合併症に関し

て TANKO-TEP は conventional TEP と同等であったと述べている。TEP では気嚢によって術野が確保されるため，2 本の鉗子が自由に使えて繊細な剥離操作が可能である。TANKO-TEP の鉗子操作には，交互の乗り越えと前後・左右・上下の spread technique が必要であるが，TAPP ほど大きな triangulation は不要である。また TANKO-TEP は conventional TEP に比べミラーイメージがなく，メッシュの delivery もスムーズである。臍部プラットフォームにグローブ法を用いたり，5 mm フレキシブルスコープを利用することで inline vision や器械の干渉は軽減可能である[1]。しかし鉗子操作に関しては multi-port のほうが優位であり，細径鉗子を用いれば整容性もさほど問題とはならない。

II 腹膜外腔のイメージ

　TEP を行うにあたり腹膜外腔を構成する横筋筋膜，腹膜前腔あるいは腹膜前筋膜群の三次元構造をイメージすることが必要である。膜の層構造の理解にとらわれすぎる必要はないが，腹膜外腔が体壁筋と腹膜の間隙であり，横筋筋膜と腹膜前腔で構成されるという概念は重要である[3]（**図Ⅲ-91**）。横筋筋膜は大動静脈筋膜から連続する体壁系血管筋膜であり，腹直筋背側から恥骨・Cooper 靱帯・外腸骨動静脈・腹横筋を被覆する疎性結合組織層として下腹壁動静脈を内包する[3]（**図Ⅲ-92**）。臍索の腹壁化に

1. 腹腔鏡下手術 — 単孔式

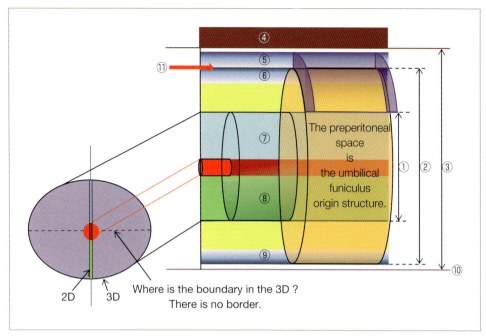

図Ⅲ-91　腹膜外腔の概観
① 腹膜前筋膜，② 腹膜前腔，③ 腹膜外腔，④ 体壁筋，⑤ 横筋筋膜，⑥ Fowler の preperitoneal fascia-membranous layer，⑦ 腹膜前筋膜の「いわゆる浅葉」，⑧ 腹膜前筋膜の「いわゆる深葉」，⑨ Fowler の preperitoneal fascia-areolar layer，⑩ 腹膜，⑪ Retzius 腔

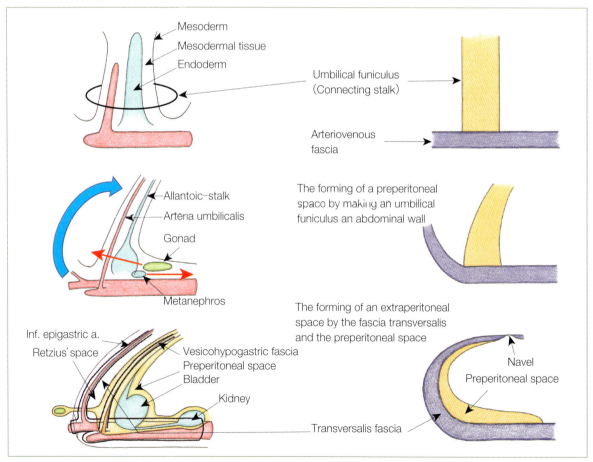

図Ⅲ-92　腹膜前腔の形成過程

Ⅲ章　手術手技

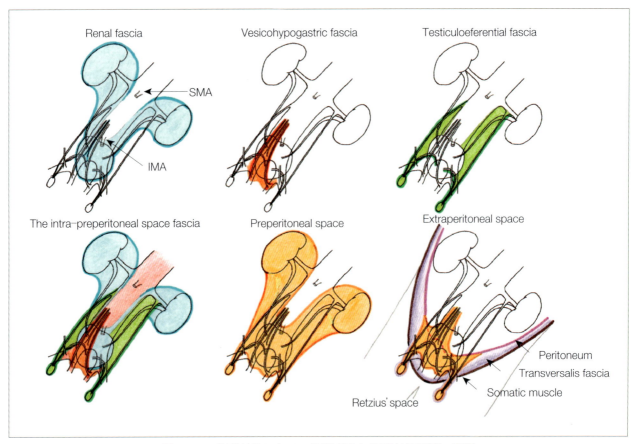

図Ⅲ-93　腹膜外腔における腹膜前腔と腹膜前筋膜群の関係

よって形成された腹膜前腔は，腎筋膜（尿管下腹筋膜），膀胱下腹筋膜，精管・精巣動静脈筋膜の腹膜前筋膜群を内包するが限局的な cavity であり，側方腹壁および臍より頭側の腹側腹壁には広がっていない[3]（図Ⅲ-92〜94）。Retzius 腔とは，横筋筋膜と腹膜前腔間の疎性結合組織を剝離・気囊することによって形成された人為的 cavity である[3]（図Ⅲ-94，95）。

Ⅲ　TEP 進入経路の特性

TEP における Retzius 腔に到達する進入経路としては，腹直筋・腹直筋後鞘間を剝離していく経腹直筋前鞘アプローチと，白線を切開し腹直筋後鞘・腹膜間に進入する正中アプローチがある[4]（図Ⅲ-95）。

1. 経腹直筋前鞘アプローチ

経腹直筋前鞘アプローチは，片側腹直筋鞘内の操作になるため進入経路はボトルネックのような間口となりワーキングスペースが狭く，下腹壁動静脈損傷にも注意が必要である。しかし腹直筋後鞘に沿って Retzius 腔に向かい剝離を進めていくため，比較的容易で受け入れやすい（図Ⅲ-96）。また基本的には正中を越えず健側を破壊しないため，将来対側発症時に同手技でアプローチが可能である。

2. 正中アプローチ

正中アプローチは気囊により腹膜側が拡張し，横筋筋膜・腹膜前腔間の Retzius 腔となるワーキングスペースを広く確保可能であり，とくに両側症例には有効である（図Ⅲ-95, 97）。しかし正中をとらえて白線を切開することは案外難しく，進入開始時の腹膜損傷も起こり得る。本邦では経腹直筋前鞘アプローチの multi-port 法が現時点ではスタンダードとして受け入れられているようであるが，Haitian ら[5]は TEP における 4 種類のアプローチ法を検討し，midline approach での腹直筋後鞘・腹膜間の進入経路がもっとも優れていると述べている。

1. 腹腔鏡下手術 — 単孔式

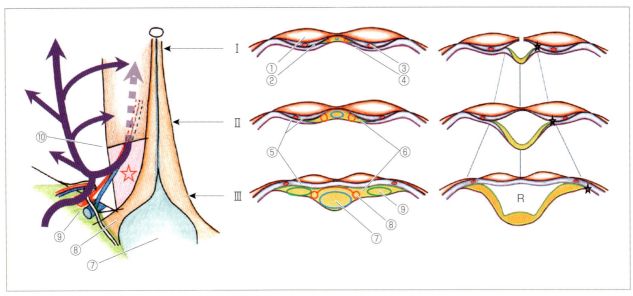

図Ⅲ-94 横筋筋膜と腹膜前腔の関係，横筋筋膜の連続性と広がり（紫矢印）

Ⅰ：臍尾側，Ⅱ：弓状線頭側，Ⅲ：弓状線尾側

①腹直筋，②腹直筋後鞘，③下腹壁動静脈，④腹膜，⑤横筋筋膜，⑥腹膜前腔，⑦腎筋膜（尿管下腹筋膜），⑧膀胱下腹筋膜，⑨精管・精巣動静脈筋膜，⑩弓状線

★：APRS，☆：癒合線，R：Retzius 腔

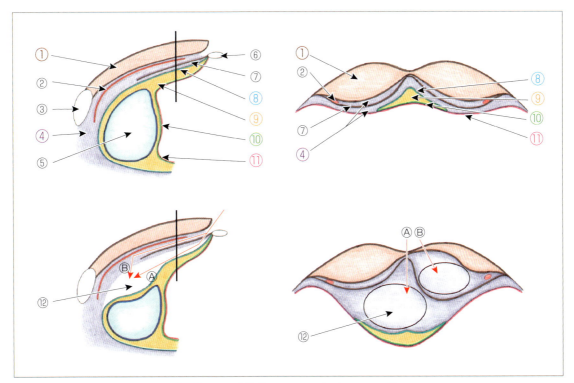

図Ⅲ-95 人為的 cavity である Retzius 腔

左側：矢状断面，右側：左側黒線部分における横断面

①腹直筋，②下腹壁動静脈，③恥骨，④横筋筋膜，⑤膀胱，⑥臍輪，⑦腹直筋後鞘，⑧いわゆる浅葉，⑨腹膜前腔，⑩いわゆる深葉，⑪腹膜，⑫Retzius 腔

Ⓐ正中アプローチ，Ⓑ経腹直筋前鞘アプローチ

III章　手術手技

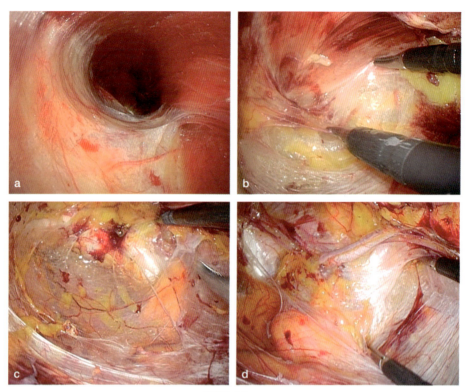

図III-96-1

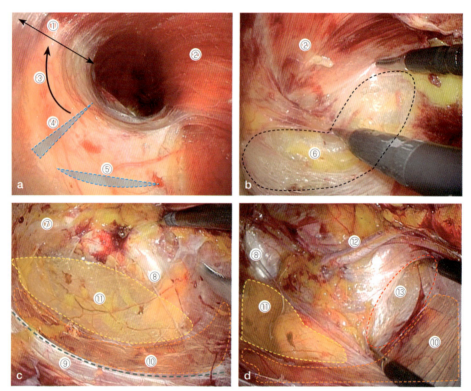

図III-96-2　経腹直筋前鞘アプローチ（右側例）
① 正中線（白線），② 腹直筋，③ 白線に沿って衝立のように立ち上がる横筋筋膜から連続する腹直筋・腹直筋後鞘間の疎性結合組織，④ 疎性結合組織の腹側経路，⑤ 腹直筋後鞘に沿った疎性結合組織の背側経路，⑥ Retzius腔（黒破線内），⑦ 恥骨，⑧ Cooper靱帯，⑨ 弓状線（緑破線），⑩ APRS（オレンジ破線内），⑪ APRS尾側のfree edge（黄色破線内），⑫ 下腹壁動静脈，⑬ 腹膜前腔（赤破線内）

1. 腹腔鏡下手術 ― 単孔式

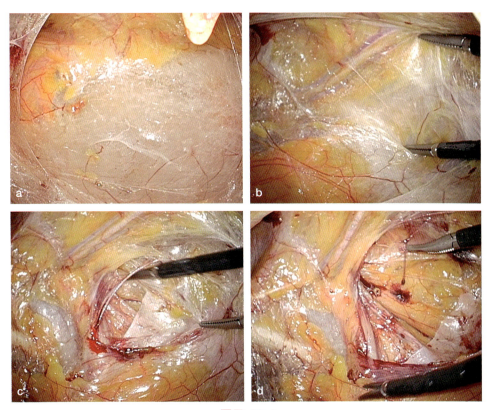

図Ⅲ-97-1

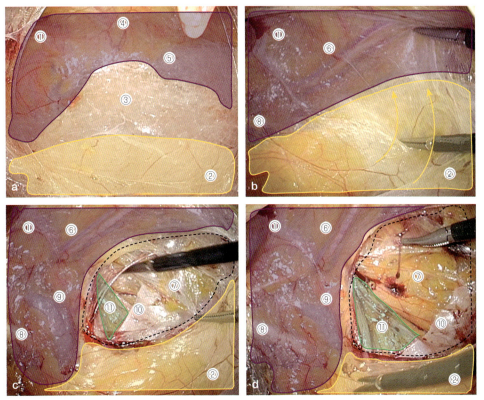

図Ⅲ-97-2　正中アプローチ（右側例）
① 筋筋膜（紫面），② 「いわゆる浅葉」（腹膜前腔境界の membranous layer）（黄色面），③ Retzius 腔，④ 腹直筋，⑤ 恥骨，⑥ 下腹壁動静脈，⑦ 腹膜前腔（黒破線内），⑧ Cooper 靱帯，⑨ 外腸骨動静脈，⑩ 腹膜反転部，⑪ 精管・精巣動静脈筋膜（spermatic sheath）

179

Ⅲ章　手術手技

Ⅳ | 経腹直筋前鞘アプローチ

経腹直筋前鞘アプローチは，患側腹直筋前鞘を切開し腹直筋内側縁を外側に圧排，腹直筋後鞘腹側に沿って剥離を進め attenuated posterior rectus sheath（APRS）経由で Retzius 腔に到達する手技である（図Ⅲ-95，96）。とくに皮下脂肪の薄いやせた症例には腹膜損傷のリスクが低く適していると考える。腹直筋・腹直筋後鞘間に進入すると，白線に沿って後鞘が衝立のように立ち上がってボトルネックのような間口となりワーキングスペースが狭い（図Ⅲ-96-1a）。腹直筋・腹直筋後鞘間の疎性結合組織は横筋筋膜の延長であり，外側から下腹壁動静脈が分布している[6]（図Ⅲ-94，95）。この疎性結合組織の腹側を剥離していくか，背側を腹直筋後鞘に沿って進むかは意見の分かれるところであるが（図Ⅲ-96-2a），下腹壁動静脈損傷に注意すればどちらでもよいと思われる。下腹壁動静脈損傷による出血を避けるため盲目的な balloon dilation を避け，スコープ観察下での慎重な剥離が推奨される。腹直筋筋腹に沿って疎性結合組織の腹側を進んだ場合，Retzius 腔に到達するためにはこの下腹壁動静脈が分布する疎性結合組織層を剥離し背側（腹腔側）に分け入っていかなくてはならない。その際の剥離は正中白線の衝立状部分に沿って，正中側を下腹壁動静脈から横走し分布する細血管を処理しながら進む（図Ⅲ-96-2a）。外側腹直筋側には下腹壁動静脈中枢が走行しているので注意する。腹直筋後鞘腹側に沿って疎性結合組織の背側を進んだ場合，疎性結合組織を腹直筋側に残すよう下腹壁動静脈細血管を温存しながら Retzius 腔に到達する（図Ⅲ-96-2a）。いずれの経路でも弓状線を越えるとフラスコのようにワーキングスペースは広がり，腹直筋後鞘から白線へ衝立状に立ち上がる疎性結合組織も希薄となる。背側では後鞘が APRS に移行し，恥骨近傍では free edge となって Retzius 腔が形成される[6]（図Ⅲ-96-2c，d）。

Retzius 腔に到達後のランドマークの確認など，操作手順は正中アプローチでも同様であるので後述する。

Ⅴ | 正中アプローチ

正中アプローチは白線切開によりじかに腹直筋後鞘背側の Retzius 腔に到達する手技である（図Ⅲ-95，97）。しかし正確に正中をとらえることは案外難しく，正中と思って切開しても経腹直筋前鞘アプローチの剥離空間である腹直筋・腹直筋後鞘間に進入してしまうこともままある。その場合，正中白線側の後鞘を切開し背側の Retzius 腔に入り直すこともある。Retzius 腔への剥離到達法として balloon dilation やスコープ観察下剥離もあるが，ここは横筋筋膜・腹膜前腔境界で脈管がほぼみられない層であることから盲目的剥離も可能である[1]。筆者が行っている正中アプローチ TANKO-TEP の手術手技を紹介する。

Ⅵ | 術前準備

全身麻酔下に患者は仰臥位，両側上肢を体幹に沿って固定する。術者は患者健側（両側例では途中でサイド交替），助手は患側，看護師は患者右足側に立ち，モニターは患者足側（尾側）に配置する。

Ⅶ | ディスポーザブルデバイスの選択

主なディスポーザブルデバイスは，ラッププロテクター・ミニミニタイプ（八光），アブソーバタック（コヴィディエン），トロッカーは E.Z トロッカースマートインサーション 5 mm 2 本（ショート・ツイン・ガスポート，5 mm×70 mm 2 本組：八光）と Kii OPTICAL ACCESS SYSTEM 12 mm×100 mm（Applied）1 本の合計 3 本で，比較的安価な方法といえる。筆者はタイレーン　メッシュ（ライト，10×15 cm，メディカルリーダース）とバード　ポリソフト（M，メディコン）2 種類のメッシュを使用しているため，どちらのメッシュ挿入にも対応可能な 12 mm トロッカーが必要となる。

1. 腹腔鏡下手術 ― 単孔式

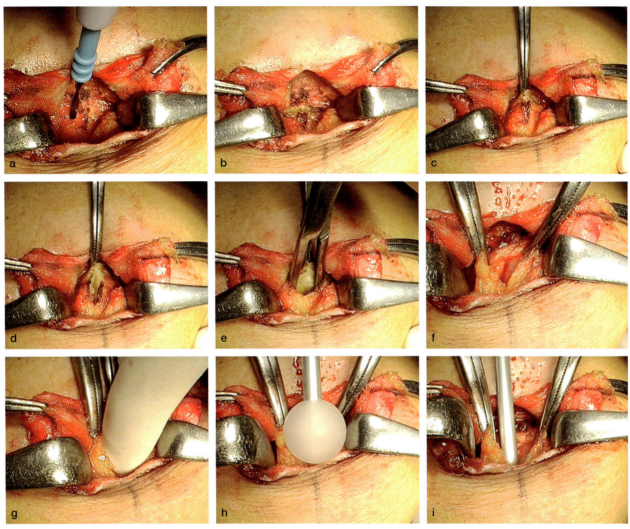

図Ⅲ-98 白線正中切開（図上：頭側，図下：足側）

Ⅷ 臍部プラットフォームの造設

臍窩を縦切開して臍輪を露出する。臍輪から腹腔内へ5 mmトロッカーを挿入し，気腹後，5 mmフレキシブルスコープ（OLYMPUS：VISERA ELITE LTF-S190-5）でヘルニア病型，対側の潜在病変の有無，腹腔内癒着の有無などを確認する。

先行腹腔内観察後，臍輪尾側の腹直筋前鞘表面を剝離露出し，白線を切開して腹直筋背側に進入する。ここで正確に白線正中をとらえるため，白線をまたぐように腹直筋前鞘を1 cmほど横切開する（図Ⅲ-98a，b）。切開孔から両側腹直筋内側縁を確認できれば，その間の黄色の結合組織が白線に相当する正中であり，ペアン鉗子で把持して縦切開する（図Ⅲ-98c〜g）。

胸腔ドレナージ用トロッカーカテーテル（コヴィディエン）内筒の球状先端部を白線切開孔から恥骨まで挿入する（図Ⅲ-98h，i）。内筒シャフトで腹膜を腹直筋から背側に剝がし落とすようにして，前述のごとく盲目的剝離で一気に腹直筋背側のワーキングスペースとなるRetzius腔を確保する（図Ⅲ-99a，b）。

白線切開孔にラッププロテクター・ミニミニタイプを装着する（図Ⅲ-99c，d）。個体差もあるが，白線切開孔から腹腔側脂肪織の中に膀胱臍靱帯（尿膜管索）が確認できる。やせて脂肪の少ない症例では腹腔内腸管が透見されることもあり，腹膜損傷に注意すべき部位である。

Ⅲ章 手術手技

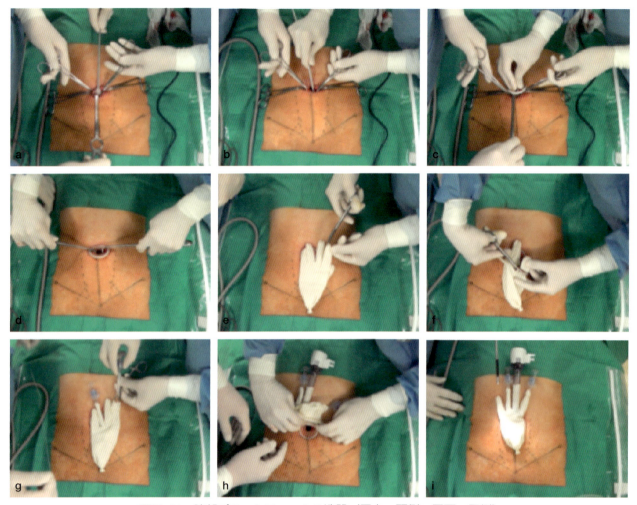

図Ⅲ-99 臍部プラットフォームの造設（図上：頭側，図下：足側）

Ⅸ グローブ法によるスコープ，鉗子の誘導

ラッププロテクター・ミニミニタイプの内孔径は25 mmであり，3本のトロッカーを挿入して処置を行うのは困難である。干渉軽減のためにグローブ法を採用している。5.5号手術用手袋の第2, 4指に5 mm，第3指に12 mmトロッカーを挿入固定し，第1指をラッププロテクターにはめて8〜10 mmHgで気嚢する（図Ⅲ-99e〜i）。それぞれのトロッカーを1本ずつ交互にラッププロテクター内孔に挿入して，スコープ，鉗子の順番にRetzius腔に誘導する（図Ⅲ-100a〜f）。

Ⅹ Retzius腔から腹膜前腔へ（ランドマークの確認）

白線切開部から恥骨に向かって正中の疎性結合組織のcavityに進入すると，気嚢により腹膜側が拡張し，横筋筋膜・腹膜前腔間のRetzius腔となるワーキングスペースが広く確保されている（図Ⅲ-97-1a）。Retzius腔とは，横筋筋膜・腹膜前腔間の疎性結合組織を剥離・気嚢することによって形成される人為的cavityであり，腹側（体壁側）の脂肪を含む疎性結合組織層である横筋筋膜は体壁筋，恥骨，Cooper靱帯，外腸骨動静脈，下腹壁動静脈を被覆しており，背側（腹腔側）には膀胱を内包する腹膜前腔の境界面である「いわゆる浅葉」が存在する[3)6)]（図Ⅲ-94, 95, 97-2a）。

まずRetzius腔の疎性結合組織を正中で尾側に向

1. 腹腔鏡下手術 — 単孔式

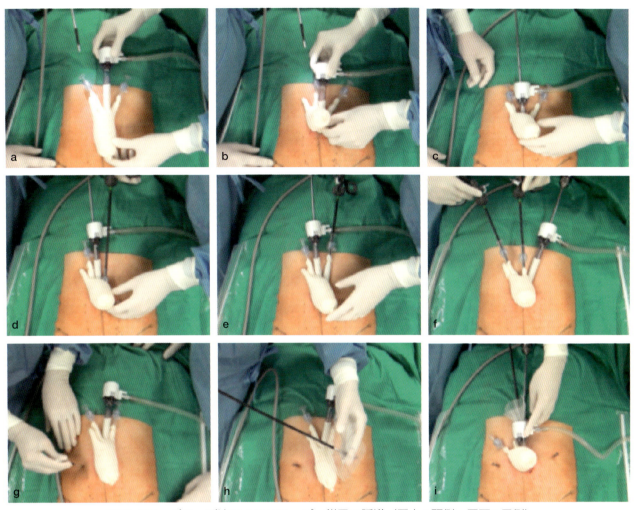

図Ⅲ-100　グローブ法によるスコープ，鉗子の誘導（図上：頭側，図下：足側）

かって剥離を進め，第1のランドマークである恥骨結合部を確認する（図Ⅲ-97-2a）。恥骨背側膀胱境界部にはSantorini静脈叢があり，出血の危険があるので恥骨の位置確認にとどめる。次に恥骨から外背側に続く第2のランドマークであるCooper靱帯を確認する（図Ⅲ-97-2b）。Cooper靱帯表面にはcorona mortis（死冠）が発達していることがあり，不用意に剥離すると出血する。恥骨，Cooper靱帯の表面を覆っている疎性結合組織層である横筋筋膜を剥離しすぎないようにする[1)3)4)6)]（図Ⅲ-97-2）。Cooper靱帯外側では横筋筋膜に覆われた外腸骨動静脈に注意する[1)3)4)6)]（図Ⅲ-97-2c, d）。その外腹壁側に外腸骨動静脈から分岐した第3のランドマークである下腹壁動静脈の走行を確認する（図Ⅲ-97-2b〜d）。横筋筋膜に包埋された下腹壁動静脈に沿って，腹膜前腔境界の「いわゆる浅葉」が衝立状に立ち上がり，横筋筋膜に癒合してRetzius腔の外側縁（いわ

ゆる浅葉面）を形成している[1)3)4)6)]（図Ⅲ-94, 95, 97-2b；黄矢印）。

XI　腹膜前腔の開放と parietalization

Retzius腔の外側縁は下腹壁動静脈に沿って衝立状に立ち上がる「いわゆる浅葉面」であり，腹膜前腔境界面を形成する（図Ⅲ-97-2b 黄矢印）。尾側骨盤底から弓状線までは腹膜・横筋筋膜間に腹膜前腔が存在するが，腹膜前腔は臍に向かって三角形に収束していくため弓状線近傍では腹膜が腹側体壁に近接している（図Ⅲ-94, 95, 97-2b）。腹膜を損傷せず腹膜前腔に進入するためには弓状線近傍は避け，下腹壁動静脈の根部付近で腹膜前腔境界面である衝立状の「いわゆる浅葉面」をスプリットするのがコツである（図Ⅲ-96d, 97b, c）。これまで進んできた

Retzius 腔とは異なり，この境界面は Fowler[7] のいう membranous layer に相当する明らかに密な構造である。スプリットし気嚢されることによって「いわゆる浅葉面」が観音開きのように広がり，腹膜前腔が展開されていく（図Ⅲ-96d，97c，d）。

腹膜前腔内の疎性結合組織を剥離して，手がかりとなる腹膜反転部（peritoneal edge，以下 PE）を確認する（図Ⅲ-97c，d）。PE の確認は TAPP にはない TEP 特有の解剖学的認識といえる。展開された腹膜前腔の疎性結合組織層を腹壁側に残すように（parietalization）（図Ⅲ-97c，d），外側は上前腸骨棘付近まで剥離していく。次いで PE を手がかりにヘルニア嚢をとらえ，周囲から疎性結合組織である「いわゆる深葉」[3] を剥離しながら精索に向かう。ヘルニア嚢を 2 本の鉗子で交互に持ち替えながら（rolling technique）精管が確認できるまで外側からできるだけ剥離を進め，内側の剥離も追加し精管・精巣動静脈筋膜（spermatic sheath）を剥きすぎないようにヘルニア嚢だけを分離する（図Ⅲ-97d）。このとき，ヘルニア嚢から剥離する疎性結合組織は Fowler[7] の areolar layer に相当すると思われるが，「いわゆる浅葉」ほど密な印象はなく，実際術中にこれが「いわゆる深葉」だという実感はほとんどない。通常ヘルニア嚢は途中で結紮・切離せず，精管が膀胱背側方向に向かって屈曲するレベルまで完全に剥離分離している。

腹膜損傷は，腹膜前腔境界面である衝立状の「いわゆる浅葉面」をスプリットして腹膜前腔に進入しようとするときとヘルニア嚢を精索から剥離するときに生じやすい。腹膜を損傷して気腹となった場合，先行腹腔内観察により確認した癒着などがない腹壁の安全な部位に 16 G 静脈留置針を穿刺して脱気し視野を確保する（図Ⅲ-100g～i）。Kim ら[8] は腹膜損傷により手術時間に影響はなく，基本的には小損傷の修復は行わないと述べている。一般的には術野が不安定となり手術が困難になったり，メッシュに接触することにより腸管癒着が起こる可能性があることから，損傷部位は修復すべきとされているが，筆者も静脈留置針による脱気で継続可能な程度の損傷であれば修復はしていない。

Ⅻ メッシュの展開

TEP は Retzius 腔から腹膜前腔の「いわゆる浅葉面」をスプリットして腹膜前腔に進入し，腹膜から「いわゆる深葉」とされる疎性結合組織を剥離してヘルニア嚢を確保する[1)3)4)]（図Ⅲ-96，97，101 左上段：赤矢印）。TAPP では下腹壁動静脈外側で腹膜を切開し腹膜前腔に進入する。そして下腹壁動静脈と臍動脈索の間で，腹膜前腔側から「いわゆる浅葉」をスプリットして Retzius 腔に進入する[1)3)4)]（図Ⅲ-101 左下段：赤矢印）。したがって，メッシュの展開空間は，TEP でも TAPP でも腹膜前腔を横断し Retzius 腔と腹膜前腔をまたぐ範囲となる[1)3)4)]（図Ⅲ-101 左上段；赤線）。すなわち下腹壁動静脈を境に内側は Retzius 腔，外側は腹膜前腔となり，剥離層は TEP でも TAPP でも同一となる。

TEP における再発の原因は，不十分な腹膜剥離によるメッシュの不完全な展開や PE のメッシュ腹壁側への入り込みであり，とくに下腹壁動静脈外側では背側の腹膜剥離を腸腰筋がみえるまで十分に行う（図Ⅲ-102b，c 矢頭）。

The HerniaSurge Group による 2016 World Guidelines for Groin Hernia Management[9]（以下，World Guideline）では M3（JHS のⅡ-3 型）以外 TEP におけるメッシュの固定は不要であり，外科医はメッシュの特性をよく知ったうえで使用するべきであると述べられている。筆者は JHS 鼠径部ヘルニア分類のⅠ型でもⅡ型でも，片側症例ではメッシュはタイレーンを tacking せず使用している。両側症例や困難症例の場合，ポリソフトを用い migration 防止のために tacking している。ヘルニア門を十分（辺縁から 3 cm 以上）被覆するようヘルニア病型により内外側にメッシュの位置は調整し，両側例では正中恥骨上でメッシュが交差するよう固定する（図Ⅲ-102a：矢印）。PE にメッシュ下縁が重ならないよう十分距離を確保し，フラットシートであるメッシュを三次元の myopectineal orifice に密着させるよう展開する（図Ⅲ-102）。

剥離したヘルニア嚢がメッシュの下に入り込まないように，鉗子で把持，視認しながら脱気する。再

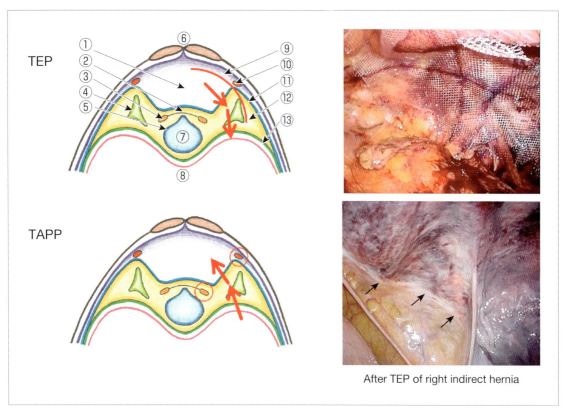

図Ⅲ-101　TEP, TAPP の進入経路とメッシュ展開空間
① Retzius 腔, ② 膀胱下腹筋膜, ③ 臍動脈索, ④ 精管・精巣動静脈筋膜, ⑤ 腎筋膜（尿管下腹筋膜）, ⑥ 体壁筋, ⑦ 膀胱, ⑧ 腹膜, ⑨ 横筋筋膜, ⑩ 下腹壁動静脈, ⑪ いわゆる浅葉, ⑫ 腹膜前腔, ⑬ いわゆる深葉
赤矢印：進入経路, 赤線：メッシュ展開位置

気腹して臍輪から骨盤内を観察すると，展開したメッシュが下腹壁動静脈外側では腹膜から透見される．内側では恥骨まで覆っているメッシュは膀胱を包む腹膜前腔に阻まれ透見できない（図Ⅲ-101；右矢印）．前述のごとくメッシュの展開空間が Retzius 腔と腹膜前腔をまたぐ範囲となっていることが理解できる（図Ⅲ-101 左上段；赤線）．

XIII 臍形成

TANKO では臍部プラットフォームとなる切開孔が比較的大きい．臍部腹壁瘢痕ヘルニアとならないよう，2-0 バイクリル®（3.0 metric, 70 cm, UR-6）で白線切開孔は腹直筋前鞘を密に縫合，臍輪は全層縫合し閉鎖する．アンカーを取り，中心が陥凹するように3針皮下埋没縫合する．術後 SSI 防止のためにもこれ以上密に縫合する必要はない．臍窩を小綿球で圧迫してフィルム状被覆材で覆い終了する．

XIV 麻酔医の協力

全身麻酔抜管時，咳嗽反射のため急激な腹圧上昇が起こりメッシュの migration や腹膜損傷部への腸管嵌入によるイレウスが生じる可能性がある．ラリンゲアルマスクを使用したり，抜管は反射を極力抑えて慎重に行うなど麻酔医の協力はとても大切である．

XV 術後鎮痛の工夫

一般に鏡視下手術は低侵襲で術後早期の疼痛も軽いとされているが，臍部切開の TANKO-TEP における術後創痛は比較的強く，離床，退院の最大の律速段階といえる．とくに術直後数時間の疼痛コントロールがなされなければ，臍部単孔で整容的に優位であっても，患者サイドの視点に立てば minimal

III章　手術手技

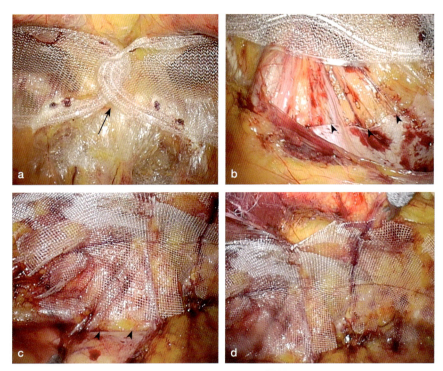

図III-102　メッシュ展開
矢印：正中でのメッシュの重なり，矢頭：腹膜反転部

invasive surgery とはいえない。筆者はロピバカイン塩酸塩水和物（アナペイン®7.5 mg/ml）10 ml＋1％リドカイン塩酸塩（キシロカイン®・エピレナミン）20 ml＋生理食塩液 70 ml（計 100 ml）の混合局所麻酔薬をメッシュ展開空間である Retzius 腔・腹膜前腔に 20 ml 散布，両側腹直筋後鞘腹側および臍周囲皮下組織に 80 ml 局注している。術直後の疼痛軽減や離床歩行開始にとても有効である。

おわりに

World Guideline では，すべての鼠径ヘルニアに対応できる単一の標準的修復法は存在せず，外科医はそれぞれの病型によって修復法を選択する必要があり，前方，後方到達法双方の手技に精通するべきであると述べられている。

後方到達法の 1 つの選択肢である TANKO-TEP における経腹直筋前鞘アプローチと正中アプローチという 2 つの進入経路過程で，とくに Retzius 腔から腹膜前腔に進入しヘルニア囊をとらえるまでの手順を中心に，ランドマークの確認と手術手技のコツを紹介した。

正中アプローチ TANKO-TEP では，①正確に白線正中をとらえて臍部プラットフォームを造設，ワーキングスペースとなる Retzius 腔を確保，②腹膜外腔の三次元構造を意識して Retzius 腔から腹膜前腔までのランドマークとなる恥骨・Cooper 靱帯・下腹壁動静脈の確認，③いわゆる浅葉である腹膜前腔境界の membranous layer を意識した腹膜前腔への進入と parietalization，④腹膜前腔内でヘルニア囊の剥離と parietalization を進め，Retzius 腔と腹膜前腔をまたぐメッシュ展開空間の把握といった項目が手術手技の要点となる。

読者施設での TEP 導入の一助になれば幸いである。

文献

1) 朝蔭直樹：さらなる工夫；TANKO-TEP は難しくない！正中アプローチの手術手技．手術，69：1581〜1591，2015．
2) Wijerathne, S., Agarwal, N., Ramzy, A., et al.：A prospective randomized controlled trial to compare single-port endo-laparoscopic surgery versus conventional TEP inguinal hernia repair. Surg. Endosc., 28：3053〜3058，2014．
3) 朝蔭直樹：TEP 法の解剖；腹膜外腔とはどこか？

TAPP も TEP も解剖は同じです．手術, 70：1445～1459, 2016.

4) 朝蔭直樹：腹膜前腔とはどこか？　正中アプローチ TEP （Totally ExtraPeritoneal repair）における進入経路の解剖. 日ヘルニア会誌, 1：13～18, 2014.

5) Haitian, Z., Lin, J., Liao, Q., et al.：Totally extraperitoneal laparoscopic hernioplasty：The optical surgical approach. Surg. Laparosc. Endosc. Percutan. Tech., 19：501～505, 2009.

6) 朝蔭直樹：Attenuated Posterior Rectus Sheath（APRS）と横筋筋膜・腹膜前腔・Retzius 腔に関する一考察. 日ヘルニア会誌, 3：10～17, 2017.

7) Fowler, R.：The applied surgical anatomy of the preperitoneal fascia of the groin and the"secondary"internal ring. Aust. N. Z. J. Surg., 45：8～14, 1975.

8) Kim, J. H., An, C. H., Lee, Y. S., et al.：Single incision laparoscopic totally extraperitoneal hernioplasty（SIL-TEP）：Experience of 512 procedures. Hernia, 19：417～422, 2015.

9) HerniaSurge Group：International guidelines for groin hernia management. Hernia, open access：1～165, 2018.

〔朝蔭直樹〕

2　鼠径部切開法

組織修復法 ─ Marcy 法

❖POINT

◆手技的には容易であり，一般外科医が習得すべき術式の一つである。
◆挙睾筋膜を認識し，横筋筋膜の層で内鼠径輪周囲を剥離する。
◆内鼠径輪の恥骨側を頂点にＹシャツの首のボタンを閉めるように縫縮する。
◆下腹壁動静脈の損傷に注意する。

はじめに

　鼠径部ヘルニアに対するメッシュ法は，非メッシュ法と比べ再発率や慢性疼痛発生頻度の点で優位性が複数のランダム化比較試験で証明されており，国際ガイドライン[1]においても標準治療として推奨されている。しかしながら，生体にとって異物であるメッシュは感染に対する治療抵抗性があることから，汚染手術では使用できない。そのような状況で治療オプションとして知っておくべき術式の一つであるといえる。

　本項では，非メッシュ法の代表的術式の一つであるMarcy法について鼠径部解剖の要点と術式の概略を示すとともに，現代における意義について概説する。

　なお，本項で用いた写真はすべて右側症例で，写真の上が頭側である。

Ⅰ｜ガイドラインと適応

　鼠径部ヘルニアの国際ガイドライン[1]では，準清潔手術においても，モノフィラメント・ラージポアのポリプロピレン製メッシュの使用が推奨されているが，汚染創においてはメッシュの使用は推奨されない。その場合，二期的手術でメッシュ法とするか，一期的に非メッシュとするかの選択になるが，いずれにしても鼠径管後壁を平坦化し内鼠径輪を縫縮することで一定の治療効果が期待できるので，

Marcy法は一般外科医が習得すべき手技といえる。

Ⅱ｜歴　史

　横筋筋膜を利用した内鼠径輪修復術は，1892年にMarcyが出版したヘルニア手術書[2]に初めて記載されたとされることから，Marcy法と呼ばれるが，歴史的な経緯については異論もある。しかしながら本邦では，横筋筋膜を利用した内鼠径輪修復術がMarcy法として広く認識されており，本項もこれにならうこととした。

Ⅲ｜適　応

　内鼠径輪が開大した外鼠径ヘルニア（Ⅰ型）が適応となる。現在では成人鼠径ヘルニアの標準術式はメッシュ法であるため，メッシュが使用できない状況で用いられる術式である。内鼠径ヘルニア（Ⅱ型）および大腿ヘルニアはMarcy法単独では修復できない。以下に原法ではなく，現代の解剖の理解に基づいた術式を概説する。

Ⅳ｜麻　酔

　Marcy法は局所麻酔のみで実施可能である。鼠径管内の知覚神経の走行を理解し適切に麻酔薬を浸潤させることで疼痛をコントロールできる。われわれ

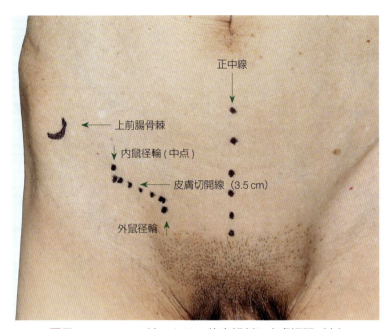

図Ⅲ-103　Marcy 法のための体表解剖と皮膚切開（右）
触診で正中線，上前腸骨棘，外鼠径輪をマーキングする。上前腸骨棘と外鼠径輪の中点（内鼠径輪に相当）に印をつけ，これをもとに皮膚切開線を決める

は通常リドカイン塩酸塩〔キシロカイン®注射液 0.5％（エピレナミン含有）〕を 15〜25 ml 使用している。

また術中，不快感を軽減するためセデーションとしてオピスタン®を 35 mg，サイレース®を 0.2 mg，最近はプレセデックス®を併用している。

V 手術手技

1．皮膚切開

皮膚消毒の前に外鼠径輪と上前腸骨棘，その中点（内鼠径輪に相当）を黒マジックでマーキングする。術野の中心となる内鼠径輪のやや尾側を Langer 皮膚割線に沿って 3.5 cm の皮膚切開線を置く（**図Ⅲ-103**）。皮下に局所麻酔薬を膨隆疹ができるように浸潤させる。Camper 筋膜を切開した後，Scarpa 筋膜と外腹斜筋腱膜との間を目標に局所麻酔薬を注入する。浅腹壁動静脈は可能であれば温存する。電気メスの使用で疼痛を訴える場合は剪刀で皮下の血管のない箇所の切開を進め，外腹斜筋腱膜を同定する。ここで，局所麻酔薬を鼠径管内に十分に注入する（**図Ⅲ-104**）ことで，その後はほとんど疼痛を感

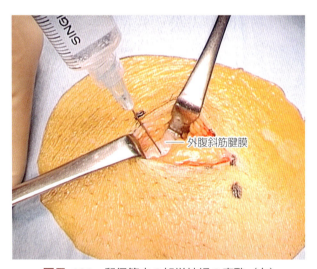

図Ⅲ-104　鼠径管内の知覚神経の麻酔（右）
まず外腹斜筋腱膜まで到達し，鼠径管内に局所麻酔薬を注入し有効な鎮痛を得る

じなくなるため，電気メスで皮下組織の切開が可能となる。とくに，腸骨下腹神経周囲に麻酔薬を注射すると効果的である。無名筋膜と外腹斜筋腱膜の間の層を剥離し，鼠径靱帯を確認する。さらに内側に剥離を進め，外鼠径輪を確認する。腸骨下腹神経に注意して外腹斜筋腱膜前面を内側に剥離していく。われわれはここで創縁保護と視野確保のためラッププロテクター™ミニを装着している。鼠径管内に

Ⅲ章　手術手技

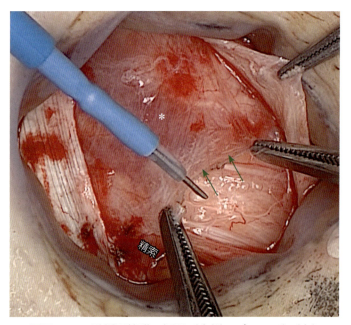

図Ⅲ-105　壁側間筋膜の切開（内側アプローチ）（右）
精索の内側縁で壁側間筋膜（矢印）を切開すると，白色線維様に認識される内腹斜筋腱膜部が認められる。外側では内腹斜筋（＊）が透見される

十分量の麻酔薬を注入する。

2. 精索の授動

　外鼠径輪とつながるように外腹斜筋腱膜を線維に沿って切開し，鼠径管を開放する外腹斜筋腱膜のすぐ裏には毛細血管を含む挙睾筋膜（cremasteric fascia）や腸骨鼠径神経があるため，薄く切開するように心がける。

　われわれはまず鼠径管内側の剥離を行う（内側アプローチ）。外腹斜筋腱膜の背面に付着する壁側間筋膜（interparietal fascia）を剥離する。壁側間筋膜を精索の内側縁で切開する（図Ⅲ-105）。内腹斜筋の腱膜部（白色線維）を背側に落として精索（黄色調）の背側に入る。深部に進むと横筋筋膜（白黄色）と精管の間は比較的容易に剥離可能となる。精索背側の挙睾筋膜（赤褐色）は精索側に付けながら，鼠径靱帯が透見できるところまで剥離を進めておく（図Ⅲ-106）。ここで鼠径管後壁と精索の間にガーゼを置く。

　次いで，鼠径管外側の剥離を行う（外側アプローチ）。外腹斜筋腱膜と精索の間を外側に向かって剥離を進める。この操作は挙睾筋膜が鼠径靱帯に癒合する箇所で剥離不能となる（図Ⅲ-107）ので，内下方に剥離を進め恥骨結節に至る。比較的薄い透明な腹側の挙睾筋膜を切開し，さらに黄色の背側の挙睾筋膜を切開すると，内側から精索の背側に留置したガーゼを認める（図Ⅲ-108）ので，ケリー鉗子でガーゼを把持する。ガーゼを牽引することでケリー鉗子は精索後面を確実に通過する。ガーゼをネラトンチューブに持ち替えて精索にネラトンチューブを通す。ネラトンチューブで精索を挙上し，視野を展開する。

　精索の内側で挙睾筋膜を切開すると，精索と内腹斜筋（腱膜部）が分離してくる。内腹斜筋と挙睾筋は癒合しているようにみえるが，ほとんどは剥離可能であるので丁寧に分離するが，一部は電気メスによる凝固切開を要する。内腹斜筋を分離していくと，深部には横筋筋膜と，それに連続する内精筋膜が現れる。下腹壁動静脈に注意しながら横筋筋膜下の腹膜前腔に局所麻酔薬を注入する。精索の背側で内精筋膜の立ち上がりを確認し，この横筋筋膜の層で外側に剥離を進めるとiliopubic tractに付着する背側の挙睾筋膜の背側に至る。

　次に，精索を内側に展開すると挙睾筋膜が明確な膜として認識されるので，鼠径靱帯との付着部で挙睾筋膜を切離する（図Ⅲ-109）。精索前面につなが

2. 鼠径部切開法 ― 組織修復法 ― Marcy法

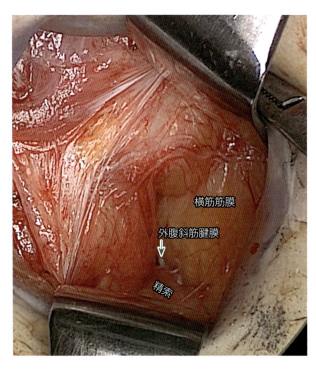

図Ⅲ-106 鼠径管後壁の剥離（内側アプローチ）（右）
外腹斜筋腱膜が透見されるところまで精索と横筋筋膜の間を剥離する。赤色の挙睾筋は精索側に付ける

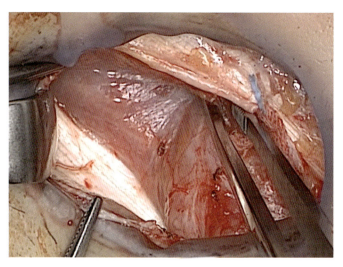

図Ⅲ-107 鼠径管外側の剥離（外側アプローチ）（右）
鼠径管外側で外腹斜筋腱膜の裏面と精索（挙睾筋膜）の間を背側に向かって剥離する。この操作は挙睾筋膜が鼠径靱帯に癒合する箇所まで進めることができる

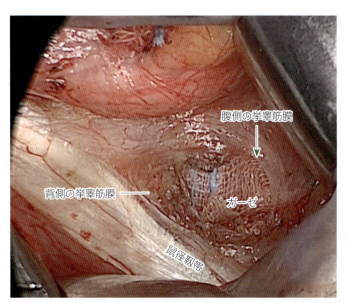

図Ⅲ-108 2枚の挙睾筋膜の切開（外側アプローチ）（右）
恥骨結節近傍で2枚の挙睾筋膜を切開すると，内側アプローチで留置したガーゼが現れる

191

Ⅲ章 手術手技

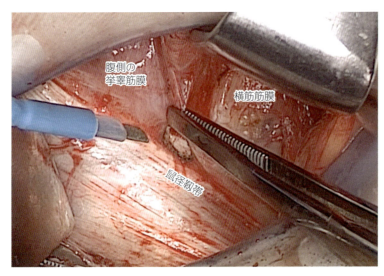

図Ⅲ-109 挙睾筋膜の切離（右）
腹側の挙睾筋膜が明確な膜として認識されるので，挙睾筋膜と鼠径靱帯との付着部で挙睾筋膜を切離する

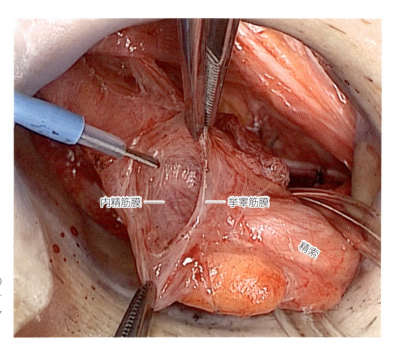

図Ⅲ-110 ヘルニア嚢の検索（右）
精索に局所麻酔薬を注入することで，精索内の層構造が明確化する。精管や精巣動静脈を損傷することなく，1枚ずつ筋膜などを切離しヘルニア嚢に到達することができる

る挙睾筋膜は白色で，精索後面に向かう挙睾筋膜は脂肪を含む膜のことが多い。挙睾筋膜はこのような処理を行うことで，挙睾筋膜下にある陰部大腿神経陰部枝や外精巣動静脈（blue line）をみることなく確実に損傷を回避できる。外側，頭側に可及的に剥離を進め，精索の授動を完了する。
　鼠径管内の3本の知覚神経（腸骨鼠径神経，腸骨下腹神経，陰部大腿神経陰部枝）を確認する。

3. ヘルニア嚢の処理

　精索の腹側面から局所麻酔薬を注入することで，精索内の層が分かれ解剖が明確となり，温存すべき組織の損傷を回避できる。精索の前面からヘルニア嚢に向かって挙睾筋膜，内精筋膜，筋膜（浅葉に相当），脂肪組織（精巣動静脈と精管を含む層，腹膜前脂肪に相当），筋膜（深葉に相当）を認める（**図Ⅲ-110**）。筋膜は毛細血管として認識できるので，ヘルニア嚢に至るまで1枚1枚電気メスで切開していく。ヘルニア嚢は通常，精管や精巣動静脈の近くにあるので，それらをランドマークにして損傷に注意しながら同定していく。滑脱ヘルニア（いわゆる*de novo*型）では，腹膜前脂肪，腸間膜脂肪，膀胱などの黄色い軟部組織が脱出してくるのが特徴的である（黄色いヘルニア）。その場合は脂肪の手前の疎

2. 鼠径部切開法 — 組織修復法 — Marcy法

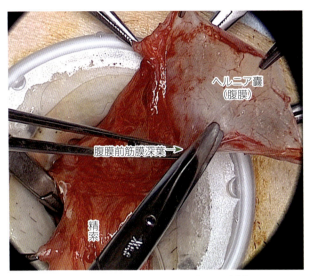

図Ⅲ-111　ヘルニア嚢の処理（右）
ヘルニア嚢を開放し，必要に応じて横断する。できるだけヘルニア嚢と腹膜前筋膜深葉との間を剥離し，内鼠径輪より腹腔側までヘルニア嚢を剥離する。滑脱型では滑脱臓器の授動を行う

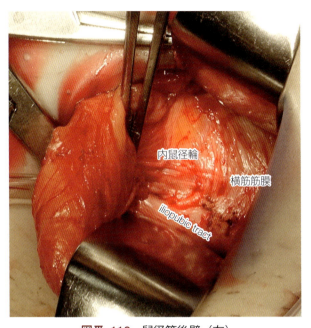

図Ⅲ-112　鼠径管後壁（右）
横筋筋膜前面を十分に露出し，内鼠径ヘルニアの合併がないことを確認する

な層で滑脱組織を授動し，腹膜前腔に還納する。還納後にヘルニア嚢または腹膜鞘状突起を同定し，輸精管から剥離する（parietalization）。われわれは腹水がなければヘルニア嚢を開放している。内鼠径輪のレベルでヘルニア門径を測定した後，内腔側から腹膜前腔に麻酔薬を注入している。とくに知覚神経が走行する外側（いわゆるtriangle of painの領域）に注入することで，後の操作で効果的な鎮痛が得られる。外鼠径輪を越えるヘルニア嚢は横断する。高位剥離では，助手が腹膜で面を作ると術者は剥離操作が容易になるので視野展開の際，留意する。剥離層は腹膜と深葉の間を目標とする（図Ⅲ-111）。深葉は腹膜に張りつく毛細血管を含む膜様物として認識される。とくにヘルニア嚢の背側は精管があるので剥離層の維持に努め，精巣動静脈や精管の損傷を回避する。ヘルニア嚢の腹側では腹膜が薄く，いったん損傷すると裂けていき修復が困難なことがあるので注意を要する。ヘルニア嚢の内側では深葉と浅葉が癒合しているため，剥離層がずれやすいので注意を要する。吸収糸で貫通結紮を二重に行い，断端を腹膜前腔側に戻す。横断した遠位側のヘルニア嚢は何も手を加えない。

内鼠径ヘルニアではMarcy法単独で根治が期待できないため，他の修復法を考慮する。

4. 内鼠径輪縫縮

横筋筋膜前面を十分に露出し，内鼠径ヘルニア（Ⅱ型）の合併がないことを確認する。とくに恥骨結節近傍のⅡ-1の見落としがないように注意する（図Ⅲ-112）。Yシャツの首のボタンを閉めるように内鼠径輪を縫縮していくが，まず内鼠径輪の一番恥骨寄りを1針縫合する（図Ⅲ-113）。これを頂点として小指が1本入る程度に縫縮していく（図Ⅲ-114）。腹膜前腔に下腹壁動静脈が透見されるので，損傷しないよう，運針には細心の注意を払う。

後壁が弛緩して緩やかに突出している場合は（図Ⅲ-115），テンションがかからない程度に横筋筋膜を縫縮し（図Ⅲ-116）平坦化しておく（図Ⅲ-117）。

5. 閉創

止血の確認後，外腹斜筋腱膜を縫合する際は腸骨鼠径神経を巻き込まないように注意する。皮下はCampaとScarpaの筋膜を認識して縫合し，皮膚は埋没縫合する。ドレッシングはハイドロゲルパッド付き創傷フィルムドレッシング材（ロイコメド®C）を用いている。

III章　手術手技

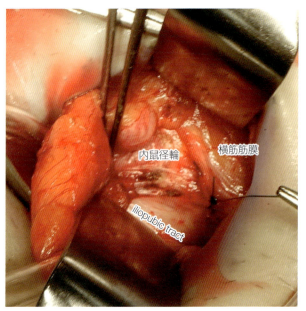

図III-113　内鼠径輪縫縮（1）（右）
内鼠径輪の一番恥骨寄りを1針縫合し，縫縮の頂点とする

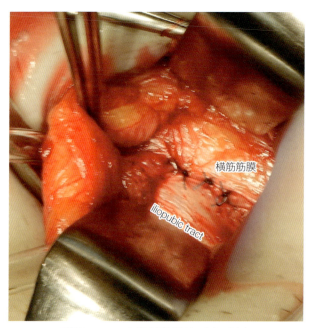

図III-114　内鼠径輪縫縮（2）（右）
Yシャツの首のボタンを閉めるように内鼠径輪を縫縮していく

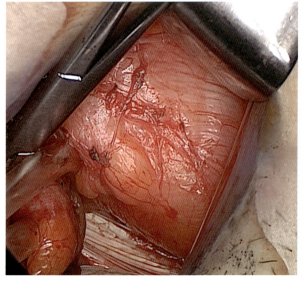

図III-115　後壁の弛緩例（1）（右）
後壁が弛緩し緩やかに突出している

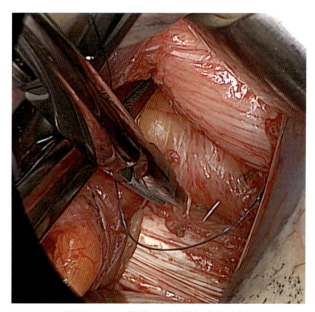

図III-116　後壁の弛緩例（2）（右）
テンションがかからない程度に横筋筋膜を縫縮する

おわりに

　筆者が3年目外科医のとき，施設の方針として成人外鼠径ヘルニアはMarcy法を基本としていた。手術時間は20分ほどで短期成績は良好であったことから，お気に入りの術式であった。しかし非メッシュ法で手術した症例の十数年前後の再発を少なからず経験しており，tissue repairの限界を感じるところである。手術時間にとらわれず，膜の構成を踏まえた微細解剖を理解し丁寧に手術することが合併症のリスクを減らし，外科医と患者の満足度を高めると信じている。

　現在，非メッシュ法は日常臨床においてほとんど行われることはなくなり，若い外科医は本術式を目

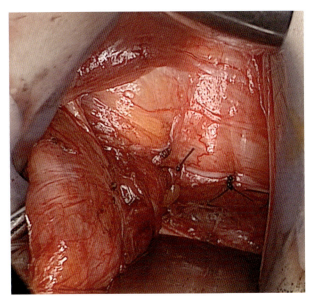

図Ⅲ-117 後壁の弛緩例（3）（右）
後壁を平坦化したうえで内鼠径輪を縫縮する

にする機会は激減した。Marcy法はLichtenstein法やメッシュプラグ法でみられる鼠径管の解剖を理解していれば手技的に難しいものではなく，多くの症例を経験せずとも安全に実施可能といえる。メッシュ法の時代に教育を受けた世代の外科医も，緊急手術などでメッシュ法が禁忌あるいは準禁忌となる場合に備え，非メッシュ法を正しく理解することは重要である。

文 献

1) HerniaSurge Group：International guidelines for groin hernia management. Hernia, 22：1～165，2018.
2) Marcy, H. O.：The Anatomy and Surgical Treatment of Hernia. D. Appleton, New York, 1892.

〔和田則仁，古川俊治，北川雄光〕

2 鼠径部切開法

組織修復法 ── Bassini 法と iliopubic tract 法

❯❯POINT

◆精索の挙上は無造作に行わないこと。背面の横筋筋膜を傷つけないように。
◆ヘルニア嚢の高位結紮は，確実に腹膜前腔の高さで行うこと。
◆縫着の主役は，筋肉ではなく腱膜と筋膜である。
◆いわゆる Bassini 法，iliopubic tract 法は，時代あるいは術者により手技が異なってきたことにも注意する。

はじめに

　組織修復法（組織縫合法）の基本手技は，ヘルニア門の縫縮のみを行う Marcy 法以外，「精索の頭側にある丈夫な膜構造物を，精索の背側を通して尾側に引っ張り，精索の尾側にある強固な動かない構造物に縫着する」という点で共通である。そのため，それぞれの術式には実は共通点も多い。逆に，同じ術式名でも術者や時代によって細かい点が違っていることも少なくない。実際，本項で取り上げる Bassini 法は Bassini 自身ですら生涯に幾度となく術式を変更したとされているし，後の時代に，いくつもの Bassini 変法が作られてきた。Bassini 法と iliopubic tract repair（以下，IP-tract 法とする）もかなり類似した方法である。

　本項では，わが国でいわゆる Bassini 法として広く普及していると思われるためと，IP-tract 法との差異を強調するために，Bassini 法を「内腹斜筋，腹横筋下縁（腱膜弓）と横筋筋膜を鼠径靱帯に縫着して鼠径管後壁を補強する方法」と大まかに定義して話を進めていく。他の成書による「Bassini 法」の手技とは若干の差異があることをご承知いただきたい[1)2)]。また，Bassini 法と IP-tract 法で共通した部分として考えられる部分は Bassini・IP-tract 法と記載し，両方の相違点はそのつど記載していく。

I　Bassini・IP-tract 法の適応 ──利点と欠点

　日本ヘルニア学会による『鼠径部ヘルニア診療ガイドライン 2015』には，成人鼠径部ヘルニアに対して，原則的には組織縫合法は推奨できないと明記されている[3)]。しかし，現在でも Bassini・IP-tract 法をはじめとする組織修復法が選択されることはまれではない。異論もあるが，筆者の考える組織縫合法の適応は以下のとおりである[4)5)]。

（1）感染リスクのある成人鼠径部ヘルニア。
（2）若年成人の鼠径ヘルニアで内鼠径輪が開大，あるいは横筋筋膜が脆弱なもの。

　腸管切除を要する嵌頓ヘルニアなどは，感染リスクが高いため，人工物であるメッシュ挿入は絶対禁忌でこそないが，原則として行わない[6)]。その場合，組織修復法を行うことになる。また若年成人の鼠径ヘルニアはほとんどが先天的な素因が強く，後天的な組織の退縮によるものではないので，メッシュ挿入は相対的非適応と考えている。

　2016 年に公表された "World Guidelines for Groin Hernia Management" によると，組織修復法のなかでは，再発率の低さから Shouldice 法が推奨されている[5)]。ただし，その注釈で，Shouldice 法の習得には 300 症例の経験が必要とされており，より安全に施行できる方法として modified Bassini（これが本項で述べる Bassini・IP-tract 法に相当すると考えられる）が多くの国で普及しているという内容の記載があり，Bassini・IP-tract 法の存在意義にも言及してい

る。筆者は組織修復法を行う場合，日本ヘルニア学会分類 type I-1 は Marcy 法の適応，type I-2 〜 3，II で横筋筋膜がある程度強固であれば Shouldice 法の適応，横筋筋膜が脆弱であれば Bassini・IP-tract 法の適応と考えている。type III は（あるいは今後 type III の発生リスクが高いと考えられる高齢女性は）大腿輪背側の組織を用いた補強を要するので，McVay 法の適応となる。

術式の適応はすなわち，その術式の利点，欠点を示している。つまり，以下の特徴が一般的には考えられる。

（1）Bassini・IP-tract 法の利点

感染のリスクが少ない。横筋筋膜が脆弱であっても後壁補強が強固にできる。Marcy 法より後壁補強が強固で広い脆弱部でも補強できる。McVay 法より手技が容易で術後疼痛も軽度である。Shouldice 法ほどの詳細な解剖の理解が不要で習得が早い。

（2）Bassini・IP-tract 法の欠点

type III の後壁補強はできない。Marcy 法より手技が煩雑で術後疼痛が強い。Shouldice 法より再発率が高い[5]。

ただし，とくに術後疼痛に関しては筋組織にかかるテンションや神経の走行など症例による個人差が大きく，必ずしもここに記載したような理論どおりとはならないことも多い。

II Bassini・IP-tract 法の手技のコツと注意点

前述のように，ヘルニアの各術式には共通した点が多いので，本書の他の術式も参考にしていただきたい。ここでは，筆者の経験に基づき，Bassini・IP-tract 法のコツと注意点を中心に述べていく。なお，症例は男性と想定させていただく。

1. 皮膚切開から，ヘルニア囊の同定まで；横筋筋膜を損傷しないこと

鼠径部の皮膚切開から，ヘルニア囊の処理までは Marcy 法などの他の組織縫合法と，さらにはメッシュ法ともまったく変わることはない。皮膚切開は

「鼠径靱帯に沿って」切開するという教育がなされたことも多いが，筆者は，視触診で外鼠径輪を同定しそこから外側に向け，皮膚割線に沿って切開を置いている。最近の文献をみるかぎり，多くのヘルニアのエキスパートが，鼠径部切開法では，「皮膚割線に沿って切開」しているようである[7)〜9)]。

皮下筋膜・脂肪切開では，大きな非還納内容物があるヘルニアと，浅腹壁動静脈が術野にある場合を除けば，ほとんどは鈍的切開と電気メスの側面を使った大きな切開を用いて 2〜3 分で切開可能である。

外腹斜筋腱膜を外鼠径輪から外頭側に向け線維に沿って切開，精索の頭側，尾側を背側に向けて鈍的に剝離し，精索を挙上テーピングするが，Bassini・IP-tract 法と Shouldice 法でとくに注意することは，精索挙上の際にその背面にある横筋筋膜を損傷しないようにすることである。精索挙上の際に精索（ヘルニア囊，精管，精巣動静脈）そのものを損傷させないためには，挙睾筋と内精筋膜の外側を剝離して，精索を太めに拾うのがよいが，これを無造作に行うと，精索の背面（Hesselbach 三角の前面）にある横筋筋膜を損傷してしまう。この損傷を避けるには，① 精索の尾側すなわち鼠径靱帯頭側面の剝離を十分深く背側まで行い，横筋筋膜と精索の境界を明瞭にする（頭側ではこの境界は不明瞭なことが多い），② 精索を内側（陰囊側）寄り，すなわち，横筋筋膜と内精筋膜が癒合する精索根部からできるだけ離れた部位で拾う，などがコツと考えられるが，それでもヘルニア囊根部が内側に張り出した症例などでは，安全なテーピングが困難な場合がある。このような場合は，精索全体の挙上テーピングをする前に精索前面を切開してヘルニア囊を検索していく。精巣挙筋を精索に沿って縦に分けていけば，精巣挙筋をほとんど切離することなく内精筋膜表面に達するので，これを引っ張り上げて切開していけば，その内側に腹膜前筋膜浅葉・深葉とヘルニア囊（腹膜）が順次出てくる。ヘルニア囊を腹膜前筋膜深葉と一緒に把持し，内精筋膜の内側で骨盤側（壁在化される側）に残った組織を引き上げていくと，精巣動静脈と精管が順次上がってくるので，この段階で血管・精管とその周囲組織のみテーピングを行

Ⅲ章　手術手技

えば，Hesselbach三角側の横筋筋膜を損傷すること
はない。

2. ヘルニア嚢の結紮；確実に横筋筋膜より深部で行うこと

　ヘルニア嚢周囲の剥離を中枢側に進め，高位結紮
を行う。メッシュ法ではメッシュよりも中枢側にヘ
ルニア嚢を押し込めればよいので，とくにLichten-
stein法などではヘルニア嚢の根部結紮は，横筋筋膜
より中枢側という真の意味での高位までの剥離はし
なくてもよい。しかし，Bassini・IP-tract法を含めた
組織修復法では，ヘルニア嚢を鼠径管後壁補強に用
いる組織層から確実に剥離しなければならない。し
たがって，確実に腹膜前脂肪の層まで剥離を進め，
そこでヘルニア嚢を処理するようにする。

　ただし，最近は腹膜前腔に挿入するsublay型メッ
シュの普及に伴って，たとえPlug法でもすべてのペ
タルを横筋筋膜より腹腔側に入れて展開することが
指導されるようになっている。きちんとした指導を
受けていれば，メッシュ法ととくに変わることはな
いはずである。

　腹膜前腔まで還納できれば，ヘルニア嚢根部の結
紮は必ずしも不要とされている。しかし，腹膜前腔
に還納した嚢に腸が入り，偽嵌頓状態となったとい
う学会報告もある。そのため，筆者はBassini・IP-
tract法に限らずすべての鼠径部切開法で，typeⅠの
ヘルニア嚢は，よほど小さくないかぎり高位結紮を
行うようにしている。

3. 後壁補強の準備；鼠径管の頭側，尾側構造物の把握

　ここまでの操作で，精索が完全に挙上テーピング
されている場合はそのまま後壁補強に移ればよい
し，腹膜前腔にsublay型メッシュを挿入して補強を
行う術式では内精筋膜などの挙上テーピングは不要
である。しかし，精索のすぐ背面に補強の素材を置
く方法（Marcy法以外の組織修復法，Lichtenstein手
技を含むメッシュ法）では，精索が適切に挙上され
ているかの再確認が必要となる。

　精巣挙筋や内精筋膜の一部が横筋筋膜側に残って
しまっていても問題にはならない。腸骨鼠径神経は

同定の難しい症例も多いが，たとえ前述のように精
管や精巣動静脈のみを狙って挙上する方法を行った
場合でも，ほとんどの場合で精管や精巣動静脈など
とともにすでに挙上されている。

　問題は陰部大腿神経陰部枝（以下，GFN）であ
る。この神経は外精動静脈（いわゆるblue vessels）
に伴行して内鼠径輪よりやや内側で後尾側から精索
に入っていくことが多く，精管や精巣動静脈などの
みをテーピングしている場合はもちろん，精索全体
を挙上テーピングしているつもりの場合でも，精索
から離れて後壁側に残ってしまっている場合が少な
くない。blue vesselsまで挙上してしまうと，精索が
挙上される距離が短くなり，ヘルニア嚢の剥離がや
りにくくなるので意図的に後から挙上する場合もあ
る。blue vesselsをみつけるコツは，精索の尾側すな
わち鼠径靱帯頭側面の剥離を十分深く背側まで行う
ことである。

　blue vessels，GFNの挙上を行うと，鼠径管は完全
に空洞化する。その周囲は，① 頭側：内腹斜筋と
腹横筋，② 背側：横筋筋膜，③ 尾側：鼠径靱帯と
いう構造になっている。ただし，それぞれの構造物
に特徴・注意点がある。

1）頭　側

　内腹斜筋は明確な筋組織であり，ここまでの手術
操作で表面が広く露出している状態になっているの
で同定は容易である。注意点は，筋の前面を腸骨下
腹神経が横切っている症例が多いことである。これ
を縫合に巻き込んでしまうと術後慢性疼痛の原因に
なるので，必要に応じて剥離し頭側に避けておく。
神経の走行にはバリエーションが多いことにも注意が
必要である[10]。剥離の際，神経を露出させないよ
うに，周囲の脂肪や微小血管などを一緒に剥離する
のがコツである。縫合に巻き込まれるのが避けられ
ないと判断された場合は，神経はむしろ切離してし
まったほうがよい。腹横筋は内腹斜筋の裏面にやや
引っ込んだ状態で薄い腱膜（腹横筋腱膜弓）として
存在する（図Ⅲ-118a，119a）。本項を含め，教科
書の図では膜構造物は明瞭に分離しているように描
かれているが，実際には腹横筋以深の腹膜までの多
重膜構造物は互いに密着あるいは結合組織や脂肪組
織でつながれており，区別が難しいことが多い。腹

2. 鼠径部切開法 ― 組織修復法 ― Bassini 法と iliopubic tract 法

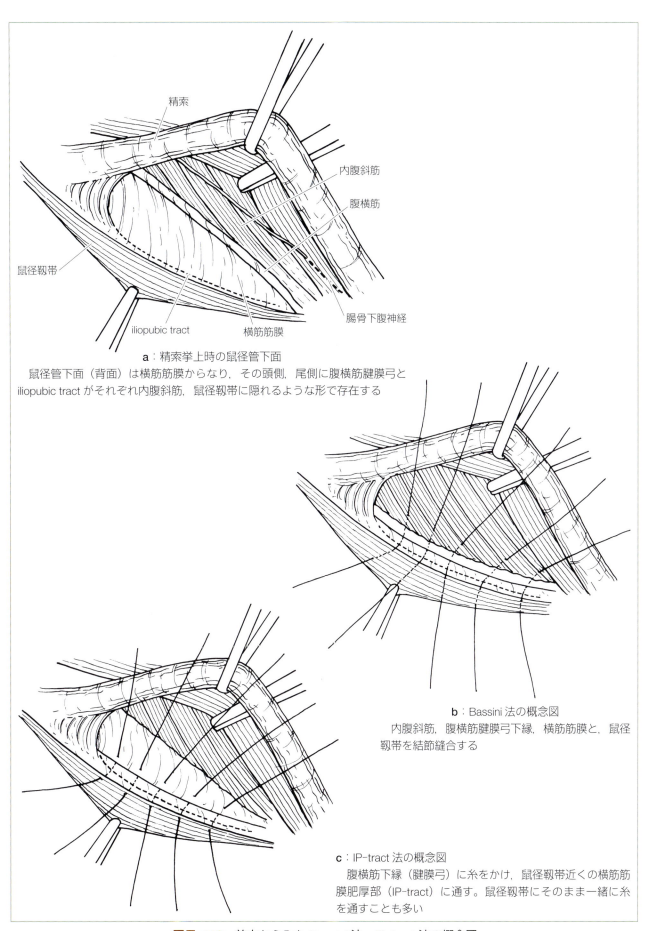

a：精索挙上時の鼠径管下面
　鼠径管下面（背面）は横筋筋膜からなり，その頭側，尾側に腹横筋腱膜弓と iliopubic tract がそれぞれ内腹斜筋，鼠径靱帯に隠れるような形で存在する

b：Bassini 法の概念図
　内腹斜筋，腹横筋腱膜弓下縁，横筋筋膜と，鼠径靱帯を結節縫合する

c：IP-tract 法の概念図
　腹横筋下縁（腱膜弓）に糸をかけ，鼠径靱帯近くの横筋筋膜肥厚部（IP-tract）に通す．鼠径靱帯にそのまま一緒に糸を通すことも多い

図Ⅲ-118 前方からみた Bassini 法・IP-tract 法の概念図

III章　手術手技

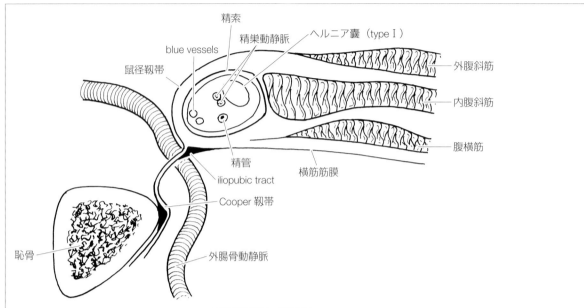

a：鼠径管周囲の縦断面
補強のキーポイントとなる iliopubic tract は，鼠径管の尾背側端にあり，鼠径靱帯が頭側に凸の尾根状になっている部位にくっついている

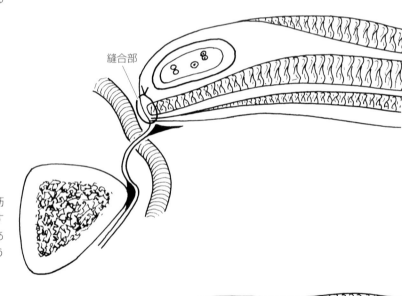

b：Bassini 法の縦断面
Bassini 法では内腹斜筋，腹横筋，横筋筋膜を鼠径靱帯と縫合する。鼠径靱帯のすぐ下には外腸骨動静脈（大腿動静脈）があるので，靱帯を広く薄くすくうように縫うのがコツである

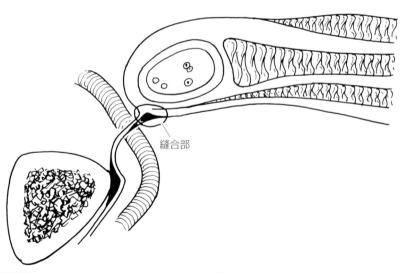

c：IP-tract 法の縦断面
腹横筋下縁（腱膜弓）と iliopubic tract を縫合するが，tract と接する鼠径靱帯の shelving portion も縫い込むことが多い

図III-119 縦断面でみた Bassini 法・IP-tract 法の概念図

横筋腱膜弓と横筋筋膜の境界も不明瞭な場合が少なくないので注意を要する。

2）背　側

横筋筋膜の厚さ（みた目の印象）は症例によって大きく異なる。しっかりした結合組織の膜として認識される場合もあれば，腹腔側の脂肪組織が透けてみえるほど菲薄化している場合もある。鼠径管の最尾側で横筋筋膜は鼠径靭帯の頭側端に張りつく形となるが，その部位で筋膜が鼠径靭帯に沿った太い筋，すなわちIP-tractを形成している。

ただし，これは筆者の考えであり反論は多いかと思われるが，IP-tractの体表側にあたる部分は鼠径靭帯が尾根状に隆起している場所（shelving edge または shelving portion）であり，鼠径靭帯に付着した状態で腹膜前腔側から横筋筋膜をみるとしっかりしたtractにみえるが，横筋筋膜単独にしてしまうと，さほど強固なtractではないというのが筆者の印象である。

3）尾　側

鼠径靭帯は外腹斜筋と連続した組織であり，鼠径管尾側では精索を包むように下に凸な曲線を描いている。鼠径管の尾側背側で横筋筋膜と張りつくところから背側に向けて折れ曲がるため，上記のような尾根状の隆起となっている。注意点は，「下に凸な曲線」であるゆえにその背側の組織，すなわち外腸骨動静脈と大腿動静脈の移行部に相当する大血管がすぐ下にあるということである。

4. 後壁補強の実際；Bassini 法と IP-tract 法の　　類似点と相違点

最初に述べたように，術式の呼称は必ずしも一定していないが，簡単にいえば，内腹斜筋下縁，腹横筋腱膜弓，横筋筋膜に縫合糸をかけ，精索の背側を通して鼠径靭帯と縫合するのがBassini法であり（図Ⅲ-118b，119b），腹横筋腱膜弓だけに縫合糸をかけ，同様に精索の背側を通してIP-tractに縫合するのがIP-tract法である（図Ⅲ-118c，119c）。

鼠径靭帯は直下に外腸骨動静脈が走行しているので，Bassini法での縫合を強固かつ安全なものとするには，膜状の腱組織を広く浅くすくうように針を動かすことがコツである。

IP-tract法で縫合に用いるIP-tractは，shelving edgeと一体化していることが多く，実際には両方同時に針をかけて縫合していることが多く，強固な縫合となる。

縫合はかなりテンションのかかるものであるため，2-0などの比較的太い非吸収糸を用い結節縫合で密に行うのが原則である。縫合の範囲であるが，理論的には，Hesselbach三角の脆弱化がないtypeⅠならば内鼠径輪近傍だけ縫合すればよいことになるが，縫合の数が少ないとかえってテンションが強くなるので筆者は，内側は横筋筋膜が完全に隠れるように鼠径靭帯の恥骨付着部近傍から始め，外側は精索が過剰に締めつけられないように注意しながら精索ギリギリまで幅広く縫合している。精索の位置によっては，精索の外側に1〜2針縫合を加える場合もある。Hesselbach三角が脆弱化しているtypeⅡでは，同部で横筋筋膜を切開して，腹膜前腔側からIP-tractに縫合する方法をとることもある。

糸結びを行う際は，内腹斜筋や腹横筋をペアン鉗子などで大きくつかんで尾側に牽引しながら行うと組織間のテンションが緩んで糸を締めつけやすいが，前述の腸骨下腹神経をつかまないように注意しなければならない。

Bassini法で縫合部のテンションが強いと感じられたなら，ためらわずに減張切開を置く。減張切開は補強部のやや頭側内側で，内腹斜筋ではなく，外腹斜筋腱膜と腹直筋前鞘の移行部を切るのがよいとされている。閉創操作にとくに他の術式と変わることはない。

Bassini法とMcVay法は筋肉の移動が大きく，術後のテンションとそれに伴う疼痛が強い。筋肉の弱い高齢者でも組織修復法が行われていた時代には，術後1週間程度の床上安静が一般的に行われていた。現在は，本項の最初に記載したように，組織修復法の適応の多くは若年者であることもあり，とくに長期の安静を強いることはないようである。残念ながら統計的エビデンスはまったくない状況であるが，筆者はBassini法の術後は1カ月程度は激しい運動は控えるように指導している。

おわりに

メッシュ法の普及により，かつて鼠径ヘルニア手術の主流であった Bassini・IP-tract 法は滅多に行われない手術になってしまっている。その一方で，鼠径管後壁の膜構造の理解が進んだことにより，とくに IP-tract とは何なのか，それをどう使うのかが見直されている。Shouldice 法とのすみ分けなどの問題はあるが，比較的簡単にできる自己組織による後壁補強法として習得しておかなければならない術式であることに変わりはないであろう。

文献

1) 三毛牧夫，八木勇磨：Bassini 法，McVay 法，Anterior ilio-pubic tract 法．臨床外科，71：1208〜1216，2016.
2) 柵瀬信太郎：組織法合法．柵瀬信太郎監修，諏訪勝仁，早川哲史，嶋田元，松原猛人編著，ヘルニアの外科，南江堂，東京，2017，p. 64〜86.
3) 吉田和彦，松原猛人，中嶋昭，他：成人-治療-鼠径ヘルニアに対する治療；組織縫合法．日本ヘルニア学会ガイドライン委員会編，鼠径部ヘルニア診療ガイドライン 2015，金原出版，東京，2015，p. 35.
4) 稲葉毅：再発・合併症のない手術手技；組織縫合法．消化器外科，39：417〜423，2016.
5) European Hernia Society World Guidelines for Groin Hernia Management.
https://www.europeanherniasociety.eu
6) 城田哲哉，渡瀬誠，南原幹男，他：腸管切除を施行した鼠径部ヘルニア嵌頓症例に対する手術術式の検討．日臨外会誌，73：1043〜1048，2012.
7) 宮崎恭介：吸収性マイクログリップ付き polyester mesh を用いた Lichtenstein 法．外科，74：609〜612，2012.
8) 大坪毅人，宮島伸宜，福永哲，他，Bilayer patch device 法．外科，74：622〜626，2012.
9) 堀孝吏：難症例に対する手術手技：組織縫合法．消化器外科，39：459〜467，2016.
10) 稲葉毅，冲永功太，福島亮治，他，鼠径ヘルニア術野における知覚神経の走行に関する検討．日ヘルニア会誌，1：2〜8，2014.

〔稲葉　毅〕

2 鼠径部切開法

組織修復法 ── McVay 法

⩗POINT

◆ McVay 法は，組織修復法のなかで myopectineal orifice をすべて閉鎖できる唯一の術式である。
◆ 腹横筋腱膜と横筋筋膜を Cooper 靱帯に縫合することで鼠径管後壁を再建する修復術である。
◆ 現在では，大腿ヘルニア嵌頓による腸管穿孔などのメッシュを使用できない症例がよい適応となる。
◆ 腹横筋腱膜および横筋筋膜を Cooper 靱帯と iliopubic tract に縫着する transition suture が本法の鍵である。

はじめに

McVay 法（以下，本法）は，1942 年に Chester Bidwell McVay によって考案された術式である[1]。解剖学的に腹横筋と横筋筋膜の停止部位が鼠径靱帯ではなく Cooper 靱帯であることを証明し，腹横筋腱膜と横筋筋膜を Cooper 靱帯に縫合する手術法を考案した。したがって，本法は別名 Cooper ligament repair ともいわれている。しかし，McVay の報告以前にも Cooper 靱帯を用いた修復術が行われていた。1958 年の McVay の論文[2]によると，最初の報告は，1898 年に Lotheissen[3]が鼠径および大腿ヘルニアの修復に Cooper 靱帯を用いた報告があり，また 1936 年に Dickson[4]が大腿ヘルニア修復に Cooper 靱帯を用いたことを述べている。そして，1978 年の論文[5]で，自身の手術を初めて "Cooper's Ligament Repair" と位置づけたとされている[6]。

I Chester Bidwell McVay 医師の生涯[7][8]

McVay 医師は，1911 年 8 月に米国のサウスダコタ州ヤンクトンに生まれた。1933 年にヤンクトン・カレッジを卒業し，イリノイ州シカゴのノースウェスタン大学に入学し，M. D.（1938 年）と Ph. D.（1939 年）を取得している。ノースウェスタンでは，解剖学研究所で腹壁と鼠径部，大腿部の解剖学の研究を行った。のちに，彼の解剖学研究の仲間である

Barry J. Anson とともに臨床解剖書を出版している。1938～1943 年に，ミシガン大学で外科レジデントとして勤務し外科の修練を行った。その後 1946 年までアメリカ陸軍に従事したが，第二次世界大戦後，彼のホームタウンであるヤンクトンに帰郷し，1977 年に引退するまで外科医として手術を行った。学問的地位としては，1946～1974 年まで，解剖学の准教授，外科の臨床教授，そして 1974～1977 年までサウスダコタ大学医学部の外科の教授を務め，1977 年に名誉教授に就任している。また，American Surgical Association，American College of Surgeons，American Association of Anatomists など数多くの学会に所属しその役員を務めた。また，その業績から多数の賞を獲得しているが，1985 年に，臨床解剖学の科学と芸術を進歩させようと熱望するすべての人の真のロールモデルとして評価され，American Association of Clinical Anatomists の名誉会員に選ばれている。そして，鼠径部と大腿部の詳細な解剖学的知見とヘルニア修復術の技術を後世に残し，1987 年 10 月に永眠された。

II McVay 法（Cooper ligament repair）

1. 適応

鼠径部ヘルニア修復法は，現在では，メッシュを用いた tension free hernioplasty が基本である。さらに再発防止の観点から，myopectineal orifice をすべて閉鎖できる術式，つまり内鼠径輪・Hesselbach 三角・大腿輪の total repair が理想である。腹腔鏡下修復術は，

203

この2つの条件を満たす術式であり，鼠径部切開法では，Kugel法をはじめ，Direct Kugel法，Polysoft法に代表されるtransinguinal preperitoneal repair（TIPP法），ONFLEX（modified type）® を用いたTIPP法，ONSTEP法そして形状記憶リングを有しないBilayer patch法（ULTRAPRO®HERNIA SYSTEM）がある[9]。

一方，鼠径部切開法による組織修復法には，Bassini法，Marcy法，Shouldice法，anterior iliopubic tract repairなどさまざまあるが，そのなかでmyopectineal orificeをすべて閉鎖できる術式は本法のみである[10]。本邦では，大腿ヘルニアの修復術として紹介されている場合が多いが，鼠径管後壁の脆弱性に対する修復術であることから，本来は，大きな外鼠径ヘルニアや内鼠径ヘルニア，そして大腿ヘルニアを含めたすべての鼠径部ヘルニアが適応となる。

しかし現在では，本法が鼠径部ヘルニア修復術の第一選択となることは，まず皆無といえる。実臨床では，おそらく大腿ヘルニア修復でメッシュが使用できない場合が適応となる[11]。例えば，ヘルニア嵌頓による腸管壊死・穿孔などの汚染度の高い症例やメッシュ感染などの感染巣が存在している場合の大腿ヘルニア修復，あるいは患者がメッシュ使用を拒否した場合に本法が用いられる可能性が考えられる。

2. 手術術式

1）皮膚切開

筆者らは，通常，外鼠径輪に至る3～4cmの斜切開を用いているが，本法の場合には，腹膜前腔での縫合操作が必要となるため，やや大きめの切開が後の操作を容易とする。皮下脂肪組織内の2層の浅腹筋膜（Camper筋膜とScarpa筋膜）を切開するが，その筋膜の間を走行する浅腹壁動静脈は結紮後切離する。さらに無名筋膜を切開し，外腹斜筋腱膜に達する。なお，McVay[5]は横切開を用いており，大腿ヘルニアでも鼠径ヘルニアと同様の切開線としている。

2）大腿ヘルニア腫瘤（嚢）周囲の剥離

大腿ヘルニアの場合には，創部の外腹斜筋腱膜前面から尾側に剥離を進め，鼠径靱帯下方の卵円窩から脱出する大腿ヘルニア腫瘤（嚢）を確認する（**図III-120**）。腫瘤の周囲を鈍的に剥離し，ヘルニア門に向かう。ヘルニア内容の嵌頓の有無にかかわら

ず，通常，ヘルニア腫瘤（嚢）は非還納状態であり，そのまま腹膜前腔に戻すことはできない。筆者らはまず，ヘルニア門の恥骨側である裂孔靱帯にモスキート鉗子を挿入し，ヘルニア門を徐々に開大させている。次に，ヘルニア門の腹側および背側を剥離し，最後に大腿静脈に近い外側を剥離する。ヘルニア腫瘤（嚢）とヘルニア門との間に間隙ができるので，そこに指先を挿入し，ゆっくりとヘルニア門を全周にわたり広げていく。ヘルニア内容がない場合は，そのまま腹膜前腔に還納できる。しかし，嵌頓している場合には，腸管や大網などの虚血状態を確認する必要があるため，還納はさせずヘルニア内容の絞扼を解除するだけにとどめておく。

3）鼠径管の開放

外腹斜筋腱膜をその線維方向に切開し，鼠径管を開放する。直下に，腸骨鼠径神経や腸骨下腹神経が走行しているため，神経を損傷しないよう十分に剥離する。ここで精索を挙上させるが，筆者らは通常，外精静脈（blue line）を確認し，精索と一緒に挙上させている。この操作で，陰部大腿神経陰部枝も同時に挙上されることになる。時に精索と内腹斜筋の境界が不明瞭な場合があるが，腸骨鼠径神経と腸骨下腹神経との間を剥離すると，その境界が視認されやすくなる。精索と鼠径管後壁との間の間膜（mesentery）を切離する。mesh repairの場合には精巣挙筋は切離しないが，本法の場合には，のちに内鼠径輪の縫縮を行うため，内鼠径輪の上外側で精巣挙筋を内腹斜筋からの起始部で切離する。また必要に応じて外精動静脈も切断する。なお，女性の場合も同様に，子宮円索を鼠径管後壁から剥離挙上させる。

4）鼠径ヘルニア嚢の剥離と処理

外鼠径ヘルニアでは，内精筋膜を切離し，ヘルニア嚢をペアン鉗子で把持する。内精動静脈や精管を温存しながらヘルニア嚢を全周にわたり剥離する。内鼠径輪まで剥離が進んだら，ヘルニア嚢を内側に牽引し，内精動静脈と精管をやや外側に挙上・牽引しながら，1～2cm程度高位まで剥離を行う。さらにヘルニア嚢周囲を腹膜前腔側に向かって高位剥離し，ヘルニア嚢は高位結紮・切離を行う。

内鼠径ヘルニアの場合には，ヘルニア嚢をペアン鉗子で把持・挙上し，全周に電気メスで切開を加え

2. 鼠径部切開法 — 組織修復法 — McVay法

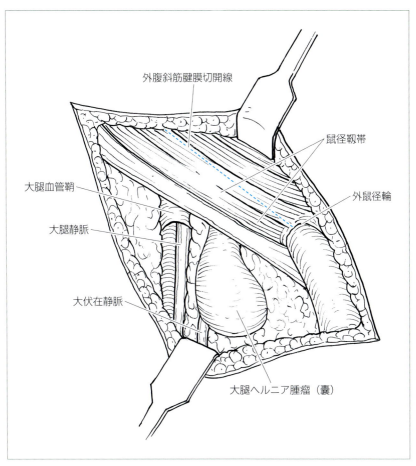

図Ⅲ-120 大腿ヘルニアの確認
〔柵瀬信太郎：McVay法, Moschcowitz repair および iliopubic tract repair. 臨床外科, 51：833～840, 1996. より引用・改変〕

る。ヘルニア被膜（横筋筋膜）と腹膜前筋膜浅葉が切開されると，腹膜前筋膜深葉との間に脂肪組織が露出される。切開された外周の横筋筋膜と腹膜前筋膜浅葉をペアン鉗子で4カ所ほど把持・挙上し，ヘルニア嚢を切除せずにそのまま腹膜前腔に反転する。ここでガーゼを挿入すると腹膜前腔が容易に剝離される。なお，内鼠径ヘルニアの場合にも，外鼠径ヘルニアの有無を必ず確認する。

5）鼠径管後壁の切開

内鼠径ヘルニアの場合には，ヘルニア嚢の処理の段階ですでに鼠径管後壁が切開され腹膜前腔に達している。しかし，外鼠径と大腿ヘルニアの場合には，新たに鼠径管後壁を切開する必要がある。内鼠径輪から恥骨結節に向かって切開を加え，腹膜前腔に達する（**図Ⅲ-121**）。この際に，横筋筋膜と腹膜の間に介在する腹膜前筋膜の浅葉と深葉の間の空間に入ることが重要である。外鼠径・内鼠径ヘルニア

の場合には，脆弱となった鼠径管後壁の腱膜や筋膜組織を切除する（**図Ⅲ-122**）。大腿ヘルニアの場合には，通常，鼠径管後壁の脆弱性は認めないため，後壁の切開のみでよい。

切開された後壁の上内側片の横筋筋膜をペアン鉗子で把持・挙上し，腹膜前脂肪を剝離していくと，腹横筋腱膜および腹横筋腱膜弓が確認される。次に，後壁の下外側片の横筋筋膜を把持し同様に腹膜前腔を剝離していく。途中に iliopubic vein が走行しているのが確認できるが，これらの血管は iliopubic tract や Cooper 靱帯に付着したままの層で剝離を進める必要がある[12]。時に，異所性閉鎖動静脈がCooper 靱帯の表面を背側に向かって走行する場合がある。損傷すると止血困難となり死に至る危険性があることから死冠（corona mortis）と呼ばれているが，出血しないよう十分に注意を払う必要がある。

Ⅲ章 手術手技

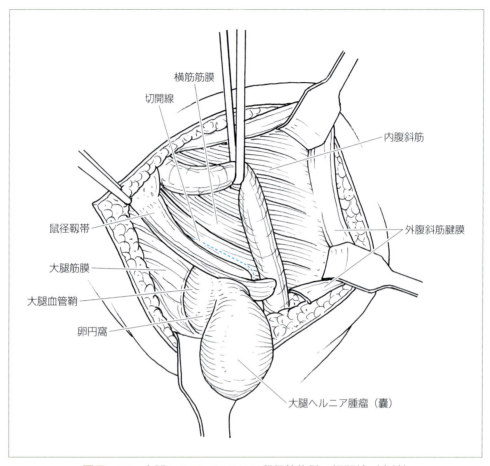

図Ⅲ-121 大腿ヘルニアにおける鼠径管後壁の切開線（点線）
〔三毛牧夫，加納宜康：原著からみた鼠径・大腿ヘルニア手術；McVay repair．手術，61：1939〜1943，2007．より引用・改変〕

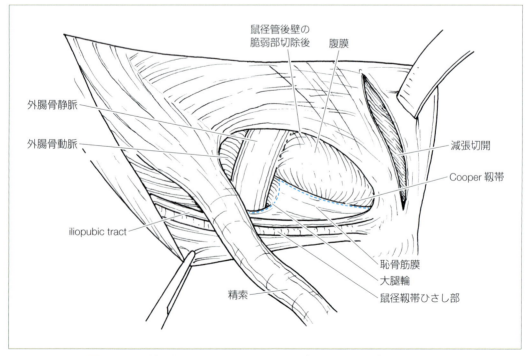

図Ⅲ-122 外鼠径および内鼠径ヘルニア嚢処理後の状態と減張切開
〔三毛牧夫，加納宜康：原著からみた鼠径・大腿ヘルニア手術；McVay repair．手術，61：1939〜1943，2007．より引用・改変〕

6）大腿ヘルニア腫瘤（嚢）の処理

大腿ヘルニアの場合には，この段階でヘルニア腫瘤（嚢）周囲の剥離が，ある程度施行されている状態にある。前述の 2）の操作で，ヘルニア嚢が完全に腹膜前腔に還納されている場合は，そのまま腹膜前腔剥離を進めていく。非還納性あるいは嵌頓の場合には，Cooper 靱帯と iliopubic tract に挟まれ大腿に向かって脱出しているヘルニア嚢が確認できる。外側の外腸骨静脈を損傷しないよう注意しながら，ヘルニア嚢の頸部周囲を剥離しテープをかける。このまま脱出していたヘルニア嚢を腹膜前腔側に戻すと，嵌頓していた腸管などのヘルニア内容が腹腔内に還納されてしまい，循環障害の有無などの判断ができなくなってしまう。それを避けるために，頸部にテープをかけ挙上した状態を保ったまま，腹膜前腔のヘルニア嚢の頸部あるいはヘルニア嚢の末梢側（大腿側）に小切開を加え，嵌頓臓器の確認を行う（**図Ⅲ-123**）。時に，嵌頓している腸管などが腹膜前腔側に容易に戻せない場合がある。その際は，大腿輪内縁の iliopubic tract を内側に切開し大腿輪を広げるか，それでも困難な場合は裂孔靱帯を切開すると還納が可能となるため，できるだけ鼠径靱帯を切断すべきではない（**図Ⅲ-124**）[12]。嵌頓臓器は必要に応じ腸管切除や大網切除などの処置を行い，ヘルニア嚢は高位結紮し切除する（**図Ⅲ-125**）。

7）減張切開

本法は，腹横筋腱膜と横筋筋膜を Cooper 靱帯に縫合するため，縫合部に過度な張力がかかり，術後の疼痛や縫合部の離開に伴う再発などの原因となる。したがって，この緊張を緩和するために，減張切開が必要となる。切開された外腹斜筋腱膜の内側を腹直筋前鞘から正中に向けて剥離し，腹直筋前鞘の内側部に 5〜7 cm の縦切開を加える（図Ⅲ-122）。とくに外鼠径・内鼠径ヘルニアで，前述の鼠径管後壁の脆弱部を切除した場合には，減張切開が必須となる。しかし，大腿ヘルニアの場合には，通常，鼠径管後壁の脆弱部がないので，McVay[5] によると，必ずしも減張切開を必要とはしないと述べている。しかし，実際には緊張が強い場合が多く，やはり大腿ヘルニアの場合にも減張切開は必要であるとの意見もある[13]。

8）鼠径管後壁の再建

本法のもっとも重要なポイントである。鼠径管後壁の再建には，① 鼠径管後壁の閉鎖，② 大腿輪の縫縮，③ 内鼠径輪の縫縮の 3 つのステップがある（**図Ⅲ-126**）。

まず，恥骨結節から大腿輪内縁まで，腹横筋腱膜および横筋筋膜を Cooper 靱帯に縫着する。縫合糸は，McVay は 2-0 絹糸を用いているが，現在では，1.0 非吸収性モノフィラメント糸がよいと思われる。約 3 mm 間隔で，外腸骨静脈の壁から 3〜4 mm 内側の部位まで結節縫合を行う。とくに第 1 針目の上内側片は腹直筋前鞘まで，下外側片は恥骨結節を覆う骨膜までしっかりと糸針をかけることが重要である[12]。

次に，transition suture と呼ばれる，本法の鍵となる縫合に移る。腹横筋腱膜および横筋筋膜と外腸骨静脈内側の Cooper 靱帯および大腿輪の前縁を形成する iliopubic tract（McVay の論文では大腿血管鞘前壁）を 1〜2 針縫着する。McVay[5] によると transition suture とは，Cooper 靱帯のレベルから iliopubic tract（大腿血管鞘前壁）のレベルへの移行（transition）を意味しており，この距離は大腿静脈の直径に一致するとしている。そして，腹横筋腱膜・Cooper 靱帯・恥骨筋膜・大腿血管鞘前壁を縫合することで，大腿輪を縫縮することが可能となり，大腿ヘルニアを防ぐことができる。この transition suture の縫縮が不十分だと大腿ヘルニアの再発の原因となり，また大腿静脈への圧迫が過度になると，後述する大腿静脈血栓症を引き起こす可能性がある。適度な縫縮が必要であるが，結紮に伴い腹横筋腱膜が前方からの視野を妨げるため，大腿輪の縫縮の程度が正確には視認できなくなる。場合により，大腿側より大腿輪に向かって示指を挿入し，縫縮の程度を確認するのもよい方法である[14]。

次に，腹横筋腱膜を iliopubic tract に縫着し，内鼠径輪を縫縮する。糸の結紮操作は，すべての糸針をかけ終えた後に，恥骨結節側から順次行う。最外側の糸針は，ケリー鉗子の先がようやく入る程度まで内鼠径輪を縫縮する[10]。

最後に，あらかじめ加えておいた減張切開部の外側縁を腹直筋腱膜部分に数針縫合固定する。これ

Ⅲ章 手術手技

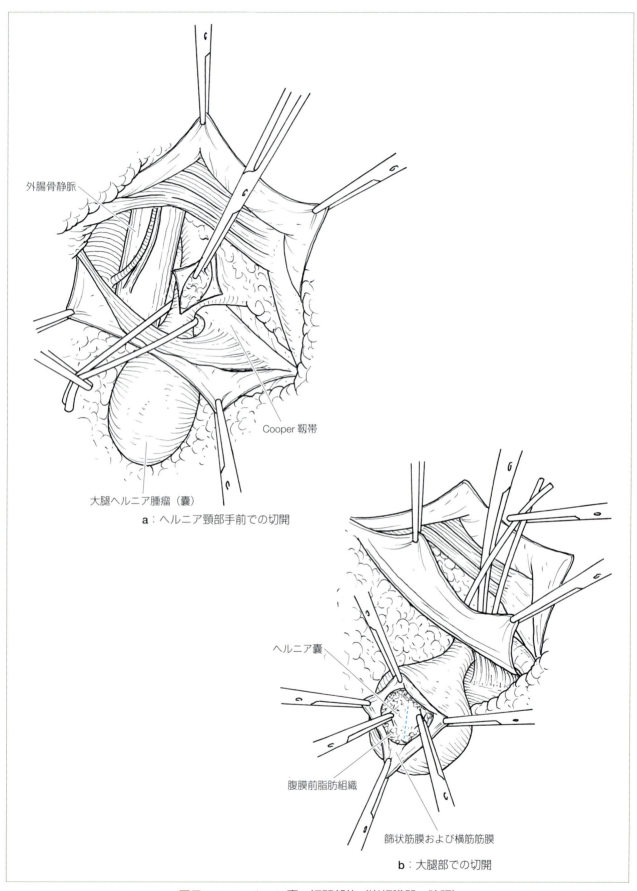

図Ⅲ-123 ヘルニア囊の切開部位（嵌頓臓器の確認）
〔柵瀬信太郎：McVay 法，Moschcowitz repair および iliopubic tract repair．臨床外科，51：833〜840，1996．より引用・改変〕

2. 鼠径部切開法 ─ 組織修復法 ─ McVay 法

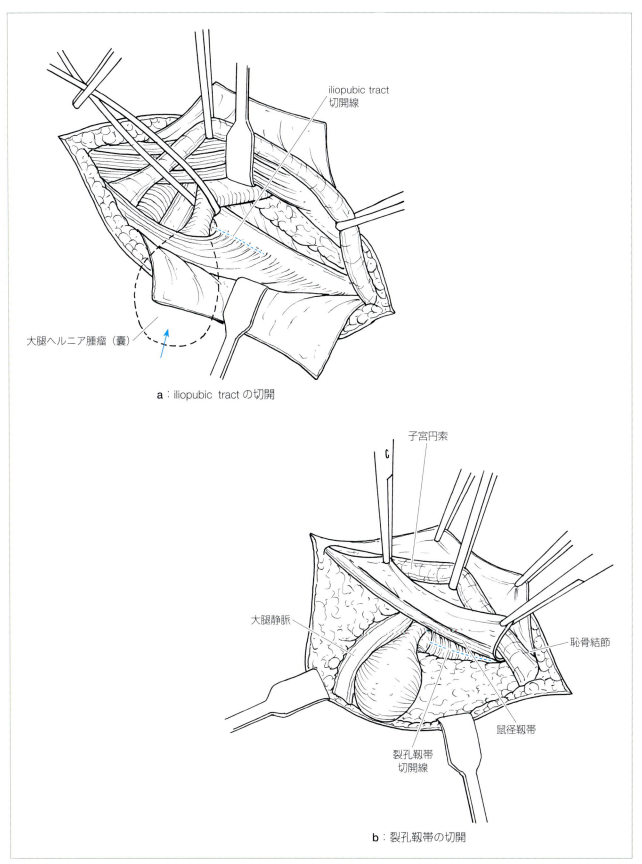

図Ⅲ-124 大腿ヘルニア腫瘤（囊）を腹膜前腔に引き戻すことが困難な場合の対処方法

〔柵瀬信太郎：McVay 法，Moschcowitz repair および iliopubic tract repair．臨床外科，51：833〜840，1996．より引用・改変〕

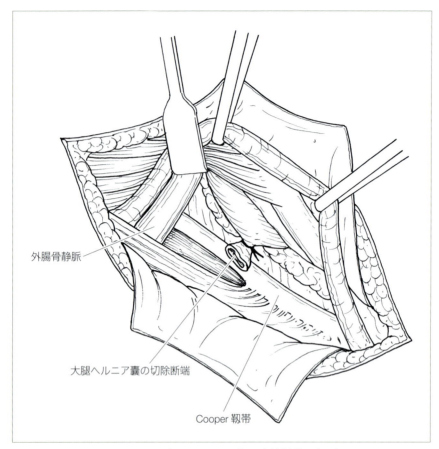

図Ⅲ-125 大腿ヘルニア囊の高位結紮と切除
〔柵瀬信太郎：McVay 法，Moschcowitz repair および iliopubic tract repair. 臨床外科，51：833〜840，1996. より引用・改変〕

で，大腿輪の縫縮を含めた鼠径管後壁の再建が終了する（図Ⅲ-127）。

　附）McVay 法変法

　本法では，transition suture により後壁補強と大腿輪縫縮を兼ねて行うため，大腿輪縫縮の程度が不明瞭となる。この問題を解消する方法として，この両者をそれぞれ分離して行う方法がある。

　まず大腿輪の縫縮であるが，歴史的には，1892年に Guiseppe Ruggi が大腿ヘルニア修復に Cooper 靱帯と鼠径靱帯を縫合したとされている[15]。その後，Moschcowitz[16] が 1907 年に，Ruggi の大腿輪縫縮に Bassini 法で後壁を閉鎖する方法を報告している[17]。三毛ら[18] も，この Ruggi 法に iliopubic tract repair を追加する修復術を大腿ヘルニアの pure tissue repair としている。また，Rutledge[19] も 1980 年に，Cooper's ligament repair と称して Cooper 靱帯と iliopubic tract に 3〜4 針かけることで大腿輪の閉鎖を独立して行う方法を報告している[12]。さらに，柵瀬ら[12)13)] は，大腿静脈内側で，Cooper 靱帯と iliopubic tract を直視下に縫合し大腿輪を独立して縫縮後に，腹横筋腱膜を Cooper 靱帯，iliopubic tract に縫着（場合により iliopubic tract のみでもよい）して鼠径管後壁を再建している（図Ⅲ-128）。

3. 合併症

　通常のメッシュを用いた tension free hernioplasty に比較すると，やはり侵襲が大きい修復術であり，縫合部に過度の張力がかかるため，術後疼痛が強く回復に時間がかかる。術後 6 週間は，重労働の従事や運動は避けるよう指示する必要がある[11]。

　合併症としては，大腿動静脈や腹膜前腔の血管損傷（死冠，iliopubic vein など）や大腿静脈血栓症があげられる[10]。本法のもっとも鍵となるのが transition suture であるが，この縫合が，Cooper 靱帯の外側にいきすぎた場合に，偏位した iliopubic tract が外腸骨静脈を圧迫し，術後に大腿静脈血栓症を起こす

2. 鼠径部切開法 — 組織修復法 — McVay法

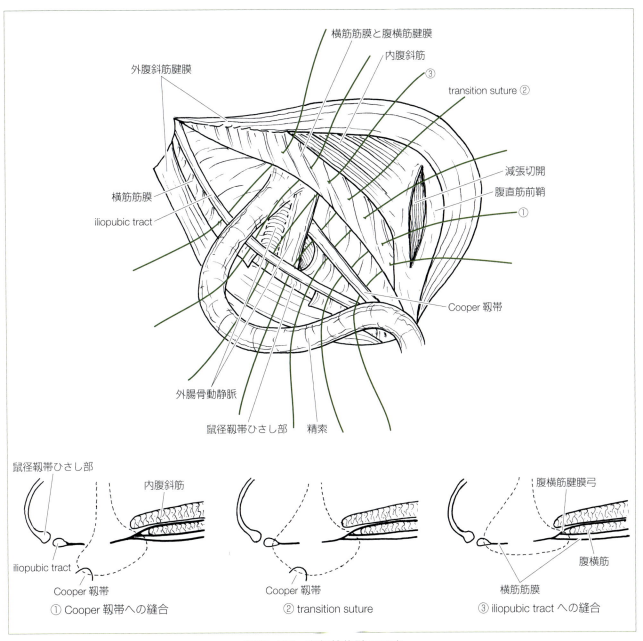

図Ⅲ-126 鼠径管後壁の再建
〔三毛牧夫, 加納宣康：鼠径・大腿ヘルニアに対する Pure tissue repairs とその今日的意義. 手術, 62：1691～1696, 2008. より引用・改変〕

ことがある。発生頻度については，Barbierら[20]は 0.35%（4/1,140例），Brownら[21]によると 1.5%（5/328例）と報告されている。それほど高い発生率ではないが，本法における特異的な合併症であり，過度の大腿輪縫縮は避けなければならない。

4. 再発率

術後の再発率については，HalversonとMcVay[22]が，1,211例の22年間の経過観察から 3.5% と報告している。また，Rutledge[15]は，779例中15例（1.9%）の再発率で，部位別では外鼠径ヘルニアが 1.1%（5/459例），内鼠径ヘルニアが 3.5%（10/289例），大腿ヘルニアが 0%（0/31例）と報告している。一方，Asmussenら[23]によると，外鼠径ヘルニア（98例）の累積再発率は，10年で 19.3±4.3%，15年で 20.7±4.6%，内鼠径ヘルニア（52例）では，10年で 4.1±2.8%，15年で 7.5±4.5%と比較的高い再発率を報告している。本法の再発率は，報告者により幅があるが概ね 2～15%とされている[11]。

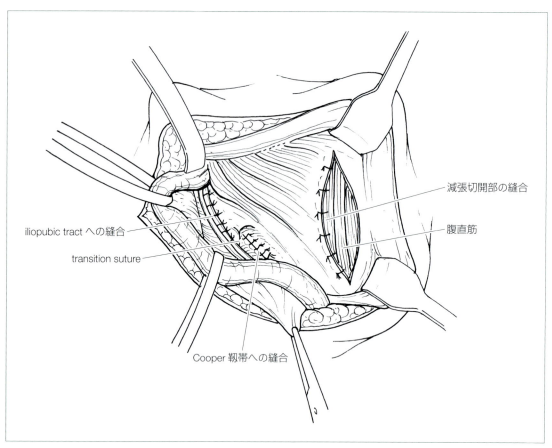

図Ⅲ-127 鼠径管後壁再建後
〔三毛牧夫, 加納宣康：原著からみた鼠径・大腿ヘルニア手術；McVay repair. 手術, 61：1939〜1943, 2007. より引用・改変〕

おわりに

　組織修復法のなかで，myopectineal orifice をすべて閉鎖できる術式は本法のみである。術式のポイントは，transition suture と呼ばれる大腿輪縫縮であり，この手技で大腿ヘルニアを予防することができる。しかし，McVay が，この transition suture という言葉を使用したのは，1942 年ではなく，1954 年の著書とされている。McVay の鼠径管後壁再建の概念と術式の歴史的変遷については，三毛ら[6)18)]が，詳細に検討し報告しているので，ぜひご一読いただきたい。

　この transition suture は，本法の重要な手技であると同時に欠点の 1 つともいえる。大腿輪縫縮を鼠径管後壁の補強と同時に行える手技であるが，実際には，大腿輪縫縮の程度を確認することが必ずしも容易とはいえない。縫縮が緩いと大腿ヘルニアを予防することができない。また，縫縮が過剰となると，外腸骨静脈を圧迫して静脈血栓が形成される可能性がある。この問題の対策として大腿輪縫縮と鼠径管後壁補強を分離して行う，いわゆる McVay 法変法が報告された。しかし，本法は，組織修復法のなかで，外鼠径・内鼠径ヘルニアそして大腿ヘルニアを含めたすべての鼠径部ヘルニアに対応できる優れた修復術であることに揺らぎはない。本法および本法の変法を含め，それぞれの術式の利点，欠点を理解し，実臨床に応用することが肝要と思われる。

　最後に，詳細な解剖学的検討から組織修復術の究極的術式を考案した McVay 医師に，ヘルニア診療に携わる医師の一人として，感謝の意を捧げたい。

文　献

1) McVay, C. B., Anson, B. J.：A fundamental error in current methods of inguinal herniorrhaphy. Surg. Gynecol. Obstet., 74：746〜750, 1942.
2) McVay, C. B., Chapp, J. D.：Inguinal and femoral hernioplasty：The evaluation of a basic concept. Ann. Surg., 148：499〜510,

2. 鼠径部切開法 ─ 組織修復法 ─ McVay 法

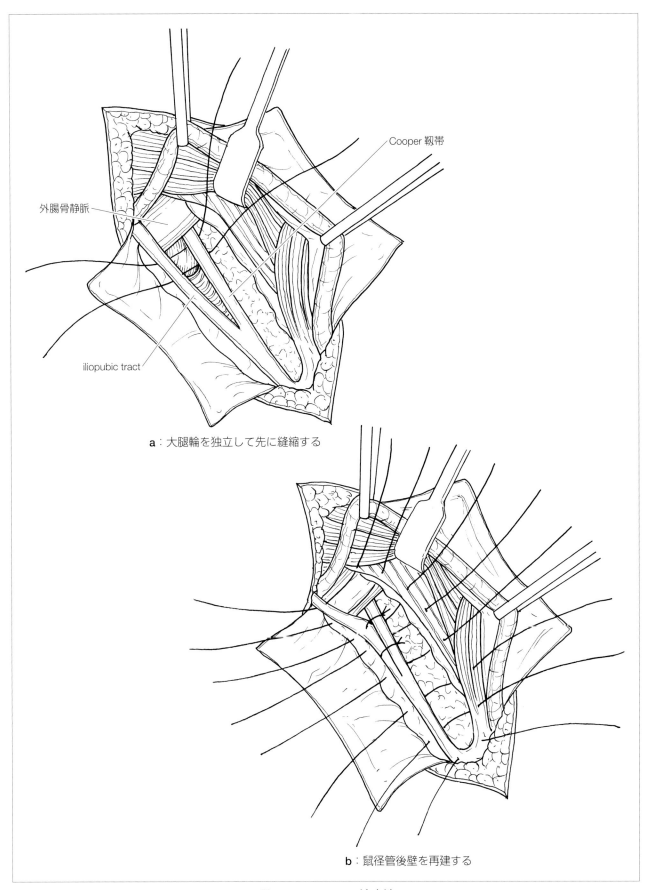

a：大腿輪を独立して先に縫縮する

b：鼠径管後壁を再建する

図Ⅲ-128 McVay 法変法

(柵瀬信太郎, 牧野永城：内鼠径ヘルニア, 大腿ヘルニアの手術. 外科 MOOK, 52：50～63, 1989. を基に作成)

「柵瀬信太郎：組織縫合法, ヘルニアの外科（柵瀬信太郎監修, 諏訪勝仁責任編集, 早川哲史, 嶋田元, 松原猛人編集), p. 79, 2017, 南江堂」より許諾を得て改変し転載.

Ⅲ章　手術手技

1958.

3) Lotheissen, G.: Zur Radikaloperation der Schenkelhernien. Centralbl f Chir 25 : 548〜550, 1898.

4) Dickson, A. R.: Femoral hernia. Surg. Gynecol. Obstet., 63 : 665〜669, 1936.

5) McVay, C. B.: Groin hernioplasty : Cooper's Ligament Repair. *In* Hernia. Nyhus, L. M., Condon, R. E., eds., 2nd ed., J. B. Lippincott, Philadelphia, 1978, p.179〜194.

6) 三毛牧夫, 加納宣康：原著からみた鼠径・大腿ヘルニア手術；McVay repair. 手術, 61：1939〜1943, 2007.

7) Ryan, J. J.: The McVay Operation. *In* Abdominal Wall Hernias. Bendavid, R., Abrahamson, J., Arregui, M. E., et al eds., Springer, New York, 2001, p. 365〜367.

8) The American Association of Clinical Anatomists（AACA）- Home Page
www.clinical-anatomy.org（accessed　2018-3-21）

9) 枝元良広, 三原史規, 黒川敏昭, 他：鼠径部切開法 TIPP 法（Direct Kugel 法, Polysoft 法, ONSTEP 法). 消化器外科, 41：314〜321, 2018.

10) 柵瀬信太郎：組織縫合法. 柵瀬信太郎監修, 諏訪勝仁, 早川哲史, 嶋田元, 松原猛人編著, ヘルニアの外科, 南江堂, 東京, 2017, p.64〜86.

11) Nagle, A., Murayama, K.: Cooper Ligament Repair. *In* Hernia, Jones, D. B., eds., Wolters Kluwer Health, Lippincott Williams & Wilkins, Philadelphia, 2013, p. 61〜70.

12) 柵瀬信太郎：McVay 法, Moschcowitz repair および iliopubic tract repair. 臨床外科, 51：833〜840, 1996.

13) 柵瀬信太郎, 牧野永城：内鼠径ヘルニア, 大腿ヘルニアの手術；iliopubic tract repair と McVay 法の違いについて. 外科 MOOK, 52：50〜63, 1989.

14) 柵瀬信太郎, 牧野永城：Ⅱ. 鼠径ヘルニアと大腿ヘルニア. 木本誠二, 和田達雄監, 新外科学大系（腹壁・腹膜・イレウスの外科Ⅱ）, 中山書店, 東京, 1990, p. 24〜126.

15) Rutledge, R. H.: Cooper's ligament repair : A 25-year experience with a single technique for all groin hernias in adults. Surgery, 103 : 1〜10, 1988.

16) Moschcowitz, A. V.: Femoral hernia : A new operation for the radical cure. New York State J. Med., 7 : 396〜400, 1907.

17) 三毛牧夫, 加納宣康：鼠径・大腿ヘルニアに対する Pure tissue repairs とその今日的意義. 手術, 62：1691〜1696, 2008.

18) 三毛牧夫, 加納宣康, 永田洋士：McVay 法. 外科, 74：590〜597, 2012.

19) Rutledge, R. H.: Cooper's ligament repair for adult groin hernias. Surgery, 87 : 601〜610, 1980.

20) Barbier, J., Carretier, M., Richer, J. P.: Cooper ligament repair : An update. World J. Surg., 13 : 499〜505, 1989.

21) Brown, R. E., Kinateder, R. J., Rosenberg, N.: Ipsilateral thrombophlebitis and pulmonary embolism after Cooper's ligament herniorrhaphy. Surgery, 87 : 230〜232, 1980.

22) Halverson, K., McVay, C. B.: Inguinal and femoral hernioplasty : A 22-year study of the authors'methods. Arch. Surg., 101 : 127〜135, 1970.

23) Asmussen, T., Jensen, F. U.: A follow-up study on recurrence after inginal hernia repair. Surg. Gynecol. Obstet., 156 : 198〜200, 1983.

〔島田長人〕

2 鼠径部切開法

組織修復法 — Shouldice 法

≫ POINT

◆ Shouldice 法は，成人鼠径部ヘルニアに対する組織縫合法の gold standard である。

◆ カナダのトロント郊外にある Shouldice Hernia Hospital では，術式の高い再現性により，再発率 1％以下を維持している。

◆ Shouldice 法は容易に学べる術式ではなく，learning curve が必要であるが，メッシュ法の適応とならない症例に対するバックアップとして，ぜひとも習得しておきたい術式である。

はじめに

Shouldice 法は，成人鼠径部ヘルニアに対する組織縫合法の gold standard である。2018 年 1 月に出された "International Guidelines for Groin Hernia Management"（以下，IGGHM と略）でも，複数の RCT の結果，Shouldice 法は，その再発率の低さと慢性疼痛の少なさから，組織縫合法のなかでは最良の術式として，強く推奨されている[1]。

Shouldice 法の原法は，Dr. Earle Shoulder により，1945 年に報告された。1951 年には Ryan により，内鼠径輪を露出することを目的に，精巣挙筋の切離と鼠径管後壁の切開が追加された。その後，外精動静脈も切断するように変更された[2]~[6]。カナダのトロント郊外にある Shouldice Hernia Hospital では，医師たちはインテルが集積回路を製造する方法と同じやり方でヘルニア修復術を行っており，自らの病院を好んで "Focused Factory（集積回路製造工場）" と呼んでいる[7]。年間平均で 700 件以上の症例をこなす 10 名のヘルニア専門外科医が，年間総計で 7,500 件以上を執刀している。70 年間のヘルニア手術の累計は 10 万件を越え，再発率は 1％以下，メッシュの利用率は 2％と，非常に良好な成績が報告されている[6]。

北米においては，1970 年代前半には Bassini/Halsted 法，あるいは Cooper/McVay 法が主流であった。その後，Shouldice 法が急速に普及し，1985 年にはもっとも頻度の高い術式となった。しかし 1985 年以降，メッシュを用いる Lichtenstein 法に取って代わられ，その後は，Shouldice 法は急速に衰退した[8]。

Shouldice 法は容易に学べる術式ではなく，learning curve が必要である。しかし，メッシュ法の適応ではない症例に対するバックアップの組織縫合法として，ぜひとも習得しておきたい術式である。

I 麻 酔

IGGHM では，鼠径部切開法の際の麻酔法として，局所麻酔が強く推奨されている[9]。しかし，局所麻酔に鎮痛薬と鎮静薬を併用することが現実的な選択と考える。本項では紙面の関係から，局所麻酔に関する詳細な記載は省く。Shouldice Hernia Hospital では，鎮痛薬と鎮静薬を術前に投与した後，皮膚切開から鼠径部剥離のさまざまな局面で浸潤麻酔が逐次追加される。また必要に応じて，鎮痛薬も追加投与されている[6]。

II 鼠径床までのアプローチ

鼠径床切開までのアプローチは，他の鼠径部切開前方到達法と共通しているので，本項ではポイントのみ述べる。手術時に発見される副次的なヘルニアの頻度は 15.4％に上るとも報告されている[2]。再発率を低下させるには，術中を通して，直接，間接，さらには大腿部のスペースの念入りな検索が必要で

Ⅲ章　手術手技

ある。

1. 皮膚切開

まず，ペンで恥骨結節と上前腸骨棘をマークする。両者の中点が内鼠径輪に相当するので，この部もマークする。恥骨結節外上1cm程度頭側寄りから，Langer皮膚割線に沿って，内鼠径輪のマーク近くまで，5cm程度の切開を置く。

2. 皮下組織の切開

皮下脂肪織内にある浅腹壁血管を処理し，次にScarpa筋膜を切離する。さらに脂肪を剝離し，無名靱帯を切離すると，外腹斜筋腱膜が露出される。

3. 外腹斜筋腱膜の切開

まず，内側は外鼠径輪が露出するまで，外腹斜筋腱膜を十分に剝離する。閉創の際の縫い代を考え，外腹斜筋腱膜を鼠径靱帯から頭側・内側へ1〜2cmの距離を保って，線維方向に沿って切開する。外鼠径輪から内鼠径輪の2〜4cm外側まで，内腹斜筋が十分に露出されるまで，十分に切開することが肝要である。外腹斜筋腱膜切開時には，直下を走行する腸骨鼠径神経の損傷に注意する。

4. 神経の温存

腸骨鼠径神経はテープで確保する。同時に，頭側・内側に存在する腸骨下腹神経を確認する。神経を損傷した際には，術後の神経障害を回避する目的で，損傷部位を切除する。

5. 鼠径靱帯の露出と精索の把持

外腹斜筋腱膜の尾側・外側フラップを牽引し，鼠径靱帯の尾側にある篩状筋膜（fascia cribriformis）を切開して，鼠径靱帯の下面を剝離する。この操作により，大腿ヘルニアの有無の検索，さらに修復時に鼠径靱帯の可動性を得ることができる。恥骨結節上縁に沿って，精索（精管，精巣血管，挙睪筋，内精筋膜，腹膜下筋膜浅葉・深葉）を剝離し，テーピングする。恥骨結節に沿って一括して精索を拾えば，精索に含まれるすべての構造物を含むことができる。

6. 内鼠径輪部の剝離

精巣挙筋の腹側を筋線維の方向に沿って，内鼠径輪から恥骨結節まで，縦に切開する。内鼠径輪の尾側・外側で，精巣挙筋外側部を結紮・切離する（図Ⅲ-129）。この際，外精動静脈と陰部大腿神経陰部枝も処理する。精巣挙筋を切離することにより，内精筋膜に包まれた精索が現れる。この操作により，鼠径床（Hasselbach三角）の脆弱性と直接ヘルニアの合併の有無の検索が容易となる。精巣挙筋の尾側・外側断端は，後に行う後壁再建時の内鼠径輪縫縮の際に用いる。

7. 精索内からのヘルニア囊の剝離

脂肪腫が存在する場合には，内鼠径輪に向かって剝離した後に切除する。この操作により，腹側・内側に存在する間接ヘルニア囊の同定が容易になる。内鼠径輪部より4〜5cm尾側・陰囊側の内精筋膜を精索方向に切開し，3枚の膜（内精筋膜，腹膜前筋膜浅葉・深葉）を剝離し，ヘルニア囊に達する。

ヘルニア囊の剝離が困難な場合には，早期に囊を開き，全周性に剝離する。ヘルニア囊を開いた場合には，示指を挿入して，腹腔側から，直接あるいは大腿ヘルニアの有無を確認する。

精索の剝離を腹腔内に向かって進める。精索が鼠径床に移行して，末広がりになった部分が腹膜縁であり，内鼠径輪である。同部で，壁在化した精管・精巣血管以外のヘルニア囊の壁を全周性に剝離する。

8. 間接ヘルニア囊の処理

間接ヘルニア囊の処理に関しては，切除，切離，還納のいずれかを選択することになるが，それぞれの方法の優位性に関してはコンセンサスが得られていない[10]〜[12]。ヘルニア囊を切除したほうが，還納や切離と比較して，再発率を有意に低下させるとの報告もある[13]。一方で，ヘルニア囊の切除や切離による腹膜の刺激や不快を避ける目的で，還納を好む外科医も多い。

囊を切除する場合にはできるだけ腹腔側で，3-0吸収糸を用いて，transfixingあるいはpurse-string sutureで閉鎖する。囊を切除すると，断端は自然に腹腔内へ還納される。

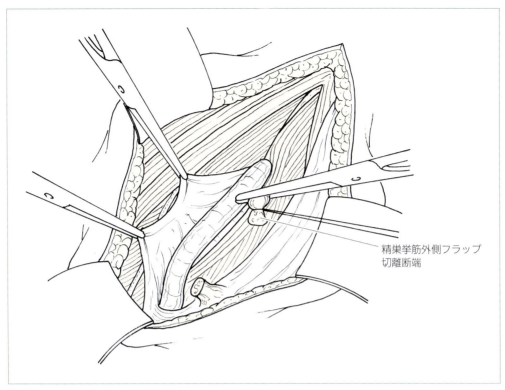

図Ⅲ-129 精巣挙筋の剥離
精巣挙筋の腹側の筋線維を切開して内側と外側のフラップを作成し，精索を遊離する。精巣挙筋の外側部を内鼠径輪の下方で結紮後切離する
〔Bendavid, R.: The Shouldice method of inguinal herniorrhaphy. *In* Mastery of Surgery. Nyhus, L. M., et al eds., 3rd ed., 1997, p. 1826〜1838. より転載・改変〕

嚢が薄い場合，より脂肪を多く含む場合，あるいは基部が広い場合には，スライディングヘルニアとなることがあるので，還納する。嚢が同定できない場合には，精索を内鼠径輪のレベルまで剥離して，腹膜の突出（鞘状突起）を検索する。この手技により，間接ヘルニアの見逃しを予防できる。

Ⅲ 再建

1. 鼠径床の切開

鼠径床を十分に剥離した後に，鼠径床の脆弱化と直接ヘルニアの有無を再度検索する。横筋筋膜の切開は鼠径靱帯の折り返し部分から，2 cm 程度頭側・内側に置き，尾側・外側フラップの幅を十分に広くとる。内腹斜筋筋索と平行に，恥骨近くの腹直筋腱膜の外側まで切開する。その際，内鼠径輪部で横筋筋膜を持ち上げて，腹膜前脂肪織を背側に落とすことにより，内側にある下腹壁血管や腸骨恥骨静脈（iliopubic vein）の損傷を避ける（図Ⅲ-130）。外側は下腹壁血管を越えて，さらに横筋筋膜を背側に遊離した後に切離する。その際，間接ヘルニアの有無を再度確認する。

過剰な横筋筋膜がある場合には切除が必要となるが，緊張なく再建できる程度の幅は残すべきである。直接ヘルニア嚢は大きいものでも，開放しないで還納する。

鼠径靱帯下の剥離は，Cooper 靱帯を同定するまで行い，大腿ヘルニアの有無を確認する。横筋筋膜頭側・内側フラップの背側面を腹膜前脂肪織から遊離すると，内腹斜筋の背側縁と腹横筋の背側が確認できる。腹直筋縁は正中線側近くに露出される。尾側・外側フラップでは，脂肪織を横筋筋膜の背側面から遊離し，鼠径靱帯の棚の部分（shelving edge）と腸骨恥骨靱帯を十分に露出する。

2. 再建の概要

鼠径床の再建には，十分な長さ（120 cm）を有

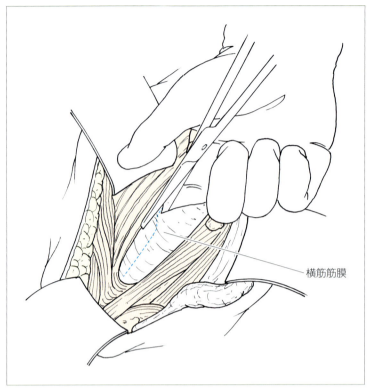

図Ⅲ-130　鼠径床の切開
鼠径管後壁の横筋筋膜を内鼠径輪から恥骨結節まで切開する。後壁切開時には，下腹壁血管や腸骨恥骨静脈（iliopubic vein）の損傷に注意する
〔Bendavid, R.: The Shouldice method of inguinal herniorrhaphy. *In* Mastery of Surgery. Nyhus, L. M., et al eds., 3rd ed., 1997, p. 1826〜1838. より転載・改変〕

する2-0あるいは3-0非吸収性モノフィラメント糸2本を用いる。1本の糸で2つの連続縫合線を作成する。

2つの離れた構造を4層で再建する。すなわち，1本目の縫合糸で第1層と第2層の縫合線を作り，2本目の縫合糸で第3層と第4層縫合線を作成する。

連続縫合により，抗張力が均等にかかるという利点がある。全体に過度の緊張がかからないように注意する。

3. 第1層縫合線

恥骨結節に近い横筋筋膜尾側・外側フラップの内側端と腸恥靱帯（iliopubic tract）内側端を，頭側・内側フラップ（横筋筋膜・腹直外縁・内腹斜筋腱膜を含む）に縫合し，アンカーとする。この縫合は腹横筋頭側・内側フラップの下に位置し，骨膜にかからないことが肝要である。結紮の際に short tail は切らずに残し，第2層連続縫合で戻ってきた糸との結紮に利用する。

次に横筋筋膜尾側・外側フラップと頭側・内側フラップの背側を拾い，内鼠径輪に向けて，連続での運針を行う。横筋筋膜頭側・内側フラップの背側の運針に際しては，腹横筋腱膜と内腹斜筋腱膜も含める。横筋筋膜尾側・外側フラップが頭側・内側フラップ縁の背側に入る形で，連続縫合線は内鼠径輪へ進む。第1層縫合線の内側部は，（再発）直接ヘルニアを予防するうえで重要である（図Ⅲ-131）。

第1層縫合線の最外側の運針を行うにあたっては，精索を締めつけないように注意する。内腹斜筋と横筋筋膜尾側・外側フラップを拾うことにより，新たな内鼠径輪を形成する。この際，精巣挙筋の外側切離断端も縫合に含めて補強することにより，（再発）間接ヘルニアを予防することができる（図Ⅲ-132）。

4. 第2層縫合線

第2層縫合線は第1層縫合線で用いた糸を続けて用いる。第1層縫合線の最後の縫合で新たな内鼠径輪を作成した後に反転し，恥骨に向けて，第2層縫

2. 鼠径部切開法 ― 組織修復法 ― Shouldice法

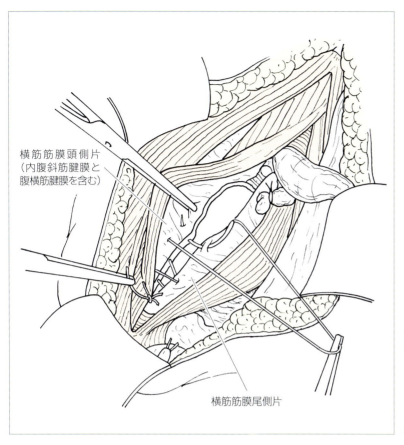

図Ⅲ-131　第1層縫合線
　1本の針糸を用いて，恥骨結節に近い横筋筋膜尾側・外側フラップの内側端と腸恥靱帯（ilio-pubic tract）内側端を，頭側・内側フラップ（横筋筋膜・腹直外縁・内腹斜筋腱膜を含む）に縫合し，アンカーとする。横筋筋膜尾側外側フラップと頭側・内側フラップの背側を連続して縫合する。この頭側・内側フラップの縫合の際には，腹横筋腱膜と内腹斜筋腱膜を含める

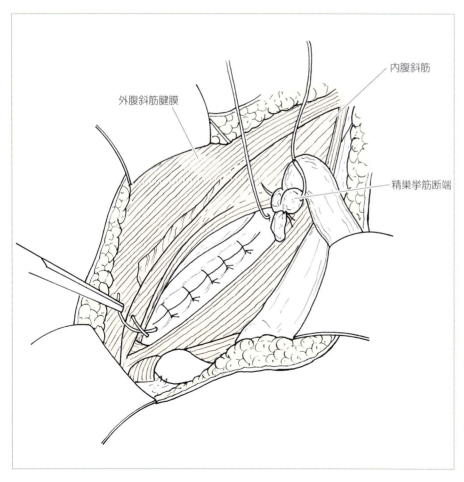

図Ⅲ-132　内鼠径輪の再建
　運針を外側に進め，横筋筋膜尾側・外側フラップを拾うことにより，新たな内鼠径輪を作成する。内鼠径輪部では，精巣挙筋の外側フラップ切離断端にも針糸をかけて，内鼠径輪を補強する

III章　手術手技

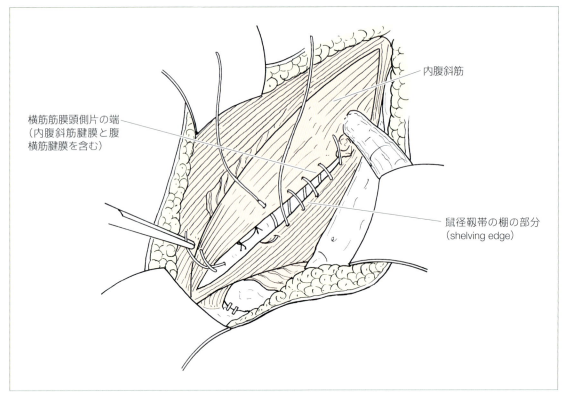

図III-133　第2層縫合線
同一の糸針で，連続して，新たな内鼠径輪から逆に頭側・内側フラップの内腹斜筋と腹横筋を，尾側・外側フラップの鼠径靱帯の棚の部分（shelving edge）に連続して縫合し，最後は恥骨部で結紮する

合線を作成する．第2層縫合線は，横筋筋膜頭側・内側フラップの端を鼠径靱帯の棚の部位（shelving edge）に連続で縫合し，オーバーラップ層を作成する．縫合線の緊張を避ける目的で，ごく小さな縫い代で注意深く，運針を進める．大腿静脈の内側は，鼠径靱帯への縫い代を深くとる．第2層縫合線の最内側は，第1層縫合線のアンカーを越えた位置とし，残した short tail と結紮する．最後の縫合の際には，痛みを伴う骨炎を生じることがあるので，恥骨骨膜への運針を避ける（図III-133）．

5. 第3層縫合線

第3と第4層縫合線により外腹斜筋と内腹斜筋を2層に瓦重ねとし，さらなる層状再建術を行うものである．

第3層縫合線は新たな内鼠径輪より開始する．鼠径靱帯に近い外腹斜筋腱膜尾側・外側フラップの背側を内腹斜筋の表面に縫合し，アンカーとする．結紮後に short tail は切らずに残し，第4層連続縫合後に戻ってきた糸との結紮に利用する．鼠径靱帯に平行して，外腹斜筋腱膜尾側・外側フラップを内腹斜筋と腹横筋の外側縁に連続縫合する．緊張を避ける目的で，運針は数 mm の小さな幅をとりながら，恥骨結節まで続ける（図III-134）．

6. 第4層縫合線

第4層縫合線は，運針を反転し，外腹斜筋腱膜の尾側・外側フラップの背側を内腹斜筋の表面に縫合しつつ，新たな内鼠径輪に再度到達するまで運針を続ける．これにより，内鼠径輪の縫縮と鼠径床の層状の閉鎖が完成する．運針はきつくなく，しっかりしていることが肝要である．内鼠径輪に適度の緩みがあることを確かめる（図III-135）．

縫合が終了した時点で，緊張が強い場合には減張切開が必要となる．術後の創部牽引痛と再発の予防を目的とした減張切開を機能させるには，腹直筋前鞘を尾側に向けて錐体筋が露出するまで十分に切開することが肝要である．

2. 鼠径部切開法 ― 組織修復法 ― Shouldice 法

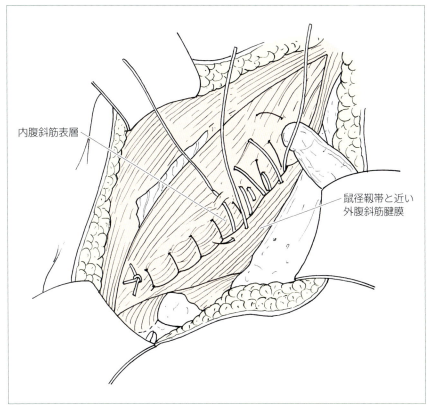

図Ⅲ-134　第3層縫合線
　2本目の糸針で，内鼠径輪部から恥骨結節に向けて，頭側・内側フラップの内腹斜筋と腹横筋表層を尾側・外側フラップである鼠径靱帯に近い外腹斜筋腱膜に連続縫合し，恥骨結節へ至る

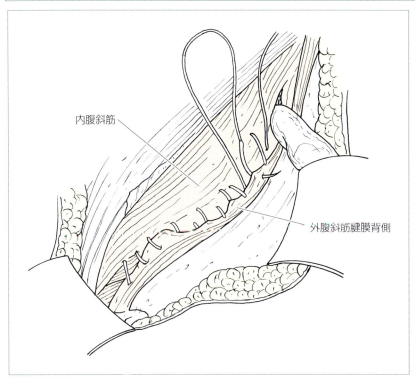

図Ⅲ-135　第4層縫合線
　第3層縫合線に用いた糸を恥骨稜部分で折り返し，外腹斜筋腱膜背側を内腹斜筋に縫合し，内鼠径輪に達する

Ⅳ 創の閉鎖と皮膚縫合

1. 外腹斜筋腱膜の縫合

　精巣を陰嚢内に納めた後，精索を外腹斜筋腱膜の背側で解剖学的位置に置く。外腹斜筋腱膜を3-0吸収糸を用いた連続縫合で閉鎖する。その際，外鼠径輪部，またはその近くに存在する腸骨鼠径神経を巻き込まないように注意する。

2. 皮膚の縫合

皮膚は，4-0 モノフィラメント吸収糸で皮下連続埋没縫合で閉鎖する。

文献

1) Aufenacker, T. J., Berrevoet, F., Bittner, R., et al.：Chapter 6 Surgical treatment of inguinal hernia；The HerniaSurge Group：Internation guidelines for groin hernia management. Hernia, 22：14～28, 2018.

2) Shouldice, E. R.：The Shouldice repair for groin hernia. Surg. Clin. North Am., 83：1163～1187, 2003.

3) Welsh, D. R., Alexander, M. A.：The Shouldice repair. Surg. Clin. North Am., 73：451～461, 1993.

4) Wantz, G. E.：The Canadian repair：Personal observations. World J. Surg., 13：516～521, 1989.

5) Shearburn, E. W., Myers, R. N.：Shouldice repair for inguinal hernia. Surgery, 66：450～459, 1999.

6) Chan, C. K., Chan, G.：The Shouldice technique for the treatment of inguinal hernia. J. Minim. Access Surg., 2：124～128, 2006.

7) アトゥール・ガワンデ：コード・ブルー；外科研修医緊急コール，医学評論社，東京，2004, p.49～60.

8) Rutkow, I. M.：Epidemiologic, economic, and sociologic aspects of hernia surgery in the United States in the 1990S. Surg. Clin. North Am., 78：941～951, 1998.

9) Wijsmuller, A. R., Nordin, P.：Chapter 13 Anesthesia；The HerniaSurge Group：Internation guidelines for groin hernia management. Hernia, 22：51～54, 2018.

10) Shafik, A.：Invagination of the hernia sac stump；Thechnique for repair of inguinal hernia. Am. J. Surg., 140：431～436, 1980.

11) Smedberg, S. G., Broome, A. E., Gulimo, A.：Ligation of the hernia sac？ Surg. Clin. North Am., 64：299～306, 1984.

12) Delikoukos, S., Lavant, L., Hilias, G., et al.：The role of hernia sac ligation in postoperative pain in patients with elective tension-free indirect inguinal hernia repair：A prospective randomized study. Hernia, 11：425～428, 2007.

13) Stylianidis, G., Haapamaki, M. M., Sund, M., et al.：Management of the hernia sac in inguinal hernia repair. Br. J. Surg., 97：415～419, 2010.

〔吉田和彦〕

2 鼠径部切開法

メッシュ法 ─ Lichtenstein 法

≫ POINT

- ◆鼠径部腹壁は，機能的には外腹斜筋（外腹斜筋腱膜）とその他の2層に分けられる。
- ◆Lichtenstein 法は，内腹斜筋（内腹斜筋腱膜）前方に敷いたメッシュが外腹斜筋（外腹斜筋腱膜）とに挟まれ瘢痕形成が助長され，強固に腹壁が修復される方法である。
- ◆ヘルニアは時に，腹膜自体が大腸や脂肪腫などを伴ってスライドして突出する。これと，*de novo* 型も含めて，この層での治療がいかに有効かをしっかりと理解し，この方法を体得するのが，鼠径部ヘルニア手術の基本である。

はじめに

　鼠径部腹壁は腹膜，横筋筋膜，腹横筋（腹横筋腱膜），内腹斜筋（内腹斜筋腱膜），外腹斜筋（外腹斜筋腱膜）からなるが，機能的には外腹斜筋（外腹斜筋腱膜）とその他の2層に分けられる。

　内腹斜筋（内腹斜筋腱膜）前方にメッシュを敷くことで外腹斜筋（外腹斜筋腱膜）とに挟まれたメッシュが瘢痕形成を助長し強固に修復された腹壁となる。これが Lichtenstein 法である。簡便性，普遍性，再現性，安全性，経済性に優れており，世界標準にふさわしい術式として，広く行われている。鼠径部ヘルニア手術の方法が多様になったのは過渡期としては必然ではある。とはいえ，今回 HerniaSurge Group が，"International Guidelines for Groin Hernia Management"を『Hernia 誌』にガイドラインとして出版した。そのなかでもやはり鼠径部ヘルニアの前方からの手術の第一選択は Lichtenstein 法となっている。今回出たガイドラインはあくまでガイドラインとはいえ，鼠径部切開法の手術は初発手術では腹膜前腔に人工物を入れることは推奨されていない。これは感染，再発した場合でも少なくとも深部操作が不要になるので修復困難性は軽減される（とはいえ，そう簡単に感染人工物を除去することは容易といえるものでは到底ない）。

1. 一般外科医がヘルニア手術に対するときの心構え

- 丁寧に時間をかけて組織をしっかり同定し，確実に解剖を理解しつつ手術を進めていく，painstaking の心構えが重要である。
- 切除すべき組織とそうでない組織をしっかり見極め，温存する。
- 主訴が片側で，身体所見で両側の場合，本人の希望を優先する。
- 主訴が両側でも，片側がとくに気になる場合はそちらから先に手術をする。
- 不要な組織検索はしない。とくにみえない神経をあえて探す必要はない。

2. 忘れてはならない腹壁解剖

　鼠径部腹壁は腹膜，横筋筋膜，腹横筋（腹横筋腱膜），内腹斜筋（内腹斜筋腱膜），外腹斜筋（外腹斜筋腱膜）からなるが，機能的には外腹斜筋（外腹斜筋腱膜）とその他の2層に分けられる。神経は3種類あるが，走行の基本的知識は「鼠径部切開法からみた解剖」（6頁）や成書で確認し，実際に当たる。

3. 術前処置，手術体位，麻酔法

　前処置は特記すべきことはない。服薬歴を含めた既往歴の聴取は重要であり，外科手術一般と変わらない。腹水の有無も既往歴と身体所見で十分である。術前に身体所見で両側であっても，本人の希望を優先して必要最低限の手術を勧める。手術体位は

成人であれば仰臥位で十分である。麻酔法はその施設の他科との関係で麻酔科が管理する場合は依頼すれば十分である。局所麻酔，腰椎麻酔，硬膜外麻酔，静脈麻酔の利点・欠点の熟知は必要で，手術中，同じ姿勢でじっとしていることは患者にとって思いのほか大変なことであることは知っている必要がある。

4. 腹壁解剖を重要視した手術手技（術後疼痛を引き起こさない対処法や予防法）

腹壁解剖は重要である。しかし，Lichtenstein 法では腹膜と横筋筋膜の間にある膜構造の熟知は不要である。

5. 術後管理，手術患者の経過観察

術後管理は critical pass に則って行われるが，最初の歩行時は転倒したり，排尿後失神することもあるので常に注意が必要である。当院では日帰り手術のため，当日絶食入院，同日手術，同日退院，翌日電話訪問，10 日前後に初外来，2 カ月後 2 回目外来にて終了となる。退院時に 2 週間分の痛み止めと胃薬を処方する。

I 患者選択

米国麻酔科学会が 1963 年に発表した全身状態（physical status）の分類で，Ⅰ：正常健康患者，Ⅱ：軽度の全身疾患がある患者（例えば，軽い糖尿病，軽度高血圧，慢性気管支炎，高齢者，新生児，肥満者），Ⅲ：中～高度の全身疾患がある患者が対象となる。前立腺肥大で手術適応がある場合はそちらを優先する。腹水，喘息を有する場合はある程度コントロールされた状態が望ましい。初発例，再発例すべてが対象となる。

II 麻　酔

高齢者，physical status Ⅲ，排尿障害などがある場合は tumescent anesthesia（膨潤麻酔）で行っている。

（1）60 ml のシリンジ

（2）3.5 inch（約 9 cm），18 G の注射針

（3）混合液（レシピは以下のとおり）
- ・1 l の生理食塩液
- ・2 mg（2 ml　1：1000）のアドレナリン
- ・40 ml，2％リドカイン（800 mg）
- ・炭酸水素ナトリウム 10 ml 相当

をシリンジ・ポンプで皮下注している。通常は高比重マーカイン 2.0～2.5 ml での腰椎麻酔を行う。

III 抗菌薬

セファゾリン（CEZ）1 g を術前 30 分前にのみ点滴静脈注射する。

IV 手術方法概説

鼠径部は surgical ellipse（外科的長円）と見立てることができる（図Ⅲ-136）。この部分に蓋をし，新たな内鼠径輪を作ることが Lichtenstein 法である。すなわち，Bassini 法（いわゆる横筋筋膜を開放しない North American Bassini）で糸をかけて組織を寄せるかわりにメッシュを当てて固定する。これで tension free となる。

V 手術術式の実際

皮膚切開は，恥骨結節上縁と下縁（男性であれば陰茎の付け根）を底辺とする正三角形の頂点から鼠径靱帯に平行に約 5 cm とする。皮膚切開の長さは体格によって多少変わるのはいうまでもないが，皮膚切開部を牽引移動することで比較的小さな創でも手術は可能である。外鼠径輪を確実に同定することがもっとも大切なことで，これは新生児から超高齢者までまったく変わりはない。

この正三角形の頂点による外鼠径輪同定は非常に効率がよく，実際的である。

Thomson's vascular layer（Camper's fascia）の静脈を結紮・切離し，外鼠径輪から外腹斜筋腱膜を切離す

2. 鼠径部切開法 — メッシュ法 — Lichtenstein 法

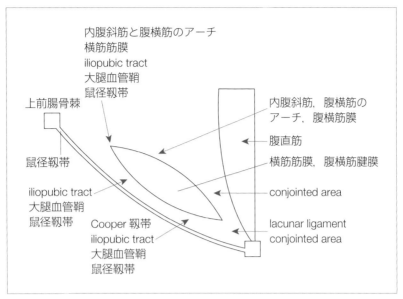

図Ⅲ-136　鼠径部の surgical ellipse（外科的長円）

る。その際，腱膜直下に腸骨鼠径神経が走行していることが多くあり，注意を要する。剪刀による押し切りにこだわって神経を損傷してはならない。

腱膜を頭側，尾側に開いて挙上し，外腹斜筋腱膜を内腹斜筋から剥離する。この際，頭側が容易に持ち上げられない場合，とくに神経が外腹斜筋腱膜を貫いている場合は注意が必要である。確実に温存したい。剥離は用手を勧める。ガーゼ，ツッペルなどより剥離面に何があるかがわかる。

精索に脂肪腫がある場合は内鼠径輪まで剥離し切除する。ヘルニア嚢は鼠径管の半分以上まで脱出している場合は内鼠径輪の近くで固定し開放，内鼠径輪周囲から十分にヘルニア嚢を剥離し，腹腔内に開放のまま押し込む。半分以下であればヘルニア嚢は開放せず剥離していく。要するにヘルニア嚢の遠位側は残っても問題はないので，剥離はできるだけ少なくすることが肝要である。external cremasteric vessels は温存する。genitofemoral nerve の genital branch も温存する。

後壁修復は 7 cm×12 cm のメッシュを図Ⅲ-137 のごとくデザインし，腹直筋の外縁から 2-0 プロリン® にて連続に尾側方向に進み，裂孔靱帯（lacunar ligament, Gimbernat's ligament）にしっかり糸をかけ，鼠径靱帯に移行し内鼠径輪外側まで進め，結紮する。

次に，内腹斜筋腱膜，内腹斜筋にメッシュを 3-0 ポリソーブ™ で 2〜3 針固定してから，2-0 プロリ

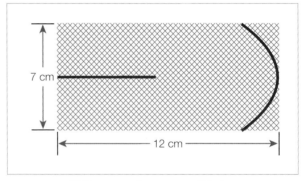

図Ⅲ-137　メッシュのデザイン

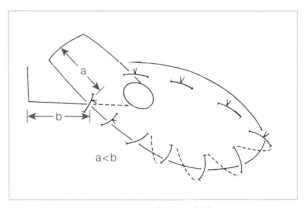

図Ⅲ-138　糸の固定法

ン® でメッシュ tail の尾側，頭側そして鼠径靱帯の順で糸を通し結紮する。メッシュを頭側に引き，たるみを伸ばしながら 1〜2 針で内腹斜筋に固定する（図Ⅲ-138）。固定した後のメッシュのたわみはある程度問題ない。

225

III章　手術手技

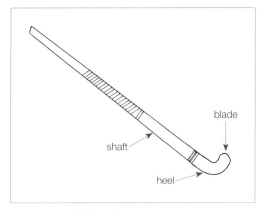

図III-139　hockey stick

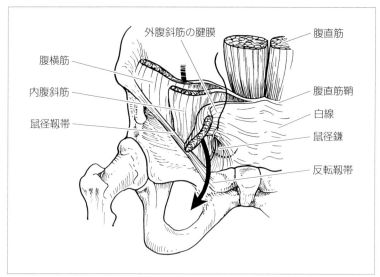

図III-140　メッシュ固定の最初の運針（メッシュ自体は内腹斜筋の前方に敷く）

　図III-138にあるように尾側のtailの端から糸をかける距離（a）は次にかける頭側のtailの位置（b）より1 cmほど短くなるようにすると新しい内鼠径輪が緩まずに形成される。

　外腹斜筋腱膜を3-0ポリソーブ™にて連続縫合し，皮膚を4-0マクソン™にて連続皮下埋没縫合にて閉じる。

　Parietex ProGrip™ Mesh（Covidien）は面ファスナー（俗称としてベルクロ）になっていて，フックが吸収性ポリ乳酸（PLA）からなり，セルフグリップである。12×8 cmまたは14×9 cmの2種類がある。このメッシュは操作性に難があるが，丁寧に敷き詰めることで組織との密着性がよく，長円の先端に1糸かけるだけの術者もいるが，筆者はhochey stickのblade，heel，そしてshaftまで連続して糸をかけるのは上記のとおり踏襲している。直接型ヘルニアではヘルニア門頭側を意識して2～3針をかけ，その他は省略している。

　いくつか以下にポイントをあげる。

（1）皮膚切開は外鼠径輪が直下に出現するように，正三角形の頂点から開始する。解剖の習熟後Langerの皮膚割線に合わせるのは自由ではある。

（2）外腹斜筋腱膜直下を腸骨鼠径神経が走行しているので，注意する。

（3）精索を鼠径管から引き起こすとき，用手の際は恥骨結節付近で行い，無用の後壁損傷を起こさないようにする。さらに直接型ヘルニアの場合，ヘルニア嚢が精索側に癒着している場合も多く，用手にこだわらず，ヘルニア嚢を丁寧に精索から剥離する。

（4）内鼠径輪周囲を十分に全周剥離し，それより奥は疎な結合織であることを確認する。症例によっては，腹膜が硬く，肥厚している場合もあり，その部分より奥をできるだけ剥離する。ヘルニア嚢は開放したまま腹腔内に戻す。sliding herniaの場合も同様である。ただし，腹水，ヘルニア嚢断端出血の可能性がある場合はtransfixing sutureまたはpurse string sutureを行う。

（5）直接型ヘルニアで大きい場合，巾着縫合をかけて内翻しておくと操作がしやすい場合がある。

（6）原則としてメッシュは小さくせず，12×8 cm以上のものをそのまま使用する。

（7）メッシュの固定はhochey stickのshaftを鼠径靱帯とすると，heelとbladeの部分がもっとも重要である（図III-139）。すなわち，conjoined areaからの再発を予防するためにこれらの部分は腹直筋鞘外縁は十分に，裂孔靱帯（lacunar ligament）にはしっかりと糸をかけることが重要である（図III-140）。

VI 考察

1. 再発を起こさないために

Lichtenstein法では，鼠径部に緊張がかかりにくいために再発は起こしにくい。それでも再発を起こし得る場所は4カ所ある。頻度の高い順に示すと，(1) conjoined area いわゆる Hesselbach の内側，(2)内鼠径輪，(3)内鼠径輪外側，(4)大腿輪である。各々に対する注意点を以下にあげる。

(1) メッシュを固定する際，鼠径鎌をすくうようにして（図Ⅲ-141）針を腹直筋に通して，内腹斜筋腱膜にしっかり結紮固定する。そこから連続縫合が始まるが，最初の3〜4針がとくに重要である。3針目，4針目がしっかり裂孔靱帯にかかる必要がある。その後の鼠径靱帯（shelving edge）は消化試合のようなもので，内鼠径輪の外側でいったん結紮する。その際，十分に糸を牽引してとくに最初の4針の部分は緩まないようにする。

(2) 内鼠径輪の腹膜は十分に周辺組織から剝離することが肝要である。とくに慢性の肥厚がある場合，そこを越えて奥を剝離する必要がある。直接型であっても小さな間接型のヘルニア嚢があり，きちんと同様の処理をする必要がある。

(3) メッシュのtailは精索を挟んで鼠径靱帯（最初の連続縫合の結紮部より外側）に2-0 Prolene® で結紮固定し，外腹斜筋腱膜下に緩まないように敷き詰める。これによってきわめてまれな lateral triangle から発生する interstitial type の再発は予防できる。

(4) 大腿輪からの再発は tension free であればまず起こらない。したがって補強する必要はない。万が一発生すれば，局所麻酔によるPlug法で手術する。

2. メッシュの選択

Lichtenstein法では使用するメッシュの素材は多種多様であり，多くの企業がさまざまなメッシュを販売しており，完全吸収性以外のものであれば，何でも構わない。

前述したParietex ProGrip™ Mesh（コヴィディエン）は秀逸ではあるが，操作中に組織とくっつきやすく，それを嫌う術者もいる。

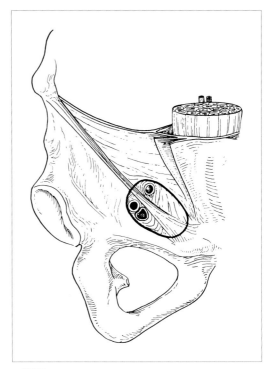

図Ⅲ-141 Fruchaud's myopectineal orifice

3. 鼠径ヘルニア手術の術式についての私見

鼠径ヘルニア手術の歴史を振り返ってみると，Bassini 以前，すなわち1880年後半以前は鼠径管前壁の強化と外鼠径輪の縫縮が行われており，それ以降，鼠径管後壁の強化と内鼠径輪の縫縮がgold standardとなった。後壁補強も筋膜を重ねて緊張がかかるものから，腹腔鏡の登場以来，人工物に対する外科医のアレルギー反応も弱くなり緊張のかからない人工物の補綴が普及し，二次元修復の plain mesh なのか三次元のメッシュプラグなのか，はたまた後壁を挟んで myopectineal orifice（図Ⅲ-141）をカバーする PHS かでアクセスを含めて手術方法が多様になった。しかし，横筋筋膜の脆弱が鼠径ヘルニアの原因であるならば，腹壁は腹膜，横筋筋膜，腹横筋，内腹斜筋，外腹斜筋に分かれているが，機能的には外腹斜筋とその他の2層に分かれているわけで，内腹斜筋または内腹斜筋腱膜上にメッシュを敷くのも，腹膜外側に敷くのも同じことである。腹膜から内腹斜筋までの各層でのヘルニア発生の可能性は机上ではあり得るであろうが，それは空論（この部分での interstitial type のヘルニアはきわめてまれということ）である。鼠径部ヘルニアの修復はこの内腹斜筋までの層，すなわち後壁を補強すること

で，その目的は達成される。Skandalakis のいう surgical ellipse は 1956 年フランスの外科医 Fruchaud が提唱する myopectineal orifice と同じであり，これは 1814 年ドイツ人外科医 Hesselbach が発表した Hesselbach triangle と，Gilbert がいう lateral triangle，そして腹腔鏡下ヘルニア修復術で注目された triangle of doom の 3 つの部分からなる。これらの部分は直立二足歩行（erect bipedalism）を特徴とするヒトにとって 400 万年が経過してもなお脆弱な部分であり，この部分を補強することは鼠径ヘルニア修復にとって重要なことは言質をまたない。

しかし，① 大腿ヘルニアそのものの頻度が低いこと，② 人工物を使用しない鼠径ヘルニア術後の大腿ヘルニアの発生率は 15〜40％ と高いが，tension-free での修復後ではきわめてまれであること，③ しかも，8×12 cm のメッシュを敷き，新たに内鼠径輪を形成する，そしてメッシュの tail を内鼠径輪より外側で鼠径靱帯に固定し，その部分よりさらに外側にメッシュを敷くことにより，lateral triangle（ここからの再発はきわめてまれ）を十分に補強できる。したがって，myopectineal orifice の鼠径靱帯の頭側を二次元の plain mesh で補強することで，鼠径ヘルニアの手術は必要にして十分なものになる。

実際，われわれの手術術式は 1983 年 Lichtenstein が開始した方法では Hesselbach の上縁はメッシュの上縁を連続縫合するものであったが，1994 年に実際に見学した当時は Amid 医師が手術をしており，上縁には糸をかけず，いわゆる conjointed tendon を越えて内腹斜筋腱膜，内腹斜筋上に敷いたメッシュをバイクリル® 数針で固定し，メッシュの tail はバイクリル® で 1 針あわせるだけであった。当院では上述のごとく，当時から tail は鼠径靱帯にプロリン® で固定している。

4. 鼠径ヘルニアと日帰り手術

人工物の使用は再発のときに使用されていたが，1989 年から初発例に対しても Marlex® mesh を使用開始し，術後早期離床，早期退院を積極的に勧めてきた。Lichtenstein 法は筋肉，筋膜を重ね合わせる従来の方法，例えば Bassini 法や McVay 法に比べて，鼠径部での tension が少なく，術後，安静臥床の必要もなく，速やかに離床できる長所があり，日帰り手術には tension-free が原則である。したがって，術式としては Lichtenstein 法，メッシュプラグ法，Prolene-Hernia System 法，Kugel 法，modified Kugel 法（本邦では direct Kugel 法とされている）などの anterior approach，あるいは TAPP 法，TEPP 法の posterior approach であっても，また従来の Marcy 法であっても，tension が鼠径部にあまりかからない方法であれば，すべて日帰りが可能な術式であるといえる。各々の術式には各々の長所，短所があるが，それを誰が，どこで，どのくらいの症例を，教育を含めて，行うのかと考えたとき，当院では Lichtenstein 法がもっとも実際的であるために，この術式が日々行われているにすぎない。

死体解剖で得る知識は大切である。しかし実際の症例で体験する鼠径ヘルニアの状況は千差万別であり，その解剖をどのようにして，患者に不利益なく学び治療し次に活かすかを考えたとき，Lichtenstein 法に勝るものはないのではないかと考えている。この方法に習熟することによって，鼠径ヘルニアを知ることができる。

5. 創部腫脹

多くが漿液貯留であり，ほぼ全例は 3 週間以内に消退するので不要の穿刺吸引はしない。患者の不快感が非常に強い場合はこの限りではない。

発赤を伴う場合は穿刺吸引，細菌培養をする。肉眼的に混濁している場合は細菌培養の結果を待たず創を開ける。治りが悪い場合はメッシュを除去する。

進行性に腫脹が大きくなる場合は血腫であり，手術室で創を開き，止血する。

鼠径管にできる孤立性の腫瘤は疎血性のもので，6〜12 カ月消失に時間がかかるが穿刺してはならない。

おわりに

Lichtenstein 法は鼠径ヘルニア手術の基本であり，世界の多くの外科医が認めるところである。最近は Kugel 法，modified Kugel 法（本邦では direct Kugel

2. 鼠径部切開法 — メッシュ法 — Lichtenstein法

表Ⅲ-2　日本での鼠径ヘルニア手術の変遷

1909	村上治朗〔昭和期の医師 岐阜歯科大学教授・附属村上記念病院長〕誕生，1980 永眠（71歳）〕
1912	波多腰正雄：波多腰法　"後鼠径輪"の縫縮
1925	牧野永城：誕生
1937	『外科』出版開始（南江堂）
1943	村上外科病院　開院（村上治朗：34歳）
1946	『臨床外科』発刊（日本醫學雑誌株式会社→醫学書院）
1947	『手術』発刊（杏林社→金原出版）
1959	『外科治療』発刊（永井書店）
1960	木本誠二：腹部外科学（医学書院）
1964	前田昭二：内鼠径輪閉鎖を主とする鼠径ヘルニア根治手術法（第26回日本臨床外科学会）
1977	村上治朗（68歳）：鼠径・大腿ヘルニア手術図説；再発のない手技とその周辺 　　出版社：岐阜歯科大学外科学教室ヘルニア研究会
1978	穴沢雄作：最新図解手術叢書〈6〉鼠径ヘルニアの手術 　　『消化器外科』（へるす出版）1988年まで2回ヘルニア特集
1983	牧野永城（58歳）：外科基本手技シリーズ—6 鼠径ヘルニアの手術（へるす出版）
1990	小越昇平：イラスト外科セミナー，柵瀬信太郎：新外科学体系
1992	渡部和巨：Tension-free hernioplasty 100例の経験（日本外科学会総会パネル）
1993	大澤二郎：ヘルニア手術（臨床外科クリニック）
1995	冲永功太：ヘルニアのすべて（へるす出版）
1997	柵瀬信太郎：実践の外科臨床
1999　2006	船山裕士：消化器外科手術のための解剖学　食道，胃・十二指腸，腹壁・ヘルニア（改訂版）
2003	冲永功太：鼠径ヘルニアの手術；解剖と手術手技（へるす出版） 　　第1回日本ヘルニア研究会
2018	The HerniaSurge Group が "International guidelines for groin hernia management" を世に問う

法），TAPP法，TEPP法など腹膜前腔にメッシュを敷くことが正しいように謳われているが，泌尿生殖器系にとって重要な場所にあえて入り込んで手術をすることへの懐疑を忘れてはならない。前方からのアプローチでは突出している内容物の同定は不要であり，ただ，押し込むだけであるが，腹腔鏡下ヘルニア修復術は引き込まれている内容部の同定の際に豊富な経験とそこから得られた知識がないと，重要組織の損傷を惹起する可能性が高い。

Lichtenstein法は鼠径ヘルニアのさまざまなvariationにも対応できる，基本的ではあるが実際的な手術手技である。またその手術過程において患者各々のヘルニアの状態がしっかりと把握できるこの方法は初心者から熟練者まで広く行われるべき標準術式であると確信している。再度，手術の要点を記し，結語とする。

〔手術の要点〕

（1）内鼠径輪レベルまでの十分な間接型ヘルニアの確認と腹膜前腔レベルまでの剥離。

（2）ヘルニア囊は高位結紮しない。

（3）神経は温存する。

（4）使用するメッシュは種類より十分な大きさが大切である。

（5）精索内側と人工的鼠径輪となるメッシュとの間に隙間を置かない。

（6）裂肛靱帯と腹直筋鞘外縁下部を十分にメッシュで覆う。

（7）外腹斜筋腱膜は適切に寄せる。

これまでの日本での鼠径ヘルニア手術の変遷を簡単に**表Ⅲ-2**に示す。これをみてもおわかりのように，最初に述べたように1990年から腹腔鏡下治療の趨勢と相まって人工物の補綴が始まり，2018年に世界の多くのヘルニア関係の学会が手を取り合って決めたガイドラインが出版され，本邦でもしばらくLichtenstein法が日の目をみることになりそうではある。ご参考になれば幸いである。

最後にIrving Lester Lichtenstein医師はどういう人だったのか，80歳で永眠されたとき，New York Timesは彼の記事を掲載した。日本では非常に過小評価されているので，抜粋したものを載せた。再評価につながれば幸いである。

Irving Lichtenstein, Pioneer in Hernia Surgery, Dies at 80

Dr. Irving L. Lichtenstein, who transformed hernia surgery from an operation requiring hospitalization and long recuperation into an uncomplicated outpatient procedure, died June 11 at his home in Marina del Rey, Calif. He was 80. By ERIC NAGOURNEY 25th Jun 2000 The New York Times

文　献

1) Fruchaud, H.：Anatomie Chirurgicale des Hernies de l'Aine, G Doin & Cie, Paris, 1956.

2) Glassow, F.：Femoral hernia following inguinal herniorrhaphy. Can. J. Surg., 13：27～30, 1970.

3) Amid, P. K.：The Lichtenstein open "tension-free" mesh repair of inguinal hernias. Surg. Today, 25：7619～7625, 1995.

4) Amid, P. K., Lichtenstein, I. L.：Long-term results and current status of the Lichtenstein open tension-free hernioplasty. Hernia, 2：89～94, 1998.

5) Amid, P. K.：Lichtenstein tension-free hernioplasty for the repair of primary and recurrent inguinal hernias. *In* Nyhus and Condon's Hernia. Fitzgibbons, R. J., Jr., Greenburg, A. G., eds., Lippincott Williams & Wilkins, Baltimore, 2002, p. 149～158.

6) 渡部和巨, 篠崎伸明, 青木重憲, 他：Tension-freeのヘルニア修復術. 手術, 47：1965～1970, 1993.

7) 渡部和巨：鼠径ヘルニアの day surgery. 消化器外科, 25：421～426, 2002.

8) 渡部和巨：Lichtenstein 法；再発を起こさないコツ. 臨床外科, 57：1051～1056. 2002.

9) 渡部和巨：Lichtenstein 法. 外科治療, 88：136～143, 2003.

10) 渡部和巨：Lichtenstein 法. 消化器外科, 32：293～299, 2009.

11) Blodgett, J. B., Beattie, E. J.：The effect of early postoperative rising on the recurrence rate of hernia. Surg. Gynecol. Obstet., 84：716, 1947.

12) Lichtenstein, I. L., Shulman, A. G., Amid, P. K., et al.：The tension-free hernioplasty. Am. J. Surg., 153：553～559, 1989.

13) Davies, A. H., Horrocks, M.：Patient evaluation and complications of day-case herniorrhaphy under local anesthesia. J. R. Coll. Surg. Edinb., 34：137～139, 1989.

14) Michaels, J. A., Reece-Smith, H., Faber, R. G.：Case-control study of patients satisfaction with day-case and in-patient inguinal hernia repair J. R. Coll. Surg. Edinb., 37：99～100, 1992.

15) Gilbert, A. I.：Lateral triangle of the groin. Hernia, 4：234～237, 2000.

16) Shulman, A. G., Amid, P. K., Lichtenstein, I. L.：A survey of non-expert surgeons using the open tension-free mesh patch repair for primary inguinal hernias. Int. Surg., 80：35～36, 1995.

17) King, M. R., et al.：The chemical, physical and structural properties of synthetic biomaterials used in hernia repair. *In* Prostheses and Abdominal Wall Hernias. Bendavid, M., ed., R. G. Landes, Austin, 1994, p. 191～206.

18) Kossovsky, N., et al.：Biomaterials pathology. *In* Prostheses and Abdominal Wall Hernias. Bendavid, M., ed., R. G. Landes, Austin, 1994, p. 207～223.

19) Sarr, M. G.：The tension-free hernioplasty[letter]. Am. J. Surg., 160：139, 1990.

20) Parker, G. A.：The tension-free hernioplasty [letter]. Am. J. Surg., 160：140, 1990.

21) Akoglu, M.：The tension-free hernioplasty[letter]. Am. J. Surg., 160：141, 1990.

22) Glassow, F.：High ligation of the sac in indirect inguinal hernia. Am. J. Surg., 109：460～463, 1965.

23) Rutledge, R. H.：Cooper's ligament repair：A 25-year experience with a single technique for all groin hernias in adults. Surgery, 103：1～10, 1988.

24) Irving Lichtenstein, Pioneer in Hernia Surgery, Dies at 80 By Eric Nagourney 25th Jun 2000 The New York Times http://www.nytimes.com/2000/06/25/us/irving-lichtenstein-pioneer-in-hernia-surgery-dies-at-80.html

25) The HerniaSurge Group：International guidelines for groin hernia management. Hernia, 22：1～165, 2018.

26) Lichtenstein, I. L.：Hernia Repair Without Disability. 2nd ed. Ishiyaku Euroamerica, St. Louis, 1986.

〔渡部和巨〕

2 鼠径部切開法

メッシュ法─Plug法

≫POINT

- ◆鼠径部切開法であるPlug法を行うにあたっては，前方からの腹壁解剖（とくに筋膜，神経）の理解が必須である。
- ◆プラグを挿入する場所は，腹膜前腔であり，横筋筋膜および腹膜前筋膜の全周性切開が必要である。
- ◆完全な腹膜前腔剥離が行われれば，プラグの固定は最小限で十分であり，神経損傷防止のためair-knotを励行すべきである。

I Plug法の歴史

1960年代初めころより，従来法での再発率改善を目的として，人工物であるメッシュが用いられるようになった。その後メッシュによる修復を進化させたのが，米国ロサンゼルスのIrving Lichtenstein（1920～2000年）である。彼は，1970年代初めポリプロピレンメッシュをヘルニア手術に積極的に導入し，1974年大腿ヘルニアに対して，シリンダー型のロールメッシュをプラグと命名し，大腿ヘルニアに対する大腿法で挿入し，成功をおさめた[1]。またPlug法は，1988年Gilbert[2]，さらに1993年Rutkowら[3]により鼠径ヘルニアに応用され，世界中に広まることとなった。わが国へは，1995年PERFIX™ Plug（Bard社製）が導入され，多くの施設で第一選択術式として採用されることとなった[4]。2010年には，よりlight weight，large poreなメッシュで作られたLight PERFIX™ Plugが導入され，疼痛軽減に寄与している[5]。

II Plug法における腹壁解剖の要点

1. 鼠径部における横筋筋膜，腹膜前筋膜の解剖（図III-142，143）

横筋筋膜と腹膜の間には腹膜前筋膜浅葉，深葉が存在し，その両膜の間がプラグを挿入すべき腹膜前腔である。下腹壁動静脈は横筋筋膜と腹膜前筋膜浅葉の間を走行する。内鼠径輪において，全周性に腹膜前筋膜浅葉を切開し，腹膜前腔を鼠径管中枢側に高位剥離することが非常に重要である。この2層の膜の剥離が不十分であると，プラグの固定が不完全となり，逸脱や変位による再発の原因となり得る。逆に，剥離が完全であるとほとんど固定の必要もない。腹膜前筋膜浅葉の全周性剥離がPlug法成功の鍵であり，丁寧で確実な手技が求められる。

2. 鼠径部を走行する3本の神経（図III-144，145）

鼠径部の神経は，以下の3本が走行する。もともと，脊髄から分岐する際は，腹壁のもっとも腹膜寄りを走行し，鼠径部外側に至る辺りから腹壁を貫く。したがって，前方到達法であるPlug法で操作する部位では，筋層と皮膚の間を走行する。Plug法では神経の走行部位と操作部位が一致するため，神経の正確な確認と温存が必要となる。逆に，腹腔鏡下手術では，外背側がもっとも危険な領域であり，固定は禁忌とされる。またこれらの神経にはanomalyが多く，思い込みからくる誤認に注意する。ヘルニア手術において神経痛症（neuralgia）がもっとも避けるべき合併症であることを肝に銘じ，これら3本の神経走行を熟知したうえで[6]，慎重な手術操作を行う必要がある。

1）腸骨下腹神経（iliohypogastric nerve）

内腹斜筋表面を前下方に走行し，外鼠径輪やや頭側で外腹斜筋腱膜を貫通して皮下に出る。外腹斜筋腱膜を把持・剥離する際，背側に付着した神経がな

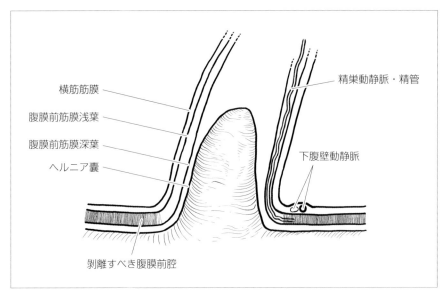

図Ⅲ-142 内鼠径輪における膜のシェーマ
〔松村卓樹, 蜂須賀丈博, 雫真人, 他：plug 法. 臨床外科, 70：1262〜1267, 2015. より許諾を得て転載〕

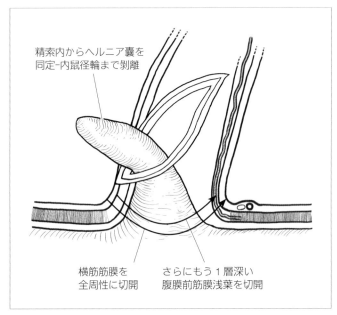

図Ⅲ-143 精索内からヘルニア嚢を同定, 剝離
〔松村卓樹, 蜂須賀丈博, 雫真人, 他：plug 法. 臨床外科, 70：1262〜1267, 2015. より許諾を得て転載〕

いか十分注意する。onlay パッチを内腹斜筋に縫着する場合は，神経を巻き込む可能性があり最大の注意を払う必要がある。また，閉創時の不注意な結紮は禁忌である。

2）腸骨鼠径神経（ilioinguinal nerve）

精索表面に付着したまま内下方へ走行する。精索を取り巻く内精筋膜を切開，開放する際や，精索内のヘルニア嚢を同定する際の損傷に注意する。

3）陰部大腿神経陰部枝（genital branch of genitofemoral nerve）

精索の背面を外精巣静脈（いわゆる blue line）と併走する。精索をテーピングする際に神経を鼠径靱帯側に残すと，onlay パッチ固定による損傷の危険性があるため，必ず精索とともにテーピングすることを心がける。

2. 鼠径部切開法 ― メッシュ法 ― Plug 法

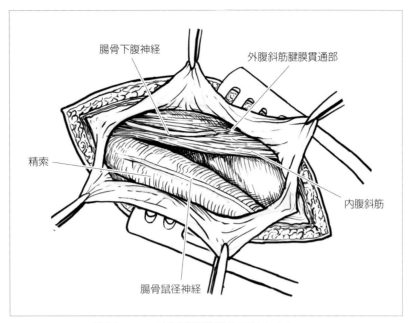

図Ⅲ-144　外腹斜筋腱膜を開放したところ

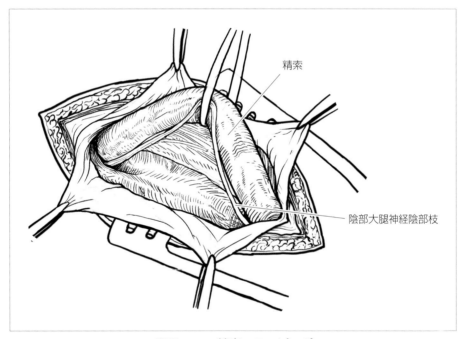

図Ⅲ-145　精索のテーピング

Ⅲ 本法の適応および禁忌

　本法は，すべてのタイプの鼠径ヘルニア，大腿ヘルニア，閉鎖孔ヘルニアに適応となる．とくに，日本ヘルニア学会鼠径部ヘルニア分類のⅠ型（間接鼠径ヘルニア）およびⅢ型（大腿ヘルニア）は，非常によい適応である．嵌頓を伴う緊急症例においては，腸管穿孔など明らかな感染を伴わない場合には十分適応となる[7]．一方，腸管穿孔を伴う症例では，他のメッシュを使用する方法と同様に禁忌である．嵌頓が整復された閉鎖孔ヘルニアでは，一部症例で適応となる．

233

III章　手術手技

IV　麻酔法

　入院の短期化，とくに日帰り手術の普及に伴い，早期離床が可能な麻酔法が好まれる。当院では現在，プロポフォール（ディプリバン®），レミフェンタニル（アルチバ®）を用いた低用量静脈麻酔と硬膜外麻酔を併用した全身麻酔（マスク換気）で行っている。ただし，抗血小板薬，抗凝固薬を内服している症例では，硬膜外穿刺に伴う血腫形成が懸念されるため，挿管かラリンゲアルマスクによる全身麻酔で行う。

V　鼠径ヘルニアに対する Plug 法

1. 皮膚切開〜鼠径管の開放

　恥骨結節から1横指頭側から外側に，皮膚割線に一致する約3〜4cmの皮膚切開を置く。皮下組織，2枚の浅腹筋膜（Camper筋膜，Scarpa筋膜）を切開する。途中この2枚の浅腹筋膜の間には浅腹壁動静脈が存在するので，必ず同定し結紮する。外腹斜筋腱膜が現れたら，筋鉤を用いて完全に露出させ，外鼠径輪を確認する。内側脚と外側脚の間に，外腹斜筋腱膜の線維方向に沿ってメスで切開を加え，ペアン鉗子またはコッヘル鉗子で把持した後，メッツェンバウム剪刀で線維方向に沿って内鼠径輪付近から外鼠径輪まで切開を広げ，鼠径管前壁を開放する。この際に，鼠径管内から外腹斜筋腱膜を貫通する腸骨下腹神経や，精索前面に付着した腸骨鼠径神経を損傷しないように十分注意する。

2. 精索のテーピング

　次に精索の剝離を行う。精索の背側にペアン鉗子を通し，ネラトンカテーテルで牽引する。この操作を乱暴に行うと内鼠径ヘルニアが合併していた場合にヘルニア囊を損傷する可能性や，後壁の横筋筋膜を破壊する可能性があり，丁寧にできるだけ恥骨上でペアン鉗子を通すように心がける。このとき，必ず陰部大腿神経陰部枝を同時にテーピングする。この神経はヘルニア術後の neuralgia のもっとも大きな

原因の1つとされるが，その確認が困難なことがある。併走する外精巣静脈（いわゆる blue line）を目印とし，指でその最背側のテンションを確認する（図III-146）。テーピングが容易に上方へ牽引できる場合は神経を拾っていない可能性が高いので，再度背側の陰部大腿神経陰部枝を確認する。

3. ヘルニア囊の高位剝離

　ヘルニア囊は横筋筋膜の連続である内精筋膜に覆われているため，まず内精筋膜を電気メスで長軸方向に切開を加える。膜を把持しながら精巣動静脈と精管およびヘルニア囊を剝離する（図III-147）。ヘルニア囊は光沢のある膜として確認できるので，ヘルニア囊をペアン鉗子で把持し，精管，精巣動静脈を損傷しないように十分気をつけながら，内鼠径輪に向かって剝離する（図III-148）。原則としてヘルニア囊の開放は行う必要はないが，巨大なヘルニア囊では横断したほうが操作は容易となる。遠位側は水腫予防のため可能なかぎり開放する。

4. 横筋筋膜および腹膜前筋膜浅葉の全周性剝離

　剝離が内鼠径輪に達したら，横筋筋膜を全周性に確認する。腹側はすでに切開されているので，そこから横筋筋膜の立ち上がり部分（内鼠径輪）で短軸方向に切開を加える。横筋筋膜を直ペアン鉗子で把持し，この操作を全周性に行う。この時点で下腹壁動静脈が横筋筋膜下に確認できる。続いて，ヘルニア囊を薄く覆っている腹膜前筋膜浅葉を確認し，全周性に切開する。すると，腹膜前脂肪が黄色く飛び出してくるのが確認できる。非常に薄い膜のため連続性を確認しながら，全周性に切開する（図III-149）。直ペアン鉗子で横筋筋膜と腹膜前筋膜浅葉を同時に把持する。この操作によって，腹膜前腔に到達し，ヘルニア囊は完全に腹壁の層から分離される。あとは，指とガーゼを用いて，中枢側のみをできるだけ高位まで腹膜前腔を剝離する。決して広く剝離する必要はない。ヘルニア囊を把持しているペアン鉗子を腹腔側へ還納し，スムーズに鉗子の根元まで挿入できるか否かを確認する。何か引っかかりを感じるときはまだ剝離が不十分であり，徹底的に

2. 鼠径部切開法 — メッシュ法 — Plug法

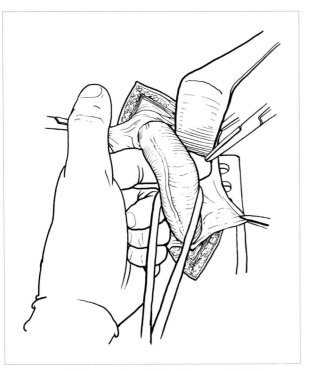

図Ⅲ-146 精索テーピング時に指でその最背側のテンション（陰部大腿神経陰部枝）を確認する

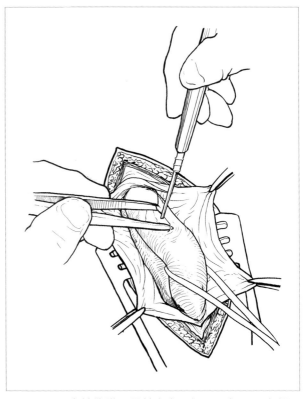

図Ⅲ-147 内精筋膜に長軸方向に切開を加え，内部にヘルニア囊を同定する

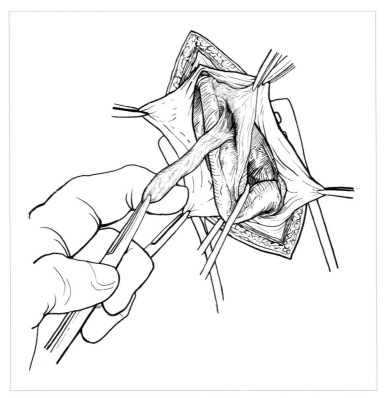

図Ⅲ-148 ヘルニア囊を内鼠径輪まで周囲組織（内精筋膜，精管，精巣動静脈など）から剥離する

III章　手術手技

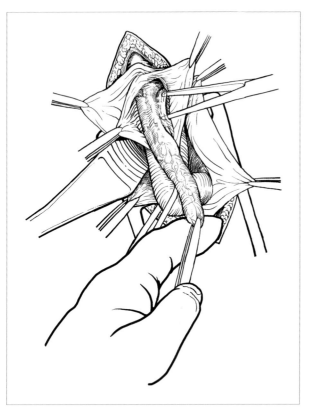

図III-149　腹膜前筋膜浅葉を全周性に切開した後，横筋筋膜と同時に把持する

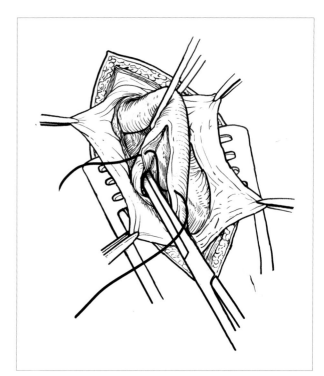

図III-150　横筋筋膜にプラグを1針緩く固定する

剥離を追加する．

5．プラグ挿入

ここでプラグを選択するが，より large pore, light weight な素材からなるプラグを用いるのがよい．サイズとしては，JHS 分類 I-1 型，I-2 型には M サイズを，ヘルニア門の大きい I-3 型には，われわれが考案した extra-large サイズを用いる．選択したプラグの内側ペタルを直ペアン鉗子で把持し，ヘルニア嚢を反転させたのち，同じ方向に正しく挿入する．腹膜前腔にプラグを留置し，プラグと横筋筋膜，腹膜前筋膜浅葉を1針固定する．この際，緩く結ぶ "air knot" を行う（図III-150）．高位剥離が十分に行ってあれば，この1針でプラグが内鼠径輪を裏打ちする形で固定され，また偶然の神経損傷を防止できる．

6．onlay パッチ留置

恥骨前面を用手的に2横指剥離する（図III-151）．とくに頭側を十分に剥離し，恥骨前面でメッシュが平坦に展開できるようにする．示指を用いて恥骨と内鼠径輪の距離を測定し，onlay パッチにスリットを入れる．精索を通して，内鼠径輪外側でスリットを1針固定する．精索のテーピングを牽引しながら外腹斜筋腱膜下層に onlay パッチを広げる．内側を恥骨前面から腹横筋腱膜弓まで十分に広がるように留置する（図III-152, 153）．onlay パッチは補強目的であり，固定の必要はないが，固定する場合は，固定自体が neuralgia の原因となり得ることに十分に留意し，神経の確認と air knot を実践すべきである．

7．閉　創

外腹斜筋腱膜を吸収糸で連続縫合する．このときにも神経の走行に注意する．外腹斜筋腱膜の縫合はヘルニアの再発とは無関係であり，ここをきつく縫合する必要はない．連続縫合で緩く縫合すれば，たとえ神経を巻き込んだとしても，neuralgia の原因にならない．浅腹筋膜も同様に1針のみ緩く縫合する．皮下を真皮埋没縫合し，Steri-Strip(TM) で表皮を合わせる．

236

2. 鼠径部切開法 ― メッシュ法 ― Plug 法

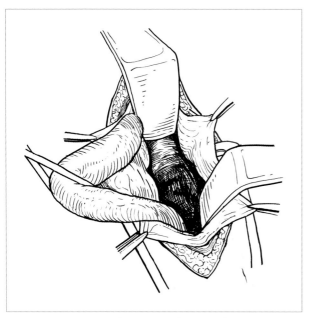

図Ⅲ-151 恥骨前面を十分に剥離する

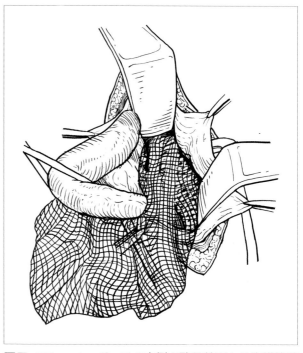

図Ⅲ-152 onlay パッチの内側を恥骨前面から腹横筋腱膜弓まで十分に広げる

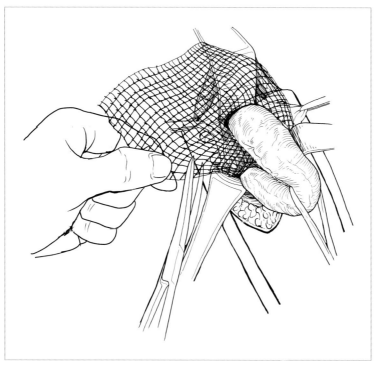

図Ⅲ-153 onlay パッチの外側は適切なサイズにトリミングし，外腹斜筋腱膜下層に広げる

VI 大腿ヘルニアに対する Plug 法

皮膚切開は鼠径靱帯のやや尾側で，皮膚割線に沿った横切開を置く。皮下を分けたのち，外腹斜筋腱膜を確認し，この下縁と恥骨および大腿動静脈に囲まれた部位に腫瘤状のヘルニア嚢を認める。ヘルニア嚢と周囲組織を femoral orifice（鼠径靱帯，裂孔靱帯，恥骨筋筋膜で囲まれている孔）と呼ばれる固い靱帯で囲まれた孔に至るまで十分に剝離する。ただし，外側は大腿静脈や周りのリンパ管を露出しないように，ヘルニア嚢に沿ったラインで剝離する。ヘルニア嚢頸部のやや末梢側でヘルニア嚢とともに脱出してきた横筋筋膜・腹膜前筋膜浅葉を全周性に切開した後，筋鉤を腹膜前腔に挿入して開大させ，ヘルニア嚢を還納する。絞扼が疑われる場合は途中でヘルニア嚢を開放して内容物を確認する。

修復には Light PERFIX™ Plug の M サイズを用い，内側のペタルを適宜切除して femoral orifice から大腿管内に挿入する。固定は 4-0 吸収糸で，鼠径靱帯，恥骨筋筋膜と 2 針行う。外側は大腿静脈やリンパ管があるため固定は行わない。また，鼠径靱帯側に針を深くかけすぎると固定時に陰部大腿神経陰部枝を巻き込む可能性があり，メッシュの固定は，浅くかけ緩く結ぶ（air knot）[5)8)]。

VII 閉鎖孔ヘルニアに対する Plug 法

閉鎖孔ヘルニア嵌頓後，整復が可能であった症例で適応となる。とくに，全身状態が不良な高齢者で，局所麻酔かそれに準じた麻酔方法で行う場合には，よい適応となる。鼠径靱帯より下方に大腿動静脈内側で恥骨筋上に縦切開を置く。皮下を電気メスで分けると，恥骨筋に至る。ここで，恥骨筋膜を縦切開し筋鉤を挿入し，筋束を左右に分けるか，あるいは恥骨筋と長内転筋間を開排すると，恥骨筋背側にヘルニア嚢を認める。ヘルニア嚢を把持し，頭側に剝離を進めるとヘルニア門である閉鎖孔に至る。このとき，閉鎖孔から出る閉鎖神経をヘルニア嚢周囲に認めるので，十分に注意してヘルニア嚢と剝離する[9)]。鉗子で把持したヘルニア嚢を反転させたのち，Light PERFIX™ Plug の M サイズの内側ペタルを切除し，閉鎖孔に挿入する。プラグと恥骨骨膜とを緩く 1 針固定する。

文　献

1) Lichtenstein, I. L., Shore, J. M.：Simplified repair of femoral and recurrent inguinal hernias by a "plug" technique. Am. J. Surg., 128：439, 1974.
2) Gilbert, A. I.：Sutureless repair of inguinal hernia. Am. J. Surg., 163：331, 1992.
3) Rutkow, I. M., Robbins, A. W.："Tension-free" inguinal herniorrhaphy：A preliminary report on the "mesh plug" technique. Surgery, 114：3〜8, 1993.
4) Hachisuka, T.：Femoral hernia repair. Surg. Clin. North Am., 83：1189〜1205, 2003.
5) 倉田信彦，蜂須賀丈博，筒山将之，他：Plug 法. 消化器外科，36：923〜929, 2013.
6) Bower, S., Moore, B. B., Weiss, S. M.：Neuralgia after inguinal hernia repair. Am. Surg., 62：664〜667, 1996.
7) 梅田晋一，蜂須賀丈博，倉田信彦：鼠径部嵌頓ヘルニア緊急手術症例の検討. 日臨外会誌，75：611〜615, 2014.
8) 砂川祐輝，蜂須賀丈博：大腿ヘルニア. 臨床外科，71：1294〜1298, 2016.
9) 栗本景介，石榑清，山村和生，他：非観血的還納後に待機的にメッシュプラグ法で根治術を行った閉鎖孔ヘルニアの 1 例. 日消外会誌，49：464〜468, 2019.
10) 蜂須賀丈博，松村卓樹：メッシュプラグ法. 柵瀬信太郎監修，諏訪勝仁，早川哲史，嶋田元，松原猛人編著，ヘルニアの外科，南江堂，東京，2017，p. 91〜96.

〔蜂須賀丈博〕

2 鼠径部切開法

メッシュ法 — Bilayer 法

≫ POINT

◆ Bilayer 法は前方切開で myopectineal orifice をすべて被覆する術式の 1 つである。
◆ すべての初発鼠径部ヘルニアに対し適応があるが，腹膜前腔の剝離を伴う前立腺癌術後などの鼠径部ヘルニアでは相対的非適応である。
◆ Onlay パッチと Underlay パッチの二重の被覆により，一方が破綻してももう一方がカバーする double security が特徴である。

はじめに

Bilayer 法は，tension-free repair の 1 つで，onlay パッチと underlay パッチとコネクターで立体構成されたメッシュデバイスを用いて修復する方法である。1992 年に Gilbert により sutureless repair として，当初は 2 枚のメッシュを腹膜前腔と鼠径管後壁に留置する方法で 412 例に実施され 1 例の再発であった[1]。1998 年に商用デバイスとして onlay パッチと underlay パッチがコネクターで接続された一体式のデバイス（**図Ⅲ-154**）として発売されてから，現在の Bilayer 法が確立された。術式は前方切開で myopectineal orifice（MPO）をすべて被覆する術式の 1 つである。

I | Bilayer パッチの手術適応

すべての初発鼠径部ヘルニアに対し適応があるが，前立腺癌術後など腹膜前腔の剝離を伴う手術術後の鼠径部ヘルニアでは underlay パッチの展開に難渋する場合があるため相対的非適応である。また全身性感染症や鼠径部の毛囊炎や真菌皮膚感染などを伴う場合，急性嵌頓で腸管切除を伴うような非清潔手術においても相対的非適応である。

II | 手技の要点

Bilayer 法の onlay パッチを展開，固定するために鼠径管内の剝離は Lichtenstein 法と同様に剝離を行う。

皮膚切開は患側鼠径部で，皮膚割線に沿う方法と鼠径靱帯に沿う方法がある。鼠径靱帯に沿った切開のほうが手術中の展開は容易である。内側は恥骨結節が視認できる部分まで，外側は内鼠径輪の外側まで皮膚を切開する。

皮膚切開以降の手技の要点は，①浅腹壁動静脈の結紮・切離，②腸骨鼠径神経，腸骨下腹神経，陰部大腿神経陰部枝の同定，③外精動静脈の同定，④下腹壁動静脈の同定，⑤挙睾筋の pubic fascicles の切離と恥骨結節の同定，⑥腹横筋腱膜弓の同定，⑦内精筋膜の切離，⑧外鼠径，内鼠径ヘルニアの確認，⑨精索脂肪腫の確認，⑩精索の parietalization（step 1），⑪腹膜前腔の剝離（step 2），⑫step 1，step 2 の一体化（step 3），⑬メッシュ展開と固定，⑭創閉鎖である。本項では，Bilayer 法の特徴である前方からの腹膜前腔の剝離，メッシュ展開，固定（⑨〜⑬）について述べる。

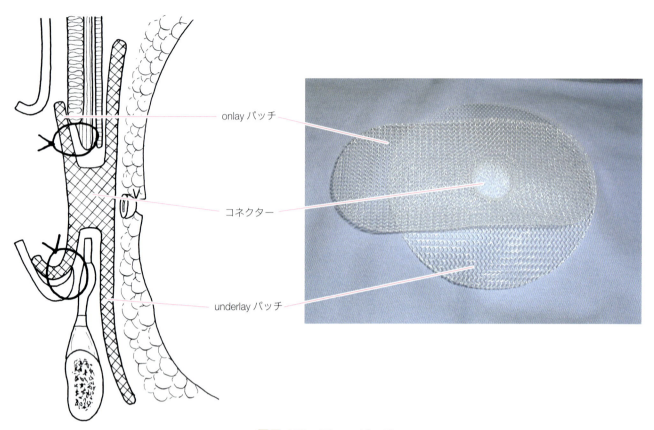

図Ⅲ-154 Bilayerパッチ
〔嶋田元：Bilayer patch法．柵瀬信太郎監修，諏訪勝仁，早川哲史，嶋田元，松原猛人編著，ヘルニアの外科，南江堂，東京，2017，p. 105．より許諾を得て改変し転載〕

Ⅲ 手術手技

1. 日本ヘルニア学会分類Ⅰ型に対する腹膜前腔の剝離
〔外鼠径ヘルニアに対する腹膜前腔の剝離（内鼠径輪を経由した腹膜前腔の剝離）〕

step 1：精索成分の壁在化（腹膜前筋膜深葉とヘルニアサック間の剝離）

内鼠径輪の体表側でヘルニアサックを同定する。精索内の癒着状態やヘルニアサックの大きさに応じてヘルニアサックを横断切離する。ヘルニアサックと精管・精巣動静脈の間に存在する柵瀬の腹膜前筋膜深葉（Stoppaのretroperitoneal spermatic sheath-super layer[2]）を温存しながら，腹膜に沿って内鼠径輪を越え深部まで剝離を進める（**図Ⅲ-155**）。この部分では通常血管の交通はほとんどなく，容易に鈍的剝離が可能である。この操作によりヘルニアサックと腹膜前筋膜深葉に覆われた精管・精巣動静脈が剝離され，精索成分が腹壁側に残る。精索を牽引した状態でunderlayパッチが精索に対し直線的に広がり，途中で折れることなく展開できる範囲まで，精管が前立腺側へ精巣動静脈が腎側へ走行し三角形を形成する部分まで剝離を行う。これを精索成分の壁側化（parietalization of cord component）と呼ぶ（**図Ⅲ-156**）。Ultrapro Hernia System® のmediumサイズはunderlayパッチの直径が7.5 cmの円形，largeサイズは10 cmの円形，ovalは12×10 cmの楕円形であり，使用するメッシュサイズに応じた剝離を行う。剝離範囲が不十分であるとメッシュの折れなどの原因となる。

step 2：腹膜前腔の剝離（腹膜前筋膜浅葉と腹膜前筋膜深葉間の剝離）

腹横筋腱膜弓を内鼠径輪頭側で把持し頭側へ牽引し，step 1で剝離したヘルニアサックを体表外側方向に牽引すると下腹壁動静脈が直線化され視認することが容易になる。下腹壁動静脈の外側とヘルニアサックとの間に，透明な柵瀬の腹膜前筋膜浅葉

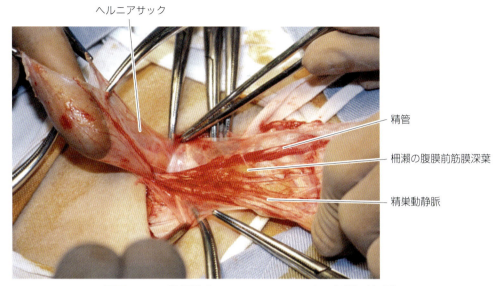

図Ⅲ-155 鼠径管内でのヘルニアサックの剥離（左側）

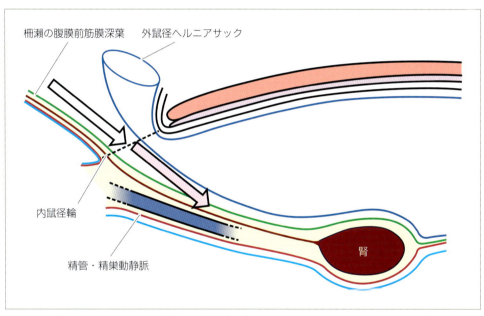

図Ⅲ-156 step 1：精索の壁側化（parietalization of cord component）
〔嶋田元：Bilayer patch 法．柵瀬信太郎監修，諏訪勝仁，早川哲史，嶋田元，松原猛人編著，ヘルニアの外科，南江堂，東京，2017．p. 106．より許諾を得て改変し転載〕

（Cooperの internal portion[3]，Readの posterior lamina of transversalis fascia[4]，Areggiの attenuated posterior rectus sheath[5]）に覆われた腹膜前脂肪組織を視認できる（図Ⅲ-157）。この部分で局所麻酔を注射し，腹膜前筋膜浅葉の背側に局所麻酔が充満されることを確認する。下腹壁動静脈の体表側に局所麻酔が充満された場合には，鼠径管後壁からの連続である内精筋膜が正しく剥離されていないことを示しているため，剥離層がどこであるか1つのメルクマールとな

る。腹膜前筋膜浅葉を切離し，下腹壁動静脈の背側の疎なスペースに到達する（図Ⅲ-158a，b）。このスペースが狭義の腹膜前腔で，Cooper靱帯と iliopubic tract の背側を走行する iliopubic vessels が直接露出されない層に到達できる。腹膜前筋膜浅葉は非常に薄い場合やるい痩患者では，iliopubic vessels が直接露出されるより体表側のスペースに到達する場合や肥満患者ではどこが正しい層かわかりにくい場合もある。通常正しい層に到達すると腹膜前脂肪組織が膨

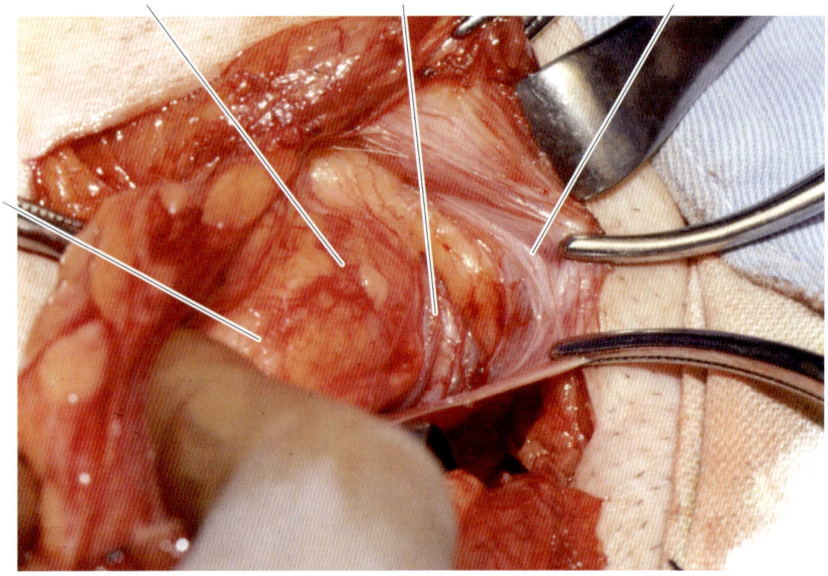

Ⅲ章　手術手技

柵瀬の腹膜前筋膜浅葉　　　下腹壁動静脈　　　内鼠径輪（横筋筋膜）

腹膜前脂肪組織

図Ⅲ-157　柵瀬の腹膜前筋膜浅葉に被覆された下腹壁動静脈外側の
腹膜前脂肪組織（右側）

張したように示指やガーゼなどで容易に出血することなく鈍的剝離することが可能である。

step 3：underlay パッチ展開スペースの確保
（step 1，step 2 で作成したスペース間に
介在する腹膜前筋膜深葉の切離）

step 1 で作成したスペースはヘルニアサックと腹膜前筋膜深葉の間であり，step 2 で作成したスペースは腹膜前筋膜浅葉と腹膜前筋膜深葉の間のスペースであり，腹膜前筋膜深葉が 2 カ所で交通している。この腹膜前筋膜深葉を切離し，両スペースを交通させる操作を step 3 と呼ぶ（**図Ⅲ-159**）。step 3 には内側と外側の 2 カ所が必要であり，内側は step 1 で剝離したスペースと step 2 で剝離したスペースの境界領域で，精管の内側に位置する。この部分は鈍的切離することは困難で，意図的切離を要する。外側は step 1 で剝離したスペースと step 2 で剝離した部分を内鼠径輪の頭側から外側部分で切離するが，この部位は個体差やヘルニアの形状により部位が異なることと筋膜自体が癒合しかつ菲薄化しており，明確な膜の同定は困難なこともある。

ヘルニアサックの外側で，内精筋膜と腹膜前筋膜浅葉との間で，精索と並走する，精索とは明確に異なる葉状化した脂肪組織を認めることがある。この脂肪組織の血管は精巣動静脈と交通することはなく

容易に精索と剝離が可能で，精索脂肪腫の 1 つである。大きい場合には切除しないと精索脂肪腫による再発となる。内鼠径輪よりも深部で結紮・切離する。

2. 日本ヘルニア学会分類Ⅱ型に対する腹膜
前腔の剝離
〔内鼠径ヘルニアに対する腹膜前腔の剝離
（鼠径管後壁を経由した腹膜前腔の剝離）〕

step 1：精索成分の壁在化（腹膜前筋膜浅葉と
ヘルニアサック間の剝離）

内鼠径輪の体表側で腹膜縁を同定する。時に閉鎖した腹膜鞘状突起を索状物として認識することが可能である。腹膜鞘状突起を切離し，精管・精巣動静脈の間に存在する腹膜前筋膜深葉を温存しながら内鼠径輪の腹側に剝離を進める。内鼠径輪から深部の剝離を行うが，内鼠径輪が狭く十分剝離できない場合がある。この場合には，内腹斜筋に沿って挙睾筋の切開を広げることで内鼠径輪外側の腹膜前腔操作が容易になる。外鼠径ヘルニアに対する操作と同様に精索成分の壁側化（parietalization of cord component）を行う。

242

2. 鼠径部切開法 ― メッシュ法 ― Bilayer法

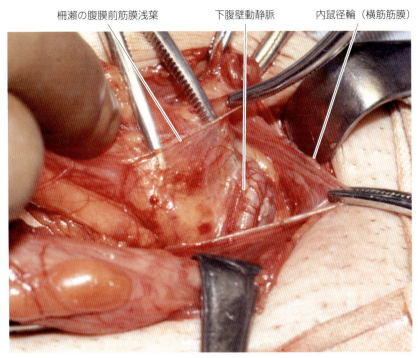

a：柵瀬の腹膜前筋膜浅葉を切開（右側）

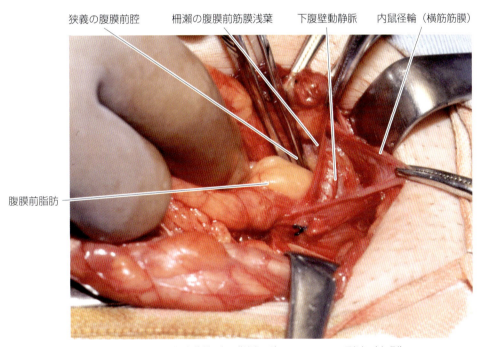

b：下腹壁動静脈の背側の疎なスペースに到達（右側）

図Ⅲ-158　腹膜前腔への到達

step 2：腹膜前腔の剝離（腹膜前筋膜浅葉と腹膜前筋膜深葉間の剝離）

内鼠径ヘルニアでは偽ヘルニアサックとして膨隆した鼠径管後壁の横筋筋膜を認める。この部分を含めて鼠径管後壁を全長で切開し，腹膜前筋膜浅葉を切開し腹膜前腔に到達する（図Ⅲ-160）。

示指やガーゼなどで鈍的剝離を行い，腹膜前筋膜浅葉に包まれた iliopubic vessels および Cooper 靱帯を視認することが可能であり，腹直筋鞘後面に到達することができる。ここから大腿ヘルニアの有無を確認する。正中側で腹膜前筋膜浅葉に覆われた脂肪組織がヘルニア門から脱出していることがある。この

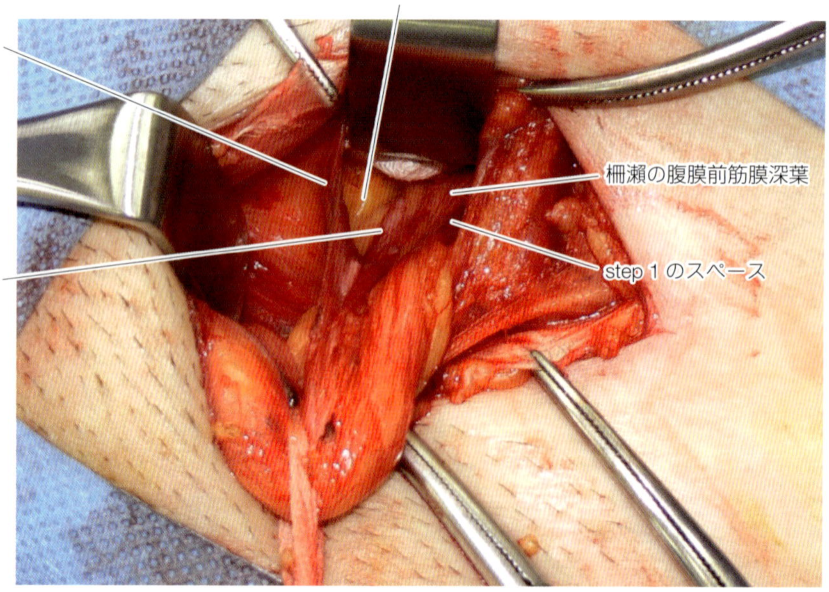

Ⅲ章　手術手技

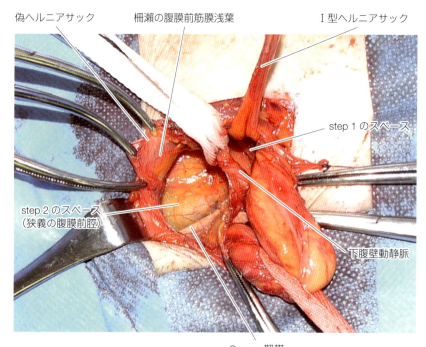

図Ⅲ-159　step 1（parietalization of cord component）とstep 2（狭義の腹膜前腔）との間の柵瀬の腹膜前筋膜深葉の切離（左側）

図Ⅲ-160　鼠径管後壁の切開（左側）

場合には腹膜前筋膜浅葉を切離し，内側の脂肪成分を確実に腹側に剝離し，筋膜に覆われた腹直筋後面を露出しておくことが内側再発を防ぐポイントである．

step 3：underlayパッチ展開スペースの確保
（step 1，step 2で作成したスペース間に介在する腹膜前筋膜深葉の切離）

内鼠径輪経由の腹膜前腔の剝離と同様にstep 1，step 2で作成したスペースの間の腹膜前筋膜深葉を切離し1つのスペースにする．この切開が不十分で

2. 鼠径部切開法 ― メッシュ法 ― Bilayer 法

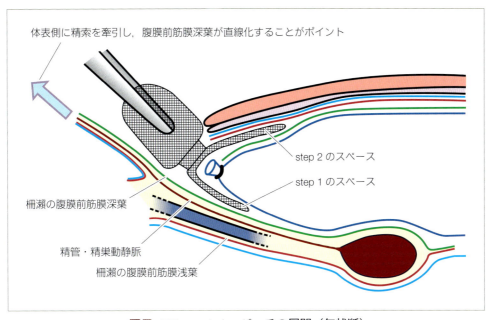

図Ⅲ-161　underlay パッチの展開（矢状断）
〔嶋田元：Bilayer patch 法．柵瀬信太郎監修，諏訪勝仁，早川哲史，嶋田元，松原猛人編著，ヘルニアの外科，南江堂，東京，2017, p. 108. より許諾を得て改変し転載〕

あると underlay パッチによる大腿輪の被覆が不十分となるため，大腿輪を視認できるまでしっかり切離する．

3. 日本ヘルニア学会分類Ⅲ型・Ⅳ型に対する腹膜前腔剝離

日本ヘルニア学会分類Ⅲ型に対する腹膜前腔の剝離は，内鼠径輪経由よりも鼠径管後壁経由の腹膜前腔剝離の手順に従い行う．Ⅳ型に対しては，Ⅰ型・Ⅱ型どちらが主成分かによって内鼠径輪経由か鼠径管後壁経由かを選択する．

4. Bilayer パッチの展開と固定

1）日本ヘルニア学会分類Ⅰ型に対する Bilayer パッチの展開と固定

onlay パッチを 3 つ折りにし，コネクター部分を把持し，内鼠径輪経由で Bilayer パッチ全体を挿入するように腹膜前腔に挿入する．このとき，onlay パッチの長軸が鼠径靱帯と平行になるように挿入することと精索成分を十分体表側に牽引することが手技の要点である．下腹壁動静脈の外側では step 1 で作成したスペースに，下腹壁動静脈の内側では step 2 で作成したスペースに underlay パッチを展開する（図Ⅲ-161）．メッシュと体表側の間隙にヘルニアサックまたは腹膜縁が介在しないように腹壁に沿って Bilayer パッチ全体を引き抜きながら大腿輪を含めて被覆されるように underlay パッチを展開する．parietalization が不十分であったり，精索成分の体表側への牽引が不十分であると，underlay パッチと spermatic sheath の間に腹膜縁が残ったり，underlay パッチが折れて展開されることがあり，再発の原因となるため注意が必要である．コネクターが横筋筋膜レベルに位置するまで Bilayer パッチを引き抜き，underlay パッチの展開を終了する．

underlay パッチを展開後，onlay パッチを短軸方向でコネクターまで切開し，精索，腸骨鼠径神経，陰部大腿神経陰部枝，外精動静脈を通し，鼠径管後壁から外側三角にかけて onlay パッチを展開する．onlay パッチは鼠径靱帯と約 1 cm 程度のオーバーラップが望ましい．onlay パッチの内側で反転靱帯から 2 cm 以上のオーバーラップを確保する．

onlay パッチの外側は外腹斜筋腱膜と内腹斜筋筋膜の間で展開し，外側三角を十分被覆する．

onlay パッチの展開に障害があるようであれば，腸骨鼠径神経は躊躇せず意図的に結紮・切離し，onlay パッチの確実な展開を行う．

十分な展開を確認し，腹横筋腱膜弓とコネクター付近の onlay パッチを 2-0 PDS® にて 1 針固定する

Ⅲ章　手術手技

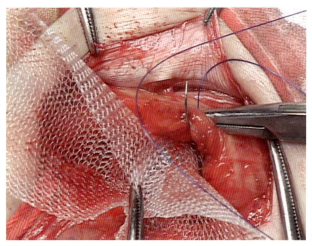
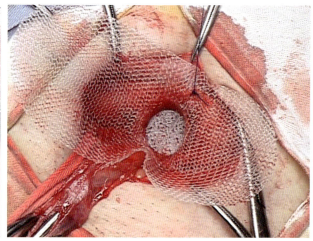

図Ⅲ-162　腹横筋腱膜弓へのonlayパッチの固定
〔嶋田元：Bilayer patch法．柵瀨信太郎監修，諏訪勝仁，早川哲史，嶋田元，松原猛人編著，ヘルニアの外科，南江堂，東京，2017，p.108．より許諾を得て転載〕

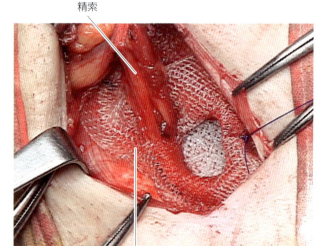
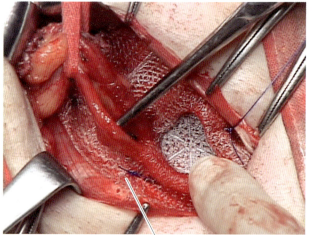

精索
onlayパッチのスリット作成　　　　　　　スリットの閉鎖と鼠径靱帯への固定

図Ⅲ-163　スリット作成と鼠径靱帯への固定
〔嶋田元：Bilayer patch法．柵瀨信太郎監修，諏訪勝仁，早川哲史，嶋田元，松原猛人編著，ヘルニアの外科，南江堂，東京，2017，p.109．より許諾を得て転載〕

（図Ⅲ-162）。Ⅰ-3型など内鼠径輪が大きい場合には2針固定する。単軸方向に切開したonlayパッチを閉じるように鼠径靱帯に2-0 PDS® 1針で固定し，メッシュによる内鼠径輪を作成する（図Ⅲ-163）。陰部大腿神経陰部枝を巻き込まないように注意する。onlayパッチの固定は鼠径靱帯，反転靱帯，腹直筋前鞘，内腹斜筋腱膜などに固定する（図Ⅲ-164，165）。内腹斜筋腱膜が短く筋成分しかない場合には内腹斜筋筋膜に固定してもよい。固定は単結紮でもLichtenstein法に準じて連続縫合でもよい。

2）日本ヘルニア学会分類Ⅱ型に対するBilayerパッチの展開と固定

onlayパッチを3つ折りにし，コネクター部分を把持し，コネクター外側縁が下腹壁動静脈のすぐ内側に位置するように，鼠径管後壁経由でBilayerパッチ全体を腹膜前腔に挿入する。このとき，onlayパッチの長軸が鼠径靱帯と平行になるように挿入する。underlayパッチがCooper靱帯，腹直筋後面を十分被覆するように展開する。underlayパッチの外側は下腹壁動静脈の腹側を経由し内鼠径輪から一度体表側に引き出し（図Ⅲ-166），その後，精索成分の十分

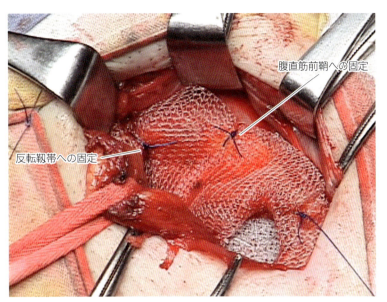

図Ⅲ-164　反転靱帯，腹直筋前鞘への固定
〔嶋田元：Bilayer patch法．柵瀬信太郎監修，諏訪勝仁，早川哲史，嶋田元，松原猛人編著，ヘルニアの外科，南江堂，東京，2017, p.109. より許諾を得て転載〕

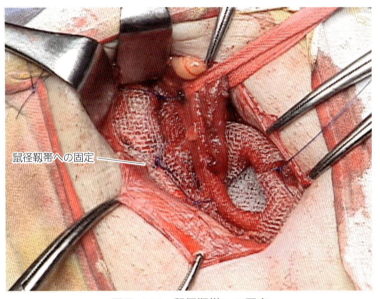

図Ⅲ-165　鼠径靱帯への固定
〔嶋田元：Bilayer patch法．柵瀬信太郎監修，諏訪勝仁，早川哲史，嶋田元，松原猛人編著，ヘルニアの外科，南江堂，東京，2017, p.109. より許諾を得て転載〕

な体表への牽引を行いながら内鼠径輪を被覆するように展開する。この操作を行わないと，underlayパッチとspermatic sheathの間に腹膜縁が残ったり，underlayパッチが折れて展開されることがあり，再発の原因となるため注意が必要である。

余剰のpseudosacまたは鼠径管後壁を切除し，underlayパッチとonlayパッチが接しないように鼠径管後壁を縫合閉鎖する（図Ⅲ-167）。

onlayパッチを短軸方向でコネクターの外側部分で切開し，精索，腸骨鼠径神経，陰部大腿神経陰部枝，外精動静脈を通し，鼠径管後壁から外側三角にかけてonlayパッチを展開する。onlayパッチの固定は，内鼠径輪経由と同様に行う。

III章　手術手技

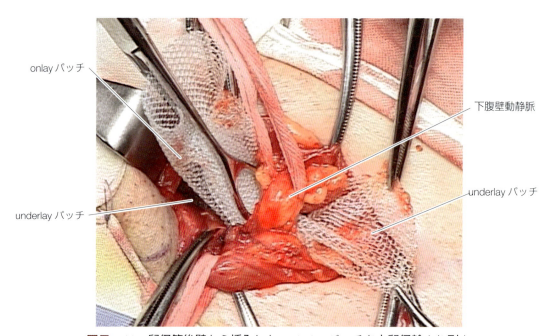

図III-166　鼠径管後壁から挿入したunderlayパッチを内鼠径輪より引き出す
〔嶋田元：Bilayer patch法．柵瀬信太郎監修，諏訪勝仁，早川哲史，嶋田元，松原猛人編著，ヘルニアの外科，南江堂，東京，2017，p.110．より許諾を得て転載〕

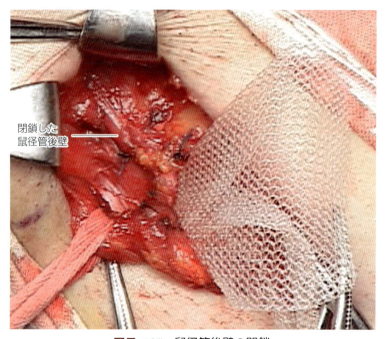

図III-167　鼠径管後壁の閉鎖
〔嶋田元：Bilayer patch法．柵瀬信太郎監修，諏訪勝仁，早川哲史，嶋田元，松原猛人編著，ヘルニアの外科，南江堂，東京，2017，p.110．より許諾を得て転載〕

3）日本ヘルニア学会分類III型・IV型に対するBilayerパッチの展開と固定

内鼠径輪経由または鼠径管後壁経由のいずれかでBilayerパッチの展開を行う．III型の場合，Cooper靱帯にunderlayパッチを固定してもよい．

Ⅳ Bilayer 法の利点と欠点

Bilayer 法は myopectineal orifice（MPO）を被覆する前方切開メッシュ法の１つであり，大腿輪の予防被覆を行わない Lichtenstein 法，Plug 法の欠点を補う術式である。また鼠径ヘルニアに対しては，横筋筋膜の腹側と体表側と二重に被覆するため，いわば Lichtenstein 法と TIPP 法の両者を組み合わせた手術方法で，一方のメッシュによる再発を他方が補完する double security が特徴である。局所麻酔による手術や日帰り手術も可能である。横筋筋膜の腹側と体表側の２つのスペースの剥離を行うため，広範な剥離範囲とメッシュ量や手術時間が課題[7]とされる。

術後成績は 7.6 年の術後経過で，Lichtenstein 法，メッシュプラグ法と比較し，慢性疼痛，知覚障害，再発などに差はない[8]。6 つの無作為比較試験から行われた Bilayer 法と Lichtenstein 法のメタ解析では，両群で手術時間，職場復帰までの時間，慢性疼痛，再発，長期合併症に差はなかったが，Bilayer 法では周術期の合併症が Lichtenstein 法と比較して有意に高かった[9]。また Bilayer 法，メッシュプラグ法，Lichtenstein 法の外科医の好みを調査した研究では，Bilayer 法はメッシュプラグ法，Lichtenstein 法に比較し，血腫，手術部位感染，再発の頻度は変わらないものの，難易度が高い傾向にあり，外科医の満足度はメッシュプラグ法に比較して低い傾向にあった[10]。

初発鼠径ヘルニアに対して Bilayer 法が選択される状況は限られてきており，外科医による手技への慣れや好み以外には，腹膜前腔剥離の既往がなく，腹腔鏡下手術が推奨されない腹膜透析患者や腹水が貯留している患者や全身麻酔が困難な患者で，myopectineal orifice（MPO）を完全にメッシュで被覆する必要がある場合に選択される。

📖 文 献

1) Gilbert, A. I.: Sutureless repair of inguinal hernia. Am. J. Surg., 163：331～335, 1992.
2) Stoppa, R.: The retropetitoneal spermatic sheath：An anatomical structure of surgical interest. Hernia, 1：55～59, 1997.
3) Cooper, A. P.: The Anatomy and Surgical Treatment of Inguinal and Congenital Hernia. Langman, London, 1804.
4) Read, C. R.: Cooper's posterior lamina of transversalis fascia. Surg. Gynecol. Obstet., 174：426～434, 1992.
5) Arreggi, M. E.: Surgical anatomy of the preperitoneal fasciae and posterior transversalis fasciae in the inguinal region. Hernia, 1：101～110, 1997.
6) 嶋田元：Bilayer patch 法．柵瀬信太郎監修，諏訪勝仁，早川哲史，嶋田元，松原猛人編著，ヘルニアの外科，南江堂，東京，2017，p.104～110.
7) HerniaSurge Group：International guidelines for groin hernia management. Hernia, 22：1～165, 2018.
8) Nienhuijs, S. W., Rosman, C.: Long-term outcome after randomizing prolene hernia system, mesh plug repair and Lichtenstein for inguinal hernia repair. Hernia, 19：77～81, 2015.
9) Sanjay, P., Watt, D. G., Ogston, S. A., et al.: Meta-analysis of Prolene Hernia System mesh versus Lichtenstein mesh in open inguinal hernia repair. Surgeon, 10：283～289, 2012.
10) Nienhuijs, S., Kortmann, B., Boerma, M., et al.: Preferred mesh-based inguinal hernia repair in a teaching setting：Results of a randomized study. Arch. Surg., 139：1097～1100, 2004.

〔嶋田　元〕

本項は南江堂より許諾を得て「嶋田元：Bilayer patch 法，ヘルニアの外科（柵瀬信太郎監修，諏訪勝仁責任編集，早川哲史，嶋田元，松原猛人編集），p.104～110，2017，南江堂」に加筆したものである。

2 鼠径部切開法

メッシュ法—TIPP法

≫ POINT

◆ TIPP法とは，鼠径部を切開し，筋恥骨孔すべてをメッシュで補強する腹膜前修復術の総称である。
◆ 鼠径管内では，腸骨鼠径神経，腸骨下腹神経，そして，陰部大腿神経陰部枝の損傷に十分注意する。
◆ 腹膜前腔の剥離範囲は，内側は腹直筋外側縁，頭側は上前腸骨棘のレベル，外側は外腸骨静脈内側縁，尾側はCooper靱帯から恥骨結合後面までである。
◆ 腹膜前腔へのメッシュ挿入後，内鼠径輪，鼠径管後壁，大腿輪がすべてメッシュで被覆されていることを直視下に確認する。

はじめに

TIPP法（transinguinal preperitoneal repair）とは，鼠径部を切開，鼠径管を開放して，内鼠径輪または鼠径管後壁から腹膜前腔を剥離し，筋恥骨孔すべてをメッシュで補強する方法である[1]。つまり，鼠径部切開による腹膜前修復術の総称である。

現在本邦では，TIPP法用メッシュとして，**表Ⅲ-3**に示すものが発売されている[2]。このなかで，2004年に本邦で発売されたダイレクト・クーゲルパッチ®は，TIPP法用メッシュの代表的なものであり，当院ではもっとも多く使用しているメッシュである[3]。

本項では，ダイレクト・クーゲルパッチ®を用いたTIPP法について，その手術手技を詳しく解説する。

I ダイレクト・クーゲルパッチ®の種類

ダイレクト・クーゲルパッチ®（**図Ⅲ-168**）は，形状記憶リング（PETポリマー製）によって形状が保持される2層構造のポリプロピレン製メッシュで，腹膜前腔でヘルニア門を閉鎖するTIPP法用のインレイメッシュである。この製品には5.9 cm×13.7 cmのオンレイパッチが付属しており，術者の判断で鼠径管後壁の補強として使用することができる。円形3種類と楕円形2種類，合計5種類のダイ

表Ⅲ-3　TIPP法用のメッシュ

ベビーウェイトメッシュ
　オーバルパッチ®（ユフ精機社製）
　ダイレクト・クーゲルパッチ®（メディコン社製）
ライトウェイトメッシュ
　ポリソフトヘルニアパッチ®（メディコン社製）
半吸収性メッシュ
　オンフレックス®（メディコン社製）

レクト・クーゲルパッチ®があり，患者の体格や剥離した腹膜前腔の広さに応じてメッシュを使い分けることができる[4]。

II 手術適応

当院では，日本ヘルニア学会の鼠径部ヘルニア分類で，I-1型（間接鼠径ヘルニアでヘルニア門が1 cm未満）とⅢ型（大腿ヘルニア）以外の成人鼠径部ヘルニアを適応としている[4]。

III 麻酔方法

酸素・亜酸化窒素混合ガスとセボフルランによる閉鎖循環式全身麻酔（マスクまたはラリンゲアルマスク）に，プロポフォールによる静脈麻酔を投与し，さらに，局所麻酔を併用するバランス麻酔で行う。

局所麻酔は，アドレナリン含有塩酸リドカイン

2. 鼠径部切開法 ― メッシュ法 ― TIPP法

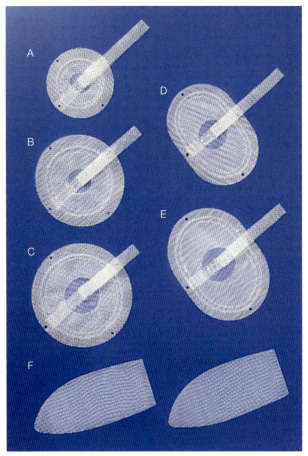

図Ⅲ-168　ダイレクト・クーゲルパッチ®の種類
　A：Sサイズ（直径 7.6 cm）
　B：Mサイズ（直径 10.2 cm）
　C：Lサイズ（直径 11.4 cm）
　D：オーバルSサイズ（8.0×12.0 cm）
　E：オーバルMサイズ（9.5×13.0 cm）
　F：オンレイパッチ（5.9×13.7 cm）

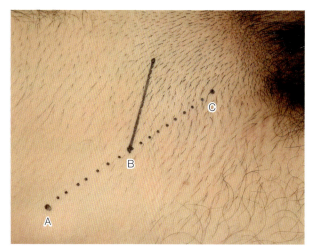

図Ⅲ-169　右間接鼠径ヘルニアでの皮膚切開
　A：上前腸骨棘，B：中点，C：恥骨結節右側縁

1. 間接鼠径ヘルニア（右側，Ⅰ-2型）
1）皮膚から外腹斜筋腱膜までの操作

　皮膚切開は上前腸骨棘と恥骨結節患側縁を結んだ線の中点より内側に，皮膚割線に沿った 4〜5 cm の斜切開とする（図Ⅲ-169）。Camper 筋膜を切開し，浅腹壁動静脈を結紮・切離する。Scarpa 筋膜を切開し，外腹斜筋腱膜と外鼠径輪を十分に露出する。外腹斜筋腱膜を切開し，鼠径管を開放する。

2）鼠径管内の操作

　内腹斜筋上を走行する腸骨下腹神経と精巣挙筋上を走行する腸骨鼠径神経の間で内腹斜筋の下縁を切離し（図Ⅲ-170），内鼠径輪の直上に到達する（図Ⅲ-171）。次に，内精筋膜に包まれたヘルニア嚢と精管，精巣動静脈を内側上方へ牽引すると，内鼠径輪の外側下方で外精巣動静脈と陰部大腿神経陰部枝を直視下に同定することができる（図Ⅲ-172）。この外精巣動静脈は下腹壁動静脈の第1枝であり，鼠径管内で陰部大腿神経陰部枝と伴走している。まずは，外精巣動静脈と陰部大腿神経陰部枝を温存して，内精筋膜に包まれたヘルニア嚢と精管，精巣動静脈をテーピングし，その次に，外精巣動静脈と陰部大腿神経陰部枝を精巣挙筋と腸骨鼠径神経とともにテーピングする（図Ⅲ-173）。2本のテーピングを牽引し，鼠径管後壁の横筋筋膜を恥骨結節まで十分に露出する。内精筋膜を切開して精管・精巣動静脈を外側に牽引し（図Ⅲ-174），ヘルニア嚢を内鼠径輪まで全周性に高位剝離する（図Ⅲ-175）。

（1％Eキシロカイン®）20 ml と塩酸ブピバカイン（0.25％マーカイン®）20 ml を混合し，さらに生理食塩液 60〜100 ml で希釈し局所に注入する。

　以上の麻酔方法は，術中に確実な鎮静と鎮痛が得られ，かつ術後の覚醒が早いため，鼠径部ヘルニアの日帰り手術に適している。

Ⅳ　手術手技

　男性の間接および直接鼠径ヘルニアに対するダイレクト・クーゲルパッチ®を用いた TIPP 法について，詳しく解説する。

Ⅲ章　手術手技

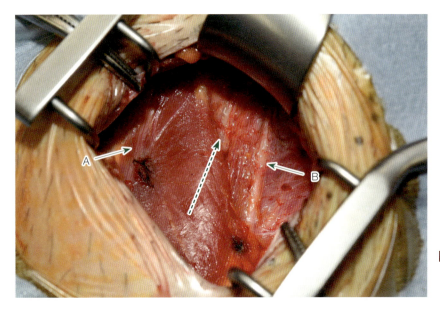

図Ⅲ-170　内腹斜筋下縁の切離（点線矢印）
A：腸骨下腹神経，B：腸骨鼠径神経

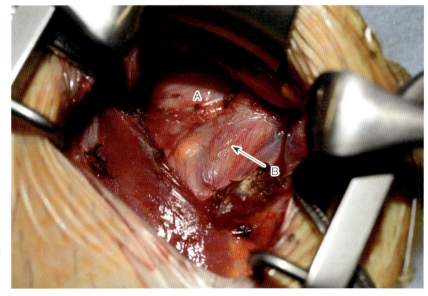

図Ⅲ-171　内鼠径輪の直上に到達
A：横筋筋膜，B：内鼠径輪直上でのヘルニア嚢

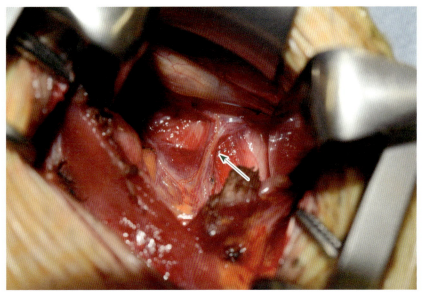

図Ⅲ-172　外精巣動静脈と陰部大腿神経陰部枝（→）

2. 鼠径部切開法 ― メッシュ法 ― TIPP 法

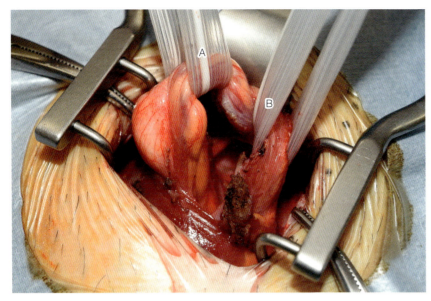

図Ⅲ-173　2 段階のテーピング
A：ヘルニア嚢と精管，精巣動静脈のテーピング
B：精巣挙筋，腸骨鼠径神経，外精巣動静脈，陰部大腿神経陰部枝のテーピング

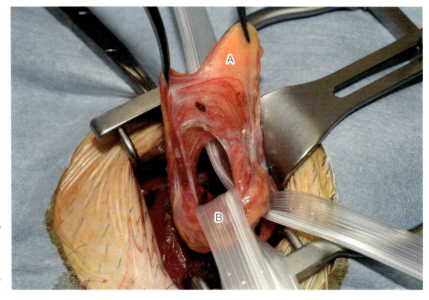

図Ⅲ-174　精管・精巣動静脈のテーピング
A：ヘルニア嚢
B：精管・精巣動静脈のテーピング

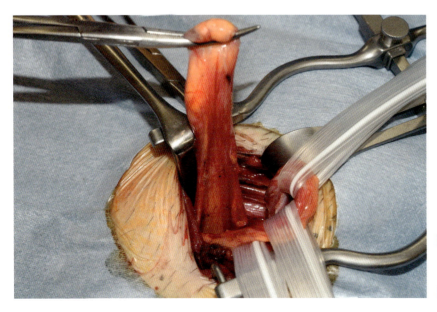

図Ⅲ-175　高位剝離が完了したヘルニア嚢
ヘルニア門の径は 2 cm で，Ⅰ-2 型と診断

Ⅲ章　手術手技

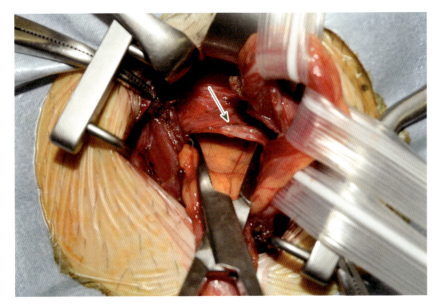

図Ⅲ-176　内鼠径輪の内側で下腹壁動静脈（→）を同定

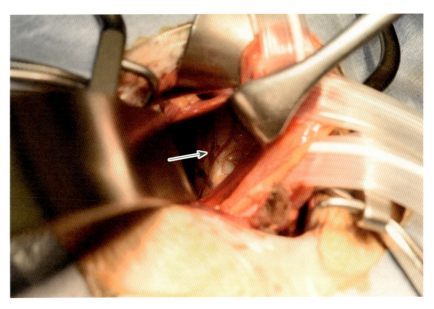

図Ⅲ-177　Cooper靱帯から恥骨結合後面（→）を剝離

3）腹膜前腔の操作

内鼠径輪の内側で横筋筋膜から内精筋膜への移行部を切開し，さらに腹膜前筋膜浅葉を切開して腹膜前脂肪織を露出し，内鼠径輪の内側を走行する下腹壁動静脈を同定する（図Ⅲ-176）。この下腹壁動静脈の下に位置する腹膜前腔に1枚目のガーゼを挿入し，そのガーゼを自在鉤で圧排しCooper靱帯から恥骨結合後面にかけて腹膜前腔を剝離する（図Ⅲ-177）。まずは，内鼠径輪の内側下方で腹膜前腔を確保し，横筋筋膜と腹膜前筋膜浅葉の全周切開を頭側，尾側，外側へと進めていく。ヘルニア囊は開放せずに腹腔側に反転し，内鼠径輪から外側上方に2枚目のガーゼを挿入する。このガーゼを自在鉤で圧排し，外側上方の腹膜前腔を剝離する。また，内鼠径輪の外側では，ヘルニア囊とそれに続く腹膜が精管，精巣動静脈と十分に分離されるように，内鼠径輪から3～4cm背側まで十分に剝離し精管と精巣動静脈の腹壁化を行う（parietalization）。腹膜前腔の最終的な剝離範囲は，内側は腹直筋の外側縁まで，頭側は上前腸骨棘のレベルまで，外側は外腸骨静脈の内側縁まで，尾側はCooper靱帯から恥骨結合後面までである。これらの操作により，筋恥骨孔から起こり得る間接および直接鼠径ヘルニア，大腿ヘルニアの有無をすべて直視下に確認することができる。

2. 鼠径部切開法 ― メッシュ法 ― TIPP法

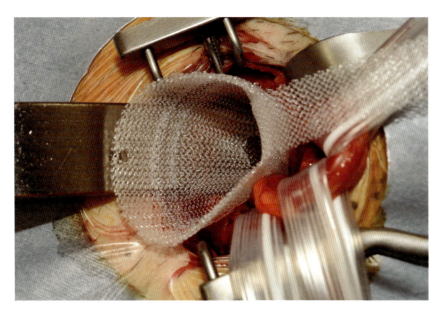

図Ⅲ-178 内鼠径輪へのダイレクト・クーゲルパッチ®の挿入

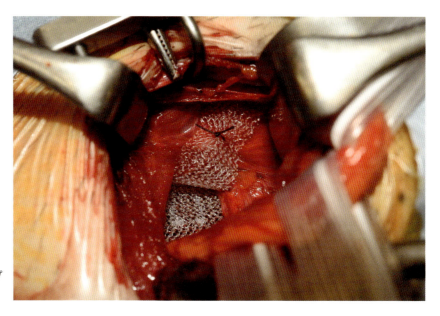

図Ⅲ-179 ポジショニングストラップの縫合固定

4）ダイレクト・クーゲルパッチ®の選択と挿入・展開

ヘルニア嚢を腹腔側に反転し，腹膜前腔にガーゼを挿入，さらに自在鉤でガーゼを圧排する。ダイレクト・クーゲルパッチ®を円錐形に折りたたんで鉗子で把持し，内鼠径輪から恥骨結合の方向に挿入する（**図Ⅲ-178**）。ガーゼ，自在鉤を順に抜き，ダイレクト・クーゲルパッチ®上方の外縁を上前腸骨棘の方向へ展開する。メッシュの中心であるポジショニングストラップを内鼠径輪に固定して，ダイレクト・クーゲルパッチ®内側の外縁を腹直筋の方向へ，最後にダイレクト・クーゲルパッチ®外側の外縁をCooper靱帯の方向へと順番に展開する。ダイレクト・クーゲルパッチ®が腹膜前腔にきれいに展開されると，筋恥骨孔全体がダイレクト・クーゲルパッチ®で閉鎖されることになる。ポジショニングストラップは2本とも，内鼠径輪の内側で下腹壁動静脈を避けた横筋筋膜に3-0バイクリルプラス®（ジョンソン・エンド・ジョンソン）で1針縫合固定する（**図Ⅲ-179**）。ダイレクト・クーゲルパッチ®の展開が終了したら，患者に強い咳で腹圧をかけてもらい，鼠径部ヘルニア再突出の有無を確認する。

5）オンレイパッチの展開

筆者は，間接鼠径ヘルニアではオンレイパッチを

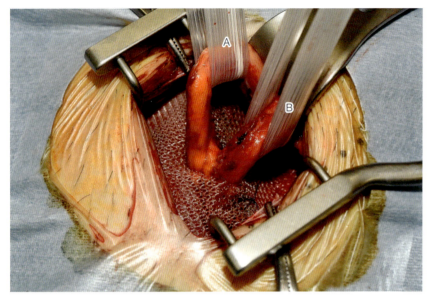

図Ⅲ-180 オンレイパッチによる鼠径管後壁の補強
A：精管，精巣動静脈のテーピング
B：精巣挙筋，腸骨鼠径神経，外精巣動静脈，陰部大腿神経陰部枝のテーピング
A，B 2本のテーピングを牽引し，鼠径管後壁の横筋筋膜から内腹斜筋前面にオンレイパッチを展開

使用しないが，ダイレクト・クーゲルパッチ®のみではヘルニア修復が不十分であると術者が判断した場合は，オンレイパッチによる鼠径管後壁の補強を追加すべきである。オンレイパッチは5.9 cm×13.7 cmと大きいため，鼠径管後壁の広さに応じてトリミングし，オンレイパッチの外側にスリットを作成する。精管，精巣動静脈のテーピングと，外精巣動静脈，陰部大腿神経陰部枝，精巣挙筋，腸骨鼠径神経のテーピングを2本とも牽引し，鼠径管後壁の横筋筋膜から内腹斜筋前面にかけてオンレイパッチを展開，スリット部のみを3-0バイクリル®プラスで1針縫合固定する（図Ⅲ-180）。これにより，陰部大腿神経陰部枝はオンレイパッチの上を走行することになり，もしもオンレイパッチを鼠径管後壁の横筋筋膜や鼠径靱帯に縫合固定する場合でも，陰部大腿神経陰部枝を巻き込むことはない。

6）閉 創

外腹斜筋腱膜は3-0バイクリル®プラスで連続縫合閉鎖し，皮膚は4-0バイクリル®プラスで真皮水平マットレス連続縫合を行い，皮膚表面接着剤（ダーマボンド®：ジョンソン・エンド・ジョンソン）を塗布する[5]。

2．直接鼠径ヘルニア（右側，Ⅱ-1型）

1）皮膚から外腹斜筋腱膜までの操作

間接鼠径ヘルニアと同様である。

2）鼠径管内の操作

精管と精巣動静脈のテーピング，外精巣動静脈，陰部大腿神経陰部枝，精巣挙筋，腸骨鼠径神経のテーピングまでは，間接鼠径ヘルニアと同様である。次に，脆弱化した横筋筋膜を被覆したヘルニア囊を全周性に高位剝離する。術中診断はⅡ-1型である（図Ⅲ-181）。

3）腹膜前腔の操作

鼠径管後壁の底面よりやや上で，横筋筋膜と腹膜前筋膜浅葉を全周切開して腹膜前脂肪織を露出し（図Ⅲ-182），ヘルニア囊を腹腔側に反転する。また，内鼠径輪でも横筋筋膜と腹膜前筋膜浅葉を切開し，腹膜鞘状突起を離断して腹腔側に落とす。内鼠径輪の内側から鼠径管後壁の横筋筋膜切開孔にテープを通して下腹壁動静脈をテーピングする。横筋筋膜切開孔と内鼠径輪から，それぞれガーゼを1枚ずつ挿入して，腹膜前腔を十分に剝離する（図Ⅲ-183）。腹膜前腔の剝離範囲は間接鼠径ヘルニアと同様である。

4）ダイレクト・クーゲルパッチ®の選択と挿入・展開

直接鼠径ヘルニアでは，鼠径管後壁の横筋筋膜切開孔からダイレクト・クーゲルパッチ®を挿入し，腹膜前腔に展開する。重要なことは，下腹壁動静脈外側の内鼠径輪でも腹膜鞘状突起が十分に剝離され，ダイレクト・クーゲルパッチ®で被覆されるこ

2. 鼠径部切開法 ― メッシュ法 ― TIPP法

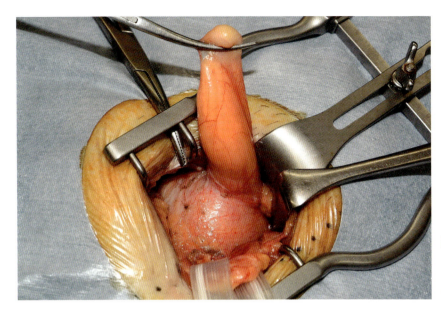

図Ⅲ-181　右直接鼠径ヘルニア
　ヘルニア嚢の全周性高位剝離，ヘルニア門の径は2.5 cmで鼠径管後壁内側にありⅡ-1型と診断

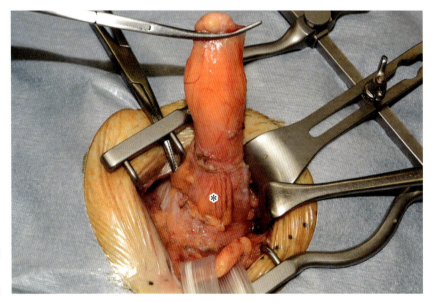

図Ⅲ-182　横筋筋膜と腹膜前筋膜浅葉の全周切開
　腹膜前脂肪織（＊）を露出

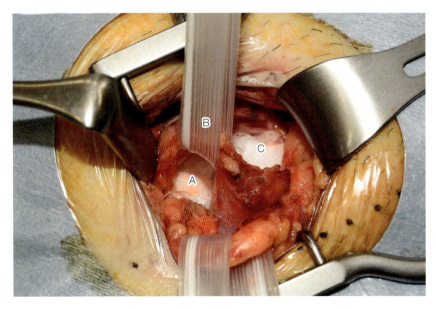

図Ⅲ-183　ガーゼによる腹膜前腔の剝離
　A：内鼠径輪，B：下腹壁動静脈，C：横筋筋膜の切開孔

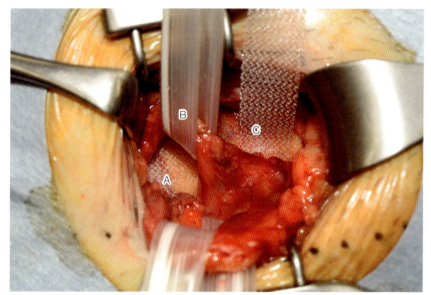

図Ⅲ-184　腹膜前腔に展開されたダイレクト・クーゲルパッチ®
A：内鼠径輪，B：下腹壁動静脈，C：横筋筋膜の切開孔

とである。これができていれば，内鼠径輪でもダイレクト・クーゲルパッチ®を直視下に確認することができる（図Ⅲ-184）。ポジショニングストラップを鼠径管後壁の中央に置き，切開した横筋筋膜を3-0バイクリル®プラスで結節縫合閉鎖し，さらにポジショニングストラップを上下の横筋筋膜に3-0バイクリル®プラスで縫合固定する。

5）オンレイパッチの展開

直接鼠径ヘルニアでは，ダイレクト・クーゲルパッチ®の中心が鼠径管後壁になるため，メッシュが間接鼠径ヘルニアよりも内側に置かれることになる。そのため，体格のよい男性では，内鼠径輪から外側上方でのダイレクト・クーゲルパッチ®による被覆が不十分となることがある。このようなときには，オンレイパッチによる内腹斜筋前面から鼠径管後壁の補強を追加すべきである。展開方法は間接鼠径ヘルニアと同様である。

6）閉　創

間接鼠径ヘルニアと同様である。

V　考　察

TIPP法は鼠径部切開法ではあるが，メッシュの留置部位が腹膜前腔であるため，Lichtenstein法に比べて術後神経痛が少ないとされている手術である[6]。しかし，2018年にHerniaSurge Groupから公表された最新の鼠径部ヘルニアガイドラインでは，TIPP法がLichtenstein法に比較して術後神経痛が少ないとする十分なエビデンスがなく，TIPP法を推奨するためには，今後のさらなる調査が必要であるとされている[7]。

実際のTIPP法では，鼠径管を開放してヘルニア嚢の処理を行い，内鼠径輪や鼠径管後壁から腹膜前腔の剥離をするため，鼠径管内にある3本の神経に対して，われわれ外科医は細心の注意を払う必要がある。個人差はあるが鼠径管を開放すると，腸骨下腹神経は内腹斜筋前面を，腸骨鼠径神経は精巣挙筋前面を走行するため，この2本の神経は比較的容易に同定可能である。一方，陰部大腿神経陰部枝は細く，内鼠径輪外側から鼠径管底面を走行するため，一般的に同定することが難しいとされている[8]。そこでAmidは，陰部大腿神経陰部枝とそれに伴走する外精巣静脈が鼠径靱帯に沿って青くみえることに着目し，この外精巣静脈を温存するように精索構造物のテーピングを行うと，自ずと陰部大腿神経陰部枝が温存されると報告した[9]。この外精巣静脈は"blue line"と呼ばれており，現在では精索構造物のテーピングの際に，陰部大腿神経陰部枝を温存する手技として一般化している。しかし，この手技でも陰部大腿神経陰部枝を直視することは，やはり難しいのである。

2. 鼠径部切開法 — メッシュ法 — TIPP法

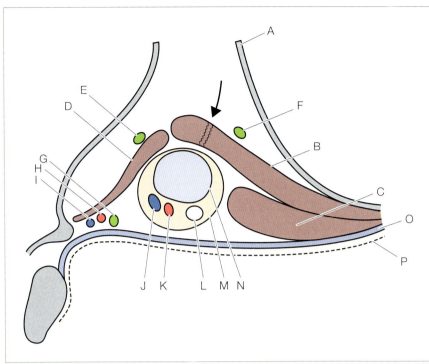

a：テーピング前
　内腹斜筋の下縁を切離しヘルニア嚢へ到達（→）
　A：外腹斜筋腱膜, B：内腹斜筋, C：腹横筋, D：精巣挙筋, E：腸骨鼠径神経, F：腸骨下腹神経, G：陰部大腿神経陰部枝, H：外精巣動脈, I：外精巣静脈, J：精巣静脈, K：精巣動脈, L：精管, M：内精筋膜, N：ヘルニア嚢, O：横筋筋膜, P：腹膜前筋膜浅葉

b：テーピング後
①第1段階のテーピング：内精筋膜に包まれたヘルニア嚢および精管・精巣動静脈
②第2段階のテーピング：精巣挙筋, 腸骨鼠径神経, 外精巣動静脈, 陰部大腿神経陰部枝

図Ⅲ-185　精索構造物の2段階テーピング法（右鼠径管の矢状断面図）

　今回筆者は，精索構造物を2段階でテーピングすることで，陰部大腿神経陰部枝を直視下に同定し，確実に温存する方法を示した（図Ⅲ-185a, b）。まず第1段階は，腸骨下腹神経と腸骨鼠径神経の間で内腹斜筋の下縁を切離すると，内鼠径輪の直上でヘルニア嚢に到達することに着目し，内精筋膜に包まれたヘルニア嚢と精管・精巣動静脈をテーピングする。これを内側上方に避けると，内鼠径輪の外側で外精巣動静脈と陰部大腿神経陰部枝を容易に直視できる。この外精巣動静脈と陰部大腿神経陰部枝を，

259

精巣挙筋と腸骨鼠径神経とともにすくい，第2段階のテーピングとする．この方法の利点は，第1段階で内精筋膜に包まれたヘルニア嚢と精管・精巣動静脈のみをテーピングするため，テーピングした構造物に筋線維がまったく含まれておらず，その後に行うヘルニア嚢の高位剝離が容易となることである．さらに，第2段階のテーピングを外側に牽引しておくことで，内鼠径輪や鼠径管後壁から腹膜前腔にアプローチするときにも，外精巣動静脈と陰部大腿神経陰部枝の損傷を避けることができる．また，ダイレクト・クーゲルパッチ法はTIPP法に分類される手術ではあるが，オプションとしてオンレイパッチを付属している．オンレイパッチは外精巣動静脈と陰部大腿神経陰部枝の下で，かつ，横筋筋膜の上に確実に展開することが術後神経痛の予防に重要である[9]．

この精索構造物の2段階テーピング法は，TIPP法を含め鼠径部切開法を行うときに，鼠径部の3本の神経，とくに，陰部大腿神経陰部枝を愛護的に扱う方法として，ぜひとも試してほしい手技であると考えている．

文 献

1) Suwa, K., Nakajima, S., Hanyu, K., et al.: Modified Kugel herniorrhaphy using standardized dissection technique of the preperitoneal space: Long-term operative outcome in consecutive 340 patients with inguinal hernia. Hernia, 17:699〜707, 2013.
2) 宮崎恭介：鼠径部ヘルニア（鼠径部切開法）に用いる形状付加型メッシュの種類と使用法．外科，79:1266〜1270, 2017.
3) 宮崎恭介：前方到達法による成人鼠径部ヘルニア日帰り手術；ヘルニアクリニック12年間の治療成績．北海道外科誌，60:29〜34, 2015.
4) 宮崎恭介，天神和美，京井玲奈，他：Direct Kugel Patch法．消化器外科，36:931〜940, 2013.
5) 宮崎恭介：結び目の目立たない真皮水平マットレス連続縫合．臨床外科，64:670〜671, 2009.
6) Koning, G. G., Keus, F., Koeslag, L., et al.: Randomized clinical trial of chronic pain after the transinguinal preperitoneal technique compared with Lichitenstein's method for inguinal hernia repair. Br. J. Surg., 99:1365〜1373, 2012.
7) HerniaSurge Group: International guidelines for groin hernia management. Hernia, 22:1〜165, 2018.
8) Alfieri, S., Amid, P. K., Campanelli, G., et al.: International guidelines for prevention and management of post-operative chronic pain following inguinal hernia surgery. Hernia, 15:239〜249, 2011.
9) Amid, P. K.: Lichtenstein tension-free hernioplasty: Its inception, evolution, and principles. Hernia, 8:1〜7, 2004.

〔宮崎恭介〕

2 鼠径部切開法

メッシュ法—Kugel法

> **POINT**
> ◆Kugel法は鼠径部切開法の腹膜前到達法による修復法で，利点は鼠径管内の神経系に手術操作が及ばないため，神経因性疼痛の頻度が低いことや，内鼠径輪，Hesselbach三角，大腿輪が同時に覆えるため，内・外鼠径ヘルニア，大腿ヘルニアの治療が同じ手技で行える，などがあげられる。
> ◆一方欠点は，手術手技の習得が比較的難しいことである。鼠径ヘルニアに対する鏡視下手術が脚光をあびているが，Kugel法は経験を積んでいけば，視野も悪くなく，手術時間が短く，低コストであり患者のみならず医師にも非常に満足度の高い手術法である。

はじめに

Kugel法は鼠径部切開法の腹膜前到達法による鼠径ヘルニア修復法で，Robert D. Kugelによって考案された術式[1]である。

Kugel法の利点は，

（1）使用するメッシュが扁平メッシュであり，体表より深部の腹膜前腔に留置されるため術後の違和感が少ないこと

（2）鼠径管の頭側よりアプローチするため術後疼痛の原因となる鼠径管内の神経系（腸骨下腹神経，腸骨鼠径神経，陰部大腿神経）に手術操作が及ばないため，神経因性疼痛の頻度が低いこと[2][3]

（3）煩雑な腹腔鏡下手術に比べ手術時間が短くコストも低いこと[4]

（4）内鼠径輪，Hesselbach三角，大腿輪が同時に覆われるため，内・外鼠径ヘルニア，大腿ヘルニアの治療が同じ手術法で行えること[5]。また，剥離範囲を拡張することで，閉鎖孔ヘルニア治療にも応用が可能であること

などがあげられる。一方欠点は，

（1）手術手技の習得が比較的難しいこと

（2）前立腺癌の術後など腹膜前腔広範に手技が及んでいる症例や，大きな非還納性ヘルニア・嵌頓症例には単独での適応は困難であること

などである。

I Kugel法の概念

Kugel法は直視下，鼠径部切開法にて鼠径管頭側の腹壁筋群を分け腹膜前腔に到達し（**図Ⅲ-186**），腹膜前腔を剥離してヘルニア嚢を処理した後，クーゲルパッチ（特殊な扁平メッシュ）を腹膜前腔に展開し，ヘルニア門を背側から覆う（**図Ⅲ-187**）手術方法である。

図Ⅲ-188にKugel法における右側鼠径管頭側より腹膜前腔をみた（腹膜を除いた）図を示す。**図Ⅲ-189**はクーゲルパッチが展開し，underlay meshとしてヘルニア門（内鼠径輪，Hesselbach三角，大腿輪）を背側から覆う図である。この展開により外鼠径ヘルニア，内鼠径輪ヘルニア，大腿ヘルニアが同一手技で治療できることになる。

Ⅱ 手術適応

腹膜前腔広範に手術既往のない成人鼠径ヘルニアに適応がある。なかでも比較的大きなヘルニア門をもつ内鼠径ヘルニアに対して，ヘルニア門のカバーが十分行える利点がある。一方，前立腺癌の術後など腹膜前腔広範に手技が及んでいる症例や，大きな非還納症例・嵌頓症例には単独での適応は困難である。

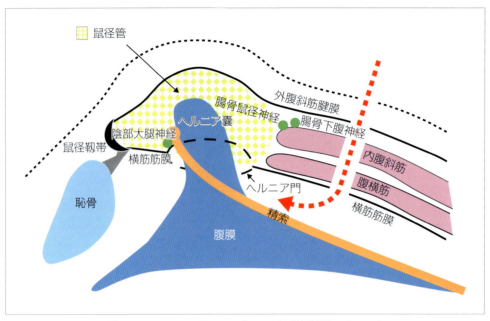

図Ⅲ-186　Kugel法のアプローチ（外鼠径ヘルニア）
〔上村佳央：成人鼠径ヘルニア手術；クーゲル法の手術と成績．外科治療，100：645〜652，2009．より引用・改変〕

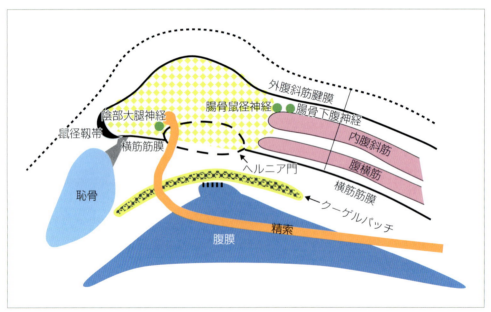

図Ⅲ-187　Kugel法のメッシュ留置
〔上村佳央：成人鼠径ヘルニア手術；クーゲル法の手術と成績．外科治療，100：645〜652，2009．より引用・改変〕

Ⅲ　クーゲルパッチの構造

　クーゲルパッチ（**図Ⅲ-190**）は楕円形の扁平メッシュで，2枚のモノフィラメント・ポリプロピレンメッシュの間にPET polymerの形状記憶リング（① recoil ring）が固定されており，挿入されたメッシュが腹膜前腔で自然に広がる形態となっている．前面のメッシュには中央部に横のスリット（② transverse slit）がありポケット状になっているため，示指や扁平鉤を入れクーゲルパッチの挿入が可能である．また周囲組織への固着性を向上させるため複数の穴（③ tissue apposition hole）と外縁にスリット（④ slit of outer apron）がある．

2. 鼠径部切開法—メッシュ法—Kugel法

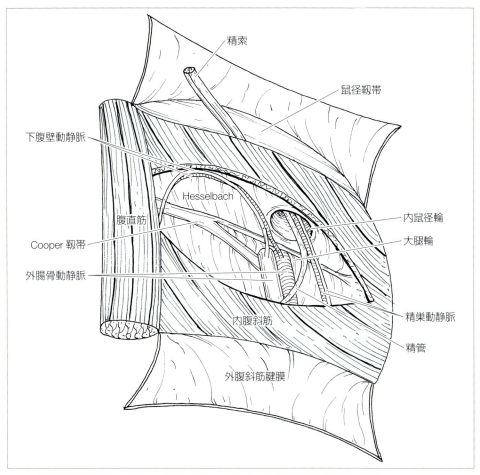

図Ⅲ-188 頭側からみた右側鼠径部腹膜前腔（腹膜を除いた状態での解剖図）

〔上村佳央：Kugel法．ヘルニアの外科（柵瀬信太郎監修，諏訪勝仁責任編集，早川哲史，嶋田元，松原猛人編集），p.98, 2017, 南江堂．より許諾を得て転載・改変〕

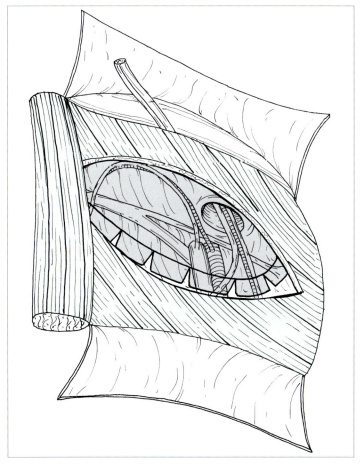

図Ⅲ-189 挿入したクーゲルパッチの位置

〔上村佳央：Kugel法．ヘルニアの外科（柵瀬信太郎監修，諏訪勝仁責任編集，早川哲史，嶋田元，松原猛人編集），p.98, 2017, 南江堂．より許諾を得て転載・改変〕

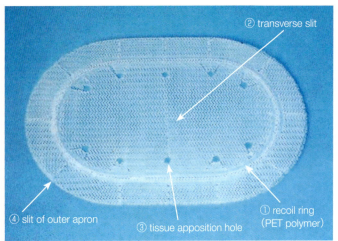

図Ⅲ-190　クーゲルパッチとその構造

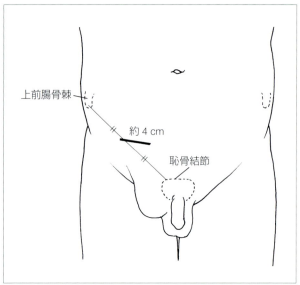

図Ⅲ-191　皮膚切開位置（男性，右側鼠径ヘルニア）

Ⅳ 術前処置，麻酔

手術室にて麻酔導入後，サージカルクリッパーで術野の除毛を行い，術野の消毒をする。手術開始前に第1世代セフェム系抗菌薬を投与する。麻酔はラリンゲアルマスクによる全身麻酔を第一選択としている。

Ⅴ 手術手技の実際

男性の右側外鼠径ヘルニアを例に，図を用いて解説する。

1. 皮膚切開および皮下剝離

上前腸骨棘と恥骨結節を結ぶ線の中点から内側に皮膚割線に沿う約4cmの皮膚切開を置く（図Ⅲ-191）。筆者は以前，皮膚切開をもう少し頭側に置いていたが，当院の手術方法（外側アプローチ）[8]を採用し，現在はKugel原法[1]に近い位置に変更している。その理由は，より内鼠径輪近くの腹膜前腔でヘルニア囊処理をするほうが手術指導を行いやすいためである。皮膚切開の後，皮下脂肪組織の剝離，浅筋膜を切開して外腹斜筋腱膜を露出する。この際，術後の皮下血腫の原因となる浅腹壁動静脈を認めた場合は確実に結紮処理する。

2. 腹膜前腔への到達

外腹斜筋腱膜を切開後，内腹斜筋・腹横筋をペアン鉗子で線維と平行に分離し（図Ⅲ-192a），横筋筋膜および腹膜前筋膜を切開して腹膜前腔に達する（図Ⅲ-192b）。腹膜前腔を筋鉤で開大する際には筋束内の血管からの出血に注意が重要である。Kugel原法[1]では次に内側にて腹膜前腔の剝離に進むが，当施設では丹羽ら[8]の外側アプローチに従い，まず精索のテーピングを行い，続いて壁在化を行う。

3. ヘルニア囊の確認，精索の剝離と壁在化

指診にてヘルニア門を確認し，ヘルニア囊を鉗子にて把持する。クーゲルパッチは腹膜に沿って留置されるため，精索と腹膜の間を剝離する（壁在化）必要がある。精索は腹膜前腔外側にて腹膜前筋膜に包まれ腹膜に密着している。まず，腹膜前筋膜を切開して精巣動静脈を腹膜から剝離し，さらに剝離を足側に進めると精管が確認されるので，精巣動静脈と精管を一緒にテーピングを行う（図Ⅲ-193a）。ただし，肥満患者においては腹膜前脂肪が多量で精索の同定が困難な症例がある。その場合はヘルニア囊を小切開して，腹腔内からの補助で精索を同定する。後腹膜の精管と腹膜の間をできるだけ背側まで用指的に十分剝離しておくことが重要で（図Ⅲ-193b），

2. 鼠径部切開法 — メッシュ法 — Kugel法

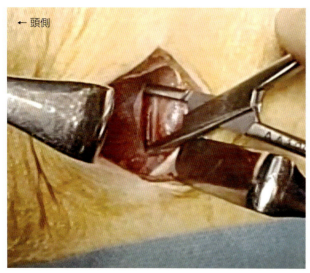
a：鼠径管頭側で腹壁筋群の分離

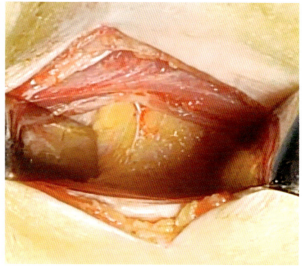
b：腹膜前腔への到達

図Ⅲ-192 腹膜前腔への到達方法（右側鼠径部：左が頭側）

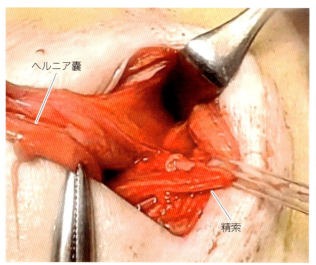
a：精索のテーピング

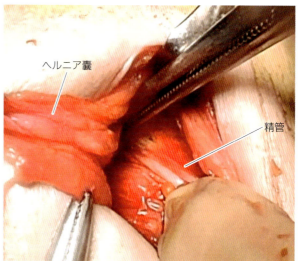
b：腹膜（ヘルニア嚢）と精管の剝離

図Ⅲ-193 腹膜（ヘルニア嚢）から精索の剝離と壁在化

これによって後のパッチ展開時の変形が防止され留置が容易となる。

4. 内側腹膜前腔剝離

内鼠径輪近傍で内側腹膜前腔の剝離を腹膜に沿って進めると（図Ⅲ-194a），下腹壁動静脈の背側に自然に入ることができる（図Ⅲ-194b）。ガーゼおよび用指的に内側および頭側の腹膜前腔を創縁より約5cmの範囲で剝離する。

5. ヘルニア嚢の処理

ヘルニア嚢周囲の剝離を進めると，外鼠径ヘルニアの場合は，ヘルニア嚢が精索とともに内鼠径輪に入っているのが確認される（図Ⅲ-195a）。一方，内鼠径ヘルニアの場合は，ヘルニア嚢は精索とは離れて内鼠径輪の内側（下腹壁動静脈の内側）にあるHesselbach三角部から脱出しているのが確認できる（図Ⅲ-195b）。ヘルニア嚢の処理は，外鼠径ヘルニアでヘルニア嚢が小さい場合は，全体を内鼠径輪より引き出し，根部にて結紮・切離する。提示症例のように，ヘルニア嚢が陰嚢内に深く伸びているよう

III章 手術手技

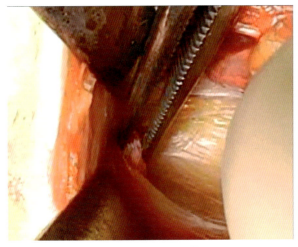

a：内側腹膜前腔剝離 b：内側腹膜前腔と下腹壁動静脈

図III-194 内側腹膜前腔剝離

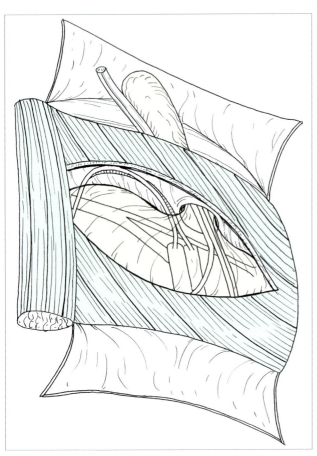 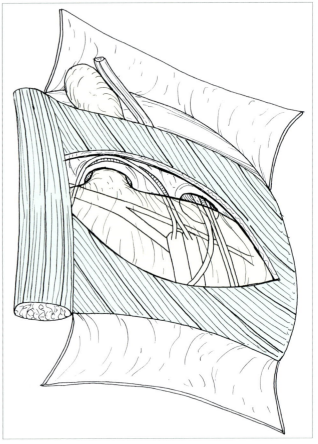

a：外鼠径ヘルニア b：内鼠径ヘルニア

図III-195 ヘルニア嚢の脱出位置（頭側からみた右側鼠径部腹膜前腔）
〔上村佳央：Kugel法．ヘルニアの外科（柵瀬信太郎監修，諏訪勝仁責任編集，早川哲史，嶋田元，松原猛人編集），p.98，2017，南江堂．より許諾を得て転載・改変〕

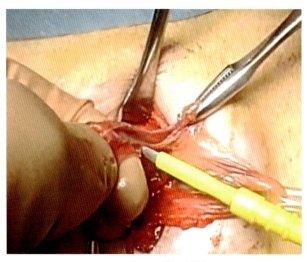
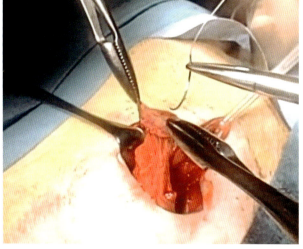

a：ヘルニア嚢の離断　　　　　　　　　　　　　b：中枢側腹膜縫合閉鎖

図Ⅲ-196　外鼠径ヘルニア嚢の処理

な状態では，ヘルニア嚢全体を内鼠径輪から引き出すのは困難なため，内鼠径輪のレベルで離断し（図Ⅲ-196a），中枢側のヘルニア嚢を縫合閉鎖する（図Ⅲ-196b）。一方，内鼠径ヘルニアの場合は，ほとんどの症例で偽嚢から鈍的剝離することによってヘルニア嚢全体をヘルニア門から引き出すことができ，切除を要しない。ヘルニア嚢の処理がすむと，腹膜前腔足側の剝離が可能となり，恥骨後面からCooper靱帯の背側までガーゼおよび用指的に剝離する。続いて，内側，外側の剝離腔を隔てる腹膜前筋膜を切離し，共通の腔を作成する。

6. クーゲルパッチの挿入

剝離した腹膜前腔に，恥骨に向かって扁平鉤を挿入し，腹膜を頭側に圧排して腹膜前腔を展開する。クーゲルパッチのポケットに扁平鉤を挿入し，先に挿入した扁平鉤の上を滑らすように，先端を恥骨結節接合部に向けてパッチを挿入する。扁平鉤を抜いてクーゲルパッチが腹膜を包み込むように十分に展開する。足側はパッチの recoil ring が恥骨結節後面から Cooper 靱帯の背側（図Ⅲ-197a），外側は外縁のエプロン部分が外腸骨動静脈の内側にかかるように挿入されていることを確認する。内鼠径輪（右）とメッシュの位置関係を図Ⅲ-197bに示す。パッチの固定は行わず，ヘルニア門の大きな鼠径ヘルニアの場合はクーゲルパッチのMサイズを採用している。

7. 閉　創

線維と平行に分離した内腹斜筋，腹横筋が大きく開大している場合は吸収糸で筋腹を軽く寄せ，次に外腹斜筋腱膜を連続縫合閉鎖後，皮膚を埋没縫合し閉創する。

Ⅵ　術後管理

全身状態，創部の観察を適宜行い，術後約3時間より経口摂取，3～4時間後より歩行を許可している。問題がなければ，術後当日あるいは1日目に退院とし，術後短期間鎮痛薬と抗菌薬の処方を行っている。約1週間は運動制限を指示し，退院後約1週間後と1カ月後に外来診察を行っている。

Ⅶ　合併症とその予防

Kugel法の注意すべき合併症には，いずれも頻度は高くないが，腹膜前腔の血腫形成，膀胱損傷などが報告されている[9)10)]。

腹膜前腔の血腫形成に対する予防法として，下腹壁動静脈を愛護的に扱うこと，また足側腹膜前腔の剝離時にCooper靱帯を横断するように外腸骨動静脈より閉鎖孔につながる動静脈の交通枝（死冠）が存在する場合があるので，これを損傷しないように

Ⅲ章 手術手技

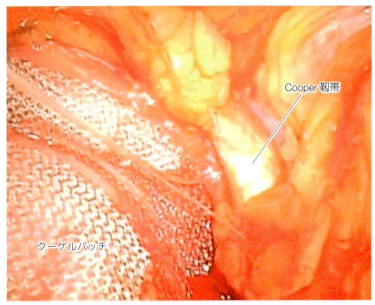

a：クーゲルパッチとCooper靱帯

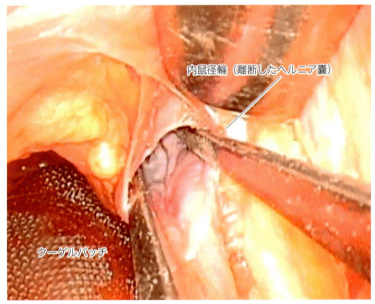

b：クーゲルパッチとヘルニア門（右内鼠径輪）

図Ⅲ-197 クーゲルパッチの展開

注意する[11]。近年は抗血栓療法（ワルファリン，抗血小板薬の内服）を受けている患者が増加しており，抗血栓薬継続下での手術ではとくに注意を要する。膀胱損傷の予防法としては内側腹膜前腔の慎重な手術操作が求められる。とくにメッシュ手術再発症例や前立腺癌術後などでは注意を要し，適応を含め慎重に考慮する必要がある。

Ⅷ 再発とその予防

再発率は自身の成績では1,905病変で4病変（両側の2症例）の再発があり0.21％であった。本邦でもっとも多くKugel法を施行している丹羽らも0.2％と報告している[8]。

再発の原因として，

（1）外鼠径ヘルニアの場合，パッチを深く挿入しすぎると内鼠径輪のカバーが不十分となること

（2）内ヘルニアの場合，足側腹膜前腔の剝離が不十分でヘルニア門にヘルニア囊が残ったままでもヘルニア囊は伸びるため腹膜前腔が十分剝離できたと誤解すること

（3）ヘルニア門が鼠径管後壁全体に及ぶような大きなヘルニア門を有する場合，Sサイズの

パッチを挿入した場合，パッチがずれてヘルニア門を十分に覆えなくなること

などがあげられる。(1)の予防法として必要かつ十分な腹膜前腔剥離に努めること，(2)の予防法としては足側腹膜前腔の剥離範囲を恥骨裏面からCooper靱帯背側まで確実に行い，内鼠径輪はもちろんHesselbach三角，大腿輪にヘルニア囊が残存していないかを確認すること，(3)の予防法として，大きなヘルニア門を有する内鼠径ヘルニアに対してはMサイズを使用すること，などが重要である[11]。

おわりに

鼠径ヘルニアに対する鏡視下手術が脚光をあびているが，鼠径部切開法のKugel法は経験を積んでいけば，視野も悪くなく，手術時間が短く，低コストであり，患者のみならず医師にも非常に満足度の高い手術法である。

文　献

1) Kugel, R. D.：Minimally invasive, nonlaparoscopic, preperitoneal, and sutureless, inguinal herniorrhaphy. Am. J. Surg., 178：298〜302，1999.

2) Hompes, R., Vansteenkiste, F., Pottel, H., et al.：Chronic pain after Kugel inguinal hernia repair. Hernia, 12：127〜132, 2008.

3) Nienhuijs, S., Staal, E., Keemers-Gels, M., et al.：Pain after open preperitoneal repair versus Lichtenstein repair：A randomized trial. World J. Surg., 31：1751〜1759，2007.

4) Bender, O., Balci, F. L., Yuney, E., et al.：Systemic inflammatory response after Kugel versus laparoscopic groin hernia repair：A prospective randomized trial. Surg. Endosc., 23：2657〜2661, 2009.

5) 小山勇：Kugelパッチによるヘルニア修復術．臨床外科，63：1665〜1671，2008.

6) 上村佳央：成人鼠径ヘルニア手術；クーゲル法の手術と成績．外科治療，100：645〜652，2009.

7) 上村佳央：Kugel法．柵瀬信太郎監修，諏訪勝仁，早川哲史，嶋田元，松原猛典編著，ヘルニアの外科，南江堂，東京，2017，p.97〜103.

8) 丹羽英記，小川稔，山口拓也，他：外側アプローチによる鼠径ヘルニアに対するKugel法．日臨外会誌，75：18〜23，2014.

9) 宮崎恭介：成人鼠径ヘルニアに対するKugel法の治療成績．臨床外科，65：1565〜1570，2010.

10) 小田斉：Kugel法手術を行った鼠径部ヘルニア2,363例の経験．日臨外会誌，76：1277〜1282，2015.

11) 上村佳央：Kugel法．消化器外科，32：321〜330，2009.

〔上村佳央〕

2　鼠径部切開法

メッシュ法―ONSTEP法

≫POINT

- ◆ONSTEP法はメッシュの内側を腹膜前腔に（underlay），外側を横筋筋膜～内腹斜筋の腹側に（onlay）に配置する方法である。
- ◆直接鼠径ヘルニア，間接鼠径ヘルニア，大腿ヘルニアのすべてに対応可能な術式である。
- ◆メッシュの組織への縫合固定が不要なため，手術時間の短縮，術後疼痛の軽減に有用である。
- ◆腹膜前腔の鈍的剝離操作は短期間に習得可能であり，初心者にとっても馴染みやすく，かつ満足のいく効果が期待できる。

はじめに

ONSTEP法はフラットメッシュ（ONFLEX®，Davol社）の内側部分をunderlayとして腹膜前腔に，外側部分をonlayとして配置する，これまでにない新たなコンセプトによる成人鼠径部ヘルニア修復術[1]である。鼠径部切開法（前方アプローチ）であることから習得が容易で，しかも1枚のメッシュで大腿輪を含む鼠径部ヘルニアの好発部位myopectineal orifice（MPO）をカバーできる。縫合固定が不要で術後疼痛が少ないために，近年注目を集めている[2]~[4]。2016年，われわれは考案者であるポルトガル人外科医August Lourenço医師とRui da Costa医師による現地でのハンズオントレーニングを受けて本法を習得し，同年11月より自施設に導入した[5][6]。本項では，ONSTEP法の術式とヘルニア病型ごとのコツを解説する。

I ┃ ONFLEX® メッシュ（Davol社）
（図III-198）

類楕円形，フラット型のパッチで，ライトウェイト，ラージポアサイズのポリプロピレンメッシュによって構成されている。展開を容易にするリコイルリングはポリジオキサノンのモノフィラメントで，加水分解によっておよそ6~8カ月で吸収される。

また，腹膜前腔で外腸骨動静脈を圧迫しないようなノッチがデザインされている。通常使用するMサイズ（8.6 cm×14.2 cm）のほかにLサイズ（10.2 cm×15.7 cm）がある。パッチの内側部には示指や器具を差し込んで挿入できるようポケット構造がある。外側には精索を通すためのスリットを作成できるようリコイルリングが一部分で連続性を欠いている。なお，製品添付文書にはリコイルリングを切断しないよう警告されているので注意されたい。

II ┃ 適　応

すべての成人鼠径部ヘルニアが適応となる。ただし，妊婦や妊娠の可能性のある女性は適応外とし，膀胱，前立腺手術の既往を有する患者や，再発ヘルニアのうち初回手術で腹膜前腔に広くメッシュを留置された症例は癒着による困難が予想されるため，相対的適応としている。

III ┃ 麻酔法

鼠径部切開法による前方アプローチであるため，局所麻酔下手術が可能であるが，そのほか症例に合わせて，硬膜外麻酔，脊椎麻酔，全身麻酔（気管挿管下，ラリンゲアルマスク下）を使い分けている。

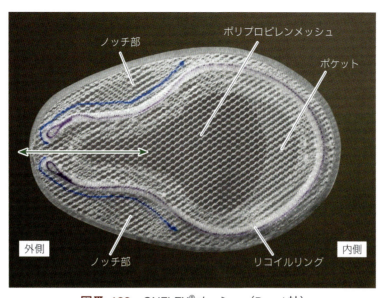

図Ⅲ-198　ONFLEX®メッシュ（Davol社）
メッシュ外側部分に長軸の約1/3の長さのスリット（両矢印）を作成し，精索を通す

Ⅳ 手術手技

1．皮膚，皮下組織，外腹斜筋の切開

原法[1]では恥骨結節の頭側2横指の横線と，正中（恥骨結合）から同様2横指の縦線の交点を内側端として，3〜4cm程度の横切開を置いている（図Ⅲ-199）。また，皮下組織浅層の脂肪層（Camper筋膜）と深層の線維層（Scarpa筋膜），さらに外腹斜筋腱膜も横切開している。ただし，この方法では精索のテーピングを行う際にやや視野が悪くなる。したがって，初心者の場合は鼠径部切開法で広く用いられている，内鼠径輪直上から外鼠径輪直上に至る鼠径靱帯に平行な斜切開を選択したほうが容易である。この場合は外腹斜筋腱膜を線維に沿って斜切開し，鼠径管を開放することによって直視下で精索を遊離できる。もちろん整容性を考慮する場合は，皮膚割線に沿った切開でも問題はない。鼠径部ヘルニア手術の術後出血の原因の多くはCamper筋膜とScarpa筋膜の間を走行する浅腹壁動静脈（大腿動静脈の枝）にあるため，これらは丁寧に結紮して切離する。

2．精索の遊離

外腹斜筋腱膜切開部の足側で外腹斜筋腱膜の背側を鈍的に剝離し，鼠径靱帯から精索を遊離する（図Ⅲ-200）。このとき，精索の前面を走行する腸骨鼠径神経に注意する。また精索の外背側には陰部大腿神経の陰部枝が走行している。通常は視認が困難であるが，併走する下腹壁動静脈の分枝である外精静脈が青く視認（いわゆるblue line）されることから，その局在を知ることができる。したがって，blue lineを含めて愛護的に精索を遊離することが大切である。示指を用いて精索を遊離したら，これをテーピングしておく。

3．ヘルニア嚢の処理

1）間接（外）鼠径ヘルニアの場合

一般的な鼠径部切開法に準じ，内鼠径輪の近くで，挙睾筋，内精筋膜（横筋筋膜から移行して精管，精巣動静脈，ヘルニア嚢を包む筒状の膜）を切開し，ヘルニア嚢を確認する。これを内鼠径輪の背側，すなわち腹膜前腔まで剝離（高位剝離）する。ONSTEP法では基本的に内鼠径輪をカバーするonlay部分を縫合固定しないことから，術後早期の再発を予防するためにヘルニア嚢は結紮・切除すべきであると考えている。また，内鼠径輪が大きい場合〔日本ヘルニア学会鼠径部ヘルニア分類（JHS）分類Ⅰ-3など〕，同様の理由からMarcy法に準じてヘルニア門（横筋筋膜）を数針縫合して縫縮している（図Ⅲ-201）。

III章　手術手技

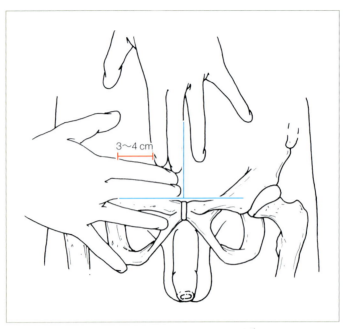

図III-199　皮膚切開位置（原法[1]）

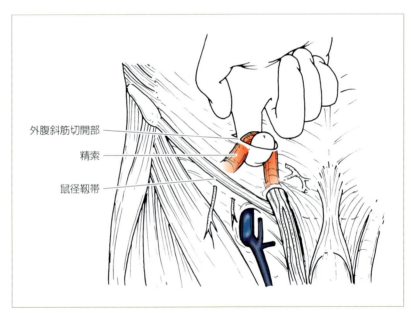

図III-200　精索の確保

2）直接（内）鼠径ヘルニアの場合

ヘルニアの基部で横筋筋膜と直下の腹膜前筋膜浅葉を全周性に切開し，腹膜前脂肪織を直視する。ONSTEP法では腹膜前腔に挿入されたメッシュ内側部分がHesselbach三角部を補強し，かつ，横筋筋膜切開部に密着固定されるため，ヘルニア嚢の処理は不要であると考えている。後述する腹膜前腔の剝離操作に合わせて，無処置のままヘルニア嚢を腹膜前腔に押し込めばよい（**図III-202a, b**）。

3）大腿ヘルニアの場合

後述するように，ONSTEP法における腹膜前腔へのアプローチ部位は大腿輪のほぼ直上になる。このため腹膜前腔を剝離する際にヘルニア門を容易に直視することができる[5]。大腿輪から脱出するヘルニアを慎重に腹膜前腔に引き戻すが，ヘルニア門が小さいため，多くの場合ヘルニア門の腹側（天井）を形成する鼠径靱帯を切離する必要がある。この操作も良好な視野下で行うことができる。ヘルニア門の

272

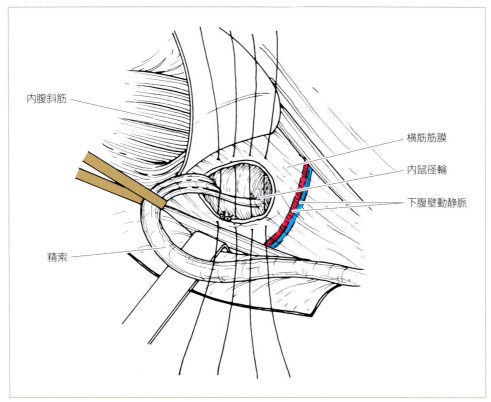

図Ⅲ-201　JHS Ⅰ-3型症例ではMarcy法により内鼠径輪を縫縮する

内側は裂孔靱帯であるが，出血をみることがあるので，ここは切開しないほうがよい（図Ⅲ-203）。

4．後壁（横筋筋膜）の切開

精索を外側に牽引すると，内鼠径輪の内側で，後壁（横筋筋膜）の背側に下腹壁動静脈を透見，あるいはその拍動を視認できる。下腹壁動静脈，腹直筋外縁（Henle靱帯），鼠径靱帯，腹横筋腱膜弓に囲まれた後壁（横筋筋膜）部分をHesselbach三角と呼び，ここから内鼠径ヘルニアが発生する。ONSTEP法においては，このHesselbach三角内で横筋筋膜を切開して腹膜前腔に到達する（図Ⅲ-204a）。具体的にはHesselbach三角内で腹直筋外縁から約1 cmの部位で横筋筋膜をペアン鉗子で鈍的に，または電気メスで鋭的に3 cmほど縦切開する。横筋筋膜直下には薄い腹膜前筋膜浅葉に覆われた腹膜前脂肪織が透見される（図Ⅲ-204b）。この腹膜前筋膜浅葉を切開すると独特の光沢を有する腹膜前脂肪織が直視され，腹膜前腔に到達したことがわかる。ただし，前項で述べたように直接鼠径ヘルニアの場合はヘルニア門自体が腹膜前腔への入口（メッシュの挿入口）となる。

5．腹膜前腔の剝離操作

横筋筋膜切開部から腹膜前腔内に筋鉤を2本挿入し，示指を用いて腹膜前腔を鈍的に剝離する（図Ⅲ-205a）。このときのコツは第2指の腹で腹壁側をなぞるようにし，腹膜前脂肪織を腹膜側に付けて剝離することである。また，ガーゼを3枚ほど連結させて，これを挿入することで鈍的剝離を行うのも効果的である（図Ⅲ-205b）。柔軟ベラを用いて挿入したガーゼごと腹膜を頭側に圧排すると，視野が開けてCooper靱帯，恥骨，膀胱などが直視される。また，腸恥靱帯や外腸骨動脈の拍動，あるいは大腿輪の陥凹は触診によっても確認できる。はじめのうちは，これらのランドマークを各々確認することが上達のコツである。腹膜前腔の剝離操作で注意しなくてはならないのが，外腸骨動静脈の枝である下腹壁動静脈の損傷である。とくに静脈を根部である外腸骨静脈付近で損傷すると止血に難渋する。もう1つの注意点は，恥骨の表面には時に内腸骨動脈の分枝である閉鎖動脈と外腸骨動脈系との細かな交

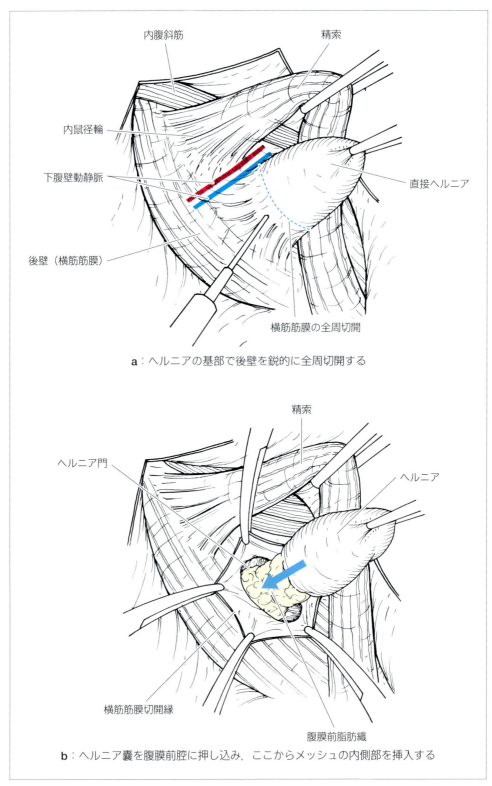

図Ⅲ-202　直接ヘルニアにおけるヘルニア嚢の処理

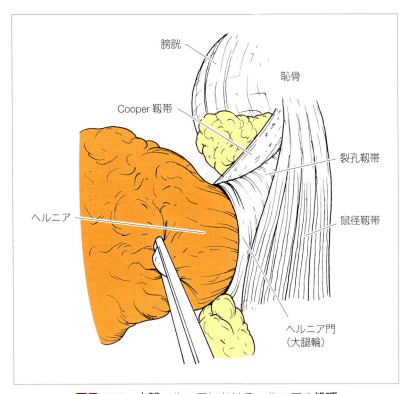

図Ⅲ-203　大腿ヘルニアにおけるヘルニアの処理
後壁（横筋筋膜）切開部直下に大腿輪が直視されるため，ヘルニア嚢の処理が容易である

通枝が存在することである。これは死冠（corona mortis）と呼ばれる異常血管であり，最近では動脈のみならず，静脈（叢）も定義に含まれるようになった。腹膜前腔の剥離の際にこれを損傷すると，思わぬ出血をみることがある[7]。万一，損傷した場合，数分間の圧迫や電気メスによる凝固止血を試みる。それでも効果のない場合はアルゴンビームコアギュレータが有用である。

6. メッシュの準備

腹膜前腔の剥離操作が終了したら，メッシュの準備に取りかかる。感染予防の観点から挿入直前に開封すべきである。ほとんどの場合Mサイズを使用している。面積の広い側（内側部分）を腹膜前腔に，反対側（外側部分）をLichtenstein法に準じて内腹斜筋上に配置する。外側部分でリコイルリングの連続性を欠いた部分から剪刀を入れて，精索を通すためのスリットを作成する。切離長は概ね全長の1/3程度である（図Ⅲ-198）。

7. メッシュの挿入と展開

原法では両手の第2指でメッシュの内側部分を挟みながら挿入している。ONFLEXメッシュには挿入用のポケットがあるので，筆者はKugel法に準じ，片手の第2指（右鼠径部ヘルニアでは左手第2指，左鼠径部ヘルニアでは右手第2指）先端をポケットに差し込み，さらに第1指と第3指でメッシュを丸めるように把持して挿入している（図Ⅲ-206）。この場合，メッシュのポケット側が腹壁側に，反対側が腹膜側になる。挿入に際しては柔軟ベラを用いて先に挿入したガーゼごと腹膜を頭側に圧排することで腹膜前腔を広く展開するのがコツである。第2指先端が恥骨結合を触知する深さまで十分にメッシュを挿入したら，柔軟ベラを引き抜き，ガーゼごと腹膜を包み込むように[8]メッシュを最内側から順に反転させていく。ある程度メッシュが反転したところでガーゼを抜去し，さらにメッシュの内側部分を展開する。メッシュの内側縁は恥骨結合を，背側縁はCooper靱帯の背側を越えて展開する。また，メッシュの腹側縁は腹直筋の背側まで達する。これによ

III章　手術手技

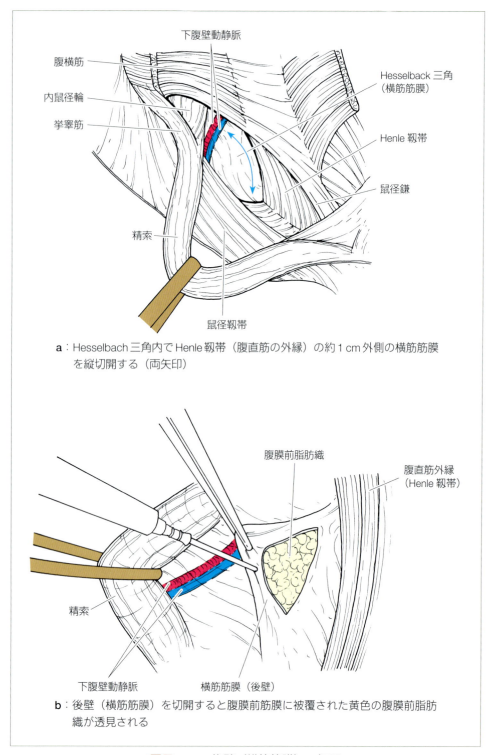

a：Hesselbach三角内でHenle靱帯（腹直筋の外縁）の約1cm外側の横筋筋膜を縦切開する（両矢印）

b：後壁（横筋筋膜）を切開すると腹膜前筋膜に被覆された黄色の腹膜前脂肪織が透見される

図III-204　後壁（横筋筋膜）の切開

りメッシュの内側部分は大腿輪やHesselbach三角を完全にカバーする（図III-207）。メッシュの内側部分は腹膜前腔内で概ね鼠径靱帯に対して平行に配置される。リコイルリングの助けにより，メッシュ内側部分の展開はさほど困難ではないが，捻れや皺が寄らないようにするにはやや慣れが必要である。ただし，横筋筋膜切開部では筋膜切開長（約3cm）よりもメッシュの短径（約8cm）が長いこと，メッシュの内側と外側が異なる層に配置されるという特性から，どうしても横筋筋膜のレベルで皺と捻れが生じる。

次にテール部分に作成したスリットに精索を通

2. 鼠径部切開法 — メッシュ法 — ONSTEP法

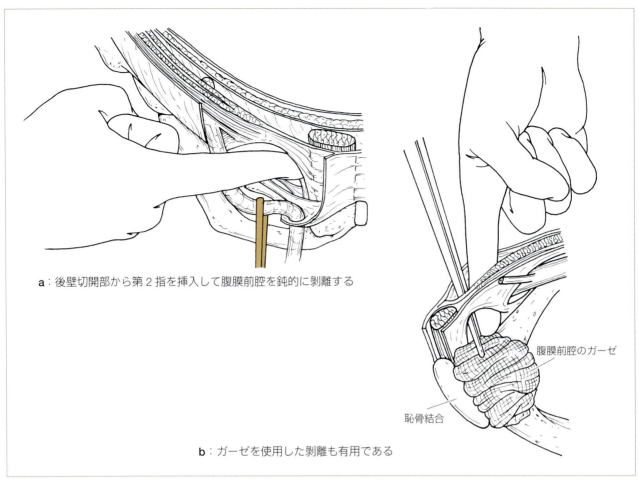

a：後壁切開部から第2指を挿入して腹膜前腔を鈍的に剝離する

b：ガーゼを使用した剝離も有用である

図Ⅲ-205　腹膜前腔の剝離

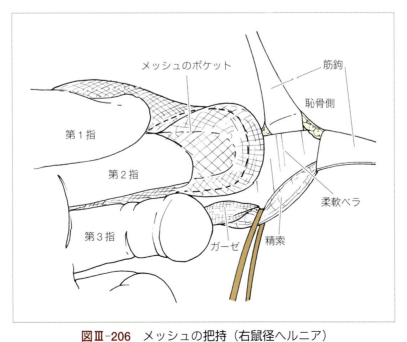

図Ⅲ-206　メッシュの把持（右鼠径ヘルニア）
ポケットに術者の左手第2指を挿入し，第1指と第3指でメッシュを丸めるように把持する

III章　手術手技

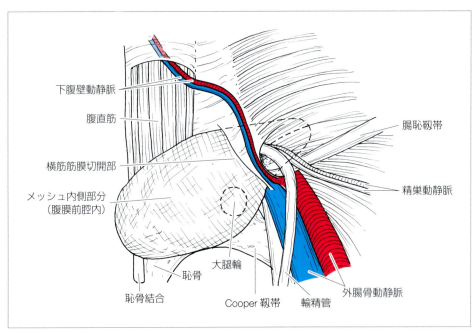

図III-207　腹腔側からみたメッシュ内側部分（underlay）の展開
（右鼠径ヘルニア）

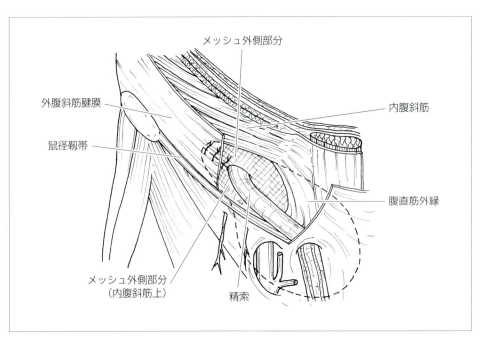

図III-208　前方からみたメッシュ外側部分（onlay）の展開
（右鼠径ヘルニア）

す．スリットはモノフィラメント糸で3カ所縫合閉鎖する．外腹斜筋腱膜切開部の頭側で外腹斜筋腱膜と内腹斜筋との間を鈍的に剝離し，Lichtenstein法やメッシュプラグ法のonlayパッチと同様にメッシュの外側部分をこのスペースに展開する（図III-208）．

腹膜前腔の止血とメッシュの展開を再確認し，最後に，外腹斜筋腱膜，皮下組織，皮膚の順に縫合閉鎖して終了する．

8．女性の鼠径部ヘルニア

内鼠径輪の高さでスリットに精索を通し，さらにスリットを縫合閉鎖する操作は，それ自体がある程度メッシュの固定に役立っている可能性がある．女性の患者で子宮円索を切離した場合はスリットに通

す索状物がなく，スリットを作成する必要はない。このためメッシュが移動しやすくなる可能性がある。実際，Lourençoら[1]の報告でも再発5例中4例が女性であったとしている。筆者は，子宮円索をスリットに通すか，これを温存できない場合には，テール部分を周囲組織に2針程度固定している。また，内鼠径輪よりも頭側の腹膜前腔の剝離操作が容易であれば，Kugel法に準じ，テール部分も含めたメッシュ全体を腹膜前腔に留置するというオプションも覚えておくと便利である。

おわりに

ONSTEP法はいまだその歴史が浅く，再発率を含めた長期成績の報告が少ない。しかしながら，習得が容易であることから，ヘルニア手術の経験が少ない初心者でも一定の治療効果を上げられる術式として，その存在意義は大きいものと考えられる。また上級者にとっても，その簡便性からヘルニアの病型にかかわらず手術時間の短縮が得られる有用な術式と考える。

文　献

1）Lourenço, A., da Costa, R. S.：The ONSTEP inguinal hernia repair technique：Initial clinical experience of 693 patients, in two institutions. Hernia, 17：357～364，2013.
2）Andresen, K., Burcharth, J., Fonnes, S., et al.：Chronic pain after inguinal hernia repair with the ONSTEP versus the Lichtenstein technique, results of a double-blinded multicenter randomized clinical trial. Langenbecks Arch. Surg., 402：213～218，2017.
3）Rosenberg, J., Andresen, K.：The Onstep method for inguinal hernia repair：Operative technique and technical tips. Surg. Res. Pract., 6935167，2016.
4）Andresen, K., Burcharth, J., Rosenberg, J.：Lichtenstein versus Onstep for inguinal hernia repair：Protocol for a double-blinded randomized trial. Dan. Med. J., 60：A4729，2013.
5）三澤健之，長谷川拓男，吉田和彦：ONSTEP法：ONFLEXメッシュを用いた新たな鼠径部ヘルニア治療戦略．手術，71：789～796，2017.
6）三澤健之：前方アプローチONSTEP法．臨床外科，72：296～303，2017.
7）三澤健之：Corona mortis；腹膜前腔（恥骨背側面）剝離を伴う鼠径部ヘルニア手術で注意すべき脈管変異．外科，80：509～516，2018.
8）三澤健之，笹屋一人，石川あい，他：再発・合併症を軽減させるための正しいKugel原法．消化器外科，39：425～434，2016.

〔三澤健之〕

2 鼠径部切開法

再発例に対する手術

≫POINT

◆再発例を身体所見による診断だけで手術するとヘルニアを適当に押し戻すような不十分な治療になりかねないため，超音波検査で前回手術のメッシュ使用の有無，ヘルニア門の位置，脱出程度，脱出内容，周辺組織の位置関係を確認し，術式を決定すべきである。

◆再発症例に対する鼠径部切開法は，前方到達法による鼠径管修復術後再発は腹膜前での修復（基本鼠径床全体の補強修復）を，腹膜前修復法後の再発は前方切開修復を選択する。

◆再発例では，術前に患者に対し術後再発のリスクがあることをしっかり説明するとともに，再々発の場合でも再診していただける負担の少ない無理のない手術が望まれる。

◆再発手術に際しては術前診断をしっかり行い，十分な準備のもとに手術が施行されるならば鼠径部切開法はこの目的にかなうよい方法である。

はじめに

現在，鼠径部ヘルニア術後再発に対して推奨される手術術式として，『鼠径部ヘルニア診療ガイドライン2015』[1]〔日本ヘルニア学会（JHS：Japan Hernia Society）〕では「初回手術術式がさまざまであり，推奨する特定の手術術式を示すレベルの高い報告はない」としている。しかしそのなかで，「既往手術が腹膜前修復後の再発では鼠径部切開法が推奨されるが，腹膜前修復法で治療されていない場合には腹腔鏡下ヘルニア修復術は手技に十分習熟した外科医が実施する場合において再発ヘルニアに適している（推奨グレードB）」としている。The HerniaSurge Groupによる"World Guidelines for Groin Hernia Management"[2]においても鼠径部切開法で腹膜前腔に瘢痕がないLichtenstein法などの術後再発には腹膜前修復法が，腹腔鏡下ヘルニア修復術後再発には前方切開法で行うLichtenstein法などを推奨している。本項では，鼠径部ヘルニア再発例に対する鼠径部切開法について，術前検査，手術術式を紹介する。

I 術前診断

前回手術術式を確認することは手術部位，術式決定に際して重要なことで，術前に前回手術施行施設への問い合わせなどを含めて可能なかぎり調べる必要がある。しかし，現実には再発までに時間が経過していることなどから詳細がわからない場合が少なくない。再発ヘルニアの場合，前回手術で解剖学的位置関係にも変化が生じている可能性もあり，身体所見だけでは結局術中に訳がわからないままヘルニアを適当に押し戻すような不十分な治療になりかねない。このため筆者は全例術前に超音波検査を行い，前回手術時のメッシュ使用の有無，再発しているヘルニア門の位置，脱出程度，脱出ヘルニア内容，周辺組織の位置関係を確認し，再発ヘルニアを可能なかぎり診断し術式を決定している。とくに前回手術がメッシュを使っている場合，手術はすべてをやり直す必要はないことが多く，再発部位に直接アプローチしたほうが侵襲も少なく，創も小さくでき，結局患者負担も少ないと考えている。

II 麻酔方法

術中，腰椎麻酔や全身麻酔の場合，腹圧がかけてもらいにくくヘルニア嚢，ヘルニア門が同定しにくいので局所麻酔がよいとの意見もあるが，筆者は本来，麻酔は手術侵襲に対して患者負担を少なくする目的で行うと考えており，若年層には硬膜外麻酔を

主とし，70歳以上や抗凝固薬内服などの症例には局所麻酔を主とした麻酔を行っている[3]。初発，再発を問わず，鼠径部ヘルニアは従来より術中にJHS分類などの診断，そこから判断された治療が行われる傾向にあるが，他疾患と同様に術前診断としてヘルニア門の位置，脱出程度などがしっかりわかっていることが本来であり，ヘルニアの同定も必ずしも腹圧をかけなくとも比較的容易である。

III 術　式

再発症例に対する鼠径部切開法は，前方到達法による鼠径管修復術後再発は腹膜前での修復（基本的に鼠径床全体の補強修復）を，腹膜前修復法後の再発は前方切開修復を選択する。修復自体はメッシュを使用する。初発症例とは異なり周辺組織の解剖学的位置同定などはかえって二次的な合併症（出血，神経損傷およびこれに伴う疼痛）の原因になるため，癒着が強い場合には術中にすべての解剖学的位置関係を同定しようとせず，あくまでもヘルニア嚢のみを可及的に同定し，同部から可能な範囲での組織剥離，メッシュ挿入を行うことが大切である。

IV 対　象

鼠径部切開法での再発ヘルニア手術に際しては全身麻酔を必ずしも必要とせず，抗凝固薬を服用している患者でも施行することができる。そのため，基本的に高齢者や合併症などを伴っている場合でも局所麻酔下手術が施行し得る症例であればすべてに施行可能である。

V 手術手技

1. 組織縫合法（前方到達鼠径管修復）術後再発症例に対する再手術

症　例：右外鼠径ヘルニア再発。
年　齢：77歳，男性。

既往歴：5歳時，右鼠径ヘルニア手術既往。
現病歴：1カ月前からの右鼠径部膨隆を主訴に受診。鼠径部違和感を伴う。
現　症：初診時立位での下垂度：鼠径管内。
超音波検査所見：ヘルニア門径35.2 mm，ヘルニア内容は腸管で下腹壁動静脈が同定し得，その外側から脱出するヘルニアが認められた（**図III-209a〜c**）。外鼠径ヘルニア再発〔JHS分類[4] I -3（Rec）〕と診断した。

選択術式：経鼠径床腹膜前到達による腹膜前腔メッシュ挿入術。

術前超音波下にヘルニア門直上をマーキングする（**図III-210**）。前回創部に一致していたため同部を皮膚割線に沿って切開した。瘢痕組織を伴う外腹斜筋腱膜を切開し鼠径管を開放する。精索，内精動静脈は癒着なく認められたため，これをテーピングしたのち鈍的に剥離すると，外側でマーキング部分直上にヘルニア嚢を同定した（**図III-211**）。ヘルニア嚢を根部まで剥離した後，根部で刺通結紮し遠位部を切離し，吸収糸はそのままアンカーとして残しておく（**図III-212a**）。ヘルニア門から腹膜前腔に入り腹膜前腔を広範に剥離する（Direct Kugel法における腹膜前腔剥離に準じる）。ヘルニア門からメッシュ（本例ではタイレーン® プレップ）にアンカーとして残した吸収糸を通し（**図III-212b**），メッシュ挿入後確実にヘルニア嚢断端がメッシュの背側に位置するようにした後，ヘルニア門から挿入し腹膜前腔に展開する（**図III-212c, 213**）。アンカーは横筋筋膜に縫着し固定，閉創終了とする。

2. 前方切開腹膜前腔メッシュ修復法術後再発症例に対する再手術

症　例：左内鼠径ヘルニア再発。
年　齢：77歳，男性。
既往歴：3年前左鼠径ヘルニア手術既往（Kugel法）。
現病歴：4カ月前から左鼠径部膨隆を主訴に受診。鼠径部違和感を伴う。
現　症：初診時立位の下垂度：鼠径管内。
超音波検査所見：ヘルニア門径24.4 mm，ヘルニア内容は脂肪織で，メッシュを示す無エコー像の足

Ⅲ章　手術手技

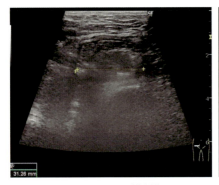 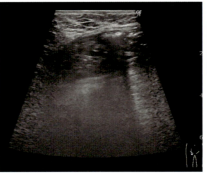 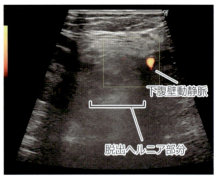

a：ヘルニア門横断像　　　　　　　b：ヘルニア門縦断像　　　　　　　c：ヘルニア門横断像（a）位置でのパワードップラー像で，右側（内側）下腹壁動静脈が描出されている

図Ⅲ-209　術前超音波画像

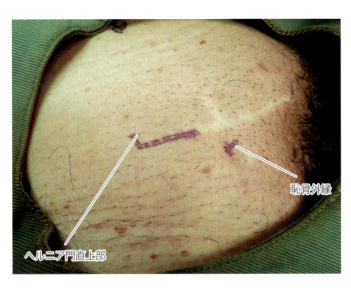

図Ⅲ-210　前回手術創におけるヘルニア門の位置
右側が患者内側で，超音波検査上のヘルニア門から内側に前回手術創に沿って皮膚切開を行う

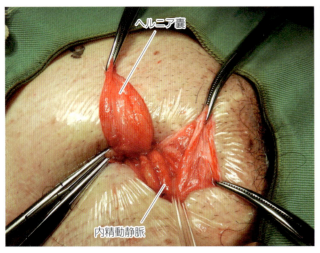 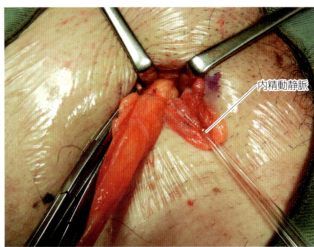

図Ⅲ-211　術中所見
超音波マーキング部分直下にヘルニア囊を認め，この恥骨方向（内側）に位置していた精索動静脈をテーピングした

2. 鼠径部切開法 — 再発例に対する手術

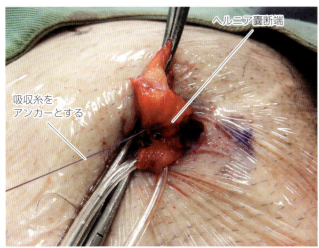

a：ヘルニア根部を結紮し，吸収糸で断端にアンカーをかける

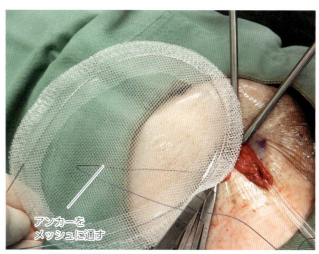

b：アンカーをメッシュに通して，メッシュ挿入後ヘルニア嚢断端がメッシュの背側に確実に位置するようにする

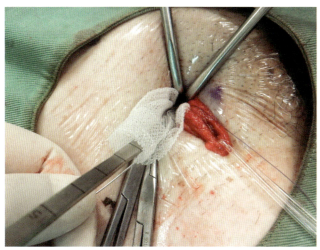

c：腹膜前腔にメッシュを挿入

図Ⅲ-212　術中所見

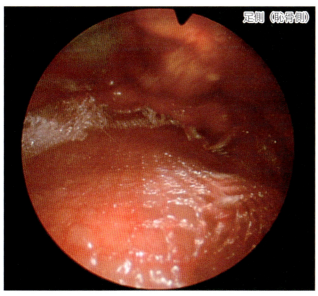

a：内側（恥骨側）

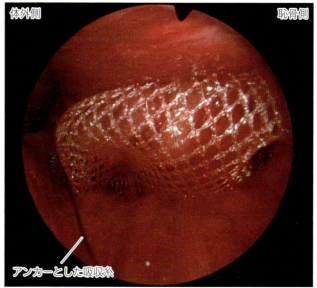

b：外側（腸骨稜側）

図Ⅲ-213　腹膜前メッシュ展開後
腹膜前腔に広くメッシュを展開し，鼠径床を補強修復した

Ⅲ章　手術手技

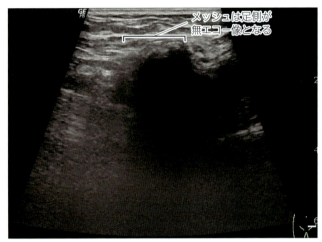

a：ヘルニア門横断像
メッシュ挿入後は超音波検査上無エコー像として描出される

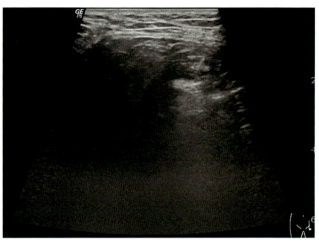

b：ヘルニア門縦断像

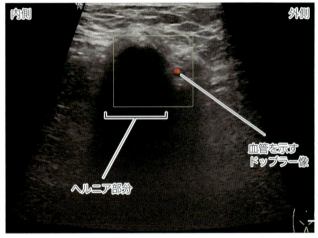

c：ヘルニア門横断像（a）位置でのパワードップラー像で，右側（外側）に血管を示すエコー像を認める

図Ⅲ-214　術前超音波画像

側にヘルニア門を認め，恥骨傍に位置していた．外側に血管を示すパワードップラー陽性像を認めた．血管の連続性と位置関係から，外鼠径輪を出て陰嚢に向かう内精動静脈と恥骨の間に発症した内鼠径ヘルニア再発〔JHS 分類Ⅱ-1（Rec）〕と診断した（図Ⅲ-214）．

選択術式：前方切開法（ヘルニア嚢に直接到達しメッシュ挿入）．

術前超音波下にヘルニア門直上をマーキングする．結果，本症例では前回手術創の足側内側で位置が異なる部分に皮膚切開を行うこととなった（図Ⅲ-215）．皮下を鈍的に剥離し，ヘルニア嚢を同定する．ヘルニア嚢外側に超音波検査で認めた血管像に相当する内精動静脈および精索を認めた〔本症例ではこれをテーピングしているが，周辺組織との癒着がしっかりしている症例などでは前述したように必ずしも必要ない〕（図Ⅲ-216）．

ヘルニア嚢を根部まで剥離後，これを全周性に切開しヘルニア嚢（伸展した横筋筋膜）を切離して内容の腹膜前脂肪織のみとした後，腹膜前腔に反転還納する．次いでメッシュ挿入のために可及的にヘルニア門周囲の腹膜前腔を剥離する（図Ⅲ-217a, b）．

剥離範囲は本症例のようなメッシュ修復術後の場合，補強範囲を確定するために周辺組織の位置関係とヘルニア門周囲の強度を確認しながら行うようにし，メッシュ挿入後脱出が起きない程度には剥離すべきであるが，解剖学的同定を優先せず周辺組織の損傷を起こさないように気をつけることが重要である．このため，可能ならヘルニア嚢は結紮離断せずに反転還納することで腹膜前腔がまったく剥離不可

2. 鼠径部切開法 — 再発例に対する手術

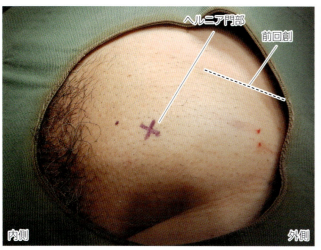
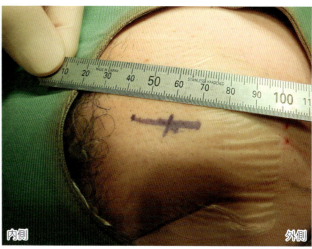

図Ⅲ-215 前回創との位置関係
前回創の足側内側に超音波上ヘルニア門を認め，同部を中心に皮膚切開を予定した

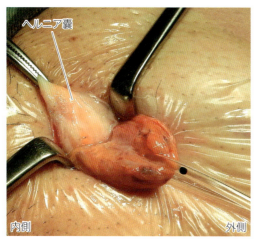
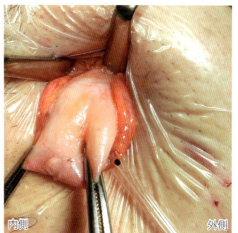

図Ⅲ-216 術中所見①
ヘルニア嚢の外側に精索および精巣動静脈を認め，これをテーピングした

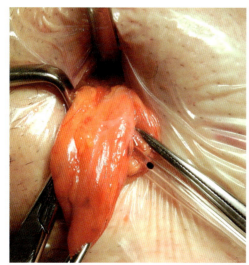
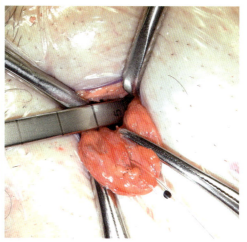

a：ヘルニア嚢を切離し，内容の脂肪織を腹腔内に戻した

b：ヘルニア門からメッシュ挿入のために可及的に腹膜前腔を剥離した

図Ⅲ-217 術中所見②

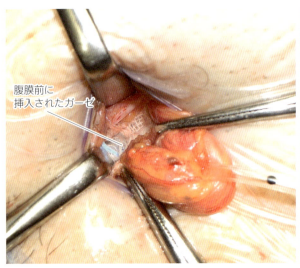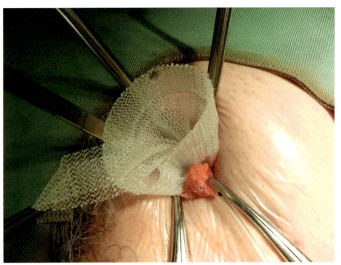

図Ⅲ-218 術中所見③
経ヘルニア門的に腹膜前腔剝離後メッシュを挿入展開した

能でも周辺組織がしっかりしていれば少なくともメッシュを挿入する空間は確保される。本症例ではヘルニア門周囲5 cmの範囲の腹膜前腔は剝離可能であったため，腹膜前留置用のメッシュは比較的大きなもの（本例ではダイレクト・クーゲルパッチ®Mサイズ）を経ヘルニア門的に挿入し，展開後ストラップをヘルニア門縁に固定し閉創終了とした（図Ⅲ-218）。

Ⅵ 術中のメッシュ選択

各症例によって癒着などにより剝離できる範囲，程度は異なるため，現実的には術中その場で選択することとなる。そのため閉鎖するヘルニア門の大きさ，剝離程度に合わせて術前に異なる種類〔ソフトプラグ，プロループ™，ULTRAPRO® PLUG（UPP），ダイレクトクーゲル，VENTRALEX® STなど〕や，同じものでもいくつかのサイズのメッシュ（S, M, Lなど）を用意しておくことが望ましい。

Ⅶ 術後管理

通常の鼠径部ヘルニア手術と変わりはないが，術中麻酔を含めて疼痛がもっとも問題となる。一般に，前述したような侵襲程度で行った場合は通常初回手術よりも痛みの訴えは少ないことが多い。しかし，筆者は鎮痛薬の内服および坐薬使用は必ず行っており，とくに日帰り手術の場合は必須と考えている。

おわりに

不幸にも再発した場合の鼠径部ヘルニア再手術は初回手術に比較して再発率は高いのが通常である。メッシュを使用した再手術であっても絶対再発がないとはいいきれない。そのため再手術に際しては，術前に患者にしっかり説明するとともに，再々発の場合でも再診していただける負担の少ない無理のない手術が望まれる。再発手術に際しては術前診断をしっかり行い，十分な準備のもとに手術が施行されるならば，鼠径部切開法はこの目的にかなうよい方法である。

文献

1) 早川哲史：成人-特定な患者への治療-再発ヘルニア．日本ヘルニア学会ガイドライン委員会編，鼠径部ヘルニア診療ガイドライン2015，金原出版，東京，2015，p. 66〜67.
2) HerniaSurge Group：International guidelines for groin hernia management. Hernia, 22：1〜165, 2018.
3) 今津浩喜，増井利彦：鼠径ヘルニアに対する日帰り手術．臨床外科，63：1385〜1389, 2008.
4) 鼠径部ヘルニアの分類．日本ヘルニア学会平成21年4月改訂版．
http://jhs.mas-sys.com/classification.html

〔今津浩喜〕

2　鼠径部切開法

大腿ヘルニアに対する手術法

❥POINT

◆大腿ヘルニアは出産を多く経験した痩身の高齢女性に多い。

◆嵌頓を起こしやすく，高齢女性のイレウスの原因となる疾患である。

◆大腿ヘルニアの手術は，症例に応じて適切な術式を選択できるように各術式についての理解・習得が必要である。

はじめに

　大腿ヘルニアは鼠径部ヘルニア全体の2～8％の発症率と諸家により報告されており[1][2]，比較的まれな疾患であると認識されている。臨床的には，①出産を多く経験した痩身の高齢女性に多い，②ヘルニア内容が大網や小腸で嵌頓を起こしやすい，③還納性であっても診断後は積極的に手術を行うべき疾患，④高齢女性におけるイレウスの原因となる疾患の1つ，などの特徴がある。実際の臨床においては，緊急手術が必要な症例から待機手術で対応できる症例が幅広く存在し[3]，また原因不明のイレウスで発症して，確定診断までに時間を要し重篤な状態に陥っている症例もしばしば経験する[4]。

　本項では，まず当院で手術を行った大腿ヘルニア症例の内訳を示し，手術に必要な解剖を述べ，大腿ヘルニアの手術手技を中心に解説する。

くなく，診断後は迷わずに手術療法を積極的に意識しなければならない[5]。

　当院総数114例の性別は男性19例，女性95例であり，明らかに女性に多く発症することがわかる（**表Ⅲ-4**）。年齢は男性中央値63.0歳（45～89歳），平均年齢63.7歳，女性中央値61.0歳（23～84歳），平均年齢59.5歳であり，男性は60歳以降の中高年者に多く，女性では20歳代からの発症もあるものの，やはり中高年に多く発症している。この結果からも，男性は高齢化に伴う支持組織の脆弱化が関与し，女性では出産というイベントが大きく関与していることが原因と考えられる。

　当院での術式は，大腿法によるPlug法を第一選択としており，平均手術時間は21.7分（嵌頓を起こし緊急手術を必要とした1例を除く）であり，他の術式と比較して非常に短くなっている。術後合併症の発生はなく，再発は1例（再発率0.88％）に認めた。

Ⅰ｜当院における大腿ヘルニア手術[3]

　2006年4月以降，当院では日本ヘルニア学会分類に従い，鼠径部ヘルニア手術症例について記録を開始した。2006年4月～2017年12月末までの11年8カ月間に7,190例の鼠径部ヘルニアの手術を施行した。そのうち大腿ヘルニアは114例，1.59％であった。当院で診断後，予定手術の待機中に嵌頓をきたし緊急手術を施行した症例は1例のみで，嵌頓率は0.88％であった。大腿ヘルニアは嵌頓を引き起こし，腸管切除を伴う緊急手術に至る症例も少な

Ⅱ｜大腿ヘルニアの画像検査

　大腿ヘルニアの画像診断について簡単に述べる。大腿ヘルニアは，鼠径靱帯の尾側で大腿動脈の内側に位置する腫瘤として触知できる。しかしながら，ヘルニア嚢が大きくなり，鼠径靱帯の頭側に反転している場合には，視触診のみでは鼠径ヘルニアとの鑑別も困難であり，また内・外鼠径ヘルニアの併存の有無を術前に確実に診断するうえで，大腿ヘルニアを疑った場合の画像検査は，日本ヘルニア学会『鼠径部ヘルニア診療ガイドライン』でも推奨され

表Ⅲ-4 当院における大腿ヘルニア手術症例
（2006年4月〜2017年12月末）

鼠径部ヘルニア手術総数	7,190例	
大腿ヘルニア手術総数	114例（頻度：114/7,190　1.59%）	
男女比	男性19例	女性95例
患者年齢	男性45〜89歳	女性23〜84歳
	平均年齢63.7歳	平均年齢59.5歳
	中央値　63.0歳	中央値　61.0歳
平均手術時間	21.7分	
合併症	0例	
再　発	1例（0.88%）	

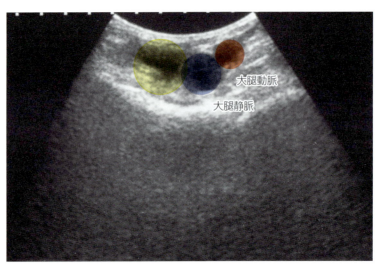

図Ⅲ-219　超音波検査所見
69歳，男性。左大腿ヘルニア（仰臥位）
大腿動静脈の内側にヘルニア嚢（黄色線範囲）が確認できる。立位や腹圧をかけることで明瞭に写ることがある

ている[6]。

1. 超音波検査

ベッドサイドで行えるもっとも簡便で非侵襲的な検査である。大腿動静脈の内側にヘルニア嚢が確認できる。ヘルニア嚢は鼠径靱帯の下を通り腹腔内と交通し，ヘルニア内容によって大腿静脈の圧排を認める。ヘルニア内容が脂肪織の場合は irregular low echo を呈している。小腸が嵌頓している症例では，腸管壁の浮腫状変化などがわかる（図Ⅲ-219）。

2. 腹部CT検査

大腿動静脈の内側，恥骨筋の前面にヘルニア嚢が確認できる。単純CTだけでも診断は十分可能であるが，造影CTを併用することで，腸管が嵌頓している場合には，腸管壁の血流状態も診断でき術式選択に有用と考える。また併存ヘルニアの有無の確認を忘れてはならない（図Ⅲ-220）。

Ⅲ 大腿ヘルニアの手術

大腿ヘルニアの手術には，tension repair（以下，TR）として McVay 法，Moschcowitz 法，tension free repair（以下，TFR）として，鼠径部切開法，後方切開法，大腿法，腹腔鏡下修復術などがあげられる（表Ⅲ-5）[3]。大腿ヘルニアは通常の鼠径ヘルニアと異なり，緊急手術となり腸管切除を伴う汚染手術となる可能性があるため，術式の選択は病態に応じて行う必要がある。腸管切除を要する嵌頓症例には，

2. 鼠径部切開法 — 大腿ヘルニアに対する手術法

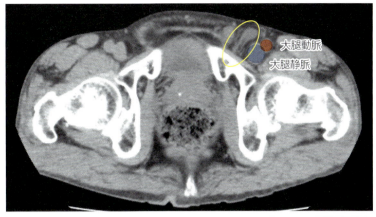

a：水平断

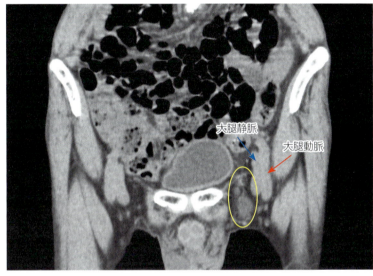

b：前額断

図Ⅲ-220　CT検査所見
69歳，男性。左大腿ヘルニア。
大腿動静脈の内側，恥骨筋前面にヘルニア嚢（黄色線範囲）が確認できる。
本症例では，ヘルニア嚢内は液性のCT値であったが，消化管の脱出は認めなかった

メッシュを使用しないMcVay法やMoschcowitz法を行う必要があるため，十分に習得しておく必要がある[7]。

Ⅳ 手術に必要な解剖の基本

鼠径靭帯と腸骨と恥骨に囲まれた間隙を大腿弓と呼ぶ。大腿弓は恥骨筋膜弓により，外側の筋裂孔と内側の血管裂孔に分けられる。血管裂孔を大腿動静脈が通過する（**図Ⅲ-221**）。Cooper靭帯，iliopubic tractと腸腰筋から，大腿動静脈を包むように伸びる横筋筋膜線維が大腿動静脈の血管外膜と癒合して大腿血管鞘となる。大腿静脈と大腿血管鞘との間には

表Ⅲ-5　大腿ヘルニアの手術

修復方法による分類	到達方法による分類
・tension repair 　McVay法 　Moschcowitz法 ・tension free repair 　Direct Kugel Patch法 　Kugel法 　大腿法によるPlug法 　TAPP法，TEP法	・大腿法 　Plug法 ・鼠径部切開法 　McVay法 　Moschcowitz法 　Direct Kugel Patch法 ・後方切開法 　Kugel法 ・腹腔鏡下修復法 　TAPP法 　TEP法

円錐状のスペースが存在し，これを大腿管と呼ぶ[7]。大腿管の腹膜側の開口部は大腿輪と呼ばれ，Cooper靭帯，iliopubic tract，大腿静脈で構成されて

Ⅲ章　手術手技

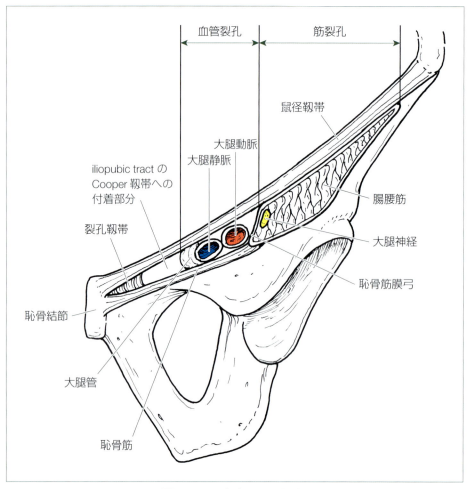

図Ⅲ-221　左大腿弓の解剖
〔柵瀬信太郎, 櫻井健司：大腿ヘルニア手術. 外科診療, 4：413～424, 1995. より引用・改変〕

いる（図Ⅲ-222）[8]。

　大腿ヘルニアは腸管などのヘルニア内容, ヘルニア囊である腹膜および腹膜前脂肪が, 大腿輪から大腿管に脱出し, 大腿血管鞘を貫通し, 大腿の卵円窩に脱出する[9]。前述のように, 大腿ヘルニアは, Cooper靱帯, iliopubic tract, 大腿静脈, そして内側の裂孔靱帯に挟まれるため, いったん脱出すると非還納性になりやすく嵌頓しやすい。

V　手術手技

1. McVay法[10)11)]

　鼠径部を皮膚切開し, 外腹斜筋腱膜を切開し鼠径管を開放する。男性の場合, 精管および精巣動静脈を剝離・確保した後, 鼠径管後壁である横筋筋膜を内鼠径輪側から恥骨方向に向かって開放し腹膜前腔に到達する。ヘルニア囊を還納して修復するための手術視野を確保するために, 腹膜前腔を愛護的に剝離していく。大腿ヘルニアの内側の腹膜前脂肪, 腹膜を上内側に圧排しながらヘルニア頸部を十分に露出する。

　この際, ヘルニア囊前面には死冠と呼ばれる下腹壁動静脈と閉鎖動脈の交通枝が存在し, 損傷すると止血が困難であるため注意する。

　大腿ヘルニアはCooper靱帯, iliopubic tractと大腿静脈に挟まれるように大腿輪から大腿管の方向に脱出し, 鼠径靱帯の背側をくぐって大腿動静脈の内側を通り卵円窩から大腿に突出する。ヘルニア囊およびヘルニア内容を牽引し腹膜前腔に反転させる。戻りにくい場合は, 大腿輪内側の裂孔靱帯を切開して反転させる。

　ヘルニア囊の一部を切開して, ヘルニア内容が絞扼を起こしているか否かを確認する。臓器の血流障

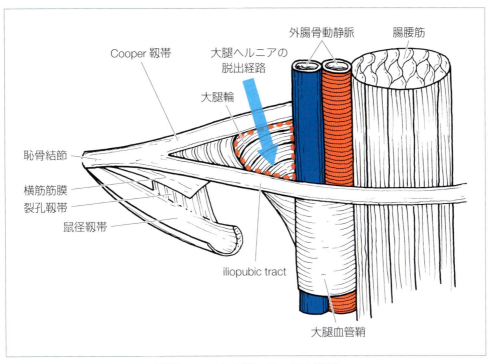

図Ⅲ-222　左大腿ヘルニアの解剖
大腿輪（赤点線）は Cooper 靱帯，iliopubic tract，大腿静脈で構成されている
〔柵瀬信太郎，櫻井健司：大腿ヘルニア手術．外科診療，4：413～424，1995．より引用・改変〕

害がなければ，ヘルニア内容を腹腔内に戻し，ヘルニア嚢を頸部で切離し，巾着縫合による高位結紮を行う。遠位側は切除する。

McVay 法は，以下の2つの手順により大腿輪の縫縮と鼠径管後壁の補強を行う。

内腹斜筋の背側にある腹横筋腱膜と横筋筋膜に第1糸をかけた後，これを恥骨結節膜にかける。第2糸以降は，約5mmの間隔で腹横筋腱膜と Cooper 靱帯を縫着するように大腿輪内側縁まで針糸をかける（鼠径管後壁の補強）。次いで，腹横筋腱膜-Cooper 靱帯-iliopubic tract に針糸をかける（大腿輪縫縮＋鼠径管後壁の補強）。すべての運針が終了したら，恥骨側から結紮していく。この際，張力が強くかかるようであれば，腹直筋前鞘に減張切開を加える。大腿輪外側は，内鼠径輪の縫縮目的で腹横筋腱膜-iliopubic tract の縫着を行う（**図Ⅲ-223**）。

Moschcowitz 法は McVay 法の変法で，大腿輪縫縮と鼠径管後壁の補強を分離独立して行う術式である。まず Cooper 靱帯-iliopubic tract の縫着（大腿輪縫縮）を行った後，腹横筋腱膜-iliopubic tract の縫着（鼠径管後壁の補強＋内鼠径輪縫縮）を行う（**図Ⅲ-224**）。

2．大腿法[3]

鼠径管を開放せず，大腿部において大腿管開口部からプラグを腹膜前腔に挿入して，ヘルニア門を閉鎖する術式である。大腿ヘルニアの術前診断で，腸管切除などを必要としない待機手術の症例では第一選択となる術式の1つである[12)13)]。術前診断で嵌頓が確認あるいは予想される場合には大腿法は勧めない。あくまで大腿法は嵌頓・組織壊死のない場合のみ適応とすべきである。

鼠径靱帯直下を靱帯と平行に2～3cm皮膚切開する。皮膚切開の前に大腿動脈の拍動とヘルニア嚢を触診し，最短距離でヘルニア門に到達するように心がける。皮下および皮下脂肪，大腿筋膜を鋭的・鈍的に切開剥離を進める。ヘルニア嚢は腹膜前脂肪に覆われているので，周囲の皮下組織との境界を正確に剥離し，ヘルニア嚢を損傷しないように心がける。

ヘルニア門およびヘルニア嚢を露出するメルクマールは，頭側は鼠径靱帯下縁，内側は恥骨結節および裂孔靱帯，尾側は恥骨筋筋膜，外側は大腿血管

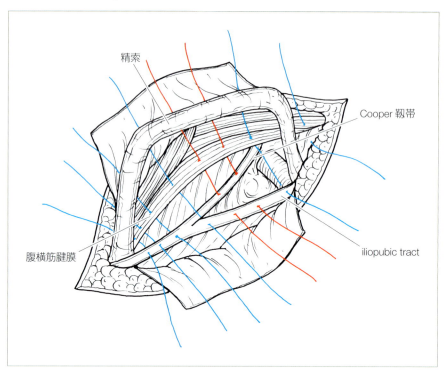

図Ⅲ-223　McVay法（左側）

鼠径管後壁の補強（青線）：恥骨側から腹横筋腱膜とCooper靱帯を縫着するように大腿輪内縁まで糸をかける

大腿輪の縫縮（赤線）：腹横筋腱膜とCooper靱帯とiliopubic tractに針糸をかける。その外側で，腹横筋腱膜とiliopubic tractを縫着し，さらに鼠径管後壁（内鼠径輪）を補強する

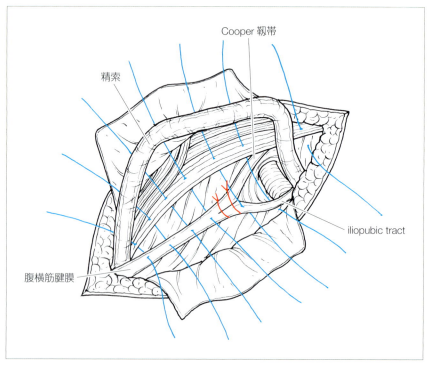

図Ⅲ-224　Moschcowitz法（左側）

大腿輪を直視下に確認し，Cooper靱帯とiliopubic tractに針糸をかけ縫縮する（赤線）。次いで，恥骨側より腹横筋腱膜とiliopubic tractを縫着し鼠径管後壁の補強を行う（青線）

2．鼠径部切開法 — 大腿ヘルニアに対する手術法

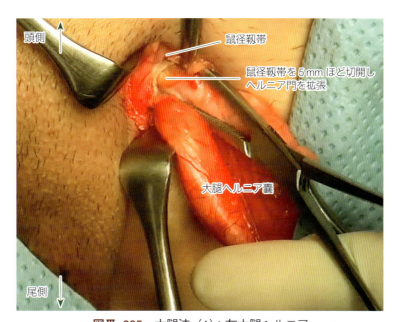

図Ⅲ-225　大腿法（1）：左大腿ヘルニア
ヘルニア門頭側の鼠径靱帯下縁を5mm程度電気メスで切開し，ヘルニア嚢を腹腔側に還納する

鞘とする．これらの操作により，大腿ヘルニア嚢およびヘルニア門を全周性に確認したことになる．

　ヘルニア嚢頸部で横筋筋膜を切開すると腹膜前脂肪織が露出され，大腿管内に到達したことが確認できる．用手的にヘルニア嚢を腹腔側に還納する．ヘルニア門が狭く還納が困難な場合は，ヘルニア門頭側の鼠径靱帯下縁を5mm程度電気メスで切開し，示指頭大に拡張すると，ヘルニア嚢を無理なく腹腔側に還納できる．

　ヘルニア門を拡張しヘルニア嚢を還納した後，プラグによりヘルニア門を修復する．プラグをヘルニア門の3カ所に固定，すなわち，ヘルニア門内側は恥骨結節，尾側は恥骨筋筋膜，頭側は鼠径靱帯に結紮・固定する．プラグの安定性に不安がある場合は，ヘルニア門外側に固定を追加する場合があるが，ヘルニア門外側は大腿動静脈があるので注意が必要である．最後にヘルニア嚢を還納する際に切開した鼠径靱帯下縁は必ず縫合する（**図Ⅲ-225，226**）．

3．腹腔鏡下大腿ヘルニア修復術

　腹腔鏡下大腿ヘルニア修復術の詳細については，他項に譲り，ここでは簡潔に解説する．

　腹腔内，腹膜前腔にて myopectineal orifice（MPO）を人工筋膜で覆うことにより，ヘルニア門閉鎖，鼠

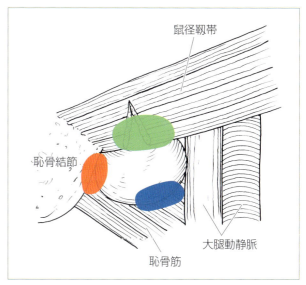

図Ⅲ-226　大腿法（2）：左大腿ヘルニア
鼠径靱帯下縁を切開し，ヘルニア嚢を腹腔側に還納したところ
　プラグをヘルニア門から腹膜前腔に挿入し，3カ所以上固定する．ヘルニア門内側は恥骨結節（赤範囲），尾側は恥骨筋筋膜（青範囲），頭側は鼠径靱帯（緑範囲）に結紮・固定する．頭側を固定した後，切開した鼠径靱帯下縁を縫合する

径床の補強を行う術式である．

　TAPP法は腹腔内より腹膜を切開して腹膜前腔に到達する．大腿輪に嵌入したヘルニア嚢を引き抜き，MPOをフラットシートで覆い，周囲をtuckingしシートを固定する．その後腹膜を閉鎖する．

Ⅲ章　手術手技

TEP法は腹直筋後鞘から弓状線を尾側へ越え，腹膜前腔に達する。TAPP法と同様にヘルニア囊を引き抜き，フラットシートでMPOを覆う。最近のlightweight meshではtuckingを必要としない素材もあり，とくにチタニウムの蒸着されたTiLENE® meshはTEP法に適している[14]。

腹腔鏡下修復術の欠点は，全身麻酔の必要性や手術時間の延長による侵襲性であり，緊急手術を必要とする大腿ヘルニア症例，とくにイレウスを発症している症例や，心肺機能に問題がある症例では腹腔鏡下修復術の適応を十分に検討する必要がある。

おわりに

common diseaseである鼠径部ヘルニアのなかでは，比較的頻度の低い大腿ヘルニアの手術について述べた。前述したように，大腿ヘルニアは緊急手術が必要な症例から待機手術で対応できる症例が幅広く存在する。そのため，緊急手術が必要な症例に備えて普段から，手術に必要な解剖学および各術式について十分理解することが重要である。また，待機手術で対応できる症例については，低侵襲性，医療経済なども念頭に置き，術式選択を行うべきである[15]。

文　献

1) 小泉大，佐田尚弘，田口正延，他：大腿ヘルニア手術症例の臨床的検討．自治医科大学紀要，35：87〜91，2012.
2) 秋山敏一：鼠径ヘルニアと大腿ヘルニアを鑑別するポイントは何か．Medical Technology，41：1410〜1411，2013.
3) 執行友成，川崎篤史，松田年：大腿ヘルニア修復法．臨床外科，72：212〜216，2016.
4) 柵瀬信太郎，櫻井健司：大腿ヘルニア手術．外科診療，4：413〜424，1995.
5) 渡邊めぐみ，林同輔：大腿ヘルニア嵌頓にて緊急手術を行った47例の検討．日腹部救急医会誌，34：607〜612，2014.
6) 日本ヘルニア学会ガイドライン委員会編：鼠径部ヘルニア診療ガイドライン2015，金原出版，東京，2015.
7) 尾山勝信，伏田幸夫，太田哲生：大腿ヘルニア．手術，69：603〜608，2015.
8) 柵瀬信太郎，牧野永城：鼠径ヘルニアと大腿ヘルニア．新外科学大系25B：腹壁・腹膜・イレウスの外科Ⅱ，中山書店，東京，1990，p. 24〜126.
9) 三好篤，明石道昭，能城浩和：McVay法．外科，71：1292〜1298，2009.
10) 疋田茂樹，溝手博義：大腿ヘルニアの手術．冲永功太編，鼠径部ヘルニアの手術；解剖と手術手技，へるす出版，東京，2003，p. 105〜111.
11) 柵瀬信太郎：組織縫合法．柵瀬信太郎監修，諏訪勝仁，早川哲史，嶋田元，松原猛人編著，ヘルニアの外科，南江堂，東京，2017，p. 64〜86.
12) 蜂須賀丈博，中山裕史，柴田有宏：Mesh plugを用いた大腿ヘルニア修復術：大腿法を中心に．手術，50：1457〜1459，1996.
13) 宮崎恭介：大腿ヘルニア手術．臨床外科，61：355〜359，2006.
14) Kocherlin, F., Schug-Paaa, C.: What do we know about tetanized polypropylene meshes? An evidence-based review of the literature. Hernia, 18：445〜457，2014.
15) 執行友成：ヘルニア日帰り手術の現況と展望．日臨外会誌，78：1〜12，2017.

〔川崎篤史〕

3 女性のヘルニア手術の留意点

女性のヘルニア手術の留意点

❯❯POINT

◆成人鼠径部ヘルニア手術症例の約2割が女性であった。
◆女性は男性に比べ単独の大腿ヘルニアが多く（約10倍），併存型鼠径部ヘルニアの約8割が大腿ヘルニアを合併していた。
◆女性の鼠径部ヘルニア手術に際しては大腿輪の確認が必須で，若年者を除き大腿輪を含む鼠径管後壁の補強を行う術式が望ましい。
◆女性の鼠径部ヘルニアは嵌頓しやすいため，診断がつきしだい手術を行ったほうがよい。

はじめに

鼠径部ヘルニアに対する手術は年齢・性別を問わず tension free の術式が治療の原則となっている。しかし，男性と女性における鼠径部の解剖学的な相違，好発するヘルニアの型，妊娠・出産に伴う女性特有の身体の変化，女性ならではの鼠径部併存疾患などを考慮すると，性差を考慮した術式の選択や手技上の配慮が必要と考える。本稿では，当施設で経験したヘルニア症例を対象に女性鼠径部ヘルニアの特徴を明らかにし，治療戦略について検討する。

I 女性鼠径部ヘルニアの特徴

当施設のデータをもとに，発生頻度，年齢分布，ヘルニアの種類，修復術式などについて提示する。

2007年1月～2017年12月に，2,920例の成人鼠径部ヘルニア手術を経験した。男性82%（2,397例），女性18%（523例）で，男性が女性の約4.5倍の症例数であった（図Ⅲ-227）。初発症例は男性93%（2,231例），女性96%（503例），再発症例は男性7%（166例），女性4%（20例）であった（図Ⅲ-228）。

年齢分布は男性と女性では異なり，男性は60歳を頂点とした単峰性の分布を，女性は二峰性ともいえる分布を呈していた（図Ⅲ-229）。好発ヘルニア

病型の性差による違い（後述）が原因であろうと推察される。また，当施設の特徴として45歳未満と75歳以上では女性の手術割合が比較的高かった（図Ⅲ-230）。

初発成人鼠径部ヘルニア手術症例の病型（JHS分類）の内訳をみると，女性は大腿ヘルニア単独の割合（11%）が男性（1%）に比し高く（約10倍），内鼠径ヘルニアの割合が低い（約1/5）（図Ⅲ-231）。また，併存型鼠径部ヘルニア（JHS分類Ⅳ型）の検討を行うと，男性では鼠径ヘルニアに大腿ヘルニアを合併していたのは23%（125症例中29例）であったのに対し，女性では81%（31症例中25例）と高率であった（図Ⅲ-232）。さらに，女性の手術症例を初発例と再発例に分けて内訳を検討すると，再発例においては大腿ヘルニアが40%（8例），内鼠径ヘルニアも20%（4例）と初発例に対し頻度が高い（図Ⅲ-233）。

女性の鼠径部ヘルニアのうち大腿ヘルニアがない症例とある症例で年齢分布を検討した（図Ⅲ-234）。大腿ヘルニアの占める割合は40歳未満では少ないがその後は年齢とともに増加している。両群の平均年齢を比較すると大腿ヘルニア症例の平均年齢は62.2歳で大腿ヘルニアのない症例の48.6歳に比し有意に高いことが判明した（図Ⅲ-235）。

後壁補強が必要ない症例38%（197例）（図Ⅲ-236）は全例に組織修復法（Marcy法）を施行した。一方，後壁補強を要した症例は62%（326例）（図Ⅲ-236）で，98%（318例）にメッシュを用い

III章　手術手技

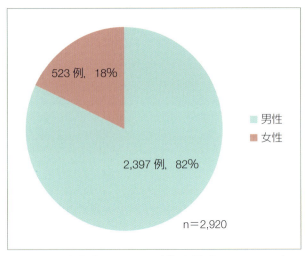

図III-227　鼠径部ヘルニア手術症例（2007〜2017年，2,920例）

た前方到達法による腹膜前修復法（TIPP 修復法）が施行され，組織修復法は汚染手術となった2例（0.6％）のみで施行された（表III-6）。具体的な術式内訳をみると，Polysoft法（174例，54％），Direct Kugel法（91例，28％），Onflex法（30例，9％）が多かった（図III-237）。後壁補強を施行した症例と行わなかった症例の年齢分布を示す（図III-238）。補強を施行した症例の平均年齢は61.6歳，施行しなかった症例は33.2歳であり，両群間に有意差を認めた（図III-239）。40歳未満では後壁補強を行った症例の割合は14.1％と低いが，55歳以上では全例後壁補強を行っている（図III-240）。20歳未満の

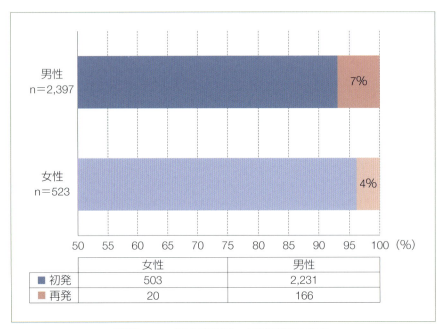

図III-228　男女別初発・再発症例の割合

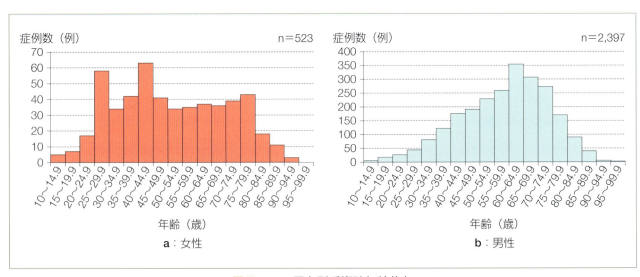

図III-229　男女別手術時年齢分布

3. 女性のヘルニア手術の留意点

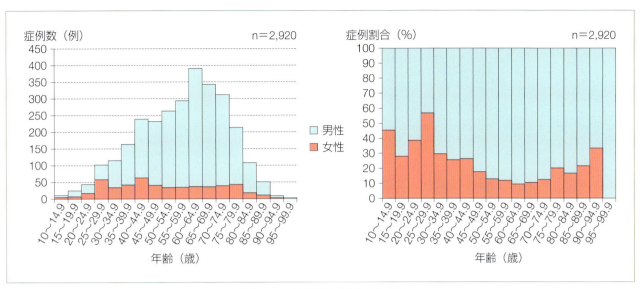

図Ⅲ-230　手術時年齢分布と割合

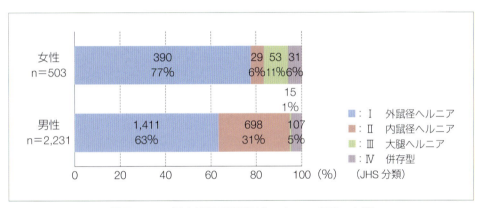

図Ⅲ-231　男女別初発鼠径部ヘルニア病型の内訳

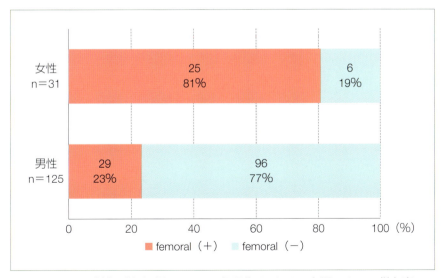

図Ⅲ-232　併存型鼠径部ヘルニア（Ⅳ型）における大腿ヘルニア併存率

Ⅲ章　手術手技

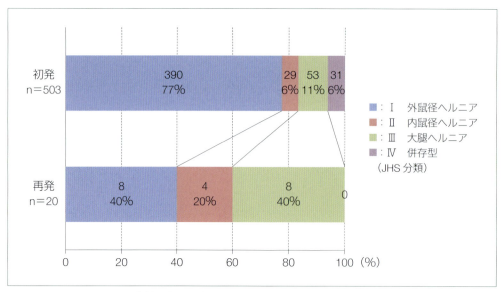

図Ⅲ-233　女性の初発例と再発例における鼠径部ヘルニア病型割合

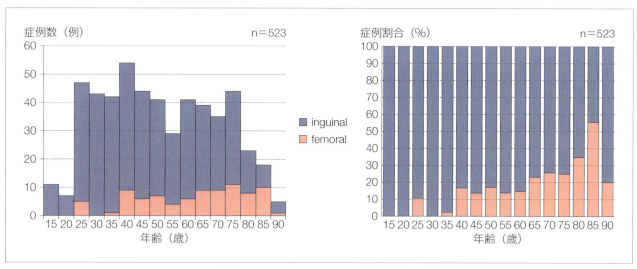

図Ⅲ-234　女性における鼠径ヘルニアと大腿ヘルニア年齢分布

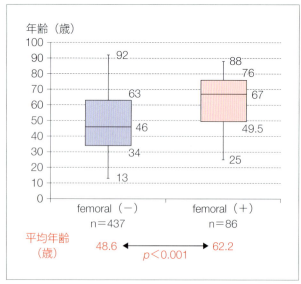

図Ⅲ-235　女性における大腿ヘルニアの有無による年齢の比較

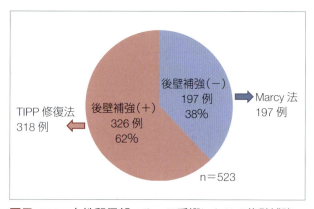

図Ⅲ-236　女性鼠径部ヘルニア手術における後壁補強の有無

表Ⅲ-6 女性鼠径部ヘルニア手術における後壁補強術式の内訳

前方到達法による腹膜前（TIPP）修復法	318（97.5%）
腹膜前到達法による腹膜前修復術	4（1.2%）
Lichtenstein法	1
腹腔内修復法	1
組織修復法	2
合計	326

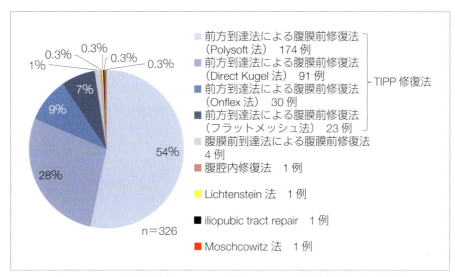

図Ⅲ-237 女性鼠径部ヘルニア手術における後壁補強術式（詳細）

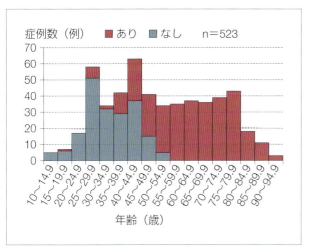

図Ⅲ-238 女性鼠径部ヘルニア手術における後壁補強の有無による年齢分布

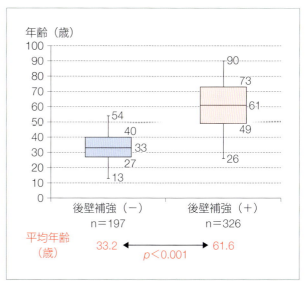

図Ⅲ-239 女性鼠径部ヘルニア手術における後壁補強の有無による年齢の比較

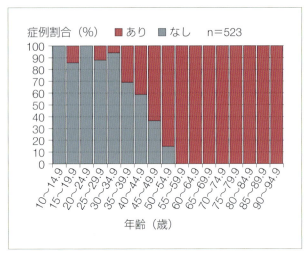

図Ⅲ-240　女性鼠径部ヘルニア手術における年代別後壁補強の割合

症例における後壁補強は，再々発鼠径ヘルニアに対する1例のみである。

Ⅱ 手術適応

これから妊娠・出産を経験するであろう年代の女性鼠径部ヘルニアに対しては，診断がつきしだい，積極的に手術を勧めている。妊娠時の緊急手術は避けたいためである。『鼠径部ヘルニア診療ガイドライン2015』においても，男性に比し女性の鼠径部ヘルニアは嵌頓による緊急手術および腸管切除の割合が高く，原則として手術を検討することが望ましいとされている[1]。当施設では女性の鼠径部ヘルニアに対しては2007年以降，積極的に手術を推奨し施行してきた。

Ⅲ 術式選択と手術手技

当施設では主に16歳以上の症例を対象として，全身麻酔（ラリンゲアルマスク）による鼠径部ヘルニア手術を原則として2〜3日程度の短期入院で施行している。

1．皮膚切開
女性患者は総じて創の美醜に敏感なため，1.5〜3 cmの鼠径部皮膚小切開で手術を行う（図Ⅲ-241）。時として体毛に隠れる創とすることもあるが，毛根の多い部分はケロイドになりやすいので注意が必要である。

2．再建術式の選択
年齢に関係なく後壁破壊を伴わない初発外鼠径ヘルニアに対しては，Marcy法を原則とする。後壁破壊が認められる鼠径ヘルニアやlower typeのSpiegelian hernia症例および再発例に対してはメッシュによる腹膜前修復法（主にtransinguinal preperitoneal repair，以下TIPP修復法）を施行している。女性では大腿ヘルニアの合併が多いことから，術中の併存大腿ヘルニアの確認にとくに注意を払う必要がある。大腿ヘルニア単独の場合も，メッシュによる腹膜前修復法を原則としている。術中のエラーを減らすためには手技の統一化が有用と考えており，Marcy法からの術中移行が容易ですべての鼠径部ヘルニアが修復できるTIPP修復法を第一選択としている（表Ⅲ-6）。

Ⅳ 解剖学的な相違と手術操作における注意点

女性においては男性に比べ鼠径管の幅が狭く内鼠径輪も小さい。鼠径管内には子宮円索が精索の代わりに通り，男性の挙睾筋に相当する筋束や内外腹斜筋・腹横筋の筋組織が薄く，腸骨鼠径神経も細いことが多い。したがって，より注意深く愛護的な操作に心がけ，手術操作による後壁破壊や神経損傷に注意を配る必要がある。16歳以上の場合，円索は恥骨付着部近傍で電気メスによる切除を行い，円索中枢側の処理もできるだけ結紮を避け，どうしても必要な場合は吸収糸による結紮を行う。切離の際はできるだけ周囲の神経を損傷しないよう注意する。また，ヘルニア嚢処理の際も神経（腸骨鼠径神経と陰部大腿神経陰部枝）を巻き込まないようにできるだけ中枢側の腹膜前腔で切離し，ヘルニア嚢の閉鎖も丁寧に巾着縫合を行う（図Ⅲ-242）。円索の切離は神経損傷の危険性があるため行わないとする報告[2]

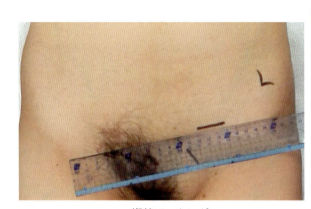

a：術前マーキング　　　　　　　　　b：皮膚縫合後

図Ⅲ-241　女性鼠径部ヘルニア手術における皮膚切開
上前腸骨棘と恥骨結節を結ぶ線の中点から内側に皮膚割線に沿った1.5〜3cmの皮膚切開を置く

もあるがエビデンスと呼べるものはなく，当施設では全例切離を施行しているものの医学的な介入を必要とするほどの慢性疼痛や知覚鈍麻は認めていない。円索を切離することによってヘルニア囊の切除や腹膜前腔への反転が確実に行え，ヘルニア門の修復操作も容易となる。

Ⅴ　女性特有の併存疾患

1. Nuck管囊腫

男性における非交通性精索水腫と類似の疾患であるが，女性の場合は異所性子宮内膜症の合併に注意が必要である。女性鼠径部の腫瘤性病変の診断には，超音波検査，CT，MRIなどの画像検査が有用である（図Ⅲ-243）。

2. 異所性子宮内膜症

閉経前の症例においては，術前に月経に随伴した鼠径部の膨隆や疼痛がないかを必ず聴取しておく。鼠径管内容（ヘルニア囊や囊腫および円索）は異常所見の有無をよく観察し，血性貯留物など異所性子宮内膜症の合併が疑われた症例においては，ヘルニア囊や囊腫はもちろん円索を含めた鼠径管内組織の

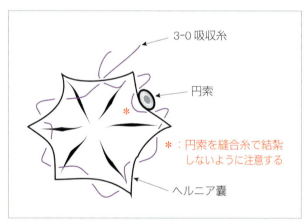

図Ⅲ-242　女性ヘルニア囊中枢側の糸かけ

切除（clean up）を施行し，摘出した組織は病理検査に提出する。神経の結紮による頑固な慢性疼痛の危険性を最小限にするため切除は主に電気メスを使用し，どうしても結紮が必要な場合は吸収糸を用いる。当院の検討では，女性鼠径部ヘルニア患者の4.8％（2013〜2017年，315例中15例）に組織学的に証明される異所性子宮内膜症が併発していた。また1例のみではあるが，異所性子宮内膜症から発生したと考えられる clear cell carcinoma を認めた。

3. 子宮円索静脈瘤

妊娠に伴う円索の静脈瘤は，立位や腹圧をかける

III章　手術手技

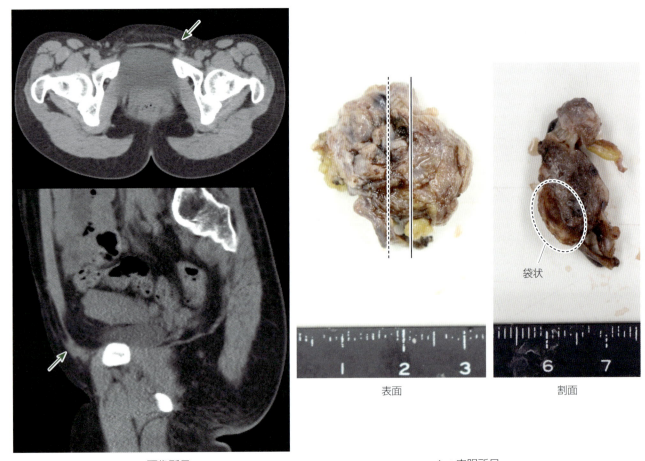

a：CT 画像所見　　　　　　　　　　　　　　　b：肉眼所見
図III-243　Nuck 管嚢腫に合併した異所性子宮内膜症

と膨隆し臥位で消失するため，ヘルニアとの鑑別を要することがある。カラードプラー超音波検査を行うと診断は比較的容易に行える。出産後は自然治癒することが多く，治療は原則として不要である。

4. 妊娠中の鼠径部ヘルニア

妊娠初期は嵌頓の危険があり注意を要するが，後期になると増大した子宮によってヘルニア門が覆われ嵌頓の危険性は低くなる。妊娠中の嵌頓ヘルニアの手術についてはエビデンスといえるほどのデータはなく，現時点では個々の症例において risk-benefit のバランスをみて判断する必要がある。帝王切開時にヘルニア同時手術を勧める文献もある[3]が，個人的な経験の範囲では，出産時の同時手術は組織が軟化していることもあり避けたほうが好ましいと考えている。産褥期を終えた後〜次回妊娠までの間に待機的な手術を行うことが望ましい。

VI　手術成績

外鼠径ヘルニアに対し前方到達法による腹膜前修復を行った1例（再発率：0.19％）で大腿ヘルニア型の再発を認めた。医学的介入が必要とされるような慢性疼痛や感染を含むその他の術後合併症は認めていない。

VII　まとめ

女性の鼠径部ヘルニアは，男性に比し頻度が低く，大腿ヘルニアが多く，内鼠径ヘルニアが少ないのが特徴である[4]。したがって，内鼠径ヘルニアが比較的多い男性より嵌頓の危険性が高いため，発見しだい手術を施行すべきである。とくに妊娠・出産を希望する年代では，妊娠中の緊急手術の危険性を

減らすためにも妊娠前に治療を行っておくことが望ましい。一般に男性よりも手術創に対して敏感なことが多いため創の大きさや位置に留意すべきであり，鼠径部小切開法による術式は有用な方法の1つである。また，筋組織が薄く神経線維が細いため，術中はより愛護的な操作を心がける必要がある。

ヘルニア病型は大腿ヘルニアの頻度が高く併発することもまれではないため，術中に大腿輪の確認を必ず行う必要があり，とくに40歳以上では合併していることを強く疑って慎重に確認を行う必要がある。再発例に大腿ヘルニアの頻度が高い原因の1つに術中の併存大腿ヘルニアの見落としがあげられる。Marcy法，Lichtenstein法やPlug法を行う場合にはとくに注意を要する。女性のヘルニア修復に腹腔鏡下手術を含む腹膜前修復法が推奨されている[1]のは，他の修復法と異なり大腿輪を含む鼠径管後壁を修復できるためであるが，大腿ヘルニア併存の確認が必然的に施行されることになることも重要な点である。大腿ヘルニア嵌頓の症例（とくに再発例）に対しては，腹膜前到達法を用いるのもよい方法である。不潔野となった（人工物の使用がためらわれる）場合でも鼠径管後壁を切開することなく大腿輪の縫縮が可能であるため，前方到達法に比べ内鼠径ヘルニア型の再発を減ずることができるからである。また，腸管切除など腹腔内操作が必要になった場合でも無理なく術野を拡張することが可能である。

併存疾患のなかでとくに注意を要するのは異所性子宮内膜症である。閉経前の症例は月経に随伴した症状がないか必ず聴取する。術中に血性貯留物や硬い瘢痕組織などを認めた場合は，これらの組織を可能なかぎり切除し病理検査を行う。術中の内容物漏出は異所性子宮内膜症の再発の原因ともされている

ため，切除に際しては内容物を散布しないよう心がける。

おわりに

鼠径部ヘルニアは男性の病気であると思われていることもいまだに多い。男性に比べ頻度は低いものの女性の鼠径部ヘルニアは嵌頓の危険が高い。他科—内科・産婦人科・泌尿器科を受診する場合も多く，嵌頓などで危機的な状況に陥る前に安全に治療するためには他科の医師にも協力を依頼しておく必要がある。一方，鼠径部ヘルニアの手術は大がかりな手術ではないが決してやさしい手術ではない。技術的にも知識的にも多くのことを会得・理解しておく必要がある。よりよい医療技術の提供ができるよう手術症例の調査・検討を今後も継続していく必要があると考える。

文 献

1) 嶋田元，柵瀬信太郎，上村佳央：成人-特定な患者への治療-女性（妊娠中を含む）．日本ヘルニア学会ガイドライン委員会編，鼠径部ヘルニア診療ガイドライン2015，金原出版，東京，2015，p.72～74.

2) HerniaSurge Group：KQ16. e What is the best management of the round ligament in women who undergo groin hernia repair? International guidelines for groin hernia management. Hernia, 22：60, 2018.

3) Ochsenbein-Kölble, N., Demartines, N., Ochsenbein-Imhof, N., et al.：Cesarean section and simultaneous hernia repair. Arch. Surg., 139：893～895, 2004.

4) Burcharth, J., Pedersen, M., Bisgaard, T., et al.：Nationwide prevalence of groin hernia repair. PLoS One, 8：e54367, 2013.

〔堀　孝吏〕

4 嵌頓ヘルニア手術の留意点

鼠径部切開法

◈ POINT

- ◆ 大腿，閉鎖孔ヘルニア嵌頓例に対する腹膜前到達法は，腸管の切除再建操作も可能な術式である。
- ◆ 内鼠径輪のすぐ頭側に皮膚切開を置くことで，大腿輪や閉鎖孔が直視下に操作可能となる。
- ◆ 大腿皮下からの操作を併用することで，腹腔側から整復困難な例でも鼠径靱帯を切離することなく対処可能である。
- ◆ 大腿輪縫縮，閉鎖孔縫縮といったメッシュ使用困難な例に対する組織修復法は習得すべき術式である。

はじめに

鼠径部ヘルニアの嵌頓はもっとも代表的な合併症であり，日常臨床においてよく遭遇するものである。用手的な還納が可能であれば待機的な，メッシュを用いた治療の対象となるが，循環障害により開腹腸切除を要することもあり，このような例ではアプローチやメッシュ使用の是非などヘルニア修復術式の選択も問題となってくる。

嵌頓ヘルニアの修復には昨今盛んに行われるようになってきた腹腔鏡アプローチと，これまで標準術式とされてきた鼠径部切開法による根治術があるが，本項では鼠径部切開法によるヘルニア修復術について述べる。

筆者が前に在籍した東京都保健医療公社豊島病院外科で11年間に経験した鼠径部ヘルニアの手術症例は**表Ⅲ-7**のとおりであるが，表からわかるように嵌頓により緊急手術となっている26例のうち13例が女性の大腿ヘルニアであった。また大腿ヘルニアよりさらに奥にヘルニア門の存在する閉鎖孔ヘルニアにおいても3例の緊急手術例があり，女性の大腿，閉鎖孔ヘルニアでは有意に嵌頓緊急手術に至る確率が高いことがわかる。大腿，閉鎖孔ヘルニア嵌頓例では鼠径管を開放して行う術式や下腹部正中切開が選択されていることも多いと想定するが，鼠径管からでは腸管切除となった場合に術野の確保に苦慮することもある。また下腹部正中切開を行った場合，腹腔内からヘルニア門の直接閉鎖は困難であ

表Ⅲ-7 鼠径部ヘルニアの男女別症例数と嵌頓例数

	JHS Ⅰ型	JHS Ⅱ型	JHS Ⅲ型	閉鎖孔
男性	6/715	2/314	0/27	0/6
女性	1/134	1/18	13/59	3/29

嵌頓例数/全手術症例数
〔東京都保健医療公社豊島病院外科（2004/1～2015/9）〕

る。このような問題点を解決するために，本項では大腿閉鎖孔ヘルニア嵌頓例に対して主に選択してきた腹膜前到達法によるヘルニア修復術を中心に解説する。

I 腹膜前到達法の手術手技

腹膜前到達法は preperitoneal approach もしくは posterior approach と呼ばれている術式であり，通常の前方アプローチと異なり，鼠径管より頭側で腹膜前腔に到達する。本術式は近年 Kugel 法として Kugel パッチを挿入する際に用いられ本邦でも広く知られるようになったが，鼠径管後壁に手をつけることなく腹膜前腔に到達できることが最大の特徴である。また精管や精巣動静脈が腹壁切開の際には術野に存在しないため，視野が広く，腸管切除を要する場合でも十分な視野の確保が容易であることが特徴である[1]~[3]。

1. 大腿ヘルニア嵌頓

本項では，術前に画像診断などで大腿閉鎖孔ヘル

ニア嵌頓と診断されているという前提で解説を行う。
 皮膚切開は内鼠径輪より約1横指頭側より正中に向けて5cm程度の横切開を置いている。皮下を十分に剥離した後，外腹斜筋腱膜，腹直筋前鞘を2：1程度の比率で切開する（図Ⅲ-244）。腹直筋を内側に圧排し，内腹斜筋，腹横筋を鈍的に剥離すると腹直筋後鞘から連続する薄い膜様組織が出現する。この膜様組織を切開すると腹膜前腔に到達する。腹直筋後鞘の上に入り込むように下腹壁動静脈が走行する。この血管は剥離温存して以下の手術操作を行うことも可能であるが，腸管切除を要するような場合には結紮・切離することで腹壁を広くsplitすることができ，より広い術野が確保可能である。
 腹膜前腔に到達した後，正中では恥骨結合を露出するように，外側では腹壁に沿って剥離を進め，内鼠径輪から外腸骨血管の内側で骨盤腔を確保する。正中側からCooper靱帯を目標に剥離を進めていくと，大腿輪周囲で嵌入したヘルニア嚢を全周確保することができる（図Ⅲ-245）。
 ヘルニア内容の還納は以下のように行う。
（1）牽引するだけで容易に還納できる場合
  牽引還納する。
（2）上記操作で還納しない場合
  大腿輪の頭側に剥離鉗子を挿入して展開，大腿輪を頭側に少しずつ切開していく。適当に開大した段階でヘルニア嚢を牽引しつつヘルニア嚢周囲に付着した薄い膜様組織を切離していく。この操作で脱出したヘルニア嚢は徐々に還納されていく。
（3）上記操作でもやはり還納しない場合
  大腿ヘルニアのヘルニア嚢には分厚い腹膜前脂肪が付着していたり，ヘルニア嚢内に浸出液が充満していることで腹腔側からの操作だけでは還納が困難なことも少なくない。この場合，腹直筋前鞘，外腹斜筋腱膜に鉗子をかけて確保し，皮下組織を鼠径部を越えて大腿側に剥離を行う（図Ⅲ-246）。皮膚切開は鼠径輪近傍に置いているため，比較的容易に大腿部に突出しているヘルニア嚢まで到達することができる（図Ⅲ-247）。ここでヘルニア嚢周囲を剥離して腹膜前脂肪に覆われたヘルニア嚢を確保する。嚢内に浸出液が多い場合にはヘルニア嚢を慎重に切開，排液を行うとヘルニア嚢が縮小し，ヘルニア内容とともに腹腔内に引き抜くことができる。また，腹膜前脂肪の付着が高度で還納できない場合にはヘルニア嚢頸部で全周にヘルニア嚢を切離すると，腹膜は腹腔側に引き抜くことが可能で，大腿側に残るのはヘルニア内容のみとなるのでこれを還納することは容易である（図Ⅲ-248）。このような操作を行うため，術前にヘルニア嚢の内容を超音波検査などによって評価し，ヘルニア嚢の内容を把握しておくことは術中に整復困難となった場合の手技選択にあたり重要な要素となってくる。腹膜前アプローチを用いずに鼠径管を開放して大腿ヘルニアにアプローチした場合にも本手技は適応可能である。

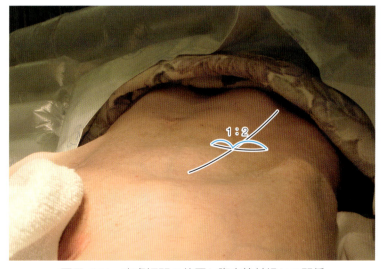

図Ⅲ-244　皮膚切開の位置と腹直筋外縁との関係

III章　手術手技

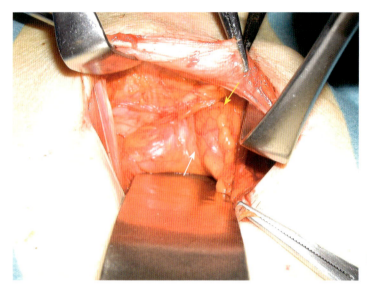

図III-245　腹膜前腔からみた嵌頓大腿ヘルニア
白矢印：大腿輪内側縁，黄矢印：ヘルニア囊頸部

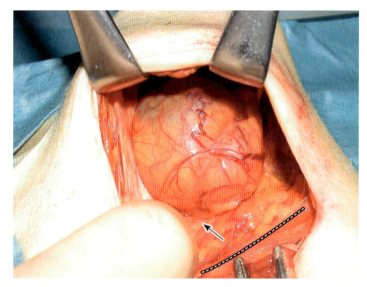

図III-246　皮下からみた嵌頓大腿ヘルニア
黒矢印：鼠径靱帯，白点線：外腹斜筋腱膜

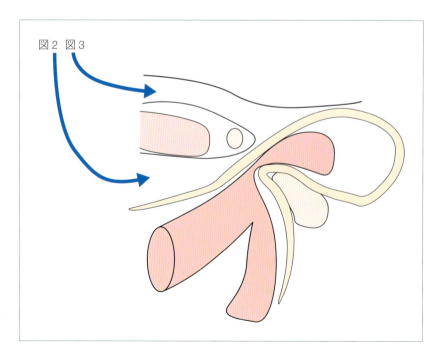

図III-247　腹膜前アプローチによるヘルニア門ヘルニア囊へのアプローチ

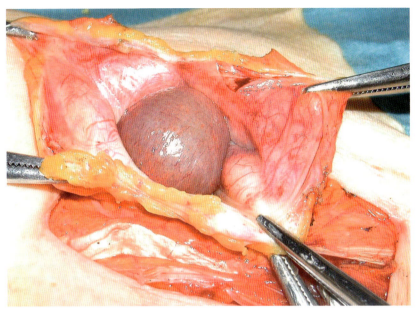

図Ⅲ-248　腹膜前脂肪により肥厚したヘルニア嚢と嵌頓した小腸

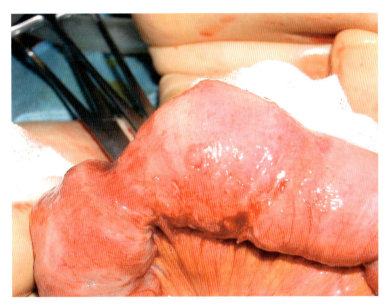

図Ⅲ-249　腹腔内に還納した小腸

　これまで鼠径靱帯を切離することで嵌頓腸管の還納が行われてきたが，メッシュの使用が困難な場合，鼠径管の修復が煩雑となり，再発の危険性も生じる。皮下から大腿側にアプローチしてヘルニア内容をあらかじめ減圧する方法を用いることで鼠径靱帯の切離を避けることが可能で，メッシュが使用困難な例でも定型的な組織修復術を選択できる。

　ヘルニア嚢を腹腔内に還納した後，腹膜を切開し腸管のviabilityを確認する。しばらく経過をみても色調などが改善しない場合には，腸間膜を処理し小腸切除を行う。腹腔内に癒着などがなければ本アプローチの場合には小腸は十分に創外に牽引できるので，切除再建は容易である（**図Ⅲ-249**）。

　ヘルニア修復法は術野の汚染，腸切除の有無によって術式が変わってくる。小腸切除の必要がなく，術野に汚染のない場合には腹膜を縫合閉鎖した後にメッシュシートを挿入し腹壁の補強を行う。この際，子宮円索を切離し，（男性であればspermatic

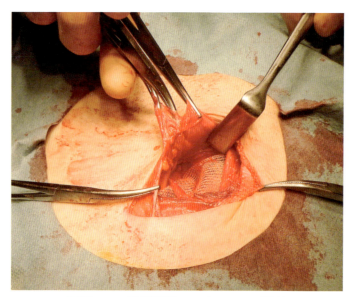
図Ⅲ-250　腹膜前腔へのメッシュの展開

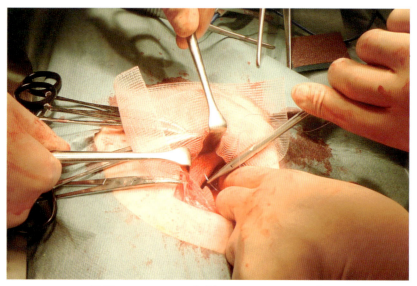
図Ⅲ-251　Cooper靱帯へのメッシュの固定

fasciaを切開して，精管および精巣動静脈を腹膜から十分に剝離する）腹膜を十分に腹壁から遊離しておくことは術後に外鼠径ヘルニア発生を防ぐうえで重要な操作である。通常使用する15 cm×15 cmのメッシュであれば閉鎖孔もカバーするように挿入しても，メッシュ頭側は腹壁切開部よりさらに頭側に挿入されるので，腹壁切開部の補強も併せて行うことができる（図Ⅲ-250）。メッシュの固定はCooper靱帯に1カ所縫合，および腹壁縫合閉鎖の際に数針縫合糸をメッシュにかけて施行する（図Ⅲ-251）。

小腸切除を要した場合には，いったん腹腔内を洗浄し腹膜を縫合閉鎖する。感染の可能性がまったくないと確診できる場合にはメッシュの使用も検討するが，通常はメッシュの使用は避け，iliopubic tractをCooper靱帯に数針縫着して，大腿輪を閉鎖する（図Ⅲ-252，253）。この際，外腸骨血管が圧迫されないような留意が必要である。本法で手術を行った場合，腹膜前腔に浸出液が貯留することがしばしば生じるため，われわれは細径の陰圧吸引ドレーンを腹膜前腔に置き，術後数日間留置するようにしている。腹壁は通常内腹斜筋，腹横筋と，外腹斜筋筋膜の2層に縫合閉鎖している。

4. 嵌頓ヘルニア手術の留意点 ― 鼠径部切開法

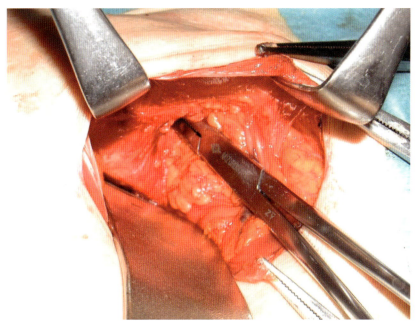

図Ⅲ-252　大腿輪

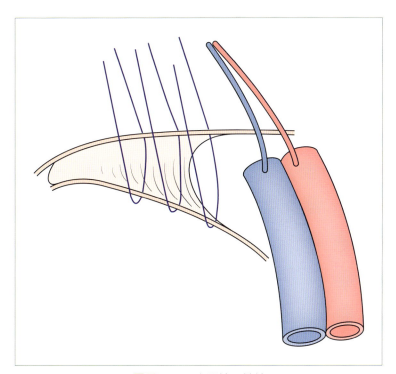

図Ⅲ-253　大腿輪の縫縮

2. 閉鎖孔ヘルニア嵌頓

　閉鎖孔ヘルニア嵌頓の還納の場合には大腿ヘルニア嵌頓と同様に，内側外側から腹膜前腔の剥離を行い，ヘルニア嚢をヘルニア門近傍で全周に剥離しておく。閉鎖孔ヘルニアの場合にはRichter型に腸管の一部のみが嵌頓する例がほとんどであり，頸部を丁寧に牽引することで還納可能である（**図Ⅲ-254**）。

この操作で還納できない場合には，患側の下肢を屈曲させた状態で股関節を外旋させるとヘルニア嚢が大腿ヘルニア動静脈の内側やや奥に存在するため，これを体外から圧迫し，さらに大腿裏面（長内転筋）の背側からの圧迫も加えて腹腔内に押し戻すようにして還納させている[5)6)]。なお余談であるが，閉鎖孔ヘルニア嵌頓の用手整復法を併用すること

309

Ⅲ章 手術手技

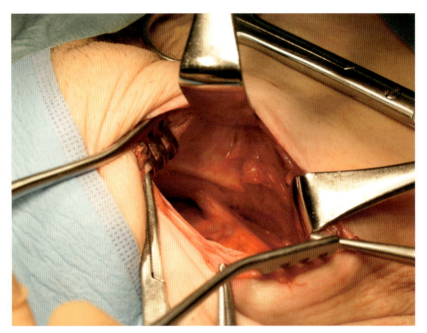

図Ⅲ-254 腹膜前腔からみた閉鎖孔ヘルニア

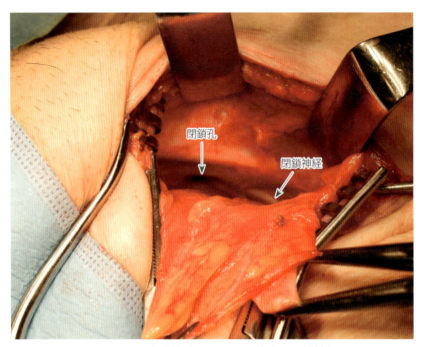

図Ⅲ-255 腹膜前腔からみた閉鎖孔と閉鎖神経

で，嵌頓例に対する腹腔鏡下修復術に応用することも可能である。

ヘルニアの修復に関しては，大腿ヘルニア嵌頓時と基本的に同様の手技を行う。小腸切除の必要がない場合には，15 cm×15 cm のメッシュを用いて閉鎖孔を覆ったうえで腹壁切開部まで十分に被覆する。メッシュの固定は，Cooper靱帯と腹壁切開部を用いて行うのは大腿ヘルニア修復術と同様である。小腸切除を行い，メッシュの使用が困難な場合には閉鎖孔を直接1針縫合し，縫縮している。閉鎖神経は骨盤側壁を走行して閉鎖孔の頭側に入り，閉鎖動静脈は個人差はあるもののより神経より背側から閉鎖孔に侵入する（図Ⅲ-255）。

腹腔鏡下に修復した閉鎖孔ヘルニア症例の術中写真を図Ⅲ-256，257に示す。本例では閉鎖動脈（図Ⅲ-257①）は外腸骨動脈より分岐し，Cooper靱帯の

4. 嵌頓ヘルニア手術の留意点 — 鼠径部切開法

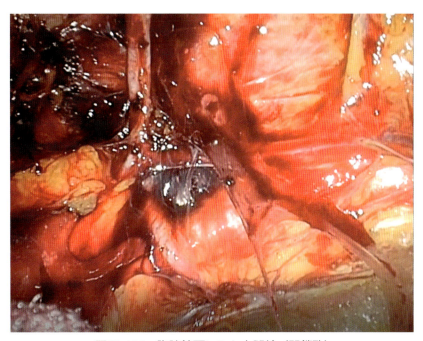

図Ⅲ-256　腹腔鏡下にみた大腿輪（閉鎖孔）

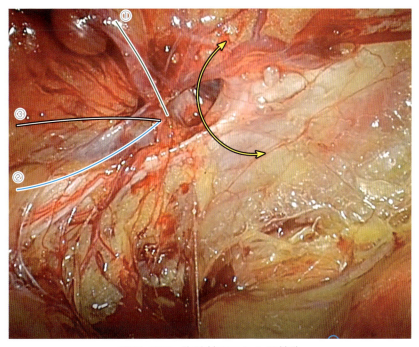

図Ⅲ-257　腹腔鏡下にみた閉鎖孔

表面を下行して閉鎖孔に流入しているが，多くの場合で閉鎖動脈は図Ⅲ-257②に示す閉鎖静脈とともに骨盤側壁に沿って伴走して閉鎖神経（図Ⅲ-257③）より背側より閉鎖孔に流入する（図Ⅲ-257）。閉鎖孔を縫縮する場合には脈管神経の走行状態をイメージし，図Ⅲ-257黄矢印に示すように行うとより安全に施行可能である。

3. 鼠径部切開法による嵌頓鼠径ヘルニア根治手術

外鼠径ヘルニア嵌頓例では腸管が大量に脱出している場合もあり，腹膜前腔からのアプローチでは還納が困難なこともあり，古くから行われている鼠径部切開法は現在においても重要な手技である。

鼠径部切開法で行う場合，皮膚切開は内鼠径輪上

311

に通常よりやや大きめに置く。型のごとく鼠径管を開放し，精索を全周剥離する。外鼠径輪が原因で嵌頓している場合には，ここで圧迫すると腸管は腹腔内に還納されるが，内鼠径輪が原因になっている場合には還納のために追加の操作が必要である。精索内からヘルニア嚢を同定しヘルニア嚢を開放し，ヘルニア嚢内の減圧を図るとともに腸管の色調，循環状態を評価しておく。用手還納が困難な場合にはヘルニア嚢頸部を触診し，精管，精巣動静脈を確認のうえで内鼠径輪外側を少しずつ切開していくとヘルニア内容は還納可能になる。

還納後，再度腸管の循環状態を評価し，ヘルニアの修復に移る。鼠径管からのアプローチの場合，ヘルニア門内側を下腹壁動静脈が走行するため，術野の展開が制限され腸管を十分に引き出すことが困難な場合がある。下腹壁動静脈を結紮・切離することで鼠径管後壁を含めた広い術野を確保できるが，場合によっては腹部正中切開への移行が必要になる場合も考えられる。

ヘルニアの修復は先に述べた大腿ヘルニア，閉鎖孔ヘルニアと同様，腸管切除や術野汚染の有無によってメッシュを用いた術式と，組織修復法を選択すべきである。Lichtenstein 法，メッシュプラグ法などさまざまなメッシュを用いた修復術や，iliopubic tract repair や鼠径輪縫縮術など数々の修復術があるが，術野の状況に応じて適切な術式を選択すべきである[6]~[9]。

近年ヘルニアの修復は鼠径部切開法，腹腔鏡下修復法の如何を問わずメッシュを使用することが大半である。しかしながら，嵌頓ヘルニアに対する手術ではメッシュの使用を控えなくてはならない場合が少なからず生じてくる。通常のヘルニア修復術では第一選択とならない組織修復法ではあるが，十分に習得しておいてこのような場合に備えるべきである。

以上，腹膜前到達法を中心に鼠径部切開法による嵌頓ヘルニアに対する術式を解説した。腹膜前到達法は腸切除にも対応可能であり，ヘルニア門の直接修復が可能な術式であり，いざというときのためにぜひ習得していただきたいと考える。

文　献

1) Papadakis, K., Greenburgs, A. G.: Preperitoneal hernia repair. *In* Hernia. Fitzgibbons, R. J., Greenburgs, A. G., eds., 5th ed., Lippincott Williams & Wilkins, Philadelphia, 2002, p. 181～198.
2) 堀孝吏，坂本昌義：前方到達法と腹膜前到達法による preperitoneal repair 法．沖永功太編，鼠径部ヘルニアの手術：解剖と手術手技，へるす出版，東京，2003，p. 48～54.
3) 柵瀬信太郎，大多和孝博，山名哲郎，他：鼠径・大腿ヘルニア手術のコツ：再発鼠径ヘルニア，大腿ヘルニアの手術術式．手術，46：271～284，1992.
4) 川野雄一郎，有永信哉：下肢屈曲による整復後に待機手術を施行した閉鎖孔ヘルニア嵌頓の1例．日臨外会誌，76：3069～3073，2015.
5) 高木格，藤井康：用手的整復が可能であった嵌頓閉鎖孔ヘルニアの3例．日腹部救急医会誌，33：1289～1293，2013.
6) 柵瀬信太郎：図解　成人鼠径ヘルニア手術　McVay 法，Moschcowitz repair 及び iliopubic tract repair．臨床外科，51：833～840，1996.
7) 柵瀬信太郎：Emergency Operation；鼠径・大腿ヘルニア嵌頓・絞扼．手術，59：1637～1650，2005.
8) 三毛牧夫，加納宣康：鼠径・大腿ヘルニアに対する Pure tissue repairs とその今日的意義．手術，62：1691～1696，2008.
9) 三毛牧夫，加納宣康，高賢樹：大腿ヘルニア；特にその臨床解剖学的考察と外科治療．臨床外科，63：1763～1769，2008.

〔長浜雄志〕

4　嵌頓ヘルニア手術の留意点

腹腔鏡下手術

≫POINT

- ◆嵌頓ヘルニア手術の最大の目的は嵌頓状態の適切な解除である。
- ◆腹腔鏡下手術が適したアプローチであるか否か，症例ごとの入念な検討が必要である。
- ◆腸管の嵌頓解除には牽引，水圧の利用，腹膜の切開などを考慮する。
- ◆メッシュを使用し得る汚染程度の判断基準に関しては今後の検討が期待される。

はじめに

待機的に行う通常の腹腔鏡下鼠径ヘルニア修復術の経験を活かして嵌頓症例にも腹腔鏡下手術を行う機会が増加しているが，この手術は嵌頓臓器への対処およびヘルニア修復という異なる2つの要素よりなり，現在でもチャレンジングな治療とみなされる場合が多い[1]~[5]。腹腔鏡下鼠径ヘルニア修復術には totally extraperitoneal approach による TEP 法と transabdominal preperitoneal approach による TAPP 法があるが，TEP 法の術野において嵌頓臓器への対処を行うことは通常困難である[6][7]。本項では，嵌頓臓器への対処は両法ともに腹腔内操作にて行う想定のもとに嵌頓ヘルニア手術の留意点を述べる。

I　実行可能性の確認

鼠径ヘルニア嵌頓に対する手術は緊急手術として行われる場合が多く，嵌頓臓器の状態によっては腸閉塞あるいは腹膜炎などを伴う。したがって，腹腔鏡下手術の遂行にあたっては患者の状態が全身麻酔および気腹を要する手術に耐え得ることが前提となる。これが難しい場合には躊躇なく鼠径部切開法もしくは開腹手術を選択すべきである。

さらに，たとえ全身状態が良好であっても腸管拡張により腹腔鏡下操作のためのワーキングスペース確保が難しければ手術は困難となる。腸管虚血の可

能性が低く，手術開始までの時間的余裕があるならばイレウスチューブによる腸管減圧を先行させてもよいが[8]，手術開始の遅れが患者の不利益につながるようなことがあってはならない。

いずれにしても，鼠径ヘルニア嵌頓に対する腹腔鏡下手術は消化管疾患ならびに鼠径ヘルニアに対する待機的手術および腸閉塞や腹膜炎に対する緊急手術をふだんから腹腔鏡下に行っているチームで取り組むべきである。

II　手術手技

1．嵌頓臓器の還納

手術の開始にあたり，まず嵌頓臓器の状態確認を含む腹腔内観察を十分に行う。具体的にはワーキングスペースは十分か，腹水の量・存在部位・性状はどうか，嵌頓に陥っている臓器は何か，ヘルニアの型は何かなどを確認する（**図Ⅲ-258**）。また，嵌頓臓器が腸管の場合には拡張の様子を確認することで腸管の口側・肛門側の判断をしておいたほうがよい。術前には嵌頓状態であったヘルニアが麻酔，筋弛緩，気腹，体位などの影響により自然に還納されている場合もある。このような場合には嵌頓していた臓器を入念に観察し，損傷の有無を確認すべきである。嵌頓していた臓器の特定が難しいときには広く腹腔内全体を検索する。手間のかかる操作とはなるが，この確認を行い得ることが腹腔鏡下手術の利点の1つであり，怠るべきでない。

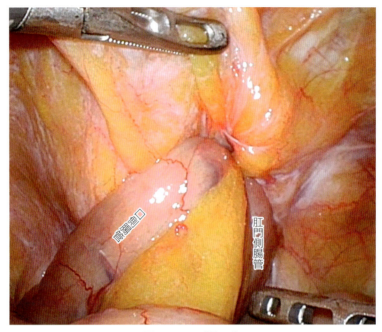

図Ⅲ-258 観 察
右側・男性の症例。小腸が嵌頓している。口側腸管は軽度拡張し，漿膜下の細血管には軽度怒張を認める。術前にCTで予測したとおり，ワーキングスペースは確保可能である

　腹腔内観察にていまだ嵌頓の状態であれば解除を試みる。嵌頓臓器は多くの場合，腸管もしくは大網をはじめとする脂肪組織である。腹腔鏡観察下に行う体外からの用手的圧迫併用は嵌頓臓器の還納の助けとなる。嵌頓臓器がヘルニア嚢に癒着しているときには，臓器損傷に注意しながら癒着剝離を行う。脂肪組織のみが嵌頓している場合には過度に損傷をおそれる必要はなく，しっかりと牽引することで還納を試みる。嵌頓臓器が腸管の場合には愛護的な把持が可能な鉗子を用いて，損傷しないように還納を試みる。この際，腸管壁自体は極力把持せずに，腸間膜や脂肪垂などの脂肪組織を把持するとよい。やむを得ず腸管壁を把持する場合には，拡張が少なく腸管壁の状態が保たれていることの多い肛門側腸管を把持するなどの気配りが必要である。鉗子で把持しての牽引によっても還納が難しい場合には無理せず，以下のような工夫を考慮する。

1）水圧の利用（図Ⅲ-259）
　嵌頓腸管に沿わせて9号程度の太さのネラトンカテーテル先端をヘルニア嚢内に挿入し，生理食塩液を用手的にゆっくりとヘルニア嚢内に注入することで腸管の押し出しを試みる。ヘルニア嚢の容積や嵌頓している腸管の容積などによるが，10～20 mlの注入にて嵌頓腸管が還納されることが多い。多量に注入してもヘルニア嚢内圧の高まる感触がないときには生理食塩液が穿孔部から腸管内に流れ込んでいることがあるのでいたずらに注入量を多くすべきでない。ネラトンは先穴タイプよりも横穴タイプのほうが挿入も生理食塩液注入も抵抗なく行い得る印象をもっている。本法はもともと開腹手術において有用と報告されていた方法であるが[9]，医療材料の進歩や手技上の工夫などによって腹腔鏡下手術に応用が可能である。

2）ガーゼの利用
　牽引する腸管を鉗子でじかには把持せずにヘルニア門近傍の腸管にガーゼを巻きつけ，このガーゼを牽引することで腸管の還納を試みる。ガーゼの利用によって鉗子では滑りやすい腸管を確実に牽引し，腸管にかかる物理的外力を分散させ，かつ牽引する方向を微妙に調整するなどの効果が期待できる。もちろん水圧とガーゼは併用も可能である（図Ⅲ-260）。

3）腹膜切開
　ヘルニア門周囲において腹膜および腹壁組織を切開することで，ヘルニア門部の緊張を和らげること

4. 嵌頓ヘルニア手術の留意点 ― 腹腔鏡下手術

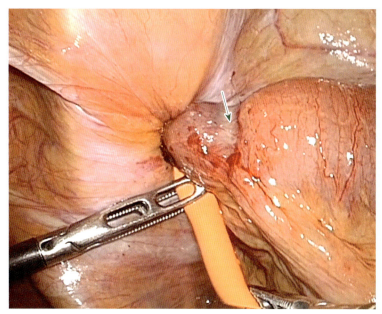

図Ⅲ-259　水圧の利用
　左側・男性の症例。9号ネラトンをヘルニア嚢に挿入し，ヘルニア嚢の内圧が高まる感触を確かめながら生理食塩液を注入する。嵌頓腸管が徐々に押し出され，今まさに還納されんとするところ。矢印は水圧をかける前にここまで嵌頓していたことを示す腸管のくびれを示す

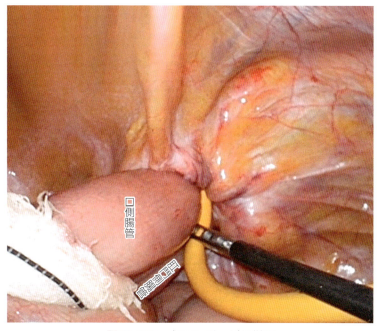

図Ⅲ-260　水圧とガーゼの併用
　右側・男性の症例。水圧による押し出しに加えてガーゼによる牽引を併用して嵌頓腸管の還納を試みている。ガーゼは嵌頓腸管の口側・肛門側の嵌頓腸管全体に巻かれている。表示されていないが，左方向から鉗子がガーゼを把持して腸管を牽引している

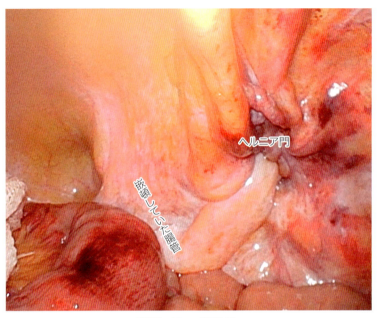

図Ⅲ-261　解除後
右側・男性の症例。嵌頓が解除された直後の様子。腸管壁に発赤を認めるが壊死や穿孔はないと判断した。CDC分類，ClassⅠの手術が可能と判断し，メッシュを用いて修復した。ヘルニア門周辺の組織に強い浮腫を認める

が還納に役立つ場合もある。日本ヘルニア学会分類Ⅰ型，Ⅱ型，Ⅲ型のそれぞれにおいて切開に適した部位が報告されている[10]。嵌頓臓器の還納の前にすでに腹腔内汚染が存在する場合，切開によって汚染が腹膜外へ拡散する可能性があるので注意が必要である。さらに嵌頓臓器の還納後に一期的にTEP法を行おうとする場合，腹膜切開によって気腹が生じる可能性を知っておく必要がある。

これらの工夫はいずれも単純な手術操作であるが，やはり日常的に腹腔鏡下手術を行っていなければ操作に難渋する場合がある。また，工夫を凝らしたつもりが予期せぬ合併症を惹起させる可能性もあるので注意を要する。種々の工夫によっても嵌頓臓器の還納ができない場合には腹腔鏡下手術に固執せず，躊躇なく鼠径部切開法もしくは開腹手術に移行すべきである。

2. 還納された臓器の評価および対処

還納後には嵌頓していた臓器の評価，とくに血流の評価が重要である（**図Ⅲ-261**）。嵌頓臓器に虚血を疑う部分がある場合，大網などの脂肪組織であればそれを切除すればよい。しかし腸管の場合には腹腔内汚染の発生や手術侵襲の増大などの点から不必要な切除は避けるべきである。還納直後には腸管の血流が不良のようにみえても観察に少し時間をかけたり，温かい生理食塩液を使って腸管を温めたりすることで血流の回復を確認できる場合もある。腸管の色調や蠕動の様子から切除か温存かを決定するが，その判断は時として難しい。客観的に，再現性高く，容易な方法で判断できることが理想であろうが，現時点ではそれを可能にする方法は見当たらないのが実情である。外科医の経験にも基づいて判断される場合が多い。たとえ腸管の壊死は免れたとしても一過性に血流障害に陥った腸管が後に狭窄を呈することもあり[8]，不安を感じる際には腸管切除を躊躇すべきでない。最終的に腸管切除を行うこととなった場合には，開腹を行い安全で確実な切除ならびに再建を心がけるべきである。小腸の切除ならばポートの創を延長して小開腹創とすると腸管切除が可能な場合も多い。大腸の切除が必要な場合には術者の技量と経験によって腹腔鏡操作と開腹操作のバランスを決定することになる。消化管穿孔が存在する場合には，腸管内容の流出による腹腔内汚染を拡大させないための術中対処が必要であることはいうまでもない。本項においては，消化管の切除や吻合に関する具体的な説明は割愛する。

3. 腹腔鏡下手術によるヘルニア修復

嵌頓臓器が還納された後のヘルニア修復の手技には待機的に行う手術手技と大きな差異はないが，この時点での汚染の状況によってヘルニア修復の治療戦略が異なってくる。汚染状況の判断に関しては便宜上，米国疾病予防管理センター（Centers for Disease Control and Prevention：CDC）のガイドラインの分類[11]に沿って記述するが，各分類が表す汚染程度に明確な境界があるわけではないので症例ごとの判断が重要である。

1）Class Ⅰ：clean（清潔）

鼠径ヘルニア嵌頓手術においては還納された腸管に障害がなく，腸管切除の必要がない場合などがこれに相当する。通常の待機手術と同じようにメッシュを用いたヘルニア修復を行う（図Ⅲ-261）。

2）Class Ⅱ：clean-contaminated（準清潔）

還納された腸管に穿孔などの障害は認められないものの虚血に陥った腸管を切除する場合に生じるような，軽度の汚染などがこれに相当する。従来は，たとえ軽度であっても汚染が疑われる場合には人工材料であるメッシュは用いるべきでないとされることが多かった。しかし，近年の報告には腸管の切除・再建に伴って発生する程度の汚染はもとより，腸管穿孔による多少の汚染があってもメッシュ使用をためらう必要はないとする報告もある[12]。腹腔内洗浄を十分に行うなどの手技上の工夫と相まって，今後はメッシュを使用できると判断する汚染程度がより強いものにまで拡大されていくことが予測される。なお，嵌頓腸管の還納の際に腹膜を切開している場合は，汚染が切開部を通って腹膜外に広がっている可能性に注意を要する。

3）Class Ⅲ：contaminated（不潔）および Class Ⅳ：dirty-infected（汚染-感染）

手術中に穿孔部から腸管内容が流出して腹腔内を汚染した場合などが Class Ⅲ に，手術開始時にすでに腹腔内が腸管内容によって汚染されている場合などが Class Ⅳ に相当すると考えられる。これらの汚染程度の場合には原則としてメッシュを留置するヘルニア修復は行われるべきでない。現在，例外的な症例を除いては成人鼠径ヘルニアに対する腹腔鏡下手術にメッシュは必須であるため，汚染程度が強い場合には間隔をあけて二期的にヘルニア修復を行うことを考慮する[3)7)]。二期的手術の計画が難しいと予想される場合や二期的手術前に再度嵌頓する可能性が著しく高いと予見される症例においては，何らかの姑息的な手術操作（ヘルニア門部の腹膜縫合閉鎖など）のみを行うことがあるかもしれない。この際には，あくまで今後に行われるヘルニア修復術の妨げにならないような操作を心がける。また，ヘルニア修復術としては鼠径部切開法によるメッシュを使用しない術式を選択することで一期的治療を目指す方法もある。メッシュを使用することが可能な汚染程度の判断基準や，二期的手術までの適切な間隔などは今後の検討課題である。

Ⅲ 治療戦略

これまで述べてきたことをもとに，成人鼠径部ヘルニア嵌頓に対して腹腔鏡下手術を遂行する際の治療戦略フローチャートを図Ⅲ-262に示す。現時点において嵌頓に対する治療には臨床上有用なガイドライン・指針は少ない[13]。画一的な治療戦略を求めるのではなく，外科医一人ひとりが症例ごとに十分に考えることが肝要である。

おわりに

鼠径ヘルニア嵌頓の患者の病態は多岐にわたるため，診断および治療に数多くのパターンが存在する。待機手術における治療の最大目標は再発しない確実なヘルニア修復であるが，嵌頓手術においては嵌頓臓器の確実な還納とその後の適切な対処が最重要であり，ヘルニア修復を一期的に達成できないことは許容される。このような状況のなかで，外科医は患者の緊急事態を解決するために最良の治療戦略を考えなくてはならない。手術の選択に際しては各自が外科医としてもっとも自信のある方法を選ぶべきであり，腹腔鏡手下術にこだわるべきではない。

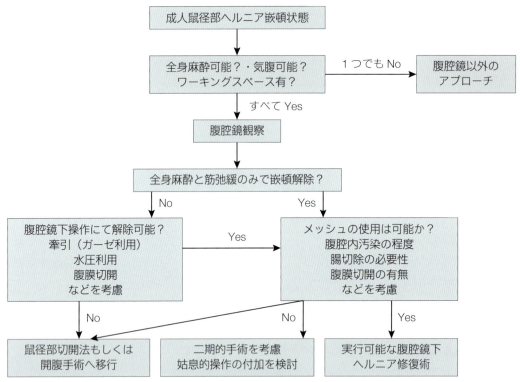

図Ⅲ-262　治療戦略フローチャート

文献

1) Bittner, J. G., 4th：Incarcerated/strangulated hernia：Open or laparoscopic？ Adv. Surg., 50：67〜78, 2016.
2) Birindelli, A., Sartelli, M., Di Saverio, S., et al.：2017 update of the WSES guidelines for emergency repair of complicated abdominal wall hernias. World J. Emerg. Surg., 12：37, 2017.
3) 中田亮輔, 千原直人, 鈴木英之, 他：鼠径部ヘルニア嵌頓に対する腹腔鏡を用いた治療戦略. 日腹部救急医会誌, 34：81〜86, 2014.
4) Deeba, S., Purkayastha, S., Paraskevas, P., et al.：Laparoscopic approach to incarcerated and strangulated inguinal hernias. JSLS, 13：327〜331, 2009.
5) 早川俊輔, 早川哲史, 野澤雅之, 他：鼠径部嵌頓ヘルニアに対する腹腔鏡下治療を含むメッシュ法の手術成績と今後の展望. 日腹部救急医会誌, 36：553〜558, 2016.
6) Siow, S. L., Mahendran, H. A., Hardin, M., et al.：Laparoscopic transabdominal approach and its modified technique for incarcerated scrotal hernias. Asian J. Surg., 36：64〜68, 2013.
7) Sasaki, A., Takeuchi, Y., Izumi, K., et al.：Two-stage laparoscopic treatment for strangulated inguinal, femoral and obturator hernias：Totally extraperitoneal repair followed by intestinal resection assisted by intraperitoneal laparoscopic exploration. Hernia, 20：483〜488, 2016.
8) Soeta, N., Saito, T., Higuchi, M., et al.：Combined laparoscopic resection of intestinal stenosis of Garré and open preperitoneal mesh repair for irreducible femoral hernia. Asian J. Endosc. Surg., 11：68〜70, 2018.
9) 宮﨑真一郎, 中川基人, 金井歳雄, 他：閉鎖孔ヘルニアに対して水圧法による整復を試みた5例. 日臨外会誌, 67：1946〜1949, 2006.
10) Yang, S., Zhang, G., Jin, C., et al.：Transabdominal preperitoneal laparoscopic approach for incarcerated inguinal hernia repair：A repot of 73 cases. Medicine（Baltimore）, 95：e5686, 2016.
11) Mangram, A. J., Horan, T. C., Pearson, M. L., et al.：Guideline for prevention of surgical site infection, 1999. Infect. Control Hosp. Epidemiol., 20：250〜278, 1999.
12) Bessa, S. S., Abdel-fattah, M. R., Al-Sayes, I. A., et al.：Results of prosthetic mesh repair in the emergency management of the acutely incarcerated and/or strangulated groin hernias：A 10-year study. Hernia, 19：909〜914, 2015.
13) 堀孝吏：成人-特定な患者への治療-非還納性・嵌頓・絞扼性ヘルニア. 日本ヘルニア学会ガイドライン委員会編, 鼠径部ヘルニア診療ガイドライン2015, 金原出版, 東京, 2015, p. 68〜69.

〔中川基人〕

5 小児ヘルニア手術

Potts 法

POINT

◆皮膚切開は皮膚割線に沿って行う。
◆外腹斜筋腱膜を切開する際の折り返しの確認は重要である。
◆ヘルニア嚢の精索からの分離は鉗子でヘルニア嚢に沿うように行う（精管・脈管の損傷防止）。
◆高位剥離の際は内鼠径輪の確認と膜の解剖を意識して進める。

はじめに

小児鼠径ヘルニア手術において「Potts 法[1]」は
ゴールドスタンダードといっても過言ではない。若
手小児外科医にとっては小児外科手術の登竜門であ
り，中堅外科医にとっても本術式をマスターするこ
とは指導医となるための重要な試金石である。以前
筆者は「ヘルニア嚢をツッペルで高位に剥離してい
く操作は食道閉鎖症で上部食道盲端を剥離していく
手技や，胆道閉鎖症で肝門部を剥離する手技に通ず
る」と指導医からの教えを受けた。その指導は今で
もヘルニア手術を行う際に意識しており，Potts 法で
培われた技術はほぼすべての小児外科手術に際して
応用できるものであると確信している。

I 小児鼠径ヘルニア手術（Potts 法）

小児鼠径ヘルニア手術の歴史は古く，1892 年に
Lucas-Championniere[2]が simple high ligation として鼠
径管を外鼠径輪から内鼠径輪直上まで切開し十分な
視野のもと行う手技を報告した。基本的な概念はこ
のときすでに完成していたが，1950 年に Potts ら[1]
が必要最小限の操作を提唱し，現在では「小児鼠径
ヘルニア手術」＝「Potts 法」として広く普及して
いる。

Potts らが論文に掲載した術式では，鼠径管を開
放する際，外鼠径輪は切開せず外腹斜筋腱膜の一部
を切開し鼠径管を開放する。次に精管・精巣動静脈

を牽引することなくヘルニア嚢のみを保持し，高位
結紮する手技である[1]。現在は精管・精巣動静脈も
後壁から剥離し，牽引しながらヘルニア嚢を分離し
ていく方法が主に行われている。この操作により，
ヘルニア門へのアプローチが容易になり，より確実
な高位結紮が行えるようになる。欠点として，後壁
の破壊をきたす可能性があげられるが，丁寧な操作
で行われれば確実に避けられるものと確信する。以
下，手術手技について解説する。

II 手術手技

1. 皮膚切開から外腹斜筋腱膜まで

皮膚切開は恥骨結節上外側の精索を触れる位置の
上方を外鼠径輪と考え，その約 1～2 cm 頭側から外
側へ皮膚割線に沿って約 2 cm の横切開を切開線と
する（**図Ⅲ-263**）。皮下脂肪を筋鉤で分けながら浅
在筋膜を確認する。小児の場合，浅在筋膜はしっか
りしているので剥離剪刀で切開する。さらに，剥離
を進め，外腹斜筋腱膜まで剥離を進める。ここでは
主に筋鉤を使用しての剥離が中心となる。

2. 外腹斜筋腱膜から鼠径管の開放

外腹斜筋腱膜を露出したら下方の鼠径靱帯との境
界（外脚）を確認し（**図Ⅲ-264**），その少し上方外
側に小切開を入れる。小児ではほんの少し上方にな
るだけで内腹斜筋の下面に入り込んでしまうため，
折り返しの確認は重要な手順の 1 つである。鼠径管
内に入ったかどうか迷った際は，陰嚢部を牽引し，

319

Ⅲ章　手術手技

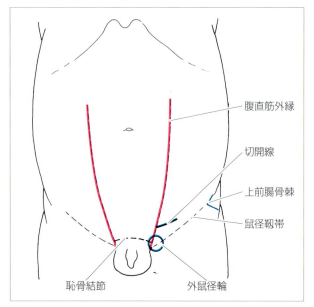

図Ⅲ-263　皮膚切開
恥骨結節上外側の精索を触れる位置から約1〜2 cm頭側の皮膚割線に沿って外側に2 cm弱の横切開

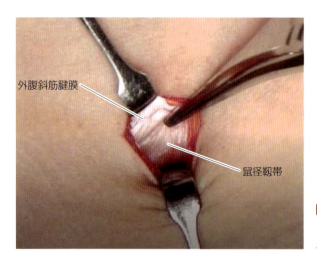

図Ⅲ-264　外腹斜筋腱膜外脚部
外腹斜筋腱膜下方の鼠径靱帯との境界線をメルクマールとして切開部位を決定

精索の有無を確認する。もし誤って違う部位に入った場合は切開した腱膜を修復し，再度正しい位置からアプローチする。

3. 精索・ヘルニア嚢の把持

鼠径管を開放すると頭側に内腹斜筋の下縁を認め，それに連なって精索前面に精巣挙筋を確認する。筋鉤にて精索を両サイドから押し広げるように圧排し，隆起を認めた前面の精巣挙筋を小児用ケリー鉗子で線維方向に割くようにして剝離する。精索とヘルニア嚢を押し当てながら鉗子を閉じるとヘルニア嚢の前面が把持できる（**図Ⅲ-265**）。この際，小児用ケリー鉗子による操作は2〜3回で十分に精巣挙筋を剝離できるので，むやみに操作を行うことは，後壁や周囲組織の損傷につながるため注意

が必要である。

把持したヘルニア嚢を鑷子で上方に引き上げ，精巣挙筋を鉗子で剝離しながら後壁も剝離し，精索・ヘルニア嚢を一緒に引き上げ綿テープにて把持する（**図Ⅲ-266**）。

4. ヘルニア嚢の精索からの分離

精索とヘルニア嚢をテープで把持した後，ペアン鉗子を精索下面に通して柄の部分を利用し精索を長軸方向に固定する（**図Ⅲ-267**）。これにより，精索・ヘルニア嚢の剝離操作が格段にやりやすくなる。ヘルニア嚢の前面を露出するようにモスキート鉗子にて鈍的に剝離を行う。剝離後ヘルニア嚢の前面2カ所を把持し，その中央に小切開を加え，ヘルニア嚢を一部開放する。開放された際，外気が入り

5. 小児ヘルニア手術 — Potts 法

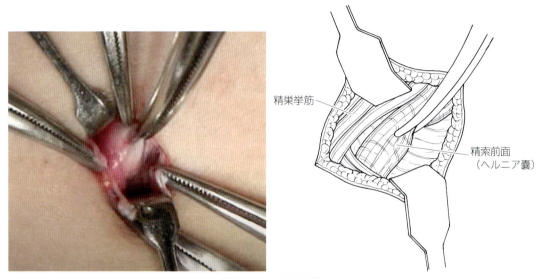

図Ⅲ-265 精索把持
精巣挙筋を押し広げながら，鉗子で精索およびヘルニア嚢を把持する

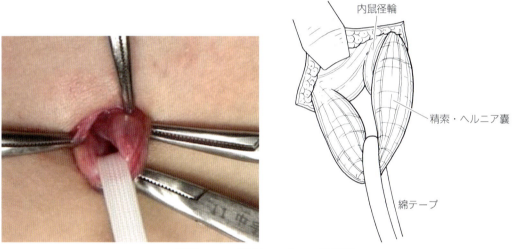

図Ⅲ-266 精索・ヘルニア嚢把持

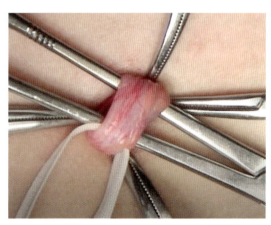
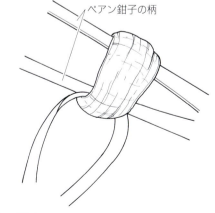

図Ⅲ-267 精索の固定

Ⅲ章　手術手技

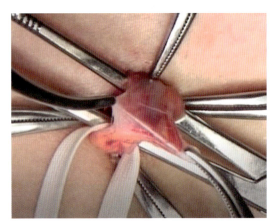
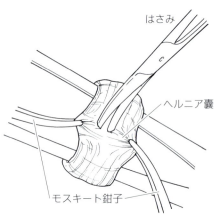

a：ヘルニア嚢の開放（1）

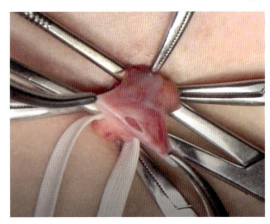
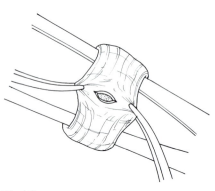

b：ヘルニア嚢の開放（2）

図Ⅲ-268

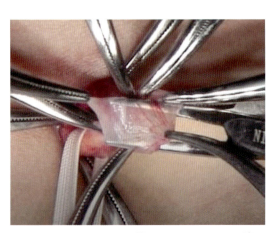
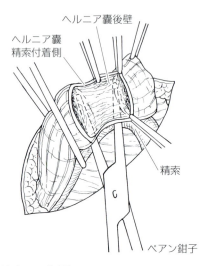

図Ⅲ-269　ヘルニア嚢と精索との剝離

込むことにより一瞬ヘルニア嚢が膨らむ現象が確認されるが，これはヘルニア嚢が開放されたかどうかの1つの目安となる（図Ⅲ-268a, b）。次に，ヘルニア嚢を横断する形で全周性に離断を行うが，精管・精巣動静脈との剝離に際してはペアン鉗子でヘルニア嚢に沿うように精索とヘルニア嚢を分離していく（図Ⅲ-269）。この手技により，精管・精巣動静脈へのダメージは最小限に抑えることができる。

322

5. 小児ヘルニア手術 — Potts法

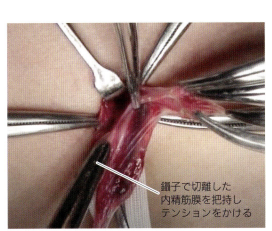
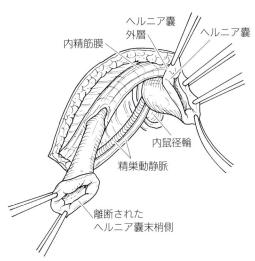

図Ⅲ-270　ヘルニア嚢の高位剥離

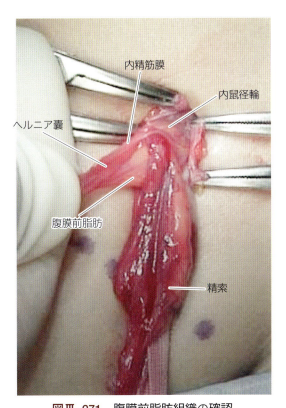

図Ⅲ-271　腹膜前脂肪組織の確認
脂肪組織の表面に薄い膜組織が存在。腹膜前筋膜に相当。内鼠径輪部では下腹壁動脈の拍動を確認する

5. ヘルニア嚢と精索との剥離操作

精管・精巣動静脈とヘルニア嚢の付着層を内鼠径輪直上まで分離する。その際に注意すべき点は、精管・精巣動静脈を直接鑷子などで持つことは避けなければならない。剥離のためにテンションをかける場合は、切離した内精筋膜を把持して剥離するように心がける。また、ヘルニア嚢の外層（精索との剥離面の反対側）に存在する内精筋膜は膜組織を破壊しないように温存することが重要である（図Ⅲ-270）。内鼠径輪部では筋膜を介して下腹壁動脈の拍動を確認することは、高位であることの証明と内精筋膜の存在を意味することであり、非常に重要な手順の1つである。その際、もし仮に下腹壁動静脈が直視下に視認された場合は内精筋膜の破壊を意味することにつながるので、修復作業が必要となってくる。また、腹膜前脂肪織の確認に際しては、表面に薄い透明な膜が確認できれば、腹膜前筋膜の存在を意味するものである（図Ⅲ-271）。

6. ヘルニア嚢の高位結紮

結紮は二重結紮を行っており、1針目はヘルニア嚢と精索の間を剥離した両端の内精筋膜を通し、縫縮してから糸を全周に回して結紮を行う。このときに精管・精巣動静脈を糸に巻き込まないよう注意が必要である（図Ⅲ-272）。2針目は1針目の直上に刺通結紮を行っている。

遠位端のヘルニア嚢に関しては、電気メスで切開開放を行っており、摘出は行っていない。

7. 閉　創

外腹斜筋腱膜は3-0吸収糸で3針、浅在筋膜は3-0吸収糸で1針、皮下を5-0吸収糸連続埋没で縫合

Ⅲ章　手術手技

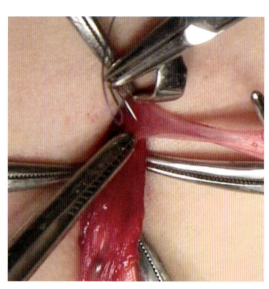

a：ヘルニア嚢の高位結紮
ヘルニア嚢と精索の間を剥離した両端の内精筋膜に針糸を通す

断面図：ヘルニア嚢と精管・精巣動静脈との剥離面

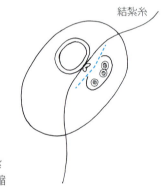

b：ヘルニア嚢の高位結紮
切離した内精筋膜の縫縮

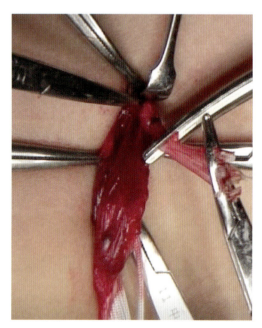
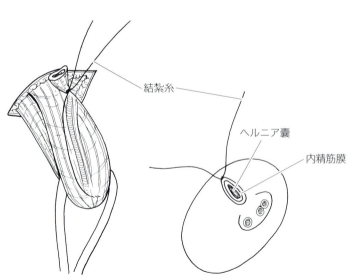

c：ヘルニア嚢の高位結紮
内精筋膜を含めてヘルニア嚢の高位結紮が行われている

図Ⅲ-272

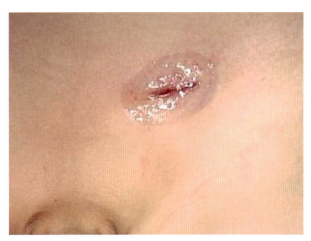

図Ⅲ-273　創の被覆
合成皮膚表面接着剤（Dermabond®）で創を被覆

した後，合成皮膚表面接着剤（Dermabond®）で創を被覆している（図Ⅲ-273）。

おわりに

　小児鼠径ヘルニア手術におけるPotts法は，習熟した小児外科医が行えばわずか30分程度の時間で行われ，簡単な手術と思われがちである。しかし，他院でヘルニア手術が行われ，当院で対応した再発症例の多くは解剖的な判断ミスにより，誤った手術が行われたことが原因であった。また，後壁の膜組織を破壊されたための再発もあり，その症例は小児外科専門医による手術で起こっている[3]。「たかがヘルニア，されどヘルニア」というのは大げさかもしれないが，奥の深い疾患であることは間違いない。手術に際しては他の手術同様，その解剖，とくに膜構造に関しても理解したうえで手術を行うことが重要である。

文　献

1) Potts, W. J., Riker, W. L., Lewis, J. E.: The treatment of inguinal hernia in infants and children. Ann. Surg., 132：566〜576, 1950.
2) Lucas-Championniere, J.: Cure radicale des hernies：Avec une etude statistique de deux cents soicante-quinze operations et cinquante figures internacalees dans le texte. RuefferCie, Paris, 1892.
3) 長江逸郎，林　豊，湊進太朗，他：小児期鼠径ヘルニア手術における再発症例からの検討．日小外会誌，48：1013〜1018，2012．

〔長江逸郎〕

5 小児ヘルニア手術

LPEC 法

POINT

◆LPEC 法は Potts 法と同等のヘルニア嚢高位結紮が可能である。
◆低侵襲，整容性確保のため細径スコープ・鉗子の使用が望ましい。
◆細径スコープであるがゆえ，initial port 挿入に細心の注意が必要である。
◆LPEC 針の刺入部を内・外周で一致させる。
◆巾着縫合のスキップ，結紮の緩みが最大の再発原因である。

はじめに

　小児鼠径ヘルニアのほとんどは外鼠径ヘルニアであり，その至適手術は Potts 法に代表されるヘルニア嚢の単純高位結紮である。嵩原らが 1995 年に開発した LPEC（laparoscopic percutaneous extraperitoneal closure）は鏡視下に Potts 法と同等の高位結紮が行える術式である。ヘルニア門を完全閉鎖するのみでヘルニア嚢を離断しないという特徴がある。2015 年発行の『鼠径部ヘルニア診療ガイドライン』[1] のクリニカルクエスチョン「小児鼠径ヘルニアに腹腔鏡下ヘルニア修復術は推奨できるか？」に対しては「長期の術後成績は出ていないが，両側鼠径ヘルニアの手術時間短縮，対側ヘルニア発症予防に関しては推奨できる」とされている。日本内視鏡外科学会のアンケート調査[2] では LPEC は 2000 年代から増加しており，2013 年の National Clinical Database には 6,000 例近くの LPEC 症例が登録されており，日本小児外科学会認定施設の半数で行われる術式となっている。LPEC が小児ヘルニア手術のゴールドスタンダードとなるよう，再発させない合併症を起こさないためのわれわれの工夫を解説する。

I | 小児腹腔鏡下鼠径ヘルニア手術の歴史

　小児外鼠径ヘルニアへの腹腔鏡の応用は対側の鞘状突起の開存の有無を確認することから発展し，1993 年に鏡視下に内鼠径輪の開存を閉鎖する方法が女児例でイタリアから報告され，引き続き男児例も報告されるようになった[3]。しかし，その再発率は 3％前後の報告が多く，Potts 法と比較して有意に高率であった。腹腔鏡下での内鼠径輪の閉鎖方法は，腹腔内で内鼠径輪を結節縫合や N あるいは Z 型に直接縫合縫縮する腹腔内内鼠径輪縫合閉鎖法と LPEC や subcutaneous endoscopically assisted ligation（SEAL）での腹膜外で運針する腹膜外内鼠径輪縫縮閉鎖法の 2 つがある。前者ではヘルニア門閉鎖の際，腹膜間に間隙が生じるため再発率が高くなるものと考える。本邦では Takehara らの報告[4] の LPEC が腹腔鏡下ヘルニア修復術の最初であり，現在，国内の小児鏡視下鼠径ヘルニア手術のほとんどが LPEC で行われている。LPEC はヘルニア門を腹膜前腔から全周性に間隙なく閉鎖できるため再発率は 0.2～0.7％と報告されており，従来法に勝るとも劣らない結果になっている。

II | LPEC の実際

1. 使用器材

　腹腔鏡モニター，光源，気腹器，スコープ，把持鉗子 1 本とそれぞれのポート，LPEC 用結紮糸パサー（LPEC 針），縫合糸があれば実施可能である。腹壁への侵襲と瘢痕形成を考慮すると細径スコープ，細径鉗子の使用を勧めたい。当科では 3 mm の

スコープと 2 mm の鉗子を利用することが多い。
LPEC 用の結紮糸パサー（LPEC 針）はラパヘルク
ロージャー™（八光）とエンドニードルネオ™（コ
スミックエムイー）が市販されている。海外の論文
では脊椎麻酔針や硬膜外麻酔針の目的外使用での報
告が多くみられる。縫合糸は非吸収糸の使用が推奨
されており，われわれは 3-0 のポリアミドあるいは
ポリエステルの編み糸を使用している。

2. 術前処置

全身麻酔に対応する術前検査，絶飲食を行う。自
立排泄が確立されていれば術前に排尿を促す。便秘
が強度な場合は術前に浣腸を行っておく。手術時間
が短いので術前投薬の絶対的な必要性は感じていな
いが，手術室入室時の患児の分離不安に対するケア
は必要である。

3. 麻酔

全身麻酔で行うが，麻酔医が慣れている場合には
ラリンゲアルマスクでの管理も可能である。筋量の
少ない乳児期は 8 mmHg 程度の気腹圧で腹壁の挙上
が得られるので，強力な筋弛緩薬は不要である。臍
のポート挿入部の疼痛が術後にもっとも多い訴えで
ある。その対応として，麻酔導入直後に超音波ガイ
ド下の腹直筋鞘ブロックや腹横筋膜面ブロックを実
施することが増えている。これにより麻酔深度を浅
くすることができるため覚醒も良好で，術後疼痛管
理も容易になっている。

4. ポート配置と挿入手技

鏡視下手術の利点として整容性が強調されるが，
従来法でも術創は小さく，瘢痕も下着に隠れる場所
のため整容性に優れている。腹腔鏡を用いるとポー
ト瘢痕は頭側になり整容性はかえって悪くなるの
で，ポート留置部は臍を利用している。スコープと
把持鉗子の 2 本のみなので，細径スコープとヘッド
の小さなポートの使用で容易に single incision laparo-
scopic surgery あるいは trans-umbilical surgery が実施可
能になる。ただし，径 2 mm の細径把持鉗子を側腹
部に留置すればスコープと鉗子が平行とならないた
め手技が容易になり，かつ整容性にも優れている。

鉗子ポートの位置は術者が LPEC 針をどちらの手で
持つかで決まる。LPEC 針を右手で操作するならば
術者は患児の右側に立ち，鉗子ポートは右側腹部に
留置することになる。手術室のレイアウトを図Ⅲ-
274 に示す。図Ⅲ-275a は臍に径 5 mm，30° のス
コープ，右側腹部に 2 mm の把持鉗子用ポートを留
置したもっとも基本となる配置である。図Ⅲ-275b
は細径スコープと細径鉗子使用時の trans-umbilical
LPEC（TULPEC）で，やや特殊な留置法ではあるが
もっとも低侵襲と考えている[5]。図Ⅲ-275c は臍下
縁の弧状切開創から 2 本ポートを挿入する single
incision LPEC（SILPEC）で，臍形成術を必要する症
例に最適の留置法である。細径ポート挿入で完全な
open 法では気腹ガスが漏れ，術中にポート抜去が
生じるため第 1 ポートは Direct 法に近い方法で挿入
する必要がある。われわれは Uranues ら[6]の方法に
準じて，臍窩に小切開を加えて semi-open アプロー
チで挿入している（図Ⅲ-276）。

5. 気腹圧，体位

低流量（2〜4 l/min），気腹圧 8 mmHg で十分に腹
壁は挙上される。ヘルニア門の正面視のために
10〜20° 頭位を下げて骨盤腔内の腸管を頭側に移動
して視野を確保する。膀胱が緊満しているときは術
中に導尿を行う。

6. LPEC 針によるヘルニア門閉鎖

従来法と同様にヘルニア門を二重結紮したいので
LPEC 針に 2 本の縫合糸を同時に装着している。ヘ
ルニア門腹側のもっとも高い位置より LPEC 針を刺
入する。穿刺部決定のため腹腔内から鉗子で穿刺部
位を押し上げ，これを腹壁より触知して穿刺ポイン
トを把握する。下腹壁血管を避けて腹壁に垂直に刺
入するのがコツである。筆者は左右ともにヘルニア
門の外側から LPEC 針を進めている。

男児のときは精巣血管の外側まで針を進めて腹腔
内に穿破して縫合糸を腹腔内に残して元の穿刺部位
に戻り，内側に向きを変えて針を進めている。元の
位置に正確に戻ることを心がけて，縫合糸と腹膜の
間に組織が入り込まないようにする。内側に針を進
めるときは下腹壁血管の外側からヘルニア門内側の

Ⅲ章　手術手技

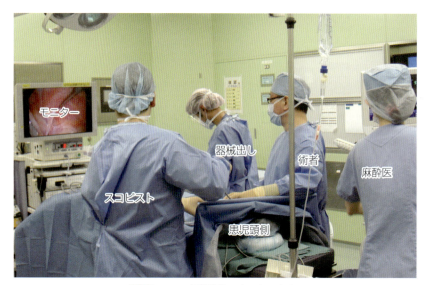

図Ⅲ-274　手術室のレイアウト
患児は Trendelenburg 体位とする。乳児の場合，体幹がスコープより短く気管内チューブと交錯するため，離被架の位置を工夫する必要がある

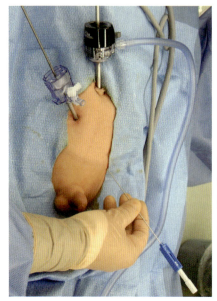

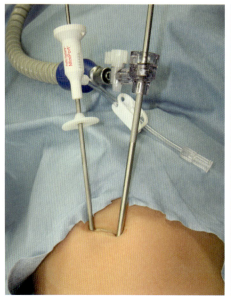

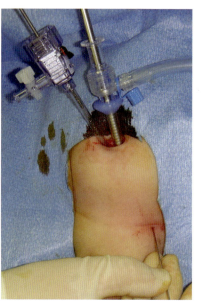

a：基本となる配置（5 mm スコープと 3 mm 鉗子使用）

b：3 mm スコープと 2 mm 鉗子を使用した trans-umbilical LPEC（TULPEC）

c：5 mm スコープと 3 mm 鉗子を利用した single incision LPEC（SILPEC），引き続き臍ヘルニア手術を行った

図Ⅲ-275　ポート配置

エッジにかけて腹膜にしわが寄り，折れていることが多いのでスキップしないように注意が必要である。精管に平行に針を進めて，針先ではなく針管の部分で腹膜を持ち上げてテンションをかけて把持鉗子で腹膜を引っ張り，平行移動させて精管を面でこそぎ落としクロスオーバーする（図Ⅲ-277）。精巣血管も同様にクロスオーバーしてヘルニア門全周に縫合糸を通す。腹膜直下に針が透見することを確認しながら運針する。

女児の場合は子宮円索をヘルニア囊とともに結紮するので，円索の下を通すときに死角となり縫合糸がスキップする可能性が高いので，注意が必要である。またスキップを恐れて円索周囲を大きく深く運針すると，近くを走る陰部大腿神経陰部枝を巻き込

み，術後疼痛の原因となる可能性がある．縫合糸を全周性に通したらヘルニア門を鉗子で再度開き，縫合糸が腹腔内にスキップすることなく，腹膜との間に精管，血管を巻き込むことなく，縫合糸が透見できることを確認する（図Ⅲ-278）．巾着縫合結紮時には糸が緩まないように1本の縫合糸を助手に吊り上げてもらうと確実である．結紮時には糸を何度か左右に滑らせて腹膜と糸の間の脂肪などの結合組織を外す意識をしている．2本の縫合糸を結紮したら結び目に注意して切離し，結節点を腹膜前腔に落とす．

7．気腹解除，ポート創処置

ヘルニア門閉鎖部の緩み，精巣血管の怒張，卵管の巻き込み，出血，腹腔内臓器損傷がないことを確認して気腫を解除してポートを抜去する．直径3mm以下のポートであれば縫合を要さず，皮膚用接着剤の塗布のみでよい（図Ⅲ-279）．径5mm以上のポートでは創縫合を行う必要がある．臍縦切開では臍直下の瘢痕組織のみ結節縫合し，臍窩皮膚は縫合しないほうが臍の陥凹が保たれる．瘢痕組織の縫合は結節点が表面に出ないように埋没縫合すると臍窩の形状がよくなる．ヘルニア嚢に気腹ガスが入り気腫となっていた症例では結紮前に気腫が残存していないことを確認する．縫合糸のスキップ，緩みがあると再発，術後水腫を生じる原因となる．

臍窩を縫合した場合は圧迫のため綿球あるいはツッペルを臍窩においてトランスペアレントテープでドレッシングを施す．径3mm以下のポート創とLPEC針穿刺部には皮膚用接着剤を塗布している．

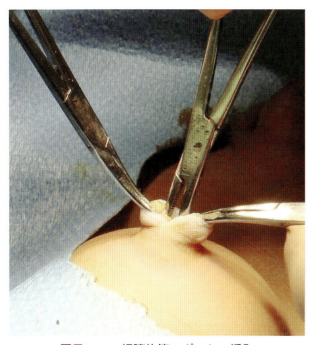

図Ⅲ-276　経臍的第1ポートの挿入
臍窩をしっかりと吊り上げて臍窩底中央を縦切開する．小開腹し，腹腔内を確認してトロッカーを挿入する

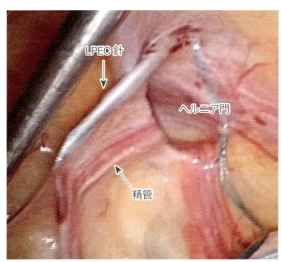

a：LPEC針を精管と平行にして，腹膜をLPEC針のシャフトで持ち上げ，腹膜が伸展するように緊張をかける

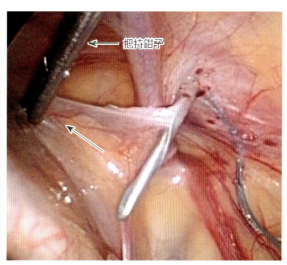

b：把持鉗子で腹膜を運針方向と逆側に引っ張り平行移動すると，シャフトで精管，精巣血管が腹膜から離れていく．ワイパーでこそぎ落とすイメージ

図Ⅲ-277　LPEC針の運針

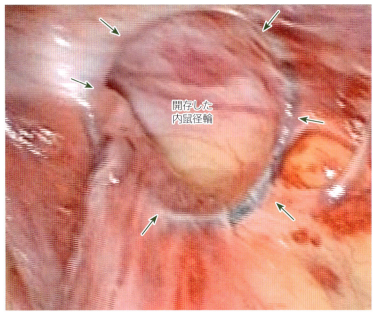

図Ⅲ-278 ヘルニア門の巾着縫合
巾着縫合結紮前に鉗子で腹膜を伸展させると縫合糸が全周性に透見され（↑），かつ精管，精巣血管が腹膜前腔に落ちていることが確認できる。結紮直前にヘルニア囊内の気腹ガスを圧出しておく

8. 術後管理

手術侵襲は低く，麻酔時間も短時間であるため覚醒確認後に経口摂取を許可している。術後疼痛管理として術直後にアセトアミノフェン坐薬を挿肛し，覚醒後にも疼痛継続するときはアセトアミノフェンを坐薬，経口，静注を患児に合わせて使用している。予防的抗菌薬は投与していない。経口摂取，歩行（自立運動），疼痛コントロールが可能であれば同日退院としている。術翌日からの入浴を励行している。特殊な運動（水泳，鉄棒など）以外の運動制限はしていない。術後7〜10日後に外来で治癒を確認している。

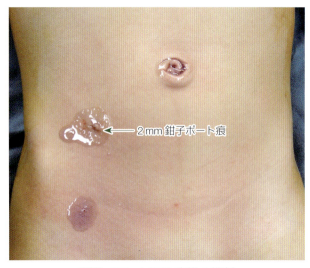

図Ⅲ-279 LPEC直後の術創
径3mm以下の細径ポートであれば縫合は不要で，皮膚接着剤のみ使用する。2mmポートの術瘢痕は目立たなくなるので，単孔式にこだわる必要がなくなる

Ⅲ LPECの対象と成績

LPECは内鼠径輪の開存を完全閉鎖できる術式であり，腹膜鞘状突起の連続性があっても腹腔内からの臓器，液体の移動は生じない。したがって，小児の外鼠径ヘルニアおよび交通性精系水腫を根治することができる。まだ議論のあるところではあるが，鼠径部のシャッターメカニズムが保たれている成人の外鼠径ヘルニアやabdominoscrotal hydroceleへの応用も行われている。

2007年から11年間で小児の鼠径ヘルニア1,100例と交通性精系水腫280例のLPECの経験で前方法への変更はなく，大網穿刺以外の術中合併症は経験していない。術後合併症は臍部ポート創の感染を4例に認めた。大網の誤穿刺には出血，症状を認めず，臍の感染は局所処置と抗菌薬内服で治癒した。

再発を低出生体重児の2例に経験した。低出生体重児ではヘルニア門が径10 mmと大きく，鼠径管が短いため内鼠径輪と外鼠径輪が重なり，direct herniaの状態で再発した。術後の交通性陰嚢水腫の出現を1例に認め，再LPECでヘルニア門閉鎖部の緩みによる交通を確認した。再LPECで根治した。Xiangら[7]の報告でもヘルニア門が大きいことと縫合糸の緩みが再発の主要因としており，二重結紮を推奨している。

Ⅳ LPEC法実施3つのkey points

1. 第1ポート（カメラポート）挿入

LPEC法実施上の最大の危険ポイントと考えている。Ahmadら[8]のCochraneレビューではVeress針を用いると1,000症例の施行で8症例に血管損傷の可能性があるとされており，われわれもinitial portをUranuesら[6]のopen法に準じる方法にした。トロッカーの腹壁通過時，過剰な力で加速度がついて腹腔内に挿入されないように細心の注意で臍窩底部の切開開腹創から腹壁に対して垂直に挿入する。この際に腹壁を助手とともに用手的に十分に吊り上げておくことが重要である。

2. LPEC針の動き

LPEC針は腹壁近くでシャフトの部分を持ち，小指を腹壁に当てて針の動きを制御する。内鼠径輪腹側の最高位点から刺入していく。この際に刺入予定点を腹腔側から鉗子で押し上げて明示すると，腹壁より鉗子先端が触知でき，穿刺点が明らかとなり下腹壁血管を容易に避けることができる。

LPEC針の通過経路は腹膜と腹膜前筋膜深葉の間を通るイメージであるが，実際の腹膜前腔に明らかな膜様構造はなく[9]，とくに精巣血管，精管が走る背側の腹膜前腔は疎な結合組織の間隙である。精巣血管，精管はspermatic sheathに包まれて守られており，さらに陰部大腿神経などの痛覚神経は浅葉の背側にある。したがって，LPEC針が腹腔内から腹膜を通して透見されるようにワイパー状に動かし移動させれば安全にヘルニア嚢を全周性に通過できる。

針のシャフトを腹膜面にこすりつけるように動かすのがコツである。精巣血管，精管のクロスオーバーが難しいときは，腹膜をLPEC針で穿破して，気腹ガスを腹膜前腔に通気させると腹膜が浮きクロスオーバーが容易になることが多い。もう1つ重要なことはLPEC針の刺入部と糸を腹腔内にリリースしたあと戻る刺入部を一致させることである[10]。最初の刺入部と針の方向を逆に向ける部位がずれると縫合糸とヘルニア嚢の間に脂肪などの組織が巻き込まれ，結紮後の緩みの原因になるからである。

女児の場合は子宮円索をヘルニア嚢とともに結紮することになるが，円索を包むように腹膜にしわが寄り，折れているので針がスキップしないように腹膜を鉗子で引っ張り，緊張をかけて針を進める必要がある。

3. 縫合糸について

開発者である嵩原らの初期症例で，吸収糸の使用で高頻度（12.5％）の再発を認めたと報告され，非吸収糸使用が推奨された[3]。GrimsbyらのSEALでも吸収糸使用で26％，非吸収糸使用で4％の再発を報告している[11]。LPECではヘルニア嚢を内鼠径輪の高さで閉鎖するのみで離断しないため，ヘルニア門で腹膜が癒着閉鎖する前に巾着縫合が緩むと再発してしまう。したがって，縫合糸は緊張が永続することと腹膜への刺激を有するものが好ましいと考え，編み糸の非吸収糸を推奨する。ヘルニア嚢の閉鎖は不要でherniotomyのみで再発は生じないとの報告が複数ある[12]ことからも，ヘルニア門周囲の腹膜に炎症が波及したほうが再発防止となると考える。LPEC針の運針時にあえてヘルニア門部の腹膜を穿破して腹膜に炎症を惹起しておくことは勧められるテクニックと考える。

おわりに

鼠径ヘルニアは良性疾患であり，Potts法などの実績がありかつ整容性にも優れている従来法がある。鏡視下手術で手技が困難になり，安全性が担保されなければ本末転倒になる。とくに第1ポートの挿入

Ⅲ章　手術手技

は安全性を確保する必要がある。対側発生など引き続き検討しなければならない問題もあるが，上記の方法で確実にヘルニア門が閉鎖されて長期予後が従来法と変わらずに良好であることを確認していきたい。

文　献

1）長江逸郎，遠藤昌夫，嵩原裕夫，他：小児-治療-手術方法．日本ヘルニア学会ガイドライン委員会編，鼠径部ヘルニア診療ガイドライン2015，金原出版，東京，2015，p. 92.

2）日本内視鏡外科学会学術委員会：内視鏡外科手術に関するアンケート調査；第13回集計結果報告；小児外科領域．日鏡外会誌，21：727～733，2016.

3）Esposito, C., Escolino, M., Turrà, F., et al.：Current concepts in the management of inguinal hernia and hydrocele in pediatric patients in laparoscopic era. Semin. Pediatr. Surg., 25：232～240，2016.

4）Takehara, H., Yakabe, S., Kameoka, K.：Laparoscopic percutaneous extraperitoneal closure for inguinal hernia in children：Clinical outcome of 972 repairs done in 3 pediatric surgical institutions. J. Pediatr. Surg., 41：1999～2003，2006.

5）諸冨嘉樹，里見美和，栄由香里：TULPEC；私の術式.

小児外科，47：634～637，2015.

6）Uranues, S., Ozkan, O. V., Tomasch, G.：Safe and easy access technique for the first trocar in laparoscopic surgery. Langenbecks Arch. Surg., 401：909～912，2016.

7）Xiang, B., Jin, S., Zhong, L., et al.：Reasons for recurrence after the laparoscopic repair of indirect inguinal hernia in children. J. Laparoendosc. Adv. Surg. Tech. A., 25：681～683，2015.

8）Ahmad, G., O'Flynn, H., Duffy, J. M., et al.：Laparoscopic entry techniques（Review）. Cochrane Database Syst. Rev., 15：CD006583，2012.

9）朝蔭直樹：膜の功罪；鼠径ヘルニア治療における腹膜外腔の捉え方．臨床解剖研究会記録，13：38～39，2013.

10）嵩原裕夫，西原実，国吉史雄：基本手技；合併症を起こさないための安全なLPEC法のノウハウ．小児外科，47：573～579，2015.

11）Grimsby, G. M., Keays, M. A., Villanueva, C., et al.：Non-absorbable sutures are associated with lower recurrence rates in laparoscopic percutaneous inguinal hernia ligation. J. Pediatr. Urol., 11：275，2015.

12）Abd-Alrazek, M., Alsherbiny, H., Mahfouz, M., et al：Laparoscopic pediatric inguinal hernia repair：A controlled randomized study. Pediatr. Surg., 52：1539～1544，2017.

〔諸冨嘉樹〕

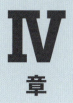

IV章

術後偶発症の予防と対処法

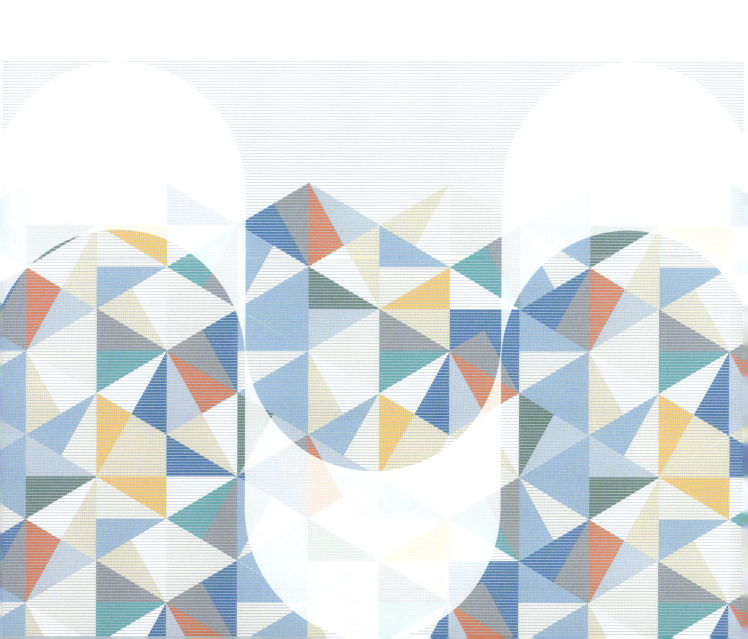

漿液腫・血腫

≫POINT

◆漿液腫の発症頻度は0.5〜12.2%，血腫は鼠径部切開法で5.6〜16.0%，腹腔鏡下手術では4.2〜13.1%である。
◆漿液腫は腹腔鏡下手術のほうが鼠径部切開法より頻度が高く，血腫は腹腔鏡下手術のほうが鼠径部切開法より頻度が低いとされている。
◆自験例（TAPP法）においては漿液腫に対して穿刺吸引を施行した症例は1.1%であった。
◆漿液腫の疾患概念と重症度分類を確定させたうえで，症例を集積し，議論を深めていく必要がある。

はじめに

　漿液腫（seroma）・血腫（hematoma）は鼠径部ヘルニア手術後に発生する一般的な術後合併症である[1]。漿液腫は不確定ではあるものの再発鼠径ヘルニアのリスクの一因とされており，早期の血腫は再発鼠径ヘルニアのリスクであるとされている[2)3)]。文献によって漿液腫の頻度には大きな差が存在する。これは慢性疼痛や再発鼠径ヘルニアとは異なり，定義が明確にされていないことや鼠径部切開法術後早期の局所の腫脹と軽度の漿液腫・血腫の鑑別は容易ではないことに起因すると考えられる。日本ヘルニア学会（Japanese Hernia Society：以下，JHS）によって作成された『鼠径部ヘルニア診療ガイドライン』（以下，JHSガイドライン）においても，漿液腫・血腫についての記述は少なく，診療する機会の頻度の高さに比してその病態や治療法はいまだに不明確な点も多く，各施設においてそれぞれの診療が行われていると考えられる。本邦では漿液腫・血腫について詳記した出版物もほとんどみられない。

　本項では，漿液腫・血腫について，"World Guidelines for Groin Hernia 2016"（以下，Worldガイドライン），European Hernia Society Guidelines（以下，EHSガイドライン），JHSガイドラインの内容を踏まえて，その病態や頻度，予防，治療について記載する。

I　漿液腫・血腫とは

　漿液腫・血腫はヘルニア修復によってできた死腔に液体や血液が貯留することで発症する。術直後においては鼠径部や陰嚢の局所の腫脹との鑑別は容易ではない。血腫は術後早期の出血が本態であるのに対して，漿液腫は浸出液が中心であり，血腫に比して術後一定の時間が経過してから出現すると考えられる。身体所見での鑑別が容易でないため両者は文献によっては区別されていないものもあるが，EHSガイドラインにおいては別項が設けられており，その発生頻度も異なっている[1]。そのため，本項では必要に応じてそれぞれについて記載を行うこととした。

II　漿液腫・血腫の成因

1. 漿液腫

　漿液腫の成因は不明な点が多いが，ヘルニア修復によって生じた死腔に静脈やリンパ系の還流が妨げられるために起こるとされている[4]。ヘルニア嚢の一部が切離され，陰嚢側に残存することが原因となるという考えもあるが，腹膜を切離しない内鼠径ヘルニア術後でも漿液腫は発症することから，腹膜の残存のみが原因とはいいきれない。手術侵襲による炎症も1つの誘因になると考えられる。

2. 血　腫

　血腫の成因は術後の出血が主であると考えられる。死冠（the circle of death）に存在する閉鎖動静脈系の血管（corona mortis），深腸骨動脈回旋動静脈（deep circumflex iliac artery）などの主要血管が原因であると，巨大血腫となることがある。しかし，血腫の原因の多くは小血管からの出血であると考えられる。JHS ガイドラインによれば，ワルファリン内服中の患者は血腫をきたしやすいとされており，PT-INR＞3 で血腫が有意に発症したとの報告がある[5)6)]。近年の鼠径ヘルニア手術は術後在院日数が短縮傾向であり，自験例においても退院後に時間差で PT-INR の延長がピークとなり血腫を形成した症例を経験しており，退院後も注意が必要である。患者に血液凝固能異常を認める場合にフィブリン糊の使用が有効であったという報告があるが，本邦では保険適応となっていない[5)7)]。

III 漿液腫・血腫の術式別発症率の比較

1. 漿液腫

　EHS ガイドラインによれば，漿液腫の発症頻度は0.5～12.2％とされている[1)]。漿液腫は鼠径部切開法においては Shouldice 法とメッシュ法を用いた修復法を比較したメタアナリシスを認め，頻度に差は認めなかった（Shouldice 法 1.4％，メッシュ法1.5％）[2)8)]。本邦では少数例の報告ではあるが，メッシュプラグ法より Kugel 法のほうが漿液腫の頻度が高かったとの報告を認める[9)]。腹腔鏡下手術では transabdominal preperitoneal approach（以下，TAPP 法）と totally extraperitoneal approach（以下，TEP 法）における漿液腫の発症率の比較も行われており，Lepereらは漿液腫と血腫を合算して TEP 8％，TAPP 6.8％と報告している[10)]。一方，Krishna らは術後 7 日目と30 日目における漿液腫の頻度について調査しており，術後 7 日目は TEP 37.9％，TAPP 17％（$p=$0.021），術後 30 日目は TEP 10.7％，TAPP 7.1％（p＝0.671）と報告しており，術後短期間においてTAPP 法は漿液腫の発症率が低い可能性もある[11)]。

World ガイドラインでは TAPP 法と TEP 法では有意な差は認めなかったとされている[2)]。

　Lichtenstein 法と腹腔鏡下手術（TAPP 法および TEP 法）を比較した場合は腹腔鏡下手術のほうが漿液腫の頻度が高いとされており，EHS ガイドラインにおいても Level ⅠA とされている[1)]。しかし，Schmedt らによるメタアナリシスでは non-Lichtenstein open mesh 法と腹腔鏡下手術の比較では漿液腫の頻度に有意な差は認めず（腹腔鏡 6.4％，non-Lichtenstein open mesh 7.3％），メッシュを使用する鼠径部切開法の術式によってもその頻度は変化するようである[12)]。

　腹腔鏡下手術で漿液腫が多い理由としては，腹腔鏡下手術のほうが陰囊側への腹膜残存面積が増加することや，局所の皮膚や皮下組織の切開を行わないため皮膚や皮下の張力が鼠径部切開法に比して弱く水分が貯留しやすいことなどが考えられる。しかし，日常臨床においては全症例に画像検査を施行するわけではなく，腹腔鏡下手術では局所の術後腫脹がまったくないため，小さな漿液腫でも鼠径部切開法よりも目立つ可能性がある。そのため腹腔鏡下手術後の症例のほうがやや漿液腫の診断がつきやすいため，発症数が増加する診断バイアスが存在する可能性もある。

　また，TAPP 法においては両側同時修復症例のほうが片側症例に比して漿液腫がやや増加するという報告も認める[13)]（両側 3.61％，片側 3.06％，$p=$0.082）。両側同時修復症例は概して高齢で内鼠径ヘルニアが多く，myopectineal orifice（以下，MPO）が脆弱化している症例が多く，それらが病態に関与している可能性も考えられる。また，両側同時修復症例は手術時間も延長するため，執刀医の疲労などが原因である可能性もあり，今後検討が必要であると考えられる。

　再発鼠径ヘルニアに対する手術のメタアナリシスでは腹腔鏡下手術（TAPP 法および TEP 法）のほうが Lichtenstein 法に比して漿液腫および血腫の形成が少なかったとの報告を認め，TAPP 法と TEP 法は同等，TEP 法と Lichtenstein 法も同等であった[14)]。

　現状では漿液腫の発症率は腹腔鏡下手術のほうが Lichtenstein 法より頻度が高く，鼠径部切開法のなか

IV章　術後偶発症の予防と対処法

ではメッシュ法とnon-mesh法で差はなく，腹腔鏡下手術のなかではTAPP法とTEP法で差はないと考えられる。ただし，TAPP法においては片側症例より両側症例で漿液腫の頻度が高い可能性がある。再発鼠径ヘルニアに対する手術は，腹腔鏡下手術で漿液腫の形成が少ないと考えられる。

2. 血　腫

EHSガイドラインによれば血腫の頻度は鼠径部切開法で5.6〜16.0%，腹腔鏡下手術において4.2〜13.1%であった。輸血を必要とするような重大な出血に関しては術式によらず，ほとんど起こることはないとされている[1]。血腫はShouldice法とメッシュ法を比較した場合，メッシュ法のほうが頻度は高かった（Shouldice 2.5%，メッシュ法3.8%）[8]。腹腔鏡下手術（TAPP法およびTEP法）とLichtenstein法を比較した場合はLichtenstein法のほうが血腫の頻度が高かった（TAPP/TEP 13.1%，Lichtenstein 16.0%）。腹腔鏡下手術とLichtenstein法以外の鼠径部切開法手術を比較しても，腹腔鏡下手術のほうが血腫の頻度は低かった（TAPP/TEP 8.6%，other open mesh technique 16.0%）[12]。腹腔鏡下手術の術式別の比較では，TAPP法とTEP法を比較すると発症率に差はないとされている[15]。

また，各術式における両側同時修復症例と片側修復症例の報告もなされており，TEP法において両側同時修復症例と片側症例を比較すると，両側症例のほうが血腫や感染などの頻度が高かった[16]。

腹腔鏡下手術は鼠径部切開法と比較して，剥離したMPO全体の視野がよいため，微細な出血の検索や止血操作が容易である点が，血腫が少ない要因であると考えられる。

現状では血腫は鼠径部切開法のほうが腹腔鏡下手術より頻度が高く，鼠径部切開法のなかではメッシュ法のほうがnon-mesh法より頻度が高かった。TEP法においては片側症例より両側症例で血腫の頻度が高い可能性がある。

IV　漿液腫・血腫の診断

漿液腫・血腫の診断でもっとも重要なことは再発鼠径ヘルニアとの鑑別である。両者とも主訴は鼠径部腫瘤と痛みであるが。身体所見としては，再発鼠径ヘルニアは還納可能であるが，漿液腫・血腫は硬化が強く，還納できない点が異なる。しかし，鑑別が容易ではない症例も存在する。両者の鑑別にはCTや超音波などの画像検査が有用である。CTにおいては腸管との連続性の有無を確認することが重要である。身体所見で鑑別が容易ではない症例については積極的に画像検査を行うべきであると考える。出血が持続している可能性のある血腫については造影CTを行うべきである。

V　漿液腫・血腫の症状

漿液腫は局所の膨隆は認めるものの，概して痛みや違和感は少ない場合が多い。一方，血腫の場合は局所の膨隆に加えて，痛みや皮膚の張り，違和感を伴うことがあり，血腫が巨大である場合は発熱を伴う場合もある。漿液腫・血腫ともに整容性の低下が問題となることがある。

VI　漿液腫の予防

漿液腫の予防法として，一般的にヘルニア囊の全切除や遺残したヘルニア囊にスリット状の切開を行うことなどがあげられているが，その有効性については明らかではない。BerneyはTEP法において，内鼠径ヘルニアに対して横筋筋膜を反転縫縮することで漿液腫の発症を予防可能であり，疼痛や再発も増えないと報告している[17]。本邦においても内鼠径ヘルニアにおいて横筋筋膜を反転しCooper靱帯にtackingした報告や，TAPP法において内鼠径ヘルニアのみならず，外鼠径ヘルニアにおいてもヘルニア囊を反転して縫縮することで漿液腫の発生を抑制した報告を認めている[18][19]。ヘルニア囊の反転につ

いては施行すべき適応（内鼠径ヘルニアのみ施行すべきかなど），その効果，手技（縫縮あるいはCooper靱帯にtacking）について十分な検証が行われているとはいいがたい。前出のBerneyは横筋筋膜の縫縮による疼痛や再発の悪化はないと報告している[17]。しかし，手技によっては縫縮やtackingによって疼痛悪化や再発，精索の損傷などのリスクが増加する可能性もあり，今後さらに検証が必要と考えられる。

EHSガイドラインでは血腫を防ぐことが，漿液腫をも防ぐとされている[1]。手術時の丁寧な止血操作が，血腫のみならず，漿液腫の予防にもつながると考えられる。腹腔鏡下手術にて巨大なヘルニアの手術を行う場合，剝離した組織の末梢側（外鼠径ヘルニアであれば腹膜，内鼠径ヘルニアであれば横筋筋膜）がヘルニア囊内に突出し，腹腔内からの止血が難しくなる状況をまれに経験する。剝離の際には超音波凝固切開装置や電気メスなどのエネルギーデバイスを適切に使用して，剝離と同時に止血を行うことが重要と考えられる。

また，明確なエビデンスはないものの，一般的にはヘルニア囊内に大網などが癒着している際にヘルニア囊内に可能なかぎり組織を残存させないことがヘルニア囊内の炎症を軽減させ，漿液腫・血腫の予防になるという意見もある。

選択するメッシュに関しては，Bittnerらは TAPP法において extralight tetanized polypropylene mesh と heavy weight mesh を比較した場合，extralight tetanized mesh のほうが漿液腫の頻度が低かったと報告している[20]。しかし，メタアナリシスでは heavy weight と light weight のメッシュ間で漿液腫の頻度に差はなかったとされている[21)22)]。現状では，メッシュの種類によって漿液腫を予防することは難しいと考えるのが一般的である。

VII 漿液腫・血腫の治療と注意点

1. 漿液腫

EHSガイドラインによれば，多くの漿液腫は6～8週間で自然軽快するとされている。また，吸引を行うことは推奨されていないが，持続する漿液腫に対しては吸引も許容される。しかし，吸引後の感染についてはしばしば報告がなされており，注意が必要である[1]。また穿刺吸引をする場合には surgical site infection のハイリスクとなるため，抗菌薬投与を行うべきであるとされている[2]。

吸引を行う時期や漿液腫の重症度については定説がないため，症状や漿液腫の自然軽快の可能性も考慮しながら慎重に検討を行うことが必要であると考える。

2. 血 腫

EHSガイドラインによれば血腫が小さな場合は経過観察可能であるが，大きな血腫については麻酔下での血腫除去について考えるべきであるとされている[1]。血腫除去の適応や時期については明確な基準は報告されていない。

3. 術前の説明

漿液腫・血腫は鼠径部ヘルニア手術後の頻度の高い合併症である。その多くは重篤化することは少なく，前述のように経過を観察するのみで改善する。しかし，術直後に局所が膨隆するため，患者本人や家族にとってはヘルニアが再発している，あるいはヘルニア修復がなされていないという誤解を生じさせやすい。とくに漿液腫においては患者満足度や整容性の低下がもっとも大きな問題になると考えられる。患者との信頼関係が崩れてしまう可能性があるばかりでなく，術後の膨隆が気になって局所を患者自らが圧迫してしまうという症例も経験することがある。術直後の局所の圧迫はメッシュを偏位させ，再発の原因となる可能性もある。そのため，術前から術後に鼠径部が腫れる可能性について説明を行い，術後に局所を圧迫しないよう伝えておくことが重要である。とくに陰囊タイプなどヘルニア囊の大きな症例や，抗凝固薬を内服中の症例などについてはより入念な説明を行っておく必要がある。

IV章　術後偶発症の予防と対処法

表IV-1　漿液腫の重症度分類の一例

長径/術後経過期間	手術翌日	1週間	3カ月	6カ月以上	穿刺吸引
膨隆なし		0			
軽症（3cm未満）	I	II	III	III	V
中等症（3〜6cm未満）	I	II	III	IV	V
重症（6cm以上）			IV	IV	V

穿刺などの侵襲的な介入を行った場合はVとする
経過中もっとも高い Grade を最終診断とした

VIII 自験例を用いた重症度分類の一例

　漿液腫の重症度分類について，現時点で明確な基準は存在していない。しかし，漿液腫の議論を深めるうえで，分類を行い，それぞれの状況についての考察を行うことはきわめて重要と考えられる。そのため，本項では分類の一例として，漿液腫の長径，手術からの経過期間，症状の有無を用いて Grade 0，I，II，III，IV，V に分類を行った。

　水腫の大きさは軽度（3cm未満），中等度（3〜6cm未満），重度（6cm以上）に分類し，術後経過期間は術翌日，術後初回外来（2週間以内），3カ月，6カ月の時点での漿液腫の存在の有無で Grade を決定することとした。経過中一度も漿液腫の所見を認めなかった場合は Grade 0，手術翌日〜術後初回外来までに水腫が自然消失した場合は Grade I，術後初回外来〜術後3カ月までに自然消失した場合はGrade II，術後3カ月時点で軽度〜中等度漿液腫を認める，あるいは術後6カ月の時点で軽度の漿液腫を認める症例を Grade III，術後3カ月時点で重度漿液腫を認める，あるいは術後6カ月以上の時点で中等度〜重度漿液腫を認める場合は Grade IV，穿刺吸引などの侵襲的治療を行った場合には Grade V に分類した（**表IV-1**）。

　鼠径部ヘルニアの漿液腫の頻度は術式により異なる。そのため本項では，TAPP 法について記載することとする。片側 TAPP 症例〔緊急手術症例，鼠径部切開法移行症例，前立腺癌術後症例，laparoscopic percutaneous extraperitoneal closure（LPEC）や単純縫縮によるヘルニア門閉鎖症例，部分的な laparoscopic intraperitoneal onlay mesh（IPOM）による修復症例を除外〕について上記の重症度分類に従って後方視的

に分類を行った。診断方法は基本的に視触診で行い，必要時に画像検査を追加した。

　自験例（筆者の前任地，刈谷豊田総合病院）では1,544例中 Grade 0 は 1,194 例，Grade I は 85 例，Grade II は 236 例，Grade III は 10 例，Grade IV は 2 例，Grade V は 17 例であった。Grade II 以上は 17.2%（265 例），Grade III 以上は 1.9%（29 例），侵襲的治療を要した Grade V は 1.1%（17 例）であった。

　今後，より詳細で適切な漿液腫の重症度分類を考案し，症例を集積することで漿液腫のリスク因子の解明やその予防法の確立が待たれるところである。

IX 漿液腫・血腫の症例検討

　日常診療で経験した漿液腫・血腫の具体的な症例を提示する。

1. 漿液腫

＜症例1＞

症　例：81歳，女性。両側大腿ヘルニア。

術　式：TAPP法。

経　過：手術1週間後に膨隆と痛みを訴えた。造影CTにて右鼠径部に3cm大の水腫を認めた。その後少しずつ縮小し，自然消退した（**図IV-1**）。

最終診断：Grade II。

＜症例2＞

症　例：85歳，男性。両側鼠径ヘルニア（右II-3型，左II-1型）。

術　式：TAPP法。

経　過：手術翌日より，左側優位の膨隆あり。術後2週目に別疾患で単純CTを施行し，左側に5cm

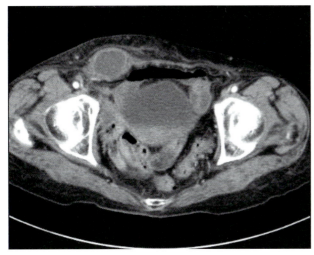
a：1週間後（造影CT）

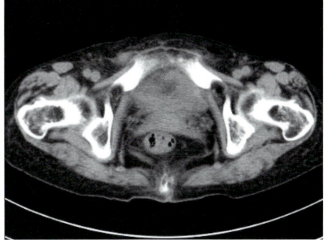
b：2カ月後

図Ⅳ-1　症例1（81歳，女性：両側大腿ヘルニア）

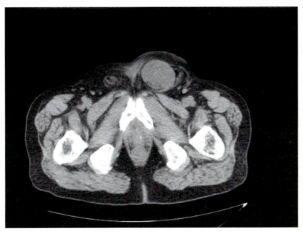
a：術後2カ月

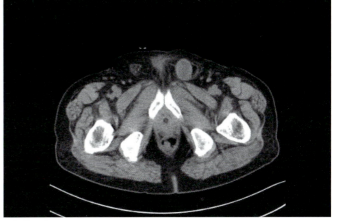
b：術後7カ月

図Ⅳ-2　症例2（85歳，男性：両側鼠径ヘルニア）

大の水腫を指摘された。術後5カ月で4cm，術後7カ月で2cmと改善傾向であった（図Ⅳ-2）。

最終診断：GradeⅢ。

＜症例3＞

症　例：76歳，男性。左鼠径ヘルニアⅣ型（Ⅰ-1型＋Ⅱ-3型）。

術　式：TAPP法。

経　過：手術翌日より局所の膨隆あり。膨隆継続するため，2カ月後に腹部CTを施行し，漿液腫と診断した。その後も改善に乏しく，7カ月後に穿刺吸引施行。11カ月後，膨隆は改善した（図Ⅳ-3）。

最終診断：GradeⅤ（穿刺前はGradeⅣ）。

2．血　腫

＜症例4＞

症　例：65歳，男性。右鼠径ヘルニアⅠ-3型。

術　式：TAPP法。

経　過：脳梗塞の既往があり，ワルファリン内服中。手術翌日，とくに異常なく退院された。術後4日目に右鼠径部の膨隆を主訴にER受診。造影CTにて血腫と診断。PT-INR 3.54と延長していた。侵襲的処置なしで経過観察したところ徐々に血腫は縮小し，2年後には完全消失（図Ⅳ-4）。

IV章　術後偶発症の予防と対処法

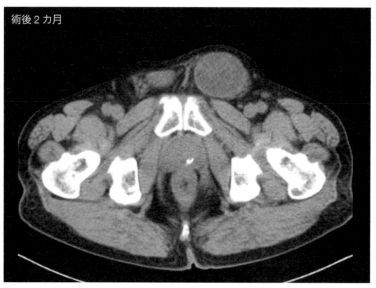

図IV-3　症例3（76歳，男性：左鼠径ヘルニアIV型）

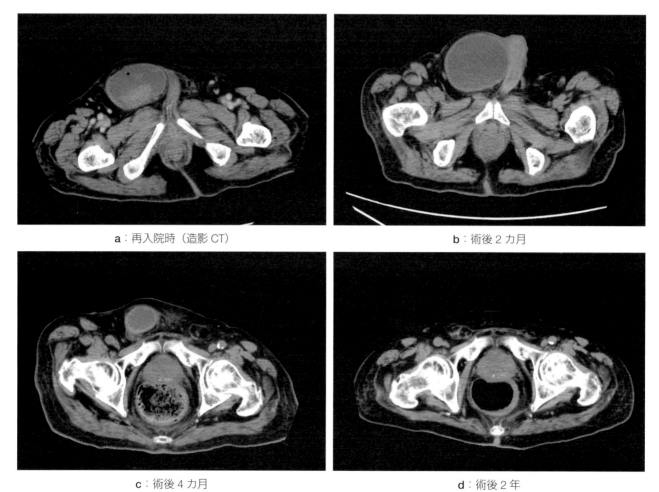

a：再入院時（造影 CT）　　　　　　　　　　　　b：術後2カ月

c：術後4カ月　　　　　　　　　　　　d：術後2年

図IV-4　症例4（65歳，男性：右鼠径ヘルニアI-3型）

おわりに

　漿液腫・血腫は鼠径部ヘルニアの日常診療のうえでも比較的頻度の高い合併症である。しかし，本項をまとめるにあたり，多くの文献を参照したが，各種ガイドラインにおいても記載量は非常に少なく，十分な検証がなされているとはいいがたい。これは漿液腫・血腫の定義があいまいであることや，多くの症例が自然軽快するため難治性の症例が少ないことが一因と考えられる。そのため，まず疾患概念と重症度分類を確定させたうえで，それぞれの病態に応じた対応が可能となるように漿液腫・血腫に関するより詳細な症例の集積を行い，議論を深めていく必要があると考えられた。

文　献

1) Simons, M. P., Aufenacker, T., Bay-Nielsen, M., et al.: European Hernia Society guidelines on the treatment of inguinal hernia in adult patients. Hernia, 13: 343〜403, 2009.
2) HerniaSurge Group: International guidelines for groin hernia management. Hernia, 22: 1〜165, 2018.
3) Lundström, K. J., Sandblom, G., Smedberg, S., et al.: Risk factors for complications in groin hernia surgery. Ann. Surg., 255: 784〜788, 2012.
4) 冲永功太: 鼠径部ヘルニア合併術の合併症と対策，冲永功太編，鼠径部ヘルニアの手術; 解剖と手術手技，へるす出版，東京，2003, p. 150.
5) 諏訪勝仁: 成人-特定な患者への治療-重篤な基礎疾患を有する患者．日本ヘルニア学会ガイドライン委員会編，鼠径部ヘルニア診療ガイドライン2015, 金原出版，東京，2015, p. 75.
6) Sanders, D. L., Shahid, M. K., Ahlijah, B., et al.: Inguinal hernia repair in the anticoagulated patient: A retrospective analysis. Hernia, 12: 589〜592, 2008.
7) Canonico, S., Sciaudone, G., Pacifico, F., et al.: Inguinal hernia repair in patients with coagulation problems: Prevention of postoperative bleeding with human fibrin glue. Surgery, 125: 315〜317, 1999.
8) Amato, B., Moja, L., Panico, S., et al.: Shouldice technique versus other open techniques for inguinal hernia repair. Cochrane Database Syst. Rev., CD001543, 2009.
9) 川村英伸，岩谷岳，佐々木章，他: 成人鼠径ヘルニアに対するKugel法の有用性: Mesh-Plug法と比較して．岩手医誌，1: 29〜35, 2008.
10) Lepere, M., Benchetrit, S., Debaert, M., et al.: A multicentric comparison of transabdominal versus totally extraperitoneal laparoscopic hernia repair using PARIETEX meshes. JSLS, 4: 147〜153, 2000.
11) Krishna, A., Misra, M. C., Bansal, V. K., et al.: Laparoscopic inguinal hernia repair: Transabdominal preperitoneal (TAPP) versus totally extraperitoneal (TEP) approach: A prospective randomized controlled trial. Surg. Endosc., 26: 639〜649, 2012.
12) Schmedt, C. G., Sauerland, S., Bittner, R., et al.: Comparison of endoscopic procedures vs Lichtenstein and other open mesh techniques for inguinal hernia repair: A meta-analysis of randomized controlled trials. Surg. Endosc., 19: 188〜199, 2005.
13) Jacob, D. A., Hackl, J. A., Bittner, R., et al.: Perioperative outcome of unilateral versus bilateral inguinal hernia repairs in TAPP technique: Analysis of 15,176 cases from the Herniamed Registry. Surg. Endosc., 3733〜3740, 2015.
14) Dedemadi, G., Sgourakis, G., Radtke, A., et al.: Laparoscopic versus open mesh repair for recurrent inguinal hernia: A meta-analysis of outcomes. Am. J. Surg., 200: 291〜297, 2010.
15) McCormack, K., Wake, B. L., Fraser, C., et al.: Transabdominal pre-peritoneal (TAPP) versus totally extraperitoneal (TEP) laparoscopic techniques for inguinal hernia repair: A systematic review. Hernia, 9: 109〜114, 2005.
16) Gass, M., Rosella, L., Banz, V., et al.: Bilateral total extraperitoneal inguinal hernia repair (TEP) has outcomes similar to those for unilateral TEP: Population-based analysis of prospective data of 6,505 patients. Surg. Endosc., 26: 1364〜1368, 2012.
17) Berney, C. R.: The Endoloop technique for the primary closure of direct inguinal hernia defect during the endoscopic totally extraperitoneal approach. Hernia, 16: 301〜305, 2012.
18) 四方祐子，尾形頼彦，篠原永光，他: 腹腔鏡下鼠径部ヘルニア修復術 (TAPP法) における工夫: 術後漿液腫予防を中心に．日鏡外会誌，20: 317〜321, 2015.
19) 玉木雅子，大石英人，金島研大，他: 腹腔鏡下鼠径ヘルニア修復術における内鼠径ヘルニアの術後漿液腫発生予防の工夫をした1例．千葉医学，92: 97〜101, 2016.
20) Bittner, R., Schmedt, C. G., Leibl, B. J., et al.: Early postoperative and one year results of a randomized controlled trial comparing the impact of extralight titanized polypropylene mesh and traditional heavyweight polypropylene mesh on pain and seroma production in laparoscopic hernia repair (TAPP). World J. Surg., 35: 1791〜1797, 2011.
21) Li, J., Ji, Z., Cheng, T.: Lightweight versus heavyweight in inguinal hernia repair: A meta-analysis. Hernia, 16: 529〜539, 2012.
22) Currie, A., Andrew, H., Tonsi, A., et al.: Lightweight versus heavyweight mesh in laparoscopic inguinal hernia repair: A meta-analysis. Surg. Endosc., 26: 2126〜2133, 2012.

〔早川俊輔〕

出 血

POINT

- 心疾患など抗血栓薬内服患者や肝硬変患者などに対する手術適応と周術期管理。
- 鼠径ヘルニア手術後の再発例患者や前立腺癌術後患者に対する術式の選択。
- 出血に注意すべき血管，とくに死冠出血の予防と対処法。
- 術後血腫，後腹膜出血，腹腔内出血の対処法。

はじめに

鼠径部ヘルニア手術は外科手術のなかでもっとも頻度の高い手術で，外科医が初めて教わる入門手術の一つである。鼠径部ヘルニア手術において，鼠径部の解剖を理解し正しい手術手技を習得するためには，教育とトレーニングがきわめて重要である。わが国の鼠径部ヘルニア手術は，鼠径部切開法（Lichtenstein 法やメッシュプラグ法など前方到達法と Kugel 法など腹膜前腔到達法）が主流であったが，この数年間で腹腔鏡下手術が急増した。しかしその一方で，腹腔鏡下手術の手技上の未熟さに起因すると思われる再発率の増加が問題になっている。トレーニング期間においては，前方到達法で直視下に前方からの鼠径部の解剖を理解したうえで，さらに腹腔鏡下に良好な視野で展開される後方からの解剖を重ね合わせて鼠径部ヘルニア手術を習得することが効率のよい学習法と思われる。

鼠径部ヘルニアは良性疾患であり，手術を行うことで逆に患者に不利益を与えることは極力避けなければならない。鼠径部ヘルニア手術で注意すべき点は，再発とともに慢性疼痛，メッシュ感染，出血などの偶発症があげられる。重篤な偶発症の頻度は低いものの，鼠径部ヘルニア手術後に出血性ショックに陥る危険もある。本項では鼠径部ヘルニア手術の偶発症のうち，出血を防ぐポイントとして，術前管理，術中に注意すべき血管，さらに術後血腫や出血の対処法について解説する。

I 術前管理

問診とくに基礎疾患や抗血栓薬服用の有無，手術歴が重要である。

1. 基礎疾患と抗血栓薬服用の有無

従来は外科分野において出血性偶発症の予防のため周術期には抗血栓薬を一定期間休薬してきた。しかし最近では，重篤度の面から出血リスクよりも血栓塞栓症発症のリスクのほうが重要視されている。抗血栓薬使用者に対する鼠径部ヘルニア診療でも，抗血栓薬継続による出血リスクと抗血栓薬休薬による血栓塞栓症発症のリスクの両方に配慮しなければならない。抗血栓薬内服中の循環器疾患患者では，術前に休薬が可能であるかは循環器主治医に相談し検討する。決して外科医の判断だけで抗血栓薬の休薬を行ってはならない。『循環器疾患における抗凝固・抗血小板療法に関するガイドライン』[1]では鼠径部ヘルニア手術は体表部の比較的容易な手術とされるため，冠動脈疾患や心房細動，弁膜症，深部静脈血栓症既往など周術期の血栓症や塞栓症のリスク患者では抗血栓薬の内服を継続したまま手術を行うことになる。血栓塞栓症のリスクが低ければ，循環器主治医の指示に従い，抗血栓薬を術前に休薬または薬剤を変更する。周術期に休薬が必要な抗血栓薬や血管拡張薬の一般的な休薬期間を**表IV-2**に示す。昨今の健康食品ブームで多種のサプリメントを嗜好する患者が多く，サプリメントの含有内容にも注意が必要である。DHA，EPA を含むサプリメント

出　血

表IV-2　周術期に休薬が必要な内服薬

商品名	一般名	休薬期間
抗凝固薬		
ワーファリン	ワルファリンカリウム	5日間
イグザレルト	リバーロキサバン	24時間
エリキュース	アピキサバン	2〜4日間
プラザキサ	ダビガトランエテキシラートメタンスルホン酸塩	1〜4日間
リクシアナ	エドキサバントシル酸塩水和物	24時間
抗血小板作用薬		
バイアスピリン	アスピリン	7〜14日間
バファリン	アスピリン・ダイアルミネート配合薬	7〜14日間
プラビックス	クロピドグレル硫酸塩	14日間
パナルジン	チクロピジン塩酸塩	10〜14日間
エフィエント	プラスグレル塩酸塩	14日間
プレタール	シロスタゾール	2〜4日間
アンプラーグ	サルポグレラート塩酸塩	1〜2日間
エパデール	イコサペント酸エチル	7〜10日間
ロトリガ	オメガ-3脂肪酸エチル	7〜10日間
末梢循環改善薬		
オパルモン	リマプロストアルファデクス	24時間
ドルナー	ベラプロストナトリウム	24時間
コレキサミン	ニコモール	24時間
カルナクリン	カリジノゲナーゼ	24時間
ペリシット	ニセリトロール	24時間
冠血管拡張薬		
コメリアン	ジラゼプ塩酸塩	2〜3日間
ペルサンチン	ジピリダモール	1〜2日間
ロコルナール	トラピジル	2日間
脳循環改善薬		
セロクラール	イフェンプロジル酒石酸塩	2日間
ケタス	イブジラスト	3日間
サーミオン	ニセルゴリン	2日間
気管支喘息薬		
ベガ	オザグレル塩酸塩水和物	24時間

は術前2週間服用を禁止する。

　2012年に日本消化器内視鏡学会を中心として『抗血栓薬服用者に対する消化器内視鏡診療ガイドライン』が作成された[2]。抗血栓薬持続による消化管出血と抗血栓薬休薬による血栓塞栓症の誘発に配慮したガイドラインで，「通常消化器内視鏡」，「内視鏡的粘膜生検」，「バルーン内視鏡など出血低危険度の消化器内視鏡」，「ポリペクトミーなど出血高危険度の消化器内視鏡」の4つに出血危険度を分類している。鼠径部ヘルニア手術の出血危険度は消化器内視鏡分類の後者2つの中間あたりに位置すると思われ，以下に示す同ガイドラインの抜粋は鼠径部ヘルニア診療にも参考となる。

　（1）バルーン内視鏡など出血低危険度の消化器内視鏡では，アスピリン，アスピリン以外の抗血小板薬，抗凝固薬のいずれも休薬なく施行してもよい。ワルファリンは1週間以内に測定したPT-INRが3以下であることを確認してから消化器内視鏡検査を実施する。

　（2）ポリペクトミーなど出血高危険度の消化器内視鏡では，血栓塞栓症のリスクが高いアスピリン単独服用者では休薬なく施行し，血栓塞栓症の発症

IV章　術後偶発症の予防と対処法

リスクが低い場合はアスピリンを3〜5日間の休薬
することを推奨する。

（3）出血高危険度の消化器内視鏡では，チエノピ
リジン誘導体単独服用者（チクロピジン，クロピド
グレル）は血栓塞栓症のリスクが低い患者には5〜
7日間，チエノピリジン誘導体以外の抗血小板薬単
独服用者は1日間の休薬を原則とし，血栓塞栓症の
リスクが高い患者にはアスピリンまたはシロスタ
ゾール置換を推奨する。

（4）出血高危険度の消化器内視鏡では，ワルファ
リン単独投与またはダビガトランなどの新規経口抗
凝固薬（novel oral anticoagulant：以下，NOAC）単独
投与の場合はヘパリン置換を推奨する。ヘパリン置
換の簡便法として，ワルファリンは3〜5日前，
NOACは1〜2日前に中止し，静注用未分画ヘパリ
ン10,000〜20,000単位の持続静注もしくは皮下注
用未分画ヘパリン10,000〜15,000単位の12時間ご
と皮下注とする。静注用未分画ヘパリンは術前3時
間，皮下注用未分画ヘパリンは術前6時間までに中
止し，術後止血が確認されしだいヘパリンを再開す
る。

（5）出血高危険度の消化器内視鏡において，アス
ピリンとアスピリン以外の抗血小板薬2種併用の場
合には，抗血小板薬の休薬が可能になるまで消化器
内視鏡検査の延期が好ましいが，検査の延期が困難
な場合には，アスピリンまたはシロスタゾールの単
独投与の置換を推奨する。

（6）出血高危険度の消化器内視鏡において，アス
ピリンとワルファリンまたはNOACの抗凝固薬併
用の場合には休薬が可能になるまで消化器内視鏡検
査の延期が好ましいが，検査の延期が困難な場合に
は，アスピリン継続またはシロスタゾールに置換し
抗凝固薬はヘパリン置換を推奨する。

（7）出血高危険度の消化器内視鏡において，アス
ピリン，アスピリン以外の抗血小板薬，ワルファリ
ンまたはNOACの3種併用の場合には休薬が可能に
なるまで消化器内視鏡検査の延期が好ましいが，検
査の延期が困難な場合には，アスピリンまたはシロ
スタゾール投与とし，他の抗血小板薬は休薬し抗凝
固薬はヘパリン置換を推奨する。

以上のごとく癌の治療などを目的とした消化器内

視鏡検査では，検査中の出血や血栓塞栓症のリスク
を押してでも検査を行わなければならないことがあ
る。一方，鼠径部ヘルニアは良性疾患であり消化器内
視鏡検査とは状況は異なるが，同ガイドラインを参
考にして鼠径部ヘルニア手術に応用すると，科学的
根拠は低いレベルではあるが，以下にまとめられる。

（1）抗血栓薬服用者の鼠径部ヘルニアは無症状
であれば経過観察が可能であり，痛みを伴うなど有
症状であれば手術の有用性が害に勝り臨床的に有用
と考えられれば手術を行う。

（2）アスピリン単独服用者において血栓塞栓症
のリスクが高い患者では休薬なく鼠径部ヘルニア手
術を施行し，血栓塞栓症の発症リスクが低い場合は
3〜5日間の休薬とする（周術期血栓塞栓症の併発
に配慮し，『消化器内視鏡検査診療ガイドライン』
に準じて表IV-2に示す一般的な休薬期間よりも短
くした。以下同様）。

（3）アスピリン以外の抗血小板薬単独服用者で
血栓塞栓症のリスクが低い患者ではチエノピリジン
誘導体は5〜7日間，チエノピリジン誘導体以外の
抗血小板薬は1日間の休薬とし，血栓塞栓症のリス
クが高い症例ではアスピリンまたはシロスタゾール
置換を考慮する。

（4）ワルファリンはPT-INRが3以下であれば内
服継続のまま手術を行うか，またはヘパリン置換と
する。

（5）NOACは内服継続のまま手術を行うか，また
はヘパリン置換とする。

（6）アスピリンとアスピリン以外の抗血小板薬
の併用，あるいはアスピリンと抗凝固薬の併用の場
合は，出血性偶発症のリスクが高いため休薬が可能
となるまで鼠径部ヘルニア手術を延期する。

抗血栓薬服用者に対する鼠径部ヘルニア手術に関
する文献では，ワルファリン内服継続患者でPT-
INR 3以下であれば，治療を要する大きな血腫の併
発はなく鼠径部ヘルニア手術を安全に行えたとの報
告がある[3]。本邦ではWakasugiら[4]が術前にワル
ファリンを少なくとも3日間，抗血小板薬を少なく
とも7日間中止し，必要に応じてヘパリン置換を行
い，出血なくTEP法を安全に行えたと報告してい
る。しかし，ヘパリン置換に関してはむしろ出血を

助長するとの報告もあり[5]，PT-INR 3以下でのワルファリン継続またはNOAC継続のまま手術を行うかヘパリン置換すべきか意見が分かれるところである。

TEP法やTAPP法による腹腔鏡下手術では腹膜前腔を広範に剥離するため，臓器損傷や外腸骨動脈などの大血管損傷などの重篤な合併症に注意を要するが，ヨーロッパヘルニア学会（European Hernia Society：以下，EHS）ガイドライン[6]によると，鼠径部切開法での血腫の頻度は5.6〜16％，腹腔鏡下手術での血腫の頻度は4.2〜13.1％であり，両者を比較した33のtrailでは腹腔鏡下手術のほうが血腫のリスクは有意に低いと報告されている（238/2,747，8.6％ vs. 317/3,007，10.5％）。ドイツ，オーストリア，スイスの多施設インターネットHerniamed Registyの結果[7]では，抗血栓薬内服患者の鼠径部ヘルニア手術後の二次性出血のリスクは4倍高く（356/9,115，3.91％ vs. 825/73,796，1.12％），多変量解析での出血危険因子は，これ以外に鼠径部切開法，高齢，ASAハイスコア，再発，男性，大きなヘルニア門であった。この報告でも腹腔鏡下手術のほうが鼠径部切開法よりも出血のリスクは低かった〔OR＝0.493（95％CI 0.431 vs. 0.566）〕。しかし手術登録総数82,911例（腹腔鏡下手術47,541例，鼠径部切開法35,370例）のうち，抗血栓薬内服患者9,115例に対しては鼠径部切開法が5,100例（55.95％）と半数以上で選択されていた[7]。

腹水を有する肝硬変患者でも，鼠径部ヘルニア手術後の再発，重篤な合併症はなかったとの報告[8]があるが，肝硬変患者では血小板数減少，凝固機能低下による出血には細心の注意を要する。腹水を有する肝硬変患者では術後に難治性漿液腫を併発する可能性もあり，鼠径部ヘルニアの手術適応そのものを慎重に検討しなければならない。肝硬変や抗凝固薬内服中の血液凝固異常患者（PT＜10.5，APTT＜21秒，血清フィブリノーゲン＜230 mg/dl）ではフィブリン糊の使用で術後血腫発生率は非使用群の24％に比し4％と有意に減少し，入院期間の短縮によりコストを削減できたとの報告もある[9]。

2. 手術歴

出血や術後血腫の危険因子として抗血栓薬服用以外には再発鼠径部ヘルニアが重要である。メッシュ修復後再発例では前回の術式の情報があれば再手術法の選択に役立つ。

Lichtenstein法など前方到達法後の再発には腹膜前腔の癒着や炎症が比較的少ないことから腹膜前腔到達法または腹腔鏡下手術を選択し，とくにTAPP法は再発形式の確認ができることから有用とされている。再発鼠径部ヘルニアに対する腹腔鏡下手術は難易度が高いため，日本ヘルニア学会『鼠径部ヘルニア診療ガイドライン』では手技を十分に習得した外科医が実施することを推奨している[10]。一方，『EHSガイドライン』では腹膜前腔到達法または腹腔鏡下手術後の再発には前方到達法を選択することが推奨されている[6]。

前立腺癌術後には鼠径部ヘルニアとくに間接（外）鼠径ヘルニアが高頻度に発生するが，腹膜前腔の癒着が予想されるため，出血などの合併症を防ぐために前方到達法が推奨される[10]。

II 鼠径部ヘルニア手術で出血に注意すべき血管

1. 浅腹壁動静脈

鼠径部切開法では，皮下の浅腹壁動静脈は結紮・切離または電気メスで確実に凝固止血する。止血が不十分であると術後皮下血腫の原因となる。

2. 精巣動静脈

精索の剥離において，精巣動静脈と精管は薄い膜と脂肪織に包まれたまま血管壁が露出しないようにヘルニア嚢や腹膜から剥離することが重要である（**図IV-5**）。とくにヘルニア嚢が陰嚢まで達する大きな陰嚢ヘルニアでは，精巣動静脈を確実に止血しないと術後に陰嚢血腫を併発する。止血により精巣動静脈を完全に離断しても副血行路を介して精巣壊死に陥ることはまれとされる。精管には細い血管が併走していることも知っておかなければならない（**図IV-6**）。

Ⅳ章　術後偶発症の予防と対処法

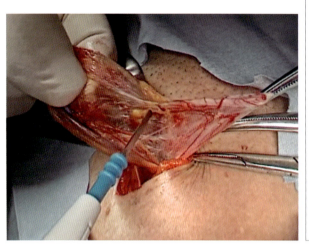
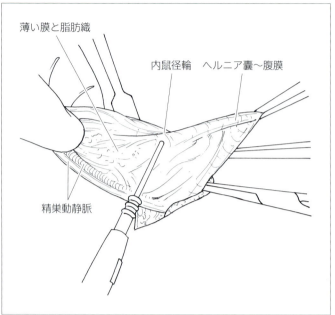

図Ⅳ-5　精巣動静脈の剥離：左間接（外）鼠径ヘルニア（Ⅰ-2型），Kugel法
薄い膜と脂肪織に包まれた精巣動静脈

3．外精動静脈

前方到達法で精索を鼠径管後壁から挙上しテーピングする際やメッシュの固定時に，外精動静脈が出血した場合は，陰部大腿神経陰部枝が併走するため，止血に際し同神経の損傷にも注意する。

4．下腹壁動静脈

腹腔鏡下手術でのとくにラーニング期間中に出血に注意すべき血管の1つである。下腹壁動静脈は再発例などで内鼠径輪周囲の癒着が高度で手術視野の妨げになる場合は，結紮または超音波凝固切開装置などで切離する。

5．外腸骨動静脈

十分にparietalizationを行うためには，精管を背側に外腸骨動静脈の深さまで後腹膜を剥離するため，血管損傷に注意する。大腿ヘルニアではヘルニア嚢をヘルニア門から剥離する際に外腸骨静脈-大腿静脈を損傷しないように慎重に操作を行う。

6．死　冠

死冠（corona mortis）は，内腸骨血管系（閉鎖動静脈）と外腸骨動静脈系の吻合血管で，恥骨とCooper靱帯の表面を複雑に走行する（図Ⅳ-7）。細い血管でも出血すると止血操作に難渋するため，腹膜前腔の剥離やCooper靱帯へのメッシュ固定の際にもっとも注意すべき血管である。TEP法を施行した321例で観察した死冠に関する報告では[11]，閉鎖動静脈と外腸骨動静脈の吻合血管と鼠径靱帯より上方を走行する異所性閉鎖動静脈を死冠と定義し，28.4％に動脈性死冠を認め，6例（1.5％）に死冠出血をきたした。

Kugel法や腹腔鏡下手術の腹膜前腔剥離においては，恥骨前面，Cooper靱帯を完全に露出せず，薄い膜と脂肪織を腹壁側に残して剥離を行うことで死冠からの出血を予防することが重要である。出血した場合はガーゼや止血剤で圧迫止血やバイポーラやソフト凝固などで止血する。術後の後腹膜血腫の原因となり，Kugel手術後4日目に遅発性死冠出血でショックとなり，IVRによる動脈塞栓術で止血した症例が報告されている[12]。

7．閉鎖動静脈

閉鎖動静脈は通常の鼠径部ヘルニア手術の腹膜前腔剥離では露出することはないが，Cooper靱帯の背側まで剥離しすぎると損傷する可能性がある。

出 血

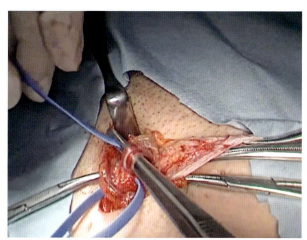
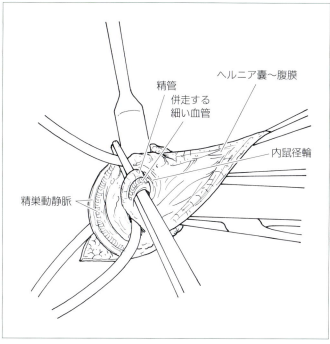

図Ⅳ-6　精管の剝離：左間接（外）鼠径ヘルニア（Ⅰ-2型），Kugel法
精管と併走する細い血管

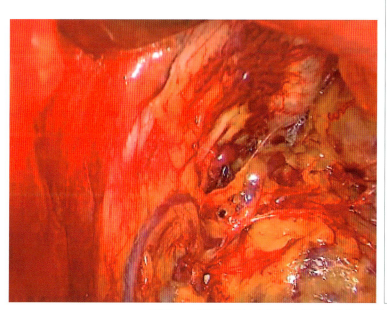
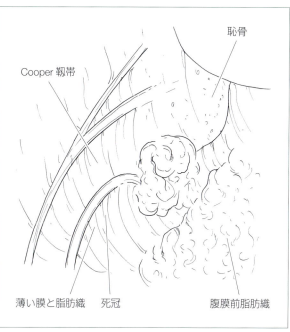

図Ⅳ-7　腹膜前腔の展開：左間接（外）鼠径ヘルニア（Ⅰ-2型），Kugel法
恥骨とCooper靱帯の表面を複雑に走行する血管網（死冠）

Ⅲ　術後血腫の対応

術後血腫は重症度分類がなく定義があいまいなため，鼠径部ヘルニア手術後の発生頻度の報告は0.3〜26％と幅広いが，おおむね5％程度と考えられる[6]。術後管理において抗血栓療法治療中の患者では術後数日経過した遅発性出血にも留意する。

1．皮下血腫

術後皮下血腫が急激に増大する場合は，浅腹壁動静脈からの出血が疑われ，再開創して血腫の洗浄除

去と止血が必要となることがある。

2. 鼠径部〜陰嚢血腫

手術翌日以降に出現する鼠径部〜陰嚢血腫は，漿液腫同様に自然に吸収されることが多い。しかし手術直後あるいは12時間以内に増大する鼠径部〜陰嚢血腫は出血性ショックをきたすこともあり，血腫の洗浄除去と精巣動静脈，外精動静脈，下腹壁動静脈など出血部位の確認と止血が必要である。大きな鼠径部〜陰嚢血腫ではその圧力でメッシュがmigrationし，再発する可能性もある。

3. 後腹膜血腫

後腹膜血腫は，数日後に広範な皮下血腫となってから診断される場合は自然に止血されていることが多い。超音波検査や腹部CTで血腫が増大しないことを経時的に確認する。

Ⅳ│腹腔内出血の対応

腹腔鏡下手術とくにTAPP法では臓器損傷や血管損傷による腹腔内出血はもっとも重篤な偶発症である。鼠径部切開法では，非還納性陰嚢ヘルニアで大量の大網切除後などで術後の腹腔内出血に注意が必要である。超音波検査や腹部CTで迅速に診断する。

おわりに

鼠径部ヘルニアは良性疾患であるがゆえに，より安全で正確な手術が求められる。これから鼠径部ヘルニア手術を学ぶ外科医にとって，可能なかぎり再発させない確実な手術手技を習得することが重要であるが，同時に鼠径部の神経や血管の基本的な解剖

を理解し，慢性疼痛や出血などの偶発症を防ぐ努力も怠ってはならない。

文 献

1) 循環器病の診断と治療に関するガイドライン（2008年度合同研究班報告）：循環器疾患における抗凝固・抗血小板療法に関するガイドライン（2009年改訂版）. www.j-circ.or.jp/guideline/pdf/JCS2009_hori_d.pdf（accessed 2018/1/18）

2) 藤本一眞，藤城光弘，加藤元嗣，他：抗血栓薬服用者に対する消化器内視鏡診療ガイドライン. Gastroenterol. Endosc.,（日消内誌），54：2074〜2102, 2012.

3) Sanders, D. L., Schahid, M. K., Ahlijah, B., et al.: Inguinal herunia repair in the anticoagulated patient: A retrospective analysis. Hernia, 12：589〜592, 2008.

4) Wakasugi, M., Akamatsu, H., Yoshidome, K., et al.: Totally extraperitoneal inguinal hernia repair in patients on antithrombotic therapy: A retrospective analysis. Surg. Today, 43：942〜945, 2013.

5) Douketis, J. D., Spyropoulos, A. C., Kaatz, S., et al.: Perioperative bridging anticoagulation in patients with atrial fibrillation. N. Engl. J. Med., 373：823〜833, 2015.

6) Simons, M. P., Aufenacker, T., Bay-Nielsen, M., et al.: European Hernia Society guidelines on the treatment of inguinal hernia in adult patients. Hernia, 13：343〜403, 2009.

7) Kockerling, F., Roessing, C., Adolf, D., et al.: Has endoscopic（TEP, TAPP）or open inguinal hernia repair a high risk of bleeding in patients with coagulopathy or antithrombotic therapy? Data from the Herniamed Registry. Surg. Endosc., 30：2073〜2081, 2016.

8) Hur, Y. H., Kim, J. C., Kim, D. Y., et al.: Inguinal hernia repair in patients with liver cirrhosis accompanied by ascites. J. Korean Surg. Soc., 80：420〜425, 2011.

9) Canonico, S., Sciaudone, G., Pacifico, F., et al.: Inguinal hernia repair in patients with coagulation problems: Prevention of postoperative bleeding with human fibrin glue. Surgery, 125：315〜317, 1999.

10) 日本ヘルニア学会ガイドライン委員会編：鼠径部ヘルニア診療ガイドライン，金原出版，東京，2015.

11) Ates, M., Kinaci, E., Kose, E., et al.: Corona mortis: *In vivo* anatomical knowledge and the risk of injury in totally extraperitoneal inguinal hernia repair. Hernia, 20：659〜665, 2016.

12) 楠部潤子，中原雅浩，福田敏勝，他：Kugel法施行後，術後動脈性出血をきたした鼠径ヘルニアの1例. 日臨外会誌，70：1232〜1235, 2009.

〔小田　斉，沖野秀宣〕

疼痛；慢性術後鼠径部痛

❯ POINT

◆ 鼠径ヘルニア術後慢性鼠径部痛（CPIP）とは，鼠径部ヘルニア術後6カ月以上継続する疼痛と定義され，再発より重篤な合併症として認識されている。

◆ CPIP の予防には，神経の走行を含めた鼠径部の解剖を熟知することと，愛護的な操作が重要である。

◆ CPIP の治療は保存的治療が第一選択であるが，神経の障害や炎症，情緒や認知機能，社会的，経済的要因などさまざまな要因が関与することなどから，多様な集学的治療を要する。

◆ CPIP に対するもっとも有効な治療法は，神経切離であるが，その適応は慎重に行われるべきである。

はじめに

鼠径ヘルニア修復術は，メッシュを使用した tension free の術式により，組織縫合法による修復術に比べ，再発率が低下した。一方で，長期的な合併症として，遷延する慢性疼痛が，再発より重篤な合併症として認識されるようになってきた[1]~[3]。

外科手術後の慢性疼痛（chronic post-surgical pain）とは，① 痛みは，外科手術の後，生じていること，② 痛みは，少なくとも2カ月持続していること，③ 悪性腫瘍や慢性感染症などの，他の痛みの原因が除外されていること，④ 術前から続いている痛みではないこと，と定義されている[4]。本項では，外科手術後の慢性疼痛として，鼠径ヘルニア術後偶発症である慢性術後鼠径部痛（chronic postoperative inguinal pain；CPIP）について，詳述する。

されているが，鼠径部ヘルニア手術ではメッシュを使用するため，異物に対する炎症反応に伴う疼痛が遷延する可能性があり，本邦におけるガイドラインでは，疼痛の持続期間として，6カ月を基準としている[1][5]。

International ガイドラインでは，痛みの持続期間を3カ月としている[6]。

CPIP の認識は，痛みの持続期間を基準にするのではなく，数カ月持続する疼痛を訴える患者の症状を基準とし，個々の症例に応じた迅速で的確な対処が重要と考えられる。

CPIP の頻度は，痛みの定義や評価方法が報告により異なるため，15～63％とばらつきが多い[2][3]。日常生活の制限が必要な激しい痛みは10～12％とする報告が多い[2]。これに対し本邦では CPIP の頻度は，0.04～28％と海外の報告に比べて頻度が低い[7]。

I | CPIP の定義

慢性術後鼠径部痛（CPIP）は，術前には存在しない疼痛，あるいは術前に痛みがあったとしてもそれとは異なる痛みで，術後3カ月経過しても存在し，6カ月以上継続する疼痛と定義されている[2]。その期間疼痛が持続していることもあるが，急性期の痛みが改善した後，再燃することもある。一般に，慢性疼痛は術後3カ月以上継続する痛みと定義

II | 痛みの分類と原因

1. 術後疼痛の分類と原因

鼠径ヘルニア術後の疼痛は，急性期の疼痛と慢性期の疼痛とに分類できる。

術後急性期の疼痛は主に，侵害受容性疼痛（nociceptive pain）と，炎症による刺激（inflammatory stimulation）が原因となる[1][2][8][9]。

侵害受容性疼痛（nociceptive pain）は侵害刺激に

Ⅳ章　術後偶発症の予防と対処法

表Ⅳ-3　痛みの分類

痛みの種類	侵害受容性疼痛 nociceptive pain	神経障害性疼痛 neuropathic pain
定義	組織の損傷や炎症反応に伴う痛み 侵害受容体を介した痛み 体性痛（somatic pain） 内臓痛（visceral pain）が含まれる	体性感覚神経系の病変や疾患によって生じている疼痛 末梢性（peripherary generated） 中枢性（centrally generated） 自律神経性（sympathetically maintained）が含まれる
痛みの性質	鈍い，焼けるような，引っ張られるような痛み 腱や靱帯の損傷に伴う体性痛 内臓が原因となった内臓痛 神経伝達路には異常がない	短い，鋭い，針で刺されるような，電気的な痛み 感覚鈍麻，感覚異常を伴う 神経の伝導路に異常がある
痛みの持続	拍動性の持続的な痛み 運動に関係なく痛みが持続する	誘因のない短い痛み 痛みが誘発される体位や運動があり，改善する体位がある場合がある
痛みの広がり	限局的	損傷された神経の支配領域に広がる 陰嚢や大腿への放散痛を伴う
特徴的な徴候	Carnett's sign	Tinel's sign

疼痛は侵害受容性痛と，神経障害性疼痛に分類される
侵害受容性痛には，体性痛と内臓痛が含まれる

対し，組織の侵害受容器が反応して伝達される痛みである。皮膚や粘膜，靱帯，骨膜などの侵害受容体の刺激による体性痛（somatic pain）と，内臓の侵害受容体が原因となった内臓痛（visceral pain）とに細分される[8]。

急性期の疼痛は，炎症や組織の挫滅などに対する生体防御のための反応であることが多く，これらの刺激がなくなれば術後の経過とともに消退し，数週間後にはほぼ治癒する[10]。これに対し，慢性的な疼痛は，組織の炎症を伴わない，神経線維の異常な活動が原因となる神経障害性疼痛（neuropathic pain）の要素が大きくなる[8]〜[10]。神経障害性疼痛は，神経の間接的，直接的損傷に伴う痛みで，侵害受容器は関与しない。

Chevrel らは神経障害性疼痛の原因として，神経腫（neuroma）の形成，完全神経離断，瘢痕組織による神経の巻き込み，の3つの原因をあげている[9]。

誘因なく出現する電気的な短く鋭い痛みとして現れることが多い。痛みの継続時間は短いが，患者は活動を制限される[8][9]。

損傷された神経線維は，軸索，髄鞘の順に再生していくが，軸索だけの部位は小さな刺激で疼痛があり，髄鞘ができると痛みが改善する。このように神経の再生に伴い，時期により痛みの部位が変化する

ことを Tinel 徴候といい，神経損傷時の特徴的なサインで，神経障害性疼痛の場合にはしばしば陽性である（表Ⅳ-3）[8][9]。

神経障害性疼痛では，痛みに対する認知機能の再構築・感作が，末梢神経においても（peripheral sensitization），中枢神経系においても（central sensitization）起こり，痛みの閾値が下がり，通常では痛みを感じないような刺激に対しても容易に痛みを感じるようになる（allodynia）[9][10]。また，知覚する痛みの強さが激しくなる（hyperalgesia）[9]。

身体と脳が痛みの過敏状態を作り出すと，痛みが強化され，痛みの悪循環が作られる[11]。痛みが悪循環に陥ると，いつまでも痛みの過敏状態が続くことになる。痛みを慢性的に抱えることにより，不安，抑うつ状態，行動意欲の低下，不眠などの精神・心理的症状を伴い，これが痛みの程度をさらに増悪させ，症状を複雑化するとともに，患者の日常生活動作（activities of daily living；ADL）や生活の質（quality of life；QOL）の著しい低下を招く[9]〜[12]。したがって，CPIP においては，神経損傷に対する解剖学的な検索と損傷部位や程度に基づいた治療方法とともに，患者の社会的，心理的な背景も十分に念頭に置いて対処していかなければならない[12]。

Chen, Amid らは，CPIP の原因を neuropathic, non-

表IV-4　痛みの原因と症状

痛みの種類	痛みの原因	痛みの症状
neuropathic pain	鼠径部の神経（IIN，IHN，GFN-GB，GFN-FB，LFCN）の損傷 　術中の損傷 　　　術中の牽引，圧挫，電気メスや熱，部分的あるいは完全離断 　　　縫合糸やタッカーなど固定具による巻き込み 　術後の損傷 　　　meshoma への巻き込み，過剰な線維化による刺激，炎症による肉芽腫や神経腫の形成	神経の支配領域に沿った痛み（neuralgia），感覚の低下（hypoesthesia），感覚過敏（hyperesthesia），焼けるような痛み（paresthesia），軽い刺激に対する痛み（allodynia），痛みの程度の増悪（hyperalgia）などの症状を示す 　刺すような，焼けるような，引っ張られるようなと表現される，短い鋭い痛みで，しばしば陰嚢や陰唇，大腿前面などに放散する。時に痛みの誘発部位（trigger point）がある
non-neuropathic pain	ヘルニアの再発 過剰な瘢痕組織の形成 メッシュの塊による痛み，meshoma の形成 mesh による過剰な線維化や瘢痕組織の形成	鈍い鼠径部全体に広がる痛みで trigger point はない 　鈍い，ズキズキする痛みと表現される
somatic pain	恥骨結節への縫合による骨膜炎	恥骨結節に最強点を有する疼痛
viceral pain	精索へのメッシュの癒着や精索の静脈のうっ滞 輸精管の射精に関与する筋層の障害や輸精管の屈曲（再発ヘルニアへの消化管の嵌入，嵌頓ヘルニア）	性交時痛，射精痛

Chen[13]，Amid[8]らによる分類。CPIP では，これらの原因が重複し，さまざまな症状が出現するため，診断と治療は複雑になる

neuropathic，somatic，visceral に分類している[8][13]（**表IV-4**）。これらの原因が重複し，さまざまな症状が出現するため，CPIPの診断と治療は複雑になる[8][13]。

一方，CPIPは，時間の経過とともに徐々に軽快していく場合が多いと報告されている[14][15]。これはneurectomy などの侵襲的な治療の適応を考慮するうえで重要な点である。

2. 射精痛；dysejaculation

鼠径部ヘルニア術後，約2％に性機能障害が出現する[16]。そのうちもっとも特徴的なのは射精痛で，約1～2％の頻度である[16]。痛みは，射精前，射精時，射精後に，外鼠径輪近傍や陰嚢などに電気的な刺すような痛みが，数分～数時間持続する。原因として，メッシュの折れ返りや，圧迫による輸精管の狭窄，屈曲，鼠径部における神経の損傷などの多数の因子が報告されている[17]。薬物などによる保存的治療の無効な症例では再手術を行う。術式は，精管の剥離，メッシュ除去，神経切除などが行われてきた。Iakovlev らは，メッシュの移動により，輸精管周囲神経叢への炎症の波及による損傷や，精管筋層内の神経叢の障害により射精痛が起こるとし，手術では，メッシュの除去および，影響を受けた精管の切除が必要であるとしている[17]。

3. 精巣痛（睾丸痛）

精巣痛（睾丸痛）は鼠径部ヘルニア術後の1～6％に生じる[6]。精巣実質に分布する神経の損傷により引き起こされる neuropathic pain（damage of nerves）と，精巣実質の損傷により引き起こされる nociceptive pain（testicular tissue injury）に分類される[18]。鼠径部ヘルニア術後の，慢性的精巣痛，精巣痛（orchialgia）は，陰嚢の表皮が痛む陰嚢痛と区別する必要がある[18]。陰嚢の神経支配は，腸骨鼠径神経（ilioinguinal nerve；IIN），腸骨下腹神経（iliohypogastric nerve；IHN），陰部大腿神経陰部枝（genitofemoral nerve genital branch；GFN-GB）であるのに対し，精巣は，体性神経系である GFN-GB からの枝を受けていない。精巣の知覚は，骨盤神経叢に由来する輸精管の固有筋層内にある傍静脈神経の感覚枝や，Th10～12 の胸腰部交感神経幹からの求心性自律神経枝により調節されている[18]。

したがって，精巣痛の原因は，鼠径部の神経損傷ではなく，精巣の虚血，浮腫，感染，精巣炎などの精巣実質の損傷や，精索の損傷，メッシュによる線維化やメッシュ周囲の炎症，メッシュスリットによる精索の虚血，傍精管神経や精索内の自律神経叢の損傷などが考えられる。精巣痛に対する治療法はtriple neurectomyだけでは不十分で，輸精管の部分切除も同時に行うことが有効と報告されている[18]。

IV章　術後偶発症の予防と対処法

除睾術の効果は限局的で，精巣に萎縮や炎症などの何らかの変化が起こっているときに考慮されるべき方法で，Rönkä らは，精巣の萎縮，壊死をきたした症例に対する除睾術の効果は 17 例中 11 例（65％）だったと報告している[19]。

的要因については，詳細な検討が少ない。

　術前，術後の激しい痛み，開腹手術，heavy weight mesh の使用は CPIP の危険因子と考えられている[6)20)]。近年，CPIP における痛みの認知機構，鎮痛薬への反応などに関与する遺伝子変化が報告され，遺伝子レベルでの原因が明らかにされつつある[10]。

III｜リスク因子

　慢性痛をきたすリスクファクターを**表IV-5**に示す。

　中年（40〜60 歳）以前の若年者，女性は，CPIP の独立した危険因子である[20]。侵害受容の過程にエストロゲンが関与していると考えられており，女性は一般に術後の強い疼痛を訴える場合が多いとされている[20]。

　抑うつ，精神的な脆弱さ，ストレスなどの心理学

IV｜鼠径部の神経の解剖

　鼠径部の重要な神経は，腸骨鼠径神経（ilioinguinal nerve；IIN），腸骨下腹神経（iliohypogastric nerve；IHN），陰部大腿神経陰部枝（genitofemoral nerve genital branch；GFN-GB），陰部大腿神経大腿枝（genitofemoral nerve femoral branch；GFN-FB），外側大腿皮神経（lateral femoral cutaneous nerve；LFCN）などである[8)9)]（**表IV-6**）。

　IIN，IHN，LFCN は，腰方形筋の前面を走行し，GFN は大腰筋の前面に沿って走行して，腹壁を貫通する。IIN は内鼠径輪の外側から現れ，精索前面を外鼠径輪に向かって走行する。もっとも確認しやすい神経である。IHN の前枝は，さらに内側で，外腹斜筋腱膜と内腹斜筋の間を走行する[8)9)]（**図IV-8, 9**）。

　GFN-GB は，内鼠径輪の腹膜外腔に存在し，鼠径管内で精索背側を走行する。外精巣静脈と伴走し，青いライン（blue line）として確認される[8)9)]。

　LFCN は鼠径部切開法では，損傷することは少な

表IV-5　慢性疼痛をきたすリスクファクター

術前の因子	若年者 女性 術前に強い痛みがあった症例 術前の悲観的思考（楽観性の低下） 日常的な活動の障害 再発例に対する修復術 遺伝子障害
術中の因子	経験の浅い術者による手術 鼠径部切開法 術中の腸骨下腹神経の損傷
術後の因子	術後早期の激しい痛み 術後の痛みのコントロール不良 手術から 3 年以内に発生した痛み 術後合併症をきたした場合（血腫，感染）

表IV-6　鼠径部に分布する神経の走行

神経	起始	局在	神経支配領域
腸骨鼠径神経	Th12，L1	精索に伴走する	大腿の近位内側 恥丘，大陰唇 陰茎根部，陰嚢上部
腸骨下腹神経	Th12，L1	2 枝に分岐する	
前皮枝		外腹斜筋腱膜と内腹斜筋の間で，精索に伴走する	下腹部皮膚
外側皮枝		腸骨稜の上で内外腹斜筋を貫通する	殿部の皮膚
陰部大腿神経	L1，L2	2 枝に分岐する	
陰部枝		内鼠径輪を通り，精索に入る	恥丘，陰唇，陰嚢
大腿枝		外腸骨動脈に伴走する	大腿の前外側
外側大腿皮神経	L2，L3	鼠径靱帯の背側	大腿の前外側
大腿神経	L2，L3	鼠径靱帯の背側	大腿四頭筋の主な運動枝 大腿前面の感覚枝

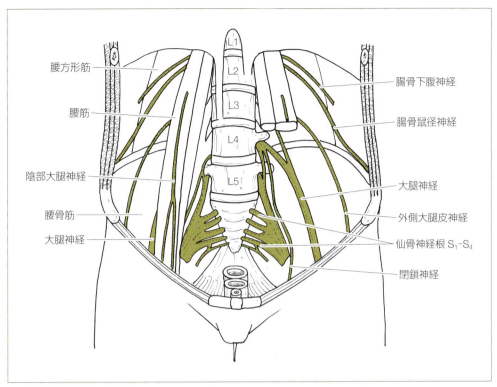

図Ⅳ-8 鼠径部に分布する神経の走行

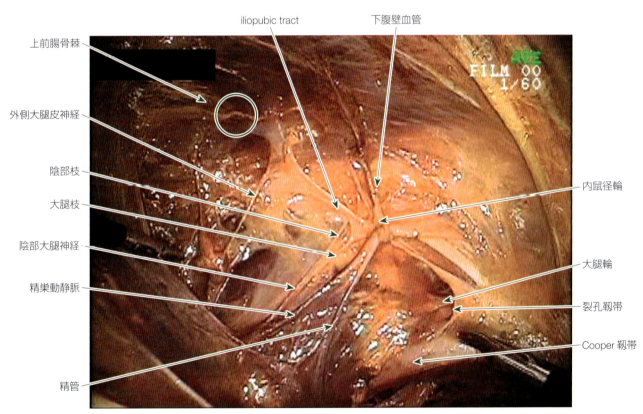

図Ⅳ-9 Thiel 法固定 Cadaver で観察した鼠径部深層の神経（左側）
腹膜前脂肪は取り除いてある

〔斗南病院外科　川原田陽先生提供，川原田陽，他：手術に必要な鼠径部の解剖；腹腔鏡下手術を行ううえで重要な解剖知識．臨床外科，71：1185～1193, 2016. より抜粋〕

Ⅳ章　術後偶発症の予防と対処法

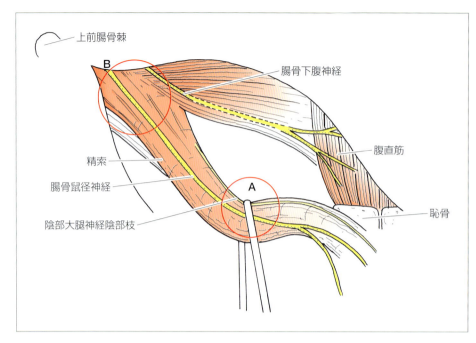

図Ⅳ-10　鼠径部切開法における神経損傷の危険部位
A：精索の過度な牽引
B：内鼠径輪近傍の剥離の際のIIN, IHNの損傷

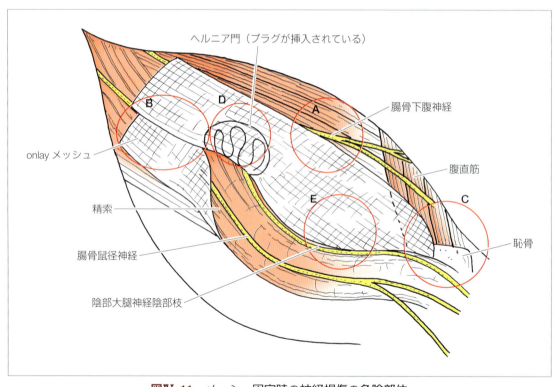

図Ⅳ-11　メッシュ固定時の神経損傷の危険部位
A：内腹斜筋下縁，腹直筋下縁へのメッシュの固定によるIHNの損傷
B：内鼠径輪外側のメッシュの固定時のIIN, IHNの損傷
C：恥骨結節への強固な固定
D：内鼠径輪へのプラグの縫合固定の際のIHN, IINの損傷
E：メッシュとGFN-GBの癒着，巻き込み

い。しかし，内腹斜筋腱膜の外側線維と鼠径靱帯を切離することで露出される[8)9)]。

これらの神経損傷の可能性が高い部位および，鼠径部近傍の体表のデルマトームを図Ⅳ-10〜13に示

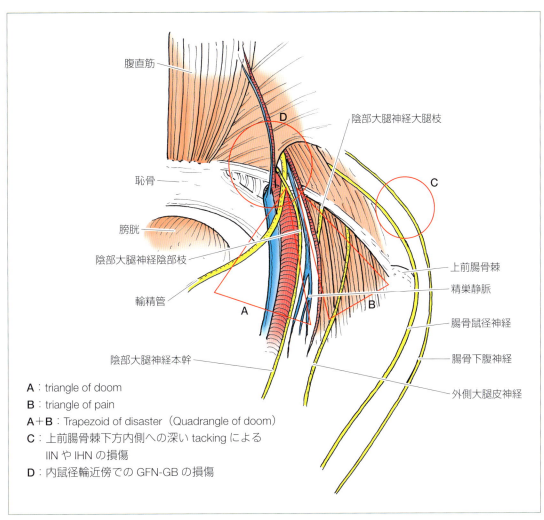

図Ⅳ-12　腹腔鏡下手術の際の神経損傷の危険部位

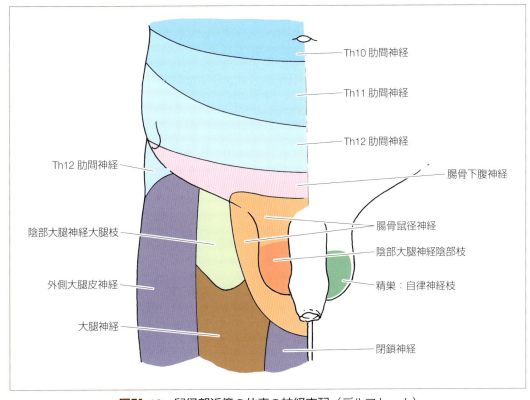

図Ⅳ-13　鼠径部近傍の体表の神経支配（デルマトーム）

IV章　術後偶発症の予防と対処法

表IV-7　鼠径部神経の損傷を予防するための手術操作の注意点

1. IIN と GFN-GB を損傷しないため，挙睾筋の層を剥離しない
2. 筋膜の縫合閉鎖の際，縫合線と IIN が近接しないよう外鼠径輪を小さくしすぎない
3. 神経鞘の損傷を避けるため，安易に IIN をその神経床から剥離・挙上しない
4. 神経の走行をよく確認すること，かついわゆる小切開手術を行わない
5. IIN と IHN の末梢の枝を損傷しないように，皮下脂肪織の剥離は最小限にとどめる
6. 内腹斜筋の最下縁に IHN が埋もれていることがあるため，鼠径靱帯との縫合や，メッシュの固定などで，この部位に縫合糸をかけない
7. 腹腔鏡下手術では，tacking やステイプラーを深く刺しすぎない
8. 挙睾筋と内精筋膜はできるだけ損傷しないようにする

〔1〜7：文献 21）より抜粋，8：文献 8）より抜粋，筆者訳〕

した。

V｜予　防

　CPIP の予防には鼠径部の解剖を熟知すること，愛護的な操作が重要である[8,9]。

　鼠径部切開法で術野に現れる IIN，IHN，GFN-GB などの神経を同定し温存することは CPIP の予防にもっとも重要である[2,21,22]。同定，温存とは確認し認識することであり，剥離しテーピングすることではない。手術操作で重要となるポイントを**表IV-7**に示した。

　予防的神経切除は，神経の支配領域の皮膚のしびれ（numbness），感覚異常（dysesthesia）や，時に中等度から高度の CPIP をきたす可能性があり行うべきではない[2,22]。しかしながら，術中に神経損傷が疑われた場合には神経は切離すべきであるとされている[2]。

　light weight mesh と heavy weight mesh の比較では，Lichtenstein 法では light weight mesh が慢性疼痛や異物感の頻度を低下させるとする報告や[2,23]，腹腔鏡下手術においては変わらないとする報告や[2]，TEP 法では light weight mesh は十分な強度と線維化が得られず，再発率をむしろ増加させるため light weight mesh を使用する意義は少ないとの報告もある[24]。International ガイドラインでは，メッシュの重さについての定義がなく，再発や CPIP の発生には，メッシュのポアサイズや固定法も関与するため，重さのみの検討には意義が少ないとしている[2]。

VI｜診　断

　CPIP の症例に対しては，詳細な病歴の聴取が重要である[9]。男性においては，性交時や射精時の痛みの聴取は重要である[26]。

　下腹部や骨盤，陰囊，陰唇の痛みは，脊椎や骨盤などの骨や関節の異常，疲労骨折，大腿骨頭壊死，恥骨結合炎，腰仙部神経叢の障害，下腹部や鼠径部の末梢神経障害，骨盤内炎症性疾患，泌尿生殖器の異常など，多くの疾患を鑑別する必要がある。

1. 画像診断

　超音波検査，CT 検査，MRI などの画像診断は，疼痛をきたす他の疾患を鑑別するために重要である[8,21]。注意すべき点は，ヘルニアの再発，挿入したメッシュのずれ，腫瘤状となったメッシュ（いわゆる meshoma），液体の貯留，骨膜の変化，とくにメッシュを固定した恥骨の変化などである[8,21]。時に神経障害性疼痛であることを示唆する神経線維の膨化や解剖学的変異が確認されることがある[8,21]。また，神経腫（neuroma），神経近傍のステイプラーや縫合糸を確認できることもある。

2. 診断的神経ブロック

　neuropathic pain の原因となっている神経の同定のため，神経ブロックが行われる。これは有効であった場合，治療効果もある（「治療」の項参照）。

　Álvarez らは，疼痛が，① 神経障害性か，非神経障害性かの鑑別，② 障害されている神経の同定，③ 詐病かどうかの判定，④ 神経切除後の治療効果の評価，などを目的としたデルマトームマッピング

について報告した[25]。CPIP の評価方法として安価で有用な方法と考えられている。

CPIP では，損傷された神経の支配領域に沿った感覚異常をきたしている場合もあるが，神経支配領域が重複していることと，瘢痕組織による神経の巻き込みが起こっている場合もあり，損傷された神経の同定は困難である[9)21]。

診断的神経ブロックで，痛みが改善すれば，神経障害性疼痛であることを示唆する所見であるが，痛みが改善しなくても，メッシュ周囲の線維化や炎症により局所麻酔薬の浸潤が阻害される場合があるため，神経障害性疼痛を否定できない。

3. 診断，治療のアルゴリズム

neuropathic pain の診断，治療をより客観的に行うため，アルゴリズムが提唱されている[3)7]（**図Ⅳ-14**）。

Ⅶ 痛みの評価

痛みの評価は一般的には visual analog scale（VAS），numerical rating scale（NRS），face scale，face visual analog scale や簡易疼痛調査用紙（brief pain inventory），McGil 疼痛質問表（McGill pain questionnaire）などの評価スケールを用いて測定・評価することが一般的である[3]。

また，抑うつや不安についてのスクリーニングに，Beck 抑うつ質問票（BDI-Ⅱ），CES D うつ病（抑うつ状態）自己評価尺度，状態-特定不安尺度（STAI）などが使用され，また客観的尺度としては Hamilton うつ病評価尺度（HAM-D），Hamilton 不安評価尺度（HAM-A）が使用されることが多い[3]。

Ⅷ 治 療

CPIP は神経障害性疼痛，侵害受容性疼痛などの要素が重なり合っていること，情緒や認知機能，社会的，経済的要因などさまざまな要因が関与することなどから，多様な集学的治療を要する[9]。

1. 薬物治療

術後急性期の治療は一般に NSAIDs，選択的 COX-2 阻害薬，オピオイド鎮痛薬などの薬物治療が中心となる。創部の炎症が治癒した後も疼痛が持続する場合には，神経障害性疼痛に対する治療指針に準じた薬物療法が行われる[27]（**表Ⅳ-8**）。

『神経障害性疼痛薬物療法ガイドライン改訂第 2 版』では第一選択薬として，Ca チャネル $\alpha_2\delta$ リガンド（プレガバリン，ガバペンチン），セロトニン・ノルアドレナリン再取り込み阻害薬（serotonin noradrenalin reuptake inhibitor：SNRI）（デュロキセチン），三環系抗うつ薬（アミトリプチリン，ノルトリプチリン，イミプラミン）があげられている[27]。

プレガバリンは神経障害性疼痛全般（末梢性，中枢性）に対する鎮痛効果のほか，睡眠の質や痛みに伴う抑うつ，不安も改善することが示されており，痛みだけではなく QOL の改善効果もある。プレガバリンは本邦では神経障害性疼痛に対し保険承認が通っているが，ガバペンチンは鎮痛薬としては承認されていない。めまいや眠気などの副作用に注意すべきで，高齢者や低体重患者などでは就寝時にのみ投与する方法も考慮すべきである。

SNRI は，『改訂第 2 版』より第一選択薬とされた[27]。三環系抗うつ薬に比べ安全に使用しやすく，心疾患のある患者ではよりよい選択肢である。SNRI の副作用は傾眠と悪心であるが，その程度は軽度または中等度とされている[27]。

三環系抗うつ薬は神経障害性疼痛に対しもっとも有効な薬物の 1 つである。抗うつ薬は，不安神経症に対するような精神的な効果のほか，直接の鎮痛効果がある。鎮痛効果は抗うつ作用を示すより低容量，短期間で鎮痛効果を示すとされている。副作用として口渇，便秘のほか，心毒性にも注意が必要である。

第二選択薬として，ワクシニアウイルス接種家兎炎症皮膚抽出液含有製剤や，オピオイド鎮痛薬（軽度）のトラマドールなどが用いられる[27]。

ワクシニアウイルス接種家兎炎症皮膚抽出液含有製剤は鎮痛効果に加え，重篤な副作用がなく忍容性が高いことが特徴とされている。また，いずれの薬物とも相互作用がなく，他の薬剤との併用も可能で

Ⅳ章 術後偶発症の予防と対処法

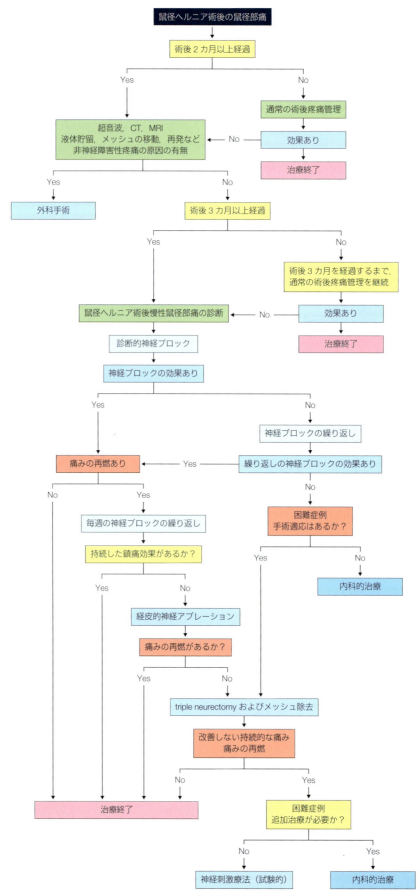

図Ⅳ-14 CPIP診断，治療のアルゴリズム
〔UpToDate：https://www.uptodate.com/contents/search より引用・筆者訳〕

疼痛：慢性術後鼠径部痛

表IV-8　神経障害性疼痛に対する薬物治療

第一選択薬	Ca²⁺チャネルα₂δリガンド	プレガバリン（リリカ®），ガバペンチン（ガバペン®）
	セロトニン・ノルアドレナリン再取り込み阻害薬 （serotonin noradrenalin reuptake inhibitor：SNRI）	デュロキセチン（サインバルタ®）
	三環系抗うつ薬	アミトリプチリン（トリプタノール®），ノルトリプチリン（ノリトレン®），イミプラミン（トフラニール®）
第二選択薬	ワクシニアウイルス接種家兎炎症皮膚抽出液	ノイロトロピン®
	オピオイド鎮痛薬（軽度）	トラマドール（トラマール®），トラマドール/アセトアミノフェン配合剤（トラムセット®）
第三選択薬	オピオイド鎮痛薬（中等度） オピオイド鎮痛薬（強度）	ブプレノルフィン貼付剤（ノルスパンテープ®） フェンタニル貼付剤（デュロテップ®MTパッチ，フェントステープ®など） モルヒネ塩酸塩錠，モルヒネ塩酸塩散

〔日本ペインクリニック学会神経障害性疼痛薬物療法ガイドライン改訂版作成ワーキンググループ編：神経障害性疼痛薬物療法ガイドライン改訂第2版，真興交易医書出版部，東京，2016，p.49/図5．より抜粋・改変〕

ある。

トラマドールは侵害受容性疼痛に対する鎮痛効果に天井効果がなく，用量依存性に鎮痛効果が得られる。精神依存が非常に少ないとされているが，長期使用時には注意が必要である。

第三選択薬として，オピオイド鎮痛薬（中等度）のブプレノルフィン，オピオイド鎮痛薬（強度）のフェンタニル，モルヒネなどが用いられる[27]。

ブプレノルフィンは呼吸抑制や免疫抑制作用，性腺機能低下などを引き起こしにくく，腎機能障害者や高齢者などにも比較的安全なオピオイドである。

現在，わが国において，非がん性神経障害性疼痛に使用可能なモルヒネ製剤は，モルヒネ塩酸塩散，錠，フェンタニル貼付剤のみである[27]。非がん性慢性疼痛に対する強オピオイド鎮痛薬の使用は，長期的な使用に伴う副作用の発現や，精神依存などが懸念されるため，他の治療で効果が不十分な場合に考慮されるべきもので，オピオイド治療に精通した疼痛専門医との協力が必要である。

これらの治療に反応しなかった場合のオプションとして，プレガバリン，ガバペンチン以外の抗てんかん薬，三環系抗うつ薬やSNRI以外の抗うつ薬，NMDA（N-methyl-D-aspartate）受容体拮抗薬，抗不整脈薬（メキシレチン塩酸塩），漢方薬などの薬剤があげられているが，いずれの薬剤も有効性に対する推奨度は低い[27]。

2. 神経ブロック

神経ブロックは，神経障害の有無の診断としても用いられる[28]～[30]。鼠径ヘルニア術後慢性疼痛を疑う場合には，行われるべき手技である。ブロックに用いられる薬剤は，0.25% or 0.5% ブピバカイン（マーカイン®）5～10 ml＋ヒドロコルチゾン25 mgあるいはメチルプレドニゾロン20 mgなどである[30]。標的とする神経はIIN，IHN，GFNなどである[28][29]。

IIN，IHNに対するブロックは，超音波ガイド下に神経の走行に沿った部位のブロックが行われる[28]。

GFNは腰筋の腹側を走行するため超音波ガイド下の腹壁からの穿刺では困難で，CTガイド下に行われる方法が報告されている[29]。

神経ブロックは，有効であった場合に，痛みの悪循環を断ち切ることができ，症例によっては，繰り返すブロックにより慢性痛が治癒することがあるとされている。しかし，数日で痛みが再燃する症例もある。神経ブロックが有効であって，繰り返すブロックによっても痛みが再燃する場合は，神経アブレーション（nerve ablation）や，外科的神経切除を考慮すべきである[3][7][13]。

3. 神経アブレーション

神経アブレーション（nerve ablation）は，神経障害性薬剤を注入する方法，凍結治療，神経調節療法（neuromodulation）などにより，神経をブロックす

る方法である[8)31)]。

薬剤を注入する方法では，フェノールやアルコールなどの，神経障害性薬剤が用いられる。これにより永久的に神経組織が破壊され痛みが改善する[31)]。

凍結療法は，十分な検討がなされていないが，少数例の報告での有効性が示されている[32)]。

神経調節療法は，パルス高周波療法（pulsed radiofrequency ablation；PRF ablation），peripheral nerve field stimulation（PNFS），脊髄硬膜外電気刺激療法（spinal cord stimulation；SCS）などがある[33)~37)]。

パルス高周波療法（PRF ablation）は，電磁場により42℃以下の温熱を起こし神経の電動を抑制する方法である[33)34)]。Rozen ら[33)]は，CPIP 症例に対しTh12，L1，L2 の神経根部に対する PRF で，75～100％の除痛効果があったと報告しているが，Werner ら[34)]は，その効果は一定ではなく，さらなる検討が必要であると述べている。

PNFS と SCS は，他の保存的治療が無効であった症例に試みるべき方法である[35)~37)]。その鎮痛のメカニズムは，脊髄後索への電気刺激は痛みを取り除く効果があるという，痛みのゲートコントロール理論に基づいている[35)~37)]。PNFS は超音波ガイド下に腹横筋膜面の IIN と IHN の近傍にリード線を留置し埋め込み型のデバイスを皮下に埋め込み神経刺激する方法である[35)]。また，SCS は，背部から経皮的に脊髄硬膜外腔に電極を挿入し，電気刺激する治療法で，効果を確認しながらパルスジェネレーターを埋め込む[36)]。

Yakovlev らは，CPIP 症例に対する SCS で全例で VAS スコアで 75％以上の改善が得られたと報告している。PFNS と SCS を併用した方法も報告されている[37)]。

Possover は，laparoscopic implantation of neuroprosthesis（LION procedure）を報告している[38)]。CPIP の原因となっていると考えられる神経の障害部位の近傍に，腹腔鏡下に電極を埋め込む方法である。経腹腔的に後腹膜を切開し腰神経叢の IIN，IHN，GFN の根部近傍に電極を留置する。体外から電気刺激を行い，除痛を試みる方法で，tripleneurectomy で効果がなかった症例に対しても施行可能である。Possover らは，neurectomy に際し，無効のときに LION proce-

dure を追加できるよう，できるだけ本幹を残して切離することを勧めている[38)]。

経皮的神経アブレーションの効果は，外科的神経切除に比べ，効果が少ない場合が多いが，低侵襲で，重篤な合併症も少ないため，神経ブロックを繰り返し行う必要がある症例では試みるべき方法である。

4．外科的神経切除

外科的神経切除は，鼠径ヘルニア術後遷延性慢性疼痛に対する治療方法としてもっとも有効な方法である[39)~45)]。外科的神経切除の適応は，慎重に検討されるべきで，症例の選別が術式の効果を決めるともいえる。いくつかのアルゴリズムが提唱されている[3)7)]。術前になかった神経障害性の鼠径部痛と診断され，神経ブロックが有効であった症例が，神経切除のよい適応である。単に他の保存的治療が無効であった症例を適応とすべきではない[8)]。

どのタイミングで手術を行うべきかについては，コンセンサスがない。CPIP は時間の経過とともに改善していく可能性もあるため，一般的には術後半年～1年は神経切除を待つことが勧められている[15)]。

1）術　式

外科的神経切除の手技の要点は，鼠径部の切開，神経切除，メッシュの摘出と再挿入である。神経の遊離や切除のみ，メッシュ摘出のみでは，無効のことが多い[6)]。

神経切除には，鼠径部の 3 本の神経（IIN，IHN，GFN-GB）をすべて切離する方法（triple neurectomy）と，選択的神経切除（selective neurectomy）に分類される。神経の同定と切離は，鼠径部の全走行を切離すること，神経の切離端は結紮するか焼灼するか，あるいは筋層内に埋没させること，などが推奨されている。手術はオープン，腹腔鏡，両方を使用するハイブリッド法などが報告されている。

（1）選択的神経切除（selective neurectomy）

selective neurectomy は損傷されている可能性のある神経線維のみを切離する方法である[39)~41)]。選択的神経ブロックの効果は，90％前後と良好な成績が報告されている[39)40)]。一方，Loos らは，選択的神経切除は，triple neurectomy のような，感覚の完全消失

といった合併症はきたさないが，痛みが消失した症例は52%，部分的に消失した症例は24%，無効であった症例は24%と報告しており，治療効果は低いと述べている[41]。

（2）triple neurectomy

triple neurectomyは，鼠径部を走行するIIN，IHN，GFN-GBの3本の神経すべてを切離する術式である[13][21][42][43]。この術式が支持される理由は，鼠径部の3本の神経による支配領域には重複する部分が多いため，障害のある神経の切除だけでは除痛が得られない場合が多いこと，瘢痕組織内での障害を受けた神経の同定が困難であること，肉眼的に損傷の確認が困難であることなどである[42]。

神経切除は障害を受けている可能性のある部位より近位で行われなければならない。鼠径部切開法後の場合は，onlayメッシュや腹膜前腔のメッシュ外側よりさらに外側，腹腔側で行う必要がある。

Starlingらにより報告された二期的切除に対し[9]，Amidは一期的神経切除法を報告した[42]。創瘢痕を外側に広げ，前回のメッシュの外側で腸骨鼠径神経，腸骨下腹神経をみつけて切離，さらに内鼠径輪の尾側，鼠径靱帯の棚状部前方で陰部大腿神経を同定して切離する。さらにメッシュを除去し，新しいメッシュで補強するという術式である。神経の断端は神経腫の形成と，メッシュとの接触の予防のため内腹斜筋内に埋没するとした[42]。

初回手術の瘢痕組織が大きい場合や，腹腔鏡下手術後の場合は，さらに近位側での切離が必要である。Amidらは腸骨鼠径神経，腸骨下腹神経切離後に外側の切開創を広げ，腹膜前腔の剝離を後腹膜に進め大腰筋の前面で陰部大腿神経の本幹を切離する方法を報告している[43]。Campanelliらは，創瘢痕より頭側に大きな切開を置き，筋層を切開し腹膜外腔に至り大腰筋の前面でGFN-GB，IHN，IINなどを切離した後，筋層内を剝離し鼠径管に至りメッシュや縫合糸を切除するsimultaneous double approach法を報告している[44]。

腹腔鏡下triple neurectomyは，より近位での神経切離が可能である[45]。中腋窩線，腸骨稜より3〜4cm内側に小切開を置き，後腹膜腔に達しバルーンなどで拡張する。L1の高さで腰方形筋の前面を走行する

IIN，IHNを確認し切離する。また腰筋の前面でGFNの本幹を確認し，切離する。すでに陰部枝と大腿枝に分かれている場合もあるので，これらをともに切離する。

triple neurectomyの鼠径ヘルニア術後慢性疼痛に対する効果は良好で，90%以上の効果が期待できる[13][21][42][43]。

しかしながら，陰囊や陰唇，大腿部などの神経の支配領域の完全な感覚の消失，脱神経支配による内外腹斜筋の弛緩と膨隆などの合併症をきたすことがあり，患者への術前の十分な情報提供が重要である。

文　献

1) Kehlet, H., Roumen, R. M., Reinpold, W., et al.: Invited commentary: Persistent pain after inguinal hernia repair: What do we know and what do we need to know? Hernia, 17: 293〜297, 2013.

2) Alfieri, S., Amid, P. K., Campanelli, G., et al.: International guidelines for prevention and management of post-operative chronic pain following inguinal hernia surgery. Hernia, 15: 239〜249, 2011.

3) Lange, J. F., Kaufmann, R., Wijsmuller, A. R., et al.: An international consensus algorithm for management of chronic postoperative inguinal pain. Hernia, 19: 33〜43, 2015.

4) Macrae, W. A.: Chronic post-surgical pain: 10 years on. Br. J. Anaesth., 101: 77〜86, 2008.

5) 三澤健之：成人-合併症の予防と治療-慢性疼痛。日本ヘルニア学会ガイドライン委員会編，鼠径部ヘルニア診療ガイドライン。金原出版，東京，2015, p. 58〜61.

6) HerniaSurge Group: International guidelines for groin hernia management. Hernia, 22: 1〜165, 2018.

7) 成田匡広，花田圭太，松末亮，他：アルゴリズムを用いた成人鼠径ヘルニア術後難治性慢性疼痛に対する治療介入とその成績。日消外会誌，50: 513〜520, 2017.

8) Nguyen, D. K., Amid, P. K., Chen, D. C.: Groin pain after inguinal hernia repair. Adv. Surg., 50: 203〜220, 2016.

9) Fitzgibbons, R. J., Greenburg, A. G., Nyhus, L. M.: Nyhus and Condon's Hernia. 5th ed., Lippincott Williams & Wilkins, Philadelphia, 2002, p. 297〜324.

10) Katz, J., Seltzer, Z.: Transition from acute to chronic postsurgical pain: Risk factors and protective factors. Expert Rev. Neurother., 9: 723〜744, 2009.

11) 外須美夫：やっかいな痛みにどのように向き合うか。Comprehensive Medicine, 1: 72〜77, 2016.

12) Reddi, D., Curran, N.: Chronic pain after surgery: Pathophysiology, risk factors and prevention. Postgrad. Med. J., 90: 222〜227, 2014.

13) Chen, D. C., Hiatt, J. R., Amid, P. K.: Operative management of refractory neuropathic inguinodynia by a laparoscopic retroperitoneal approach. JAMA Surg., 148: 962〜967, 2013.

14) van Veen, R. N., Wijsmuller, A. R., Vrijland, W. W., et al.: Randomized clinical trial of mesh versus non-mesh primary inguinal hernia repair: Long-term chronic pain at 10 years. Surgery,

142：695〜698，2007.

15) Sandblom, G.：Is chronic post-herniorrhaphy pain always chronic? A literature review. J. Pain Res., 10：241〜245, 2015.

16) Aasvang, E. K., Kehlet, H.：Postherniotomy dysejaculation：Successful treatment with mesh removal and nerve transection. Hernia, 12：645〜647, 2008.

17) Iakovlev, V., Koch, A., Petersen, K., et al.：A pathology of mesh and time：Dysejaculation, sexual pain, and orchialgia resulting from polypropylene mesh erosion into the spermatic cord. Ann. Surg., 267：569〜575, 2018.

18) Chen, D. C., Amid, P. K.：Persistent orchialgia after inguinal hernia repair：Diagnosis, neuroanatomy, and surgical management：Invited comment to：Role of orchiectomy in severe testicular pain and inguinal hernia surgery：Audit of Finnish patient insurance centre. Hernia, 19：61〜63, 2015.

19) Rönkä, K., Vironen, J., Kokki, H., et al.：Role of orchiectomy in severe testicular pain after inguinal hernia surgery：Audit of the Finnish patient insurance centre. Hernia, 19：53〜59, 2015.

20) Bjurstrom, M. F., Nicol, A. L., Amid, P. K., et al.：Pain control following inguinal herniorrhaphy：Current perspectives. J. Pain Res., 29：277〜290, 2014.

21) Amid, P. K.：Causes, prevention, and surgical treatment of postherniorrhaphy neuropathic inguinodynia：Triple neurectomy with proximal end implantation. Hernia, 8：343〜349, 2004.

22) Alfieri, S., Rotondi, F., Di Giorgio, A., et al.；Groin Pain Trial Group：Influence of preservation versus division of ilioinguinal, iliohypogastric, and genital nerves during open mesh herniorrhaphy：Prospective multicentric study of chronic pain. Ann. Surg., 243：553〜558, 2006.

23) Uzzaman, M. M., Ratnasingham, K., Ashraf, N.：Meta-analysis of randomized controlled trials comparing lightweight and heavyweight mesh for Lichtenstein inguinal hernia repair. Hernia, 16：505〜518, 2012.

24) Burgmans, J. P., Voorbrood, C. E., Simmermacher, R. K., et al.：Long-term results of a randomized double-blinded prospective trial of a lightweight（Ultrapro）versus a heavyweight mesh （Prolene）in laparoscopic total extraperitoneal inguinal hernia repair（TULP-trial）. Ann. Surg., 263：862〜866, 2016.

25) Álvarez, Q. R., Anaya, P. P., Malé, V. E.：Inguinodynia：Mapping of dermatomes as a diagnostic method. Cir. Gen., 26：265〜269, 2004.

26) Tolver, M. A., Rosenberg, J.：Pain during sexual activity before and after laparoscopic inguinal hernia repair. Surg. Endosc., 29：3722〜3725, 2015.

27) 日本ペインクリニック学会神経障害性疼痛薬物療法ガイドライン作成ワーキンググループ編：神経障害性疼痛薬物療法ガイドライン，真興交易医書出版部，東京，2011，p.21〜50.

28) Voorbrood, C. E., Burgmans, J. P., Van Dalen, T., et al.：An algorithm for assessment and treatment of postherniorrhaphy pain. Hernia, 19：571〜577, 2015.

29) Parris, D., Fischbein, N., Mackey, S., et al.：A novel CT-guided transpsoas approach to diagnostic genitofemoral nerve block and ablation. Pain Med., 11：785〜789, 2010.

30) Srinivasan, R., Greenbaum, D. S.：Chronic abdominal wall pain：A frequently overlooked problem：Practical approach to diagnosis and management. Am. J. Gastroenterol., 97：824〜830, 2002.

31) Heise, C. P., Starling, J. R.：Mesh inguinodynia：A new clinical syndrome after inguinal herniorrhaphy? J. Am. Coll. Surg., 187：514〜518, 1998.

32) Fanelli, R. D., DiSiena, M. R., Lui, F. Y., et al.：Cryoanalgesic ablation for the treatment of chronic postherniorrhaphy neuropathic pain. Surg. Endosc., 17：196〜200, 2002.

33) Rozen, D., Ahn, J.：Pulsed radiofrequency for the treatment of ilioinguinal neuralgia after inguinal herniorrhaphy. Mt. Sinai J. Med., 73：716〜718, 2006.

34) Werner, M. U., Bischoff, J. M., Rathmell, J. P., et al.：Pulsed radiofrequency in the treatment of persistent pain after inguinal herniotomy：A systematic review. Reg. Anesth. Pain Med., 37：340〜343, 2012.

35) Elahi, F., Reddy, C., Ho, D.：Ultrasound guided peripheral nerve stimulation implant for management of intractable pain after inguinal herniorrhaphy. Pain Physician, 18：E31〜38, 2015.

36) Yakovlev, A. E., Al Tamimi, M., Barolat, G., et al.：Spinal cord stimulation as alternative treatment for chronic post-herniorrhaphy pain. Neuromodulation, 13：288〜291, 2010.

37) Lepski, G., Vahedi, P., Tatagiba, M. S., et al.：Combined spinal cord and peripheral nerve field stimulation for persistent post-herniorrhaphy pain. Neuromodulation, 16：84〜88, 2013.

38) Possover, M.：Use of the LION procedure on the sensitive branches of the lumbar plexus for the treatment of intractable postherniorrhaphy neuropathic inguinodynia. Hernia, 17：333〜337, 2013.

39) Starling, J. R., Harms, B. A., Schroeder, M. E., et al.：Diagnosis and treatment of genitofemoral and ilioinguinal entrapment neuralgia. Surgery, 102：581〜586, 1987.

40) Kim, D. H., Murovic, J. A., Tiel, R. L., et al.：Surgical management of 33 ilioinguinal and iliohypogastric neuralgias at Louisiana State University Health Sciences Center. Neurosurgery, 56：1013〜1020, 2005.

41) Loos, M. J., Scheltinga, M. R., Roumen, R. M.：Tailored neurectomy for treatment of postherniorrhaphy inguinal neuralgia. Surgery, 147：275〜281, 2010.

42) Amid, P. K.：A 1-stage surgical treatment for postherniorrhaphy neuropathic pain：Triple neurectomy and proximal end implantation without mobilization of the cord. Arch. Surg., 137：100〜104, 2002.

43) Amid, P. K., Chen, D. C.：Surgical treatment of chronic groin and testicular pain after laparoscopic and open preperitoneal inguinal hernia repair. J. Am. Coll. Surg., 213：531〜536, 2011.

44) Campanelli, G., Bertocchi, V., Cavalli, M., et al.：Surgical treatment of chronic pain after inguinal hernia repair. Hernia, 17：347〜353, 2013.

45) Chen, D. C., Hiatt, J. R., Amid, P. K.：Operative management of refractory neuropathic inguinodynia by a laparoscopic retroperitoneal approach. JAMA Surg., 148：962〜967, 2013.

〔蛭川浩史〕

索　引

数　字

Ⅰ型ヘルニア　125
2段階テーピング法　259

A

aberrant obturator artery　66
accessory obturator artery　41，66
anterior superior iliac spine（ASIS）　6
aparoscopic percutaneous extraperitoneal
　closure　326
aponeurosis of external oblique　9
arcuate line　17
attenuated posterior rectus sheath　27，
　41，66
attenuated rectus posterior sheath　18

B

Bassini 法　74，196
Bilayer 法　239
Bogros 腔　32，65

C

Camper 筋膜　7，55
chronic post-surgical pain　349
circle of death　67
conical sheath　26
Cooper ligament repair　203
Cooper 靱帯　11，15，41
corona mortis　34，41，66，346
CPIP　349
crown of death　66

D, E

de novo 型Ⅰ型ヘルニア　125
European Hernia Society（EHS）　2
external inguinal ring　9

F, G

femoral canal　16
femoral sheath　16
Fruchaud　39
Gallaudet 筋膜　8
genital branch of the genitofemoral nerve
　（GFN-GB）　20，232

H

hematoma　334
Henle 靱帯　18
hernia neck　13
Hesselbach 靱帯　13
Hesselbach の三角　36，39，54
Hessert の三角　54

I

iliohypogastric nerve（IHN）　20，231
ilioinguinal nerve（IIN）　20，232
iliopubic artery　41，68
iliopubic tract　13，41，196
iliopubic vein　41，68
inguinal ligament　10
innominate fascia　8
interfoveolar ligament　13
interparietal fascia　19
investing fascia　8
IP-tract 法　196

J, K

JHS 分類　3
Kugel 法　261

L

Lager の皮膚割線　6
lateral triangle　37，54

Lichtenstein 法　223
LPEC 法　326

M

Marcy 法　188
McVay 法　203，290
McVay 法変法　210
Moschcowitz 法　291
myopectineal oriffice（MPO）　34，39，
　55，102，119，249

N

needlescopic TAPP　167
Nuck 管嚢腫　301

O, P

ONSTEP 法　266
parietalization　46，112，183
parietalization of the cord components
　26
Plug 法　231
posterior approach　304
Potts 法　319
Poupart 靱帯　10
preperitoneal space　46
preperitonel approach　304
pubic fascicle　21
pubic tubercle（PT）　6

R

reduced port surgery　140
retropubic vein　41，69
Retzius 腔　33，65，182
RP－TEP-（Reduced Port laparoscopic
　hernia repair with totally extraperito-
　neal approach ）　146

索引

S

Scarpa 筋膜　7，55

secondary internal inguinal ring　24，39，61

seroma　334

Shouldice 法　215

shutter mechanism　16

spermatic sheath　25

subcutaneous endoscopically assisted ligation（SEAL）　326

superficial fascia　6

T

TAIEPOM（trans-abdominal intra-extra preperitoneal onlay mesh）法　137

TANKO　174

TANKO-TEP　174

TAPP 法　39，102，112，124，167

TAPP 法難症例　124

TEP 法　39，140，149，157

TEP 法難症例　157

Thiel 固定法 cadaver　46

TIPP 法　250

totally extra-peritoneal approach（TEP 法）　39，140，149，157

transabdominal preperitoneal approach（TAPP 法）　39，102，112，124，167

trans-inguinal pre-peritoneal repair（TIPP 法）　250

trapezoid of disaster　69

triangle of doom　44

triangle of pain　44

U, V

umbilical prevesical fascia　65

Valsalva maneuver　16

あ〜お

異所性子宮内膜症　301

異所性閉鎖動静脈　41

陰囊血腫　348

陰部枝　44

陰部大腿神経　44

陰部大腿神経陰部枝　20，232

横筋筋膜　11，15，22，47，64

か〜こ

ガーゼ　314

外精動静脈　346

外側臍ヒダ　39

外側大腿皮神経　44

外鼠径ヘルニア　112

外鼠径輪　9

外腸骨動静脈　346

外腹斜筋　8

外腹斜筋腱膜　9

解剖　6

窩間靱帯　13

合併症　266

下腹壁動静脈　34，346

嵌頓ヘルニア　304，313

弓状線　17

虚血性精巣炎　21

巨大ヘルニア　162

筋膜　56

　Camper―　7，55

　Scarpa―　7，55

　横筋―　15，64

　浅腹―　6，7

　無名―　8

クーゲルパッチ　262

グローブ法　182

経腹直筋前鞘アプローチ　180

外科的神経切除　360

血腫　334

睾丸痛　351

抗血栓服用　342

後腹膜血腫　348

さ〜そ

細径器具　168

再発鼠径部ヘルニア　132，157

再発例　280

臍部プラットフォーム　181

死冠　34，41，66，346

子宮円索静脈瘤　301

射精痛　351

出血性合併症　7

出血　342

術後血腫　347

術後鎮痛　185

漿液腫　334

上前腸骨棘　6，41

正中アプローチ　180

正中臍ヒダ　39

小児腹腔鏡下鼠径ヘルニア手術　326

小児ヘルニア　319

女性鼠径部ヘルニア　279，295

神経アブレーション　359

神経障害性疼痛　357

神経ブロック　359

深腸骨回旋動静脈　41

水圧　314

精管　41

精索　21

精巣挙筋　21

精巣痛　351

精巣動静脈　345

浅腹壁動静脈　345

前立腺術後　158

創部腫脹　228

浅腹筋膜　6，7

側腹部筋　9

鼠径鎌　12

鼠径管　19

鼠径床　215

鼠径靱帯　10

鼠径部周囲の知覚支配　8

鼠径部切開法　6，74

鼠径部ヘルニア分類　2

組織修復法　188，196，203，215

索 引

た～と

大腿管　16
大腿枝　44
大腿鞘　16
大腿ヘルニア　204，238，287
大腿ヘルニア嵌頓　161，304
大腿法　291
単孔式　174
恥骨　41
恥骨結節　6
恥骨櫛靱帯　11
超音波検査　280
腸骨下腹神経　20，231
腸骨鼠径神経　20，232
腸閉塞　313
疼痛　349
疼痛三角　44
特殊型Ⅰ型ヘルニア　125
トロッカー留置位置　104

な～に

内側アプローチ　112
内側臍ヒダ　39
内鼠径ヘルニア　114

内鼠径輪　11
内腹斜筋　11
難症例　124，157
日本ヘルニア学会鼠径部ヘルニア分
　　類　2
妊娠　302

は～ほ

剥離可能層　46
早川分類　125
日帰り手術　228
皮下血腫　348
皮下血管　7
皮膚切開　6
肥満　163
不運の三角　44
腹横筋　11
腹横筋腱膜　12
腹腔鏡下鼠径ヘルニア修復術　94
腹腔鏡下大腿ヘルニア修復術　293
腹腔内出血　348
腹直筋　16，41
腹直筋後鞘　41
腹壁　39
腹壁解剖　231

腹膜炎　313
腹膜前筋膜　55
腹膜前腔　22，27，182
腹膜前腔剥離　31
腹膜穿孔　166
腹膜前修復術　250
腹膜前到達法　304
閉鎖孔ヘルニア　238
閉鎖孔ヘルニア嵌頓　309
閉鎖動静脈　41，347
ヘルニア門　115
膨潤麻酔　224

ま～め

前田昭二　75
麻酔　188，215，224，250，280
慢性術後鼠径部痛　349
無名筋膜　8
村上二朗　75
メッシュ　119
メッシュ使用後再発ヘルニア　132
メッシュ法　223，231，239，250，
　　261，266
メッシュ留置　31
メッシュ留置位置　103

| JCOPY | 〈(社)出版者著作権管理機構 委託出版物〉 |

本書の無断複写は著作権法上での例外を除き禁じられています。
複写される場合は，そのつど事前に，下記の許諾を得てください。
(社)出版者著作権管理機構
TEL. 03-5244-5088　FAX. 03-5244-5089　e-mail：info@jcopy.or.jp

鼠径部ヘルニアの手術

定価（本体価格 14,000 円＋税）

2018 年 11 月 25 日　　第 1 版第 1 刷発行

監　修／冲永功太

編　集／松本純夫，柵瀬信太郎，早川哲史

発行者／佐藤　枢

発行所／株式会社 へるす出版
　　　　〒164-0001　東京都中野区中野 2-2-3
　　　　TEL 03-3384-8035（販売）　03-3384-8155（編集）
　　　　振替 00180-7-175971
　　　　http://www.herusu-shuppan.co.jp

印刷所／三報社印刷株式会社

© 2018 Printed in Japan　　　　　　　　　　　　　〈検印省略〉
落丁本，乱丁本はお取り替えいたします
ISBN 978-4-89269-966-5